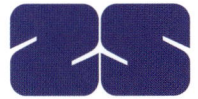

Für Karin, Aniko und Marika
und die Menschen, die mich zu diesem Buch inspiriert haben

© Verlag Zabert Sandmann GmbH
München
1. Auflage 2008
ISBN 978-3-89883-207-6

Redaktion	Karen Guckes-Kühl
	Karin Kerber
Redaktionelle Mitarbeit	Dr. Petra Thorbrietz
	Antje Bernhardt
	Iris Eisenbeiß
Wissenschaftliche Mitarbeit	Dr. Felix Jonto Saha
	Dr. med. Siegfried Schlett
Grafische Gestaltung	Georg Feigl
Illustrationen	Frank Duffek
Umschlagsfoto	Claudia Kempf
Herstellung	Karin Mayer
	Peter Karg-Cordes
Lithografie	Christine Rühmer
Druck und Bindung	Mohn media Mohndruck GmbH
	Gütersloh

 Beim Druck dieses Buchs wurde durch den innovativen Einsatz der Kraft-Wärme-Kopplung im Vergleich zum herkömmlichen Energieeinsatz bis zu 52 % weniger CO$_2$ emittiert. *Dr. Schorb, ifeu.Institut*

Besuchen Sie uns auch im Internet unter www.zsverlag.de

Prof. Dr. med. Gustav Dobos

Die Kräfte der Selbstheilung aktivieren!

Mein erfolgreiches Therapiekonzept

bei chronischen Erkrankungen

unter Mitarbeit von Dr. Petra Thorbrietz

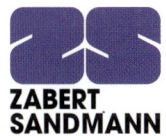

ZABERT
SANDMANN

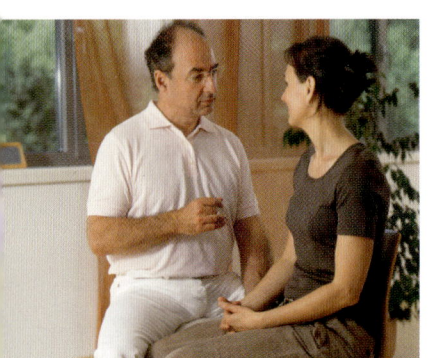
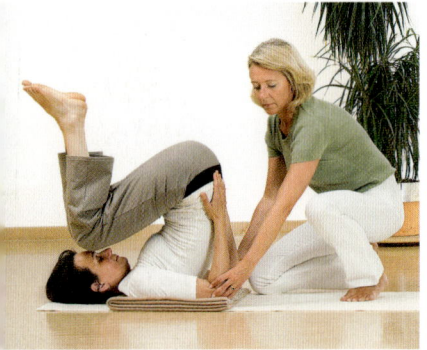
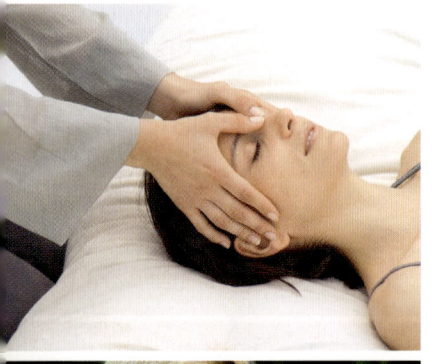
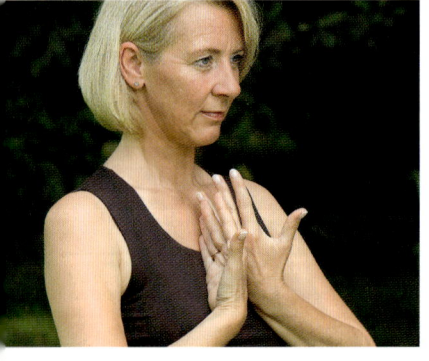

Inhalt

Schritte zur Heilung: den Körper spüren lernen

In der Essener Klinik begeben sich die Patienten auf eine Reise zu sich selbst. Plötzlich merken sie, wie sich ihr Körper und ihre Stimmung verändern.

Neue Wege der Medizin

Naturheilverfahren galten lange als unwissenschaftlich. Nun werden sie durch neueste Forschung rehabilitiert: Sie wirken über das Nervensystem bis ins Unbewusste.

Symptome akut lindern, Selbstheilungskräfte stärken

Chronisch Kranke können viel für ihr Wohlbefinden tun. Therapieempfehlungen zur Akuthilfe und zur langfristigen Besserung der Beschwerden.

Die Methoden: wie sie wirken und wie man sie anwendet

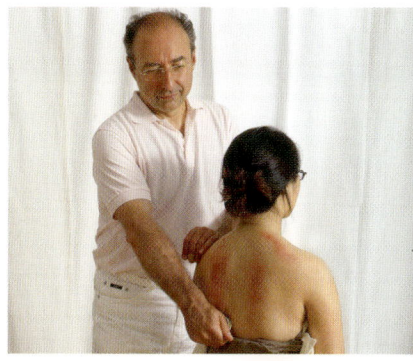
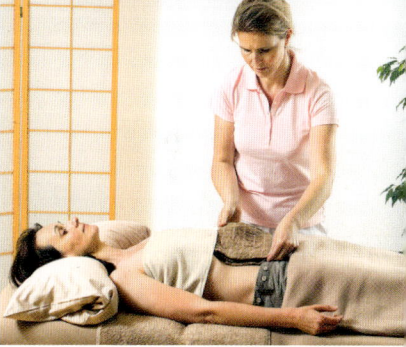
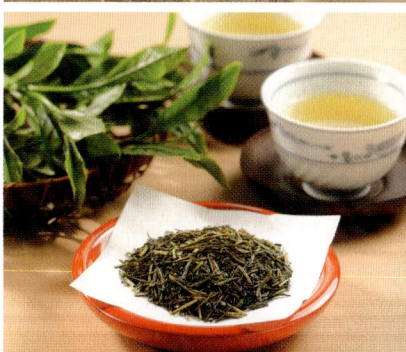
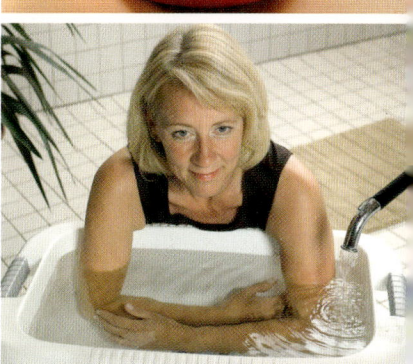

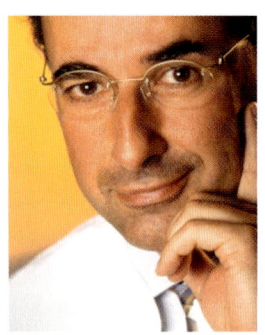

Liebe Leserin, lieber Leser,

Als Arzt weiß ich: Die meisten nehmen ungern Medikamente. 38 Prozent der Bevölkerung haben laut einer Allensbach-Umfrage aus dem Jahr 2007 Angst vor erheblichen Nebenwirkungen. Jeder zweite der Befragten klagte, dass die Schulmedizin oft nur die Symptome behandele und nicht die Ursachen von Krankheiten. Jeder dritte kritisierte, dass »zu rasch starke Medikamente« verschrieben würden und »zu wenig auf Nebenwirkungen geachtet« würde. Und 80 Prozent der Bevölkerung, fand die Universität Köln heraus, würden lieber ein pflanzliches als ein synthetisches Medikament nehmen.

Die Grenzen der Schulmedizin

Das Misstrauen in die Medizin ist leider groß, obwohl ihre Erfolge zu den bedeutenden Errungenschaften des letzten Jahrhunderts gehören: Die Lebenserwartung liegt 30 Jahre höher als noch vor hundert Jahren. Die Notfallmedizin hat in Deutschland höchsten Standard. Viele Operationen, die früher nur unter Lebensgefahr oder großen Belastungen für den Patienten möglich waren, werden heute fast risikolos minimalinvasiv durchgeführt. Die Diagnostik hat technisch wie molekularbiologisch riesige Fortschritte gemacht und bietet neue Möglichkeiten der Vorhersage und Vermeidung von Krankheiten. Die Ent-

schlüsselung des menschlichen Gen-Codes weckt Hoffnungen, dass Erbleiden frühzeitig korrigiert werden können.

Als Intensivmediziner und Nierenspezialist habe ich eine der komplexesten schulmedizinischen Ausbildungen durchlaufen, und doch musste ich dabei feststellen, dass diese symptomorientierte Medizin auch ihr Waterloo hat: Fast jeder fünfte Deutsche leidet unter einer chronischen Krankheit, und drei Viertel der Bevölkerung sterben daran: die meisten an Herz-Kreislauf-Leiden und Krebs. Rund 70 Prozent des Gesundheitsbudgets muss in Deutschland allein für die Behandlung fortgeschrittener chronischer Erkrankungen aufgewendet werden – doch oft ohne großen Erfolg: Viele dieser Kranken bleiben »Drehtür-Patienten«, weil sich ihre Leiden immer weiter verschlechtern und wegen der Nebenwirkungen ihrer Therapien immer neue Symptome auftreten, die dann wieder mit anderen Arzneien behandelt werden und weitere Folgen nach sich ziehen. In Kliniken für Innere Medizin gehört die systematische Abklärung von Nebenwirkungen bei der Arztvisite inzwischen zur Routine, und bei jedem zehnten Kranken führt diese dazu, dass Medikamente abgesetzt werden, die Dosis reduziert oder eine neue Behandlung begonnen werden muss. Denn was ein hochwirksames Arzneimittel ist, kann auf Dauer auch unerwünschte Folgen haben: 16.500 Menschen sterben zum Beispiel in den USA jährlich an den Folgen bestimmter Rheuma-Mittel.

Die Erfolge der Naturheilkunde

Es gibt jedoch einen Ausweg aus dieser Situation: Der Einsatz von Naturheilverfahren kann Nebenwirkungen deutlich verringern, manche sogar ganz vermeiden. Dabei helfen nicht nur Heilkräuter, Wickel oder Wasseranwendungen von Sebastian Kneipp, sondern auch Rezepte und Verfahren aus der Traditionellen Chinesischen Medizin (TCM) oder dem indischen Ayurveda sowie die Neuraltherapie. Jahrzehntelang galten diese Behandlungsansätze als »alternativ«. Ärzte schrieben ihre Erfolge der Einbildung zu oder dem berühmten Placebo-Effekt. Doch neueste Forschungsergebnisse zeigen, dass vieles von dem, was bislang immer als »unwissenschaftlich« galt, sehr wohl wissenschaftlich untersucht und erklärt werden kann – mithilfe der Immunologie, der Molekularbiologie und der Hirnforschung. Die »Integrative Medizin«, eine Mitte der 90er-Jahre in den USA begründete Disziplin, hat sich der Erforschung von Naturheilverfahren verschrieben und verknüpft sie gezielt mit der klassischen Schulmedizin, um vor allem die Folgen chronischer Krankheiten zu lindern. In Europa ist die Integrative Medizin eine noch jüngere Disziplin, die mit einem Lehrstuhl an der Universität Duisburg-Essen, gefördert durch die Alfried Krupp von Bohlen und Halbach-Stiftung, samt angeschlossener Abteilung an den Kliniken Essen-Mitte eine wichtige Forschungsstätte gefunden hat. Hier haben mein Team und ich in den vergangenen zehn Jahren rund 15.000 Patienten mit chronischen Krankheiten erfolgreich behandelt.

Viele der Kranken, denen wir dabei begegnet sind, hatten bereits eine Odyssee durch Arztpraxen und Kliniken hinter sich. Manche waren verbittert und hätten am liebsten gar keinen Arzt mehr gesehen. Doch die meisten haben von der »integrativen« Behandlung deutlich profitiert, und auch wir haben aus ihren Lebens- und Leidensgeschichten gelernt. Immer wieder wurde ich deshalb von den Patienten gebeten, ein für Laien verständliches Buch über die Behandlungsansätze der Integrativen Medizin zu schreiben, damit noch mehr Menschen davon profitieren können. Mein Wunsch wäre auch, dass dieses Buch einen Betrag dazu leisten kann, dass eine qualitätsgesicherte »Integrative Medizin« in Deutschland zum Standard wird und noch viele Menschen unterstützt.

Selbsthilfe-Strategien für zu Hause

Dieses Buch soll Ihnen helfen, zu Hause sowohl akute Symptome zu lindern als auch langfristig Strategien gegen Ihre Krankheit zu entwickeln. Ich stelle Ihnen hier naturheilkundliche Verfahren vor, von denen ich weiß, dass sie die Selbstheilungskräfte des Körpers wecken und deren Hintergründe ich so weit wie möglich wissenschaftlich durchleuchtet habe. Sie erfahren, was Sie alles selbst tun können und wo Sie vielleicht noch therapeutische Unterstützung finden.

Viel Erfolg dabei wünscht Ihnen

Ihr

Prof. Dr. med. Gustav J. Dobos

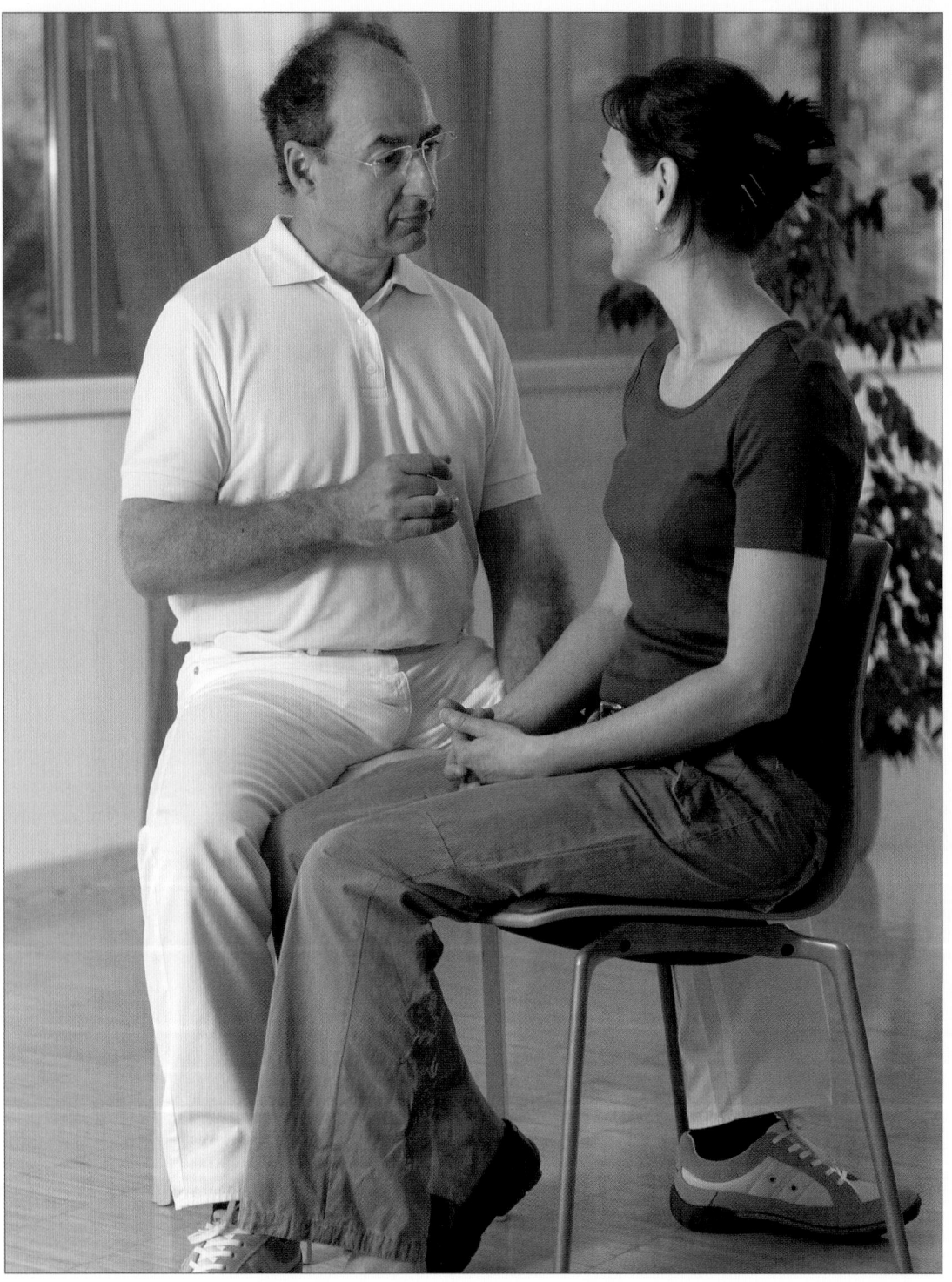

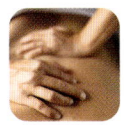

Schritte zur Heilung: den Körper spüren lernen

In der Essener Klinik für Naturheilkunde und Integrative Medizin werden die Patienten zuerst eingehend untersucht und klinisch diagnostiziert. Dann erhalten sie ein ausgefeiltes Programm mit den verschiedensten schulmedizinischen und naturheilkundlichen Anwendungen sowie Anleitung zu Qigong oder Taiji. Viele Patienten sind irritiert – denn Zeit, im Bett zu liegen, bleibt da kaum. Doch dann merken sie plötzlich, wie sich ihr Körper und ihre Stimmung positiv verändern. Sie begeben sich auf eine Entdeckungsreise zu sich selbst.

Der Tag, an dem es »klick« macht

Ein persönlicher Erfahrungsbericht über die Essener Klinik

von Petra Thorbrietz

»Räkeln und strecken! Richtig laaaaang – so ist es gut!« Wer glaubt, Heilung habe mit Ruhe zu tun, der irrt: In der Klinik für Naturheilkunde und Integrative Medizin ist jeder Tag voller Aktivität. Das fängt schon vor dem Frühstück an: Morgens um sieben treffen sich die Patienten im Trainingsanzug in der Halle des modernen Anbaus des Knappschafts-Krankenhauses der Kliniken Essen-Mitte. Ein Therapeut macht die Übung vor: Erst ausgiebig dehnen und tief atmen, dann die Energiebahnen aktivieren. Mit festem Trommeln wandern die Finger von der Schulter zur Hand und an der Arminnenseite zurück zur Schulter. Dann wird zum anderen Arm gewechselt. Die Beine kommen gleichzeitig dran: von den Hüften auf der Außenseite der Beine bis zu den Füßen und auf der Innenseite wieder hinauf. Dann werden die Gelenke bewegt: Die Fußspitze aufsetzen und den Fuß kreisen lassen, danach das Becken mit kräftigem Hüftschwung bewegen, die Hände ausschütteln.

Wer glaubt, Heilung hat mit Ruhe zu tun, der irrt: In der Klinik für Integrative Medizin ist jeder Tag voller Aktivität.

Den Körper bewusst spüren lernen

Manche arbeiten mit Nachdruck an sich, andere nur mit halber Kraft. Eine ältere Dame kommt mit einem kleinen Seufzer nur bis zum Knie, wenn sie den Oberkörper beugt. Ein wesentlich jüngerer Patient mit Rheuma deutet vieles nur an, er kann seine einbandagierten Arme so gut wie gar nicht mehr bewegen. Ein kleiner dicker Herr ist dafür erstaunlich gelenkig, er erreicht ohne Probleme mit den Fingerspitzen den Boden. Trotzdem ist es für alle ungewohnt, körperliches Geschick oder auch Ungelenkigkeit öffentlich zur Schau zu stellen. Wie gut, dass die meisten nicht wirklich auf den Nachbarn oder ihr Gegenüber achten. Sie haben genug damit zu tun, bei der Konzentrationsübung den richtigen Griff zur richtigen

Zeit zu tun – jetzt mit der linken Hand an die Nase, während die rechte über dem Kopf kreis. Die klassische Qigong-Übung ist dagegen bald Routine: Den Tag begrüßen, die Wolken teilen – mit weit ausholenden Gesten. Zum Schluss kommt das Schönste, die Rückenmassage. Die leise Scheu, sich vom Nachbarn im Stehen durchkneten zu lassen, ist rasch verflogen.

Es ist schön, wenn die Körpermitte warm wird und die letzte Steifheit der Nacht verschwindet. Auf den ersten Blick ist die Morgenbewegung banal – solche Übungen verhelfen weder zu Muskelpaketen noch zur Kondition eines Langstreckenläufers. Und doch erfüllen sie ihren Zweck: den Körper wenigstens ein Mal am Tag bewusst zu spüren. In China, der Heimat des Qigong, treffen sich die Menschen täglich auf den Straßen und Plätzen, um gemeinsam solche Übungen auszuführen. Die anderen stören sie nicht, im Gegenteil. Auch das Nickerchen am Mittag gehört dort zur Hygiene wie das Händewaschen: ein paar Minuten Erholung für Körper und Geist. Denn im Gegensatz zur westlichen Hektik der Erlebnissportarten oder Frühjahrsdiäten geht es im Osten darum, mit wenig mehr zu erreichen, nach dem Motto »mäßig, aber regelmäßig«.

Rüstzeug fürs Leben

In der Klinik für Naturheilkunde und Integrative Medizin geht es zwar auch darum, Krankheiten zu bekämpfen oder zumindest ihre Symptome zu lindern, denn die meisten, die zu uns überwiesen sind, brauchen dringend medizinische Hilfe. Vor allem aber hat sich das Klinik-Team zum Ziel gemacht, den Patienten das Rüstzeug mitzugeben, um »draußen«, in ihrem Alltag, besser mit ihrem Leben und ihren Beschwerden zurechtzukommen. Denn viele der Krankheiten sind chronisch und nicht vollständig zu heilen.

Die meisten dieser Patienten haben eine Odyssee von Arztpraxis zu Arztpraxis und zurück hinter sich.

Hier im Knappschafts-Krankenhaus haben die meisten Patienten chronische Schmerzen – durch Rheuma oder Arthrose, von Darmentzündungen und Migräne, an Rücken oder Kopf. Andere leiden unter Diabetes oder Herz-Kreislauf-Erkrankungen, Allergien und Fibromyalgien, jenen rätselhaften Verspannungen, die den gesamten Körper überziehen können, obwohl sich im Laborbefund keinerlei Anzeichen für eine Entzündung oder andere organische Ursachen finden lassen. Die meisten dieser Patienten haben eine Odyssee von Arztpraxis zu Krankenhäusern und zurück hinter sich. Aber niemand konnte ihnen bisher ausreichend helfen, im Gegenteil: Durch jahrelange erfolglose Behandlungen, Operationen oder Medikamenteneinnahme haben viele von ihnen Folgeschäden wie schmerzhafte Narben, eine entzündete Magenschleimhaut oder ein geschwächtes Immunsystem. Manche versuchten es mit Heilpraktikern oder mit einer Ayurveda-Kur, andere mit Reformhausmitteln oder Bachblüten. Doch die Krankheit war stärker und kehrte immer wieder zurück.

Noch vor dem Frühstück müssen die Neuankömmlinge an die Nadel – junge Ärzte nehmen Blut ab und stellen alle möglichen Fragen. Eine klassische Anamnese und gezielte Diagnostik sind wichtig, wenn es darum geht, die bestmögliche Therapie für die Patienten zu finden. »Es geht nicht darum, die Schulmedizin durch Naturheilverfahren oder anderes zu ersetzen«, betont Gustav Dobos, der Leiter der Klinik und Inhaber eines Lehrstuhls für Integrative Medizin an der Universität Duisburg-Essen. »Es geht darum, so wenig Medikamente wie möglich zu geben, aber eben auch so viel wie nötig.«

So viel wie nötig, so wenig wie möglich

Mithilfe von pflanzlichen Wirkstoffen, aber auch körperorientierten Therapien und Fasten sowie psychologischem Training lassen sich die notwendigen Dosen an Medikamenten deutlich senken, zum Beispiel bei Asthma oder Migräne. Das aber funktioniert in der Regel nur, wenn die Betroffenen auch etwas an ihrem Lebensstil ändern. Vor einer Pinnwand im ersten Stock sitzen sechs Neuzugänge, fünf Frauen und ein Mann. Eine Therapeutin aus dem Klinik-Team erklärt die fünf Säulen der Ordnungstherapie: gesunde Ernährung, ausreichend Bewegung, richtige Atmung, tiefe Entspannung und die Fähigkeit zur Selbsthilfe.

Es geht darum, so wenig Medikamente wie möglich zu geben, aber auch so viel wie nötig.

Wenn es den Patienten gelingt, all diese Säulen aufzubauen und zu festigen, dann haben sie genügend seelische und körperliche Grundlagen, um ihre Gesundheit zu schützen. Jede Schwachstelle muss durch andere kompensiert werden, und irgendwann ist diese Fähigkeit des Ausgleichs erschöpft: Dann siegt die Krankheit. Deshalb sind es auch wichtige Ziele des Essener Teams, zu informieren, zu motivieren und zu trainieren. In nur zwei Wochen wollen sie den Patienten eine Ahnung davon vermitteln, wie es sein kann, das Leben wieder in die eigene Hand zu nehmen.

Am Anfang ist Skepsis. Meditation, schon mal gehört. Bewegung, ja klar. Vollwertkost, na ja. Wie man gesund lebt, das weiß man ja eigentlich, nur irgendwie klappt es nicht im Alltag. Da sind der Stress im Job oder mit den Kindern, die fehlende Zeit für sich selbst, der verständnislose Ehemann oder die unzufriedene Frau, der Spott der Kollegen. Dass hier in der Klinik Fernsehen und Radio tabu sind, halten die meisten für pure Schikane. »Nein, Sie sollen hier erst mal in Ruhe ankommen«, erklärt die Therapeutin geduldig. »Und ich rate Ihnen auch, nicht gleich Besuch einzuladen. Genießen Sie es, sich aus allem rauszuziehen. Und wenn Sie glauben, die Decke fällt Ihnen auf den Kopf – das ist normal!«

Zur Ruhe kommen

Dass Patienten in den anfänglichen Tagen ihres Aufenthalts erst mal eine Krise durchmachen, einen besonders schweren Migräneanfall oder heftigen allergischen Juckreiz haben, das ist nicht selten. Der fehlende Stress macht die eigenen Schwächen erst schmerzhaft bewusst. Plötzlich fühlt man sich schutzlos. Wie die Patientin, die zum ersten Mal an einer Gruppensitzung teilnimmt, deren Thema Selbstwahrnehmung ist. »Wie geht es Ihnen heute?«, fragt der Ordnungstherapeut jeden einzelnen der im Kreis sitzenden elf Teilnehmer. Als die Reihe an sie kommt, bringt die Frau kein Wort heraus, sondern bricht in Tränen aus. Kein Problem – signalisieren die anderen Teilnehmer. Das wird schon.

Der fehlende Stress in der Klinik macht die eigenen Schwächen erst schmerzhaft bewusst. Plötzlich fühlt man sich schutzlos.

Später erzählt die 42-Jährige, dass sie seit 20 Jahren an Colitis ulcerosa leidet, einer entzündlichen Darmerkrankung mit unklarer Ursache, die von heftigen Durchfällen und Krämpfen begleitet wird. Als sie 30 wurde, kam auch noch Rheuma hinzu, und die schweren Medikamente trugen nicht gerade dazu bei, den Darm zu beruhigen. Eine Arznei nach der anderen versagte ihre Wirkung, eine weitere wurde wegen gefährlicher Nebenwirkungen vom Markt genommen. Die Nierenwerte wurden durch die hohen Dosen immer schlechter, die Rheumatologin wusste nicht mehr weiter, die Angst vor Nierenversagen und Dialyse stand im Raum.

Nach zwei Wochen, einen Tag vor ihrer Entlassung, hat die Patientin rosige Wangen und schaut selbstbewusst in die Zukunft. Neben den internistischen Untersuchungen und Behandlungen hat sie täglich bis zu vier Stunden Ordnungstherapie erlebt. Sie hat gelernt, wie Schmerz entsteht, was bei ihr Stress auslöst, wie sie sich selbst mit einfachen Mitteln helfen kann, wenn sie wieder mal einen Krankheitsschub hat. Allein die Vollwertkost war ungewöhnlich: »Die anderen Ärzte haben immer gesagt, ich kann so was nicht essen, das hält mein Darm nicht aus«, erzählt sie. »Sie sagten: Essen Sie viel Weißbrot! Das belastet nicht.«

In der Essener Klinik riet ihr die Ökotrophologin zu vollwertiger Schonkost – sie sollte keine Hülsenfrüchte und keine Rohkost zu sich nehmen, aber dafür viel gedämpftes Getreide und Reis in der Schale. »Drei Tage hatte ich Durchfall, aber dann war er plötzlich vorbei.« Ihr größter Erfolg: Nach täglichen feucht-warmen Wickeln in der Nierenregion – in Kombination mit einer Umstellung der Medikamentierung – sind die Blutwerte fast wieder normal. Die Patientin strahlt: »Das mache ich zu Hause weiter!«

Wenn es »klick« macht

»Viele der Kranken kommen an einen Punkt, an dem sich plötzlich alles zu drehen scheint, ohne dass sie genau sagen könnten, warum«, erzählt Chefarzt Dobos. Eine Frau sagte, sie fühle sich von ihrer Krankheit wie hinausgetrieben aufs weite Meer und wisse nicht, wie sie jemals wieder zurückschwimmen könne. »Am fünften Tag«, sagt Dobos, »sah sie wieder einen Punkt, den sie erreichen wollte, und sie fühlte sich stark genau, darauf loszuschwimmen!« Viele Patienten schildern dieses Gefühl, dass es plötzlich »klick« macht, sie und ihr Körper sich anders anfühlen.

Die Frau fühlte sich von ihrer Krankheit wie hinausgetrieben aufs weite Meer und wisse nicht, wie sie jemals wieder zurückschwimmen könne.

Sich selbst wahrzunehmen und die eigenen Schwächen auszuhalten ist eine der schwersten Übungen während der Behandlung. In der Gruppe fällt es leichter, wenn man sieht, dass die anderen ähnliche Probleme haben. »Das ist hier nur mein Panzer«, sagt eine Frau um die 60 fröhlich und deutet auf ihre verspannten Schultern. »Das wirkliche Ich, das ist irgendwo da drin.« Sie ist Buchhalterin in einer kleinen Büroartikelhandlung, kaum mehr rentabel in Zeiten des Internets. Aber ihre Firma, die hat noch Stammkunden, und die legen Wert auf sie. »Meine Kollegen werden schon sehnsuchtsvoll auf mich warten«, sagt sie seufzend, »so viel Arbeit, und ich bin krank.«

Sich zu entspannen, das ist die zweitschwerste Übung während des Klinikaufenthalts, denn das ist gar nicht so einfach. Beim Versuch, ganz ruhig auf dem Boden zu liegen, die Augen zu schließen und die Atemzüge zu zählen, fängt das Herz plötzlich an, unregelmäßig zu schlagen, und die Nase juckt. Schon deshalb, weil sich manche Patienten wegen ihrer Schmerzen nicht im Liegen entspannen können, bietet die Klinik eine Auswahl verschiedenster Methoden an: mal eine Übung im Sitzen – die progressive Muskelentspannung, bei der man nach und nach alle Muskelgruppen des Körpers einzeln anspannt und dann loslässt– , mal eine Phantasiereise, bei der eine Therapeutin die Teilnehmer in Gedanken an schöne Orte entführt oder sie auffordert, sich selbst welche zu suchen. Und dann gibt es noch Yoga, je nach Typ und Beschwerden einzeln oder in Gruppen. Es ist nicht zu glauben, welch erstaunliche Wirkung es haben kann, nur einen Holzstab mit beiden Händen zu umklammern und waagrecht vor sich zu halten, während die Ellbogen versuchen, gegen den Widerstand nach außen zu drehen. Die Brust wird frei und der Atem sinkt tiefer.

Sich zu entspannen, das ist nach der richtigen Selbstwahrnehmung die schwerste Übung während des Klinikaufenthalts, denn das ist gar nicht so einfach.

Für jeden das Richtige

Nicht ein beliebiger Mix verschiedenster Ansätze ist jedoch das Ziel. Vielmehr besprechen die Ärzte mit den Patienten, welche ihrer Empfehlungen auch langfristig die größte Chance hat, von diesen angenommen zu werden. Manche können eher mit den sparsamen Bewegungen des Qigong entspannen. »Stehen wie eine Kiefer« – da spürt man nach wenigen Minuten richtig, wie die Füße Wurzeln schlagen und der Rücken sich zum Licht der Sonne hin geradezieht. Andere haben lieber mehr »Action«, vielleicht sogar den halben Kopfstand aus dem Yoga – schließlich war das, was in Deutschland als sanfter Frauensport verbreitet ist, ursprünglich eine Ertüchtigung der indischen Krieger. Und wieder andere walken lieber gemeinsam mit anderen durch die Natur.

Völlige Entspannung bedeutet helle klare Wachheit in einem ruhigen Organismus. Schlafen ist nur halb so viel wert.

»Mit bewusster Bewegung wie im Sport kann man sich allerdings nie so entspannen wie bei einer richtigen Meditation«, erklärt ein Ordnungstherapeut. Da es nicht einfach ist, einfach an nichts zu denken, führt der Weg zur Meditation über verschiedene Schritte des Bewusstseins. Zuerst lernen die Patienten, was »Achtsamkeit« bedeutet. Dazu gehört einerseits die Selbstwahrnehmung – zu bemerken, dass der Atem flach ist oder die Schulter hochgezogen. Dann aber auch die Reflexion, in welchen Situationen es immer wieder zu diesen Stressreaktionen kommt. Und schließlich sogar eine Analyse: Ist es wirklich notwendig, dass ich mich hier wieder so aufrege? Ist es nicht das letzte Mal doch ganz anders gekommen? Was ist real und was bilde ich mir nur ein?

Langsam, Schritt für Schritt, tasten sich die Teilnehmer der Entspannungsgruppen an die Tiefen ihres Seins heran – und das geht ganz banal nur über Übung, Übung, Übung. Jeden Abend treffen sich kleine Gruppen und arbeiten nach den Anleitungen eines Therapeuten oder auch mal nach einer CD am Loslassen. Bei manchen klappt die Entspannung so gut, dass schon nach kurzer Zeit leises Schnarchen unter den Decken auf dem Fußboden zu vernehmen ist. Doch die Betroffenen ernten danach einen strengen Blick: Völlige Entspannung, haben sie gelernt, bedeutet helle klare Wachheit in einem ruhigen Organismus. Schlafen ist nur halb so viel wert.

Die Kraft der Gedanken

Die ständige Wiederholung von Bewegungen, wiederkehrenden Sätzen oder Gedanken schreibt sich in das Gehirn ein und verändert es. So kommt es zum Beispiel, dass das Rezitieren von Mantras oder das Beten eines Rosenkranzes die Schmerzwahrnehmung dämpft und die Kraft der Gedanken den Körper verändert. »Banane« hatte Tennisstar Boris Becker seinen optimalen Aufschlag getauft und konzentrierte sich bei jedem Match wieder auf dieses Wort, in der Hoffnung, genau dieselben eingeübten Bewegungen zu vollführen.

Die ständige Wiederholung von Bewegungen, wiederkehrenden Sätzen oder Gedanken schreibt sich in das Gehirn ein und verändert es.

Ein Patient erlebte die Kraft der Gedanken ganz deutlich am eigenen Körper. Nach einem schweren Motorradunfall und vier Monaten Koma war er ohne sein linkes Bein aufgewacht und hatte seither starke Phantomschmerzen am linken Fuß, der längst nicht mehr existierte. Sein Ordnungstherapeut riet ihm, jeden Abend ein und dieselbe Übung zu machen, den sogenannten Body-Scan.

Bei dieser Konzentrationsübung geht es darum, in Gedanken jede einzelne Körperstelle durchzugehen und sich in sie hineinzufühlen – erst in den linken kleinen Zeh, dann in den Zwischenraum, dann in die zweiten Zeh von links (…) bis zu den Haarspitzen. 25 Minuten lang. »Nervtötend langweilig!« »Das Verrückte war«, erzählt der einbeinige Patient, »dass ich anfangs im Bett liegend immer das Gefühl hatte, mein verlorenes Bein stünde durch die Matratze hindurch auf dem Boden auf. So war mein Gefühl, auch wenn ich natürlich wusste, dass es nicht sein konnte. Und jetzt, nach zwei Wochen, liegt das linke Bein in meinem Empfinden neben dem anderen! Mal davon abgesehen, dass die vehementen Phantomschmerzen deutlich weniger geworden sind.«

Bewusst essen und fasten

Regelmäßige Gewöhnung hilft auch, eine feine Nase für die gesunde Küche zu entwickeln. Natürlich sind die Möglichkeiten der kleinen Vollwertkantine der Station beschränkt, auch wenn sie mehr als doppelt so viel Geld verschlingt wie die eigentliche Krankenhauskantine auf demselben Flur.

Doch nach und nach schmeckt die Zunge die Feinheiten der Kräuter heraus, welche einen Teil des Salzes ersetzen, und die Vielseitigkeit der Hirse begeistert, die manche vorher noch nie gegessen hatten. Das Vollkornbrot aber, das ein Bäcker aus Essen liefert, ist unangefochtene Spitze.

Viele Patienten machen die größten Fortschritte durch eine strenge Fastenkur unter ärztlicher Anleitung und Aufsicht.

In einer »Kochstunde« lernen die Patienten, in kürzester Zeit und ohne große Hilfsmittel vegetarische Brotaufstriche herzustellen. Schließlich hilft auch das, den Anteil an tierischem Eiweiß und Fett (die schlecht für Rheuma, Herz und Übergewicht sind) zu senken. Zum allgemeinen Erstaunen erweisen sich gerade die männlichen Teilnehmer dieser Lehrküche als leidenschaftliche Hobbyköche.

Viele Patienten machen die größten Fortschritte durch eine strenge Fastenkur unter ärztlicher Anleitung und Aufsicht: ein Tag Vorbereitung, sieben Tage Saftfasten (nach Buchinger), zwei Tage Aufbaudiät. Die ungewürzten Gemüsebrühen ohne feste Bestandteile, aber mit wertvollen Vitaminen und Mineralstoffen sind eine echte Herausforderung, so scheußlich schmecken sie.

Doch Durchhalten wird belohnt: Der Kopf wird frei, der Körper leicht, viele Symptome verschwinden plötzlich durch diese »Umstimmung«, die zum Beispiel dadurch entsteht, dass der Körper an seine Reserven geht und alte Giftstoffe dabei abbaut.

Häufig wird auch die Seele durch das Fasten berührt. Ein Patient hat Albträume, ein anderer fängt an, Gedichte zu schreiben, eine Frau bricht ab, weil sie Panik verspürt und die seltsame Angst in ihr aufsteigt, nicht mehr geliebt zu werden. Doch die meisten Fastenden halten sich gut, meistern den zweimaligen Einlauf, der die Reste in ihrem Inneren ausschwemmen soll, und lassen sich schon am dritten Tag von den vollen Tabletts der anderen Patienten nicht mehr aus der Ruhe bringen. »Glückshormone« soll das Fasten nach einiger Zeit freisetzen. Wer fastet, kann es fühlen.

Kalt, aber gut

Auf die kalten Brustwickel, die jeden Vormittag gemacht werden, kann man richtig süchtig werden. Der Moment, wenn der nackte Rücken mit dem feuchten Tuch in Berührung kommt, scheint aber erst einmal brutal. Doch schon Sekunden später fängt der Körper an, sich gegen den Kältereiz zu wehren, und produziert unter dem festen Wickel und der darüber gelegten Bettdecke wohlige Wärme und Entspannung. 45 Minuten – wer den Wickel länger aufliegen lässt, fängt sogar an zu schwitzen. Aber das ist nur bei Erkältungen angesagt.

Schröpfen? Ganz einfach, aber das Glas nie über die Wirbelsäule ziehen, sondern auf der anderen Seite neu ansetzen.

In der physikalischen Abteilung lernen die Patienten, was vorbeugt und abhärtet: kalte Güsse an jedem Morgen, erst die Beine, dann die Arme, Brust und Gesicht, natürlich individuell angepasst, je nach Grunderkrankung. Und dann gibt es noch kleine Tricks für den Alltag, eine Lavendelauflage über dem Herzen als Einschlafhilfe zum Beispiel oder die berühmten nassen Socken, die Kneipp für diesen Fall empfahl.

Wie man auch zu Hause ein Senfmehlfußbad macht oder eine »heiße Rolle« gegen Verspannungen, das lehren die Pflege-Mitarbeiter der Klinik in kleinen Mini-Kursen. Schröpfen? Ganz einfach, aber das Glas nie über die Wirbelsäule ziehen, sondern auf der anderen Seite neu ansetzen. Und für die chinesische Heilmassage Gua Sha braucht man gar keinen Jadestein, wie ihn die Chinesen oft einsetzen, sondern es reicht der Deckel eines kleinen Marmeladenglases. Wer gute Nerven hat, kann sich im Gesundheitsladen der Klinik auch eine chinesische Nadelmatte aus Kunststoff kaufen und sie unter seinen Rücken legen. Es tut am Anfang so weh, dass andere Schmerzen völlig verschwinden. Empfindsame müssen einige Minuten die Zähne zusammenbeißen, doch dann macht das Gefühl, ein glückloser Fakir zu sein, heißer wohliger Wärme Platz, die sich über den Rücken ausbreitet und Verspannungen löst.

Im Nachbargebäude residiert die Abteilung für Traditionelle Chinesische Medizin, in der darauf spezialisierte Ärzte, beratend unterstützt von chinesischen Wissenschaftlern Zunge und Puls diagnostizieren und komplizierte Kräutermischungen verschreiben. Gustav Dobos selbst hat vor 25 Jahren in China gelebt und dort TCM gelernt. Ähnlich ungeklärt wie die Frage, was die Punkte auf den Leitbahnen der Akupunktur eigentlich bedeuten, ist die Funktion der Neuraltherapie, die dennoch immer wieder erstaunliche Erfolge erzielt. Das Unterspritzen von Narben und anderen Störfeldern im Körper mit einem schwachen Betäubungsmittel wirkt vermutlich über das Nervensystem auf das Bindegewebe und hat bei einem breiten Kanon von Krankheiten positive Effekte.

Sich verändern

Keine dieser Therapien ist ein Allheilmittel. Allen gemeinsam aber ist, dass sie Körper und Geist anregen, dadurch entgiften, verändern, stärken. Jeder Tag ist deshalb anders und bringt neue Erfahrungen. Am Abend sitzen die Patienten bei schönem Wetter noch auf der Terrasse und stellen im Gespräch mit anderen fest, dass sie alle diese Erfahrung machen: Es bewegt sich etwas.

Keine dieser Therapien ist ein Allheilmittel. Allen gemeinsam aber ist, dass sie Körper und Geist anregen, dadurch entgiften, verändern, stärken.

»Mich hat mein Hausarzt zynisch gefragt, was wollen Sie denn mit Naturheilverfahren?«, sagt eine alte herzkranke Dame, die abends mit ihrem Stock noch eine Runde durch den angrenzenden Park dreht. Sie hat ein steifes Bein von der Rheumakrankheit Morbus Bechterew, an den Schultern waren durch die Verkrümmungen Sehnen und Bänder gerissen, sie musste mehr als 20 Operationen erdulden und nimmt Betablocker und Kortison. »Dabei hat mich hier zum ersten Mal jemand mit all meinen Symptomen wahrgenommen! Schreiben Sie das auf – bitte!«

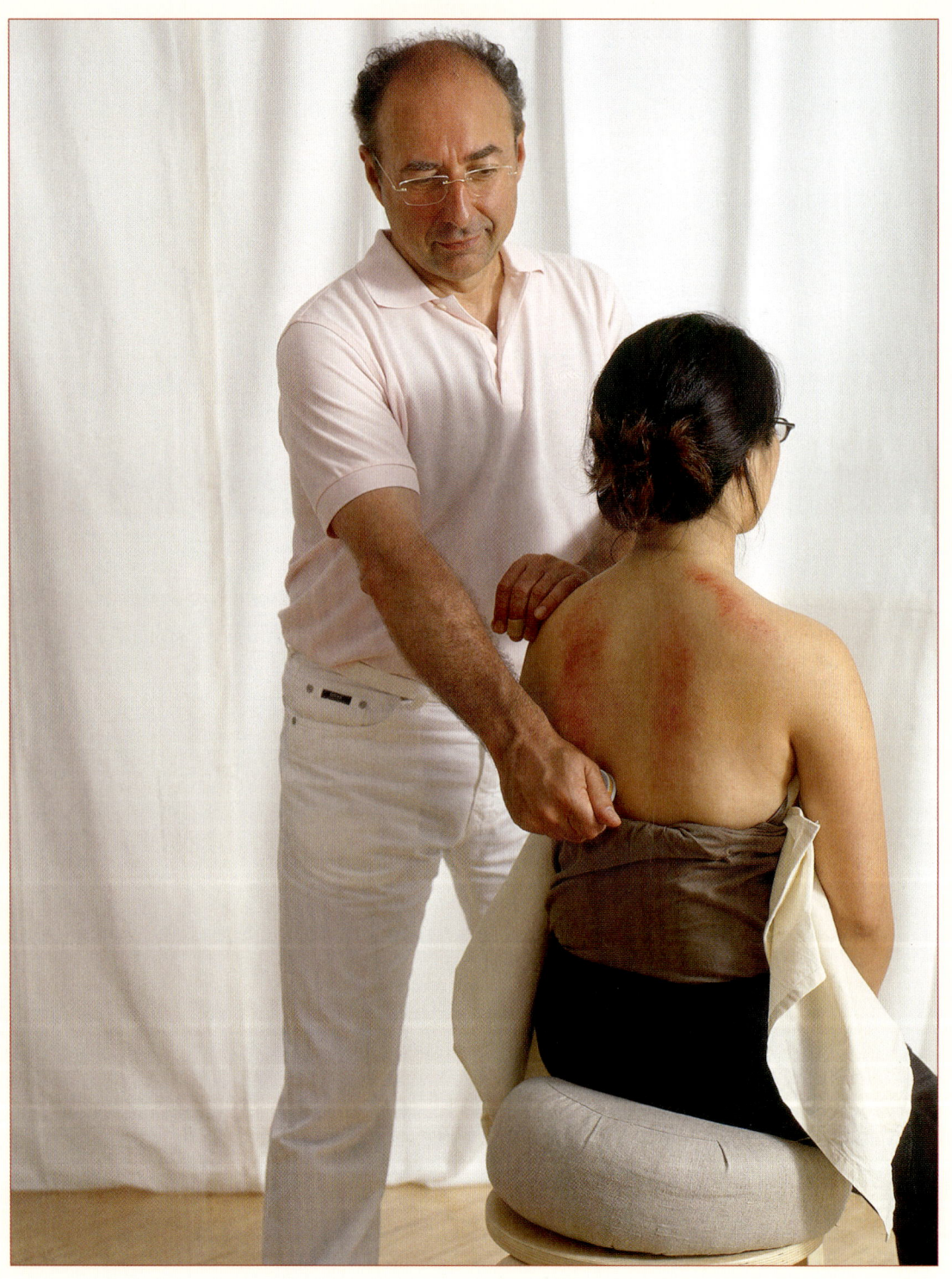

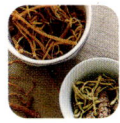

Neue Wege der Medizin

Naturheilverfahren wurden von der Schulmedizin lange Zeit als »unwissenschaftlich« abgelehnt. Doch inzwischen kann die moderne Forschung viele Wirkungen der traditionellen Heilverfahren erklären. Eine große Rolle spielen dabei Reflexe, die über die Haut und das Nervensystem (links bei einer Gua-Sha-Massage) bis ins Unterbewusstsein reichen. Die Naturheilkunde beeinflusst das Gehirn, wo wichtige Botenstoffe für Gesundheit und Krankheit reguliert werden. Das Behandlungskonzept fragt nicht in erster Linie nach Krankheitserregern, sondern nach den Quellen der Gesundheit, die es zu kräftigen gilt.

Wie sich Naturheilkunde und moderne Medizin ergänzen

Die Chancen der Verknüpfung von Tradition und Wissenschaft

»Ich kann!« Eigentlich ist das die Botschaft, die ich meinen Patienten mitgeben möchte. Sich nicht unterkriegen lassen. Sich selbst spüren lernen. Verantwortung für sich übernehmen. An Boden gewinnen. Wieder Lust am Leben haben. Auch wenn eine Krankheit sie bereits in die Ecke gedrängt zu haben schien.

Unser heutiges Medizinsystem hat leider nicht viel Raum für Autonomie. Die standardisierten Abläufe erlauben keine Individualität. »Immer haben die Ärzte mir gesagt, wie ich mich gerade fühlen müsste«, erzählte eine Patientin, stellvertretend für viele andere. »Und wenn es mir anders ging oder die Symptome nicht verschwunden sind, dann waren sie gekränkt!«

Kein Wald vor lauter Bäumen

Die Spezialisierung tut ein Übriges. Jeder Facharzt bewegt sich auf seinem, auf vermeintlich sicherem Terrain und vermeidet es, einem anderen Experten durch eine fachfremde Meinung ins Handwerk zu pfuschen. Nicht selten führt das dazu, dass sich Behandlungsansätze, die nicht in ein Konzept integriert sind (z. B. wenn der Rheumatologe nicht mit dem Gastroenterologen spricht und umgekehrt), in einem gordischen Knoten von Wechselwirkungen zusammenfinden. Bei den Symptomen kann man dann kaum mehr unterscheiden, ob sie nun durch die Grundkrankheit ausgelöst wurden oder eine Therapiefolge sind. Das gilt vor allem für die vielen chronischen Krankheiten, die über lange Jahre die Einnahme von Medikamenten erfordern. Chronisch Kranke schlucken manchmal mehr als 15 verschiedene Arzneien täglich – da überlagern die Neben- und Wechselwirkungen rasch die eigentlichen Symptome der Krankheit.

Oft finden diese Patienten keinen Arzt, der die Gesamtheit ihrer Beschwerden und Bekümmernisse in den Blick nimmt. Die Kranken selbst müssen die widersprüchlichen Botschaften des Medizinsys-

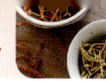
tems notdürftig zusammenfügen, wenn sie von einem Arzt zum anderen ziehen – auf der Suche nach einem Zusammenhang, einer Strategie, wie mit ihrem Leiden langfristig umzugehen sei.

Diese Antwort aber können die Betroffenen – diese Antwort können Sie, lieber Leser – sich nur selbst geben. Und ich sehe meine Aufgabe als Mediziner darin, Ihnen dabei zu helfen.

Medizin ist persönliche Zuwendung

Eigentlich wäre ich gerne Künstler geworden. Den Impuls, Medizin zu studieren, bekam ich, als meine Mutter sehr krank wurde. Doch auch ein anderes Ereignis beeinflusste meinen Werdegang: Als ich als Medizinstudent ins Krankenhaus musste, erfuhr ich das typische Gefühl des Ausgeliefertseins an einen Apparat, dessen Gesetze ich damals noch nicht durchschaute. Ich fühlte mich hilflos und elend – bis ein Arzt am meinem Bett stehen blieb, die Frage nach den Symptomen beiseiteließ und mich stattdessen nach einem Anhänger fragte, den ich um den Hals trug. Ich hatte ihn selbst gemacht. Wir sprachen eine Weile darüber, und als er das Zimmer verließ, war ich ein anderer Mensch. Die Krankheit hatte mich aus ihren Fängen entlassen. Noch heute, wo ich täglich Kontakt mit vielen Patienten habe, erinnere ich mich immer wieder an das Selbstbewusstsein, das mir der Arzt vermittelt hatte. Und immer wieder mache ich auch heute die Erfahrung: Die besten Heilmittel nützen nur halb so viel, wenn es mir nicht gelingt, den Menschen in seiner Individualität anzusprechen und in persönlichen Kontakt mit ihm zu kommen.

Die Sicht der alten Heilsysteme

Die antiken Lehren von Gesundheit und Heilung erfüllen diese Bedingung: Sie tragen den individuellen Umständen, unter denen eine Krankheit abläuft, viel stärker Rechnung als die moderne Medizin. Das indische Ayurveda

Den Körper herausfordern

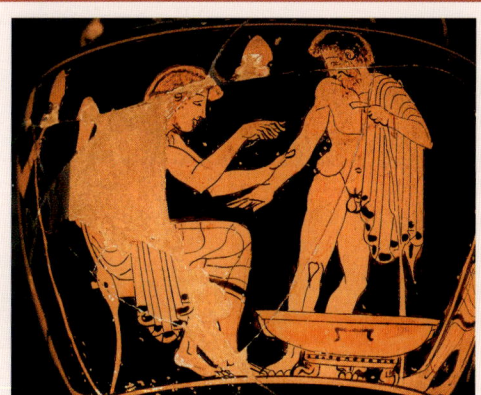

Der Aderlass – hier auf einer hellenischen Vase abgebildet – ist eine der ältesten Therapieformen. Früher wollte man damit das Gleichgewicht der Säfte wiederherstellen. In späteren Jahrhunderten wurde das Blutenlassen oft übertrieben, die Patienten wurden dadurch unnötig geschwächt. Die moderne Medizin kennt den Aderlass unter anderem, um Fließeigenschaften des Blutes zu verbessern. In der Naturheilkunde ist er ein »ausleitendes Verfahren«, das den Organismus anregt.

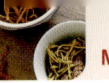

oder die Traditionelle Chinesische Medizin messen der Persönlichkeit des kranken Menschen mindestens genauso viel Bedeutung zu wie dem Leiden selbst – das eine ist von dem anderen gar nicht zu trennen. Eine ganz zentrale Rolle bei diesen Medizinsystemen spielt immer auch ein nichtstofflicher Faktor, ein dynamisches, fließendes Element, das alles mit allem verbindet und das je nach kulturellem Hintergrund mal »Prana«, mal »Qi« genannt wird.

Aristoteles (384 bis 322 v. Chr.) sprach vom »Geist«, der sich vom Körper nicht trennen lasse. Erst die Aufklärung verwies solche Phänomene in das Reich von Glauben und Kirche und überließ den physikalischen Körper dem Seziermesser der Wissenschaft. In der Folge wurde der Mensch immer stärker analytisch in seine Einzelteile zerlegt. Doch das noch so präzise Wissen über einzelne Funktionen ergibt noch lange kein Bild des Ganzen. Das hatte bereits Aristoteles postuliert: »Was aus Bestandteilen so zusammengesetzt ist, dass es ein einheitliches Ganzes bildet, nicht nach Art eines Haufens, sondern wie eine Silbe, das ist offenbar mehr als bloß die Summe seiner Bestandteile.« Erst die modernen »Lebenswissenschaften«, die Verbindung von Physik und Chemie mit Molekularbiologie und Medizin, beginnen, die Dynamik wiederzuentdecken, die unseren Organismus ausmacht – das komplizierte Wechselspiel von Psyche, Körperfunktionen und einer Lebensenergie, deren Ursprünge nach wie vor nicht geklärt sind.

Wir wissen inzwischen, wie wir Infektionen wirkungsvoll bekämpfen, und arbeiten daran, durch Korrekturen am Erbgut Krankheiten gezielt auszuschalten. Aber das allein macht noch keine Gesundheit aus. Von der Pathogenese, der Lehre von der Entstehung der Krankheiten, öffnet sich unser Blick nun wieder zur Salutogenese (siehe Seite 50), der Frage, was uns gesund hält oder macht. Dabei zeigen modernste Analyseverfahren, wie begründet viele traditionelle Praktiken waren, auch ohne dass man damals genau erklären konnte, wie sie »funktionieren«.

Teuer und belastend: chronische Leiden

in Mrd. Euro

KRANKHEITSKOSTEN INSGESAMT	224,9
CHRONISCHE KRANKHEITEN GESAMT	153,5

Anteile der einzelnen chronischen Krankheiten

Herz- Kreislauf - Erkrankungen	35,2
Krankheiten der Verdauungsorgane	19,8
Krankheiten des Muskel- Skelett - Systems	24,5
Psychische Krankheiten u. Verhaltensstörungen	22,8
Krebserkrankungen	15,0
Ernährungs- und Stoffwechselkrankheiten	11,9
Krankheiten des Nervensystems	10,0
Atemwegserkrankungen	4,3
Hauterkrankungen	3,6
Sonstige	6,4

Quelle: Statistisches Bundesamt.

Begegnung mit anderen Welten

Diese ganzen Zusammenhänge waren mir noch völlig unbekannt, als ich Anfang der 80er-Jahre den ersten Teil meines Medizinstudiums abschloss und das Physikum machte. Noch dazu hatte ich mich verliebt, in eine junge Frau, die in Freiburg Sinologie studierte. Plötzlich teilte sie mir mit, dass sie ein zweijähriges Stipendium des Deutschen Akademischen Austauschdienstes (DAAD) in die Volksrepublik China erhalten hatte. Für mich hatte sie ein brandneues Ausbildungsprogramm für westliche Ärzte in China an Land gezogen. Ich war mehr als skeptisch. Doch wenn ich sie nicht verlieren wollte, musste ich ihr folgen. So lernte ich Anfang der 80er-Jahre mit meiner späteren Frau die Grundzüge der Traditionellen Chinesischen Medizin in ihrem Herkunftsland kennen und war mehr als einmal verblüfft, welche Behandlungserfolge mit Methoden erzielt wurden, die so gänzlich anders als jene schienen, die ich gerade erst gelernt hatte.

Zurück in Deutschland, sammelte ich bei Akupunkturbehandlungen viel praktische Erfahrung. Dann suchte ich mir für meine Promotion ein Thema aus der Ernährungsmedizin, da ich in China erlebt hatte, wie Essen als Medizin eingesetzt wurde. Auch in der deutschen Naturheilkunde spielt Ernährung eine wichtige Rolle, wie bereits die mittelalterlichen Mönche und Nonnen der Klostermedizin mit Hildegard von Bingen als einer ihrer wichtigen Vertreterinnen, zu Recht erkannt hatten. Und die moderne Biochemie begann gerade, ganz neue Erkenntnisse zu diesem alten Thema zu liefern. Als angehender Arzt für Innere Medizin interessierten mich solche Stoffwechselvorgänge besonders.

Der Beginn einer Trendwende

Während eines Forschungsaufenthalts in den USA am Scripps Research Institute und an der University of California in San Diego lenkte dann eine Umfrage mein Augenmerk vollends auf naturheilkundliche Verfahren: Der Harvard-Professor David Eisenberg befragte dazu 2000 Amerikaner nach ihrem Interesse für naturheilkundliche Ver-

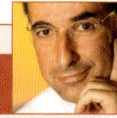

Mein Standpunkt

Zuwendung in der Medizin wird nicht bezahlt

Zwei Minuten hat ein Chirurg in der Klinik Zeit für seine Visite, sonst arbeitet er unwirtschaftlich. Nach 30 Sekunden unterbricht ein niedergelassener Arzt seinen Patienten. Seine Leistungen bekommt die Kassenärztliche Vereinigung pauschal vergütet: Sie erhält von der Kasse für einen Patienten des niedergelassenen Arztes pro Quartal eine Kostenpauschale von 40 bis 50 Euro, egal, wie oft dieser erschienen ist. Nicht wenige Allgemeinärzte sehen deshalb täglich mehr als 100 Patienten; bei einem zwölfstündigen Arbeitstag macht das immer noch acht bis neun Kranke pro Stunde. Kein Handwerker würde für eine solche Bezahlung auch nur einen Finger krumm machen.

fahren und fand heraus, dass über 40 Prozent sie in Anspruch nahmen und offensichtlich auch damit zufrieden waren, weil sie die Kosten dafür aus eigener Tasche zahlten. Das war der Beginn einer Trendwende: Während zuvor noch Kollegen aus den USA auf meine Frage, was sie von »CAM« *(complementary and alternative medicine)* hielten, geantwortet hatten: »*That's all voodoo*« (alles Einbildung), so entschied der US-Kongress nun, ein entsprechendes Forschungsinstitut an den renommierten National Institutes of Health zu etablieren. In Deutschland sollte es noch ein paar Jahre dauern, bis die klassische Medizin sich den damals noch verpönten naturheilkundlichen Heilverfahren näherte. Umgekehrt mied auch die Naturheilkunde den Kontakt zur Wissenschaft.

Zweifel an der Schulmedizin

Mindestens jedes fünfte Medikament – die Apotheker behaupten sogar, jedes zweite – wird nicht wie vom Arzt verordnet eingenommen, sondern nur halbherzig, ab und zu. Vielleicht landet es auch gleich im Müll oder wird nie beim Apotheker abgeholt. Das gilt zum Beispiel für 40 Prozent der Antidepressiva, für 50 bis 80 Prozent der blutdrucksenkenden Medikamente oder für jedes zweite Rheumamittel. Die Folgekosten dieser mangelnden Therapietreue werden auf 15 bis 20 Milliarden Euro im Jahr geschätzt. Das sind etwa 10 Prozent der Gesamtausgaben für unser Gesundheitswesen. Jede vierte Einweisung in ein Krankenhaus ist nach Schätzungen durch mangelnde »Compliance«, also regelwidriges Verhalten der Patienten, nötig geworden. Und viele von ihnen bezahlen dafür mit ihrem Leben: Allein 40.000 Herzkranke sterben jährlich an falschem Umgang mit ihren Medikamenten. Warum ist das so?

Die meisten Menschen schlucken ungern Arzneimittel. 38 Prozent der Bevölkerung haben nach einer Allensbach-Umfrage aus dem Jahr 2007 Angst vor erheblichen Nebenwirkungen. Jeder zweite der Befragten klagte, dass die »Schulmedizin« oft nur die Symptome behandele und nicht die Ursachen von Krankheiten. Jeder Dritte kritisierte, dass »zu rasch starke Medikamente« verschrieben würden und »zu wenig auf Nebenwirkungen geachtet« würde.

Das Misstrauen in die Medizin ist groß, obwohl ihre Erfolge zu den bedeutenden Errungenschaften des vergangenen Jahrhunderts gehören: Die Lebenserwartung liegt 30 Jahre höher als noch vor hundert Jahren. Die Notfallmedizin hat in Deutschland höchsten Standard. Viele Operationen, die früher nur unter Lebensgefahr oder zumindest unter großen Belastungen für den Patienten möglich waren, werden heute minimalinvasiv durchgeführt. Die Diagnostik hat technisch wie molekularbiologisch riesige Fortschritte gemacht und bietet inzwischen neue Möglichkeiten der Vorhersage und Vermeidung von Krankheiten. Die Entschlüsselung des menschlichen Gen-Codes weckt Hoffnungen, dass Erbleiden frühzeitig korrigiert werden könnten. Bei meinen Vorträgen frage ich oft, wer von den Anwesenden denn vermutlich nicht mehr leben würde oder doch stark eingeschränkt wäre ohne den Einsatz schulmedizinischer Verfahren. Das Publikum ist dann regelmäßig überrascht, wie groß diese Gruppe von Menschen ist.

Schulmedizin und Naturheilkunde sind kein Gegensatz

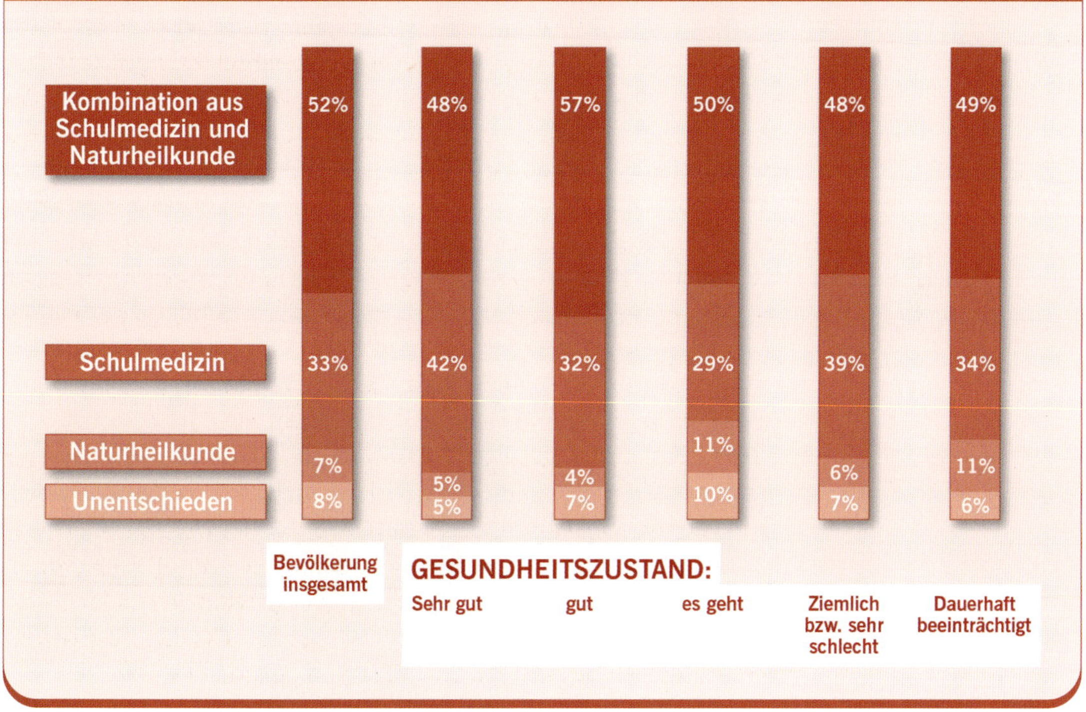

	Bevölkerung insgesamt	Sehr gut	gut	es geht	Ziemlich bzw. sehr schlecht	Dauerhaft beeinträchtigt
Kombination aus Schulmedizin und Naturheilkunde	52%	48%	57%	50%	48%	49%
Schulmedizin	33%	42%	32%	29%	39%	34%
Naturheilkunde	7%	5%	4%	11%	6%	11%
Unentschieden	8%	5%	7%	10%	7%	6%

GESUNDHEITSZUSTAND:

Quelle: Allensbach-Umfrage 2005.

Egal, wie gut oder schlecht es Patienten geht – etwa die Hälfte von ihnen möchte am liebsten mit Schulmedizin und Naturheilkunde behandelt werden. Nur etwa jeder Dritte verlässt sich ganz auf die konventionelle Medizin.

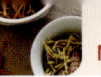
Geschichte

Heilkunst: von der Magie bis zur Molekularbiologie

Im antiken Griechenland und China wurden Krankheiten zwischen dem 6. und 3. Jahrhundert v. Chr. zunächst nach magischen Konzepten behandelt. Die Medizin der ägyptischen und babylonischen Hochkulturen hatte auch diese Wurzeln, doch sie enthielt bereits empirisch-rationale Elemente: Ein antiker Papyrus beschreibt verschiedene Herzkrankheiten und enthält eine Rezeptsammlung, ein anderer behandelt die Chirurgie. Erstmals tauchen die Elemente Luft, Feuer, Erde und Wasser auf, die in vielen späteren Heilsystemen eine große Rolle spielen.

Indische Temperamente

In den »Veden«, den Schriften der altindischen Religion (um 1200 v. Chr.), wurden die Götter als Verursacher von Krankheiten genannt. Eine besondere Rolle spielten dabei fünf verschiedene Winde und der Atem. Auf dieser Basis entwickelte sich zwischen 500 vor und 500 nach Christus die ayurvedische Medizin. »Ayurveda« bedeutet so viel wie »Wissen vom langen Leben«.

Diese Heilkunst charakterisierte verschiedene Temperamente (Doshas) anhand von Elementen: »Vata« verband Raum und Wind, »Kapha« (Schleim) Wasser und Erde, »Pitta« Wasser und Feuer. Die drei Doshas waren für die Ernährung wichtig: »Pitta« kochte sie, »Vata« verteilte sie im Körper, »Kapha« befeuchtete die Nahrung. Das »Blut« stellte ein viertes Prinzip dar. Ein Ungleichgewicht zwischen den Doshas brachte Krankheit. Man betrachtete Haut, Zunge und Fäkalien der Patienten, später kamen Abhören, Urin- und Pulsdiagnostik hinzu. Neben den ganz wichtigen Diät- und Hygienevorschriften wurden Heildrogen, Bäder und Aderlass verordnet. Die

Chirurgie war bereits hoch entwickelt. Unter Einbeziehung moderner Elemente wird Ayurveda heute wieder an einigen indischen Universitäten gelehrt.

Chinesische Pole

In China wurde die Heilkunst etwa 200 v. Chr. zum ersten Mal naturgesetzlich begründet. In ihrem Mittelpunkt steht auch heute noch die Lehre der gegensätzlichen Pole Yin (Kälte, Ruhe, weiblich) und Yang (Wärme, Aktivität, männlich). Fünf Phasen kennzeichnen Elemente und ihre Veränderung im Werden und Vergehen (Wasser, Holz, Feuer, Erde, Metall), Organe (Nieren, Leber, Herz, Milz, Lunge), Säfte (Nasenschleim, Schweiß, Speichel, Tränen) und Emotionen (Trauer, Freude, Furcht, Ärger, Betrübnis). Eine Störung des Gleichgewichts führt zu Krankheit. Die Kräutermedizin ist der eigentliche Kern der Behandlungen. Die auch im Westen bekannte Akupunktur entwickelte sich im 1. Jahrhundert v. Chr. In der Republikzeit verlor sie weitgehend ihre Bedeutung (1912 bis 1949), bis sie Mitte des

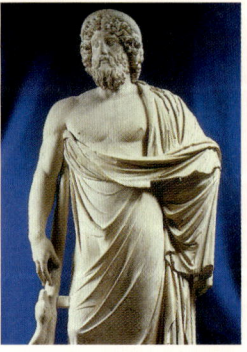
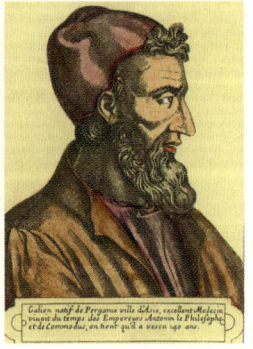

Statue des griechischen Gottes Äskulap

Galen, Arzt der römischen Kaiser

20. Jahrhunderts als Teil der sogenannten Barfußmedizin für die breite Bevölkerung in der Volksrepublik wieder entdeckt wurde.

Griechischer Heilschlag

Die Hellenen riefen den Heilgott Asklepios an. In seinen Tempeln wurden Opfer gebracht, außerdem gab
es rituelle Bäder und Gebete. Besonders wichtig war
der »Heilschlaf« im Tempel, der dem Gott Gelegen-
heit gab, den Kranken zu kurieren. In der philosophischen Schule der Vorsokratiker (7. bis 5. Jh.
v. Chr.) entstand eine Naturphilosophie, die in der
Lehre der vier Elemente (Erde, Wasser, Feuer und
Luft) mündete. Die Pythagoräer definierten Gegen-
satzpaare wie warm–kalt, trocken–feucht oder bitter–
süß, die sich bei einem gesunden Menschen in einem
harmonischen Gleichgewicht befinden sollten. Auf
der Insel Kos begründete Hippokrates (gest. um
380 v. Chr.) eine Ärzteschule, auf die sich über
60 medizinische Schriften der Antike beziehen. Eine
große Rolle spielte die Diätetik, die den Ausgleich der

Körpersäfte zum Ziel hatte. Licht und Luft, Speise
und Trank, Bewegung und Ruhe, Schlafen und Wachen, Ausscheidungen und Gefühle waren wichtig für
ein gesundes Leben. In Alexandrien entstand eine berühmte Schule der Anatomie.

Römische Verdauung

Griechische Ärzte prägten die Medizin der Römer:
Der bekannteste unter ihnen war Galen (etwa 130
bis 200 n. Chr.), Leibarzt des Kaisers Marcus
Aurelius. Er kommentierte und erweiterte in umfang-
reichen Schriften die hippokratische Medizin. Galen
sah im »Pneuma« des Herzens die Grundlage für die
Seele, leitete sie also aus Materie ab. Im Zentrum seiner Vorstellungen von Gesundheit und Krankheit
stand die Verdauung.

Christliche Barmherzigkeit

Im europäischen Mittelalter waren die Bewahrer der
Heilkunst die Klöster, die aus dem Neuen Testament
den Grundsatz der barmherzigen Krankenpflege ab-
leiteten. Entlang der gro-
ßen Pilgerstraße entstan-
den zahlreiche Spitäler.
Vom 8. bis zum 12. Jahr-
hundert hatten Mönche
und Nonnen ein medizi-
nisches Monopol, das sich
lediglich rudimentär auf
antike Quellen berief und
vor allem die Praktiken der
Volksmedizin nutzte.
Die medizinischen Schrif-
ten der Hildegard von Bin-

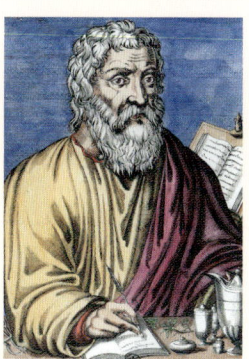

*Hippokrates, Urvater
aller Mediziner*

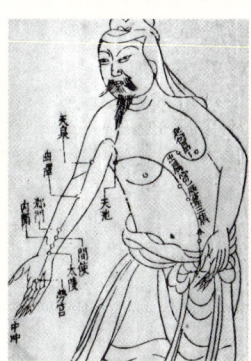

*Chinesische Leitbahnen
in antiker Darstellung*

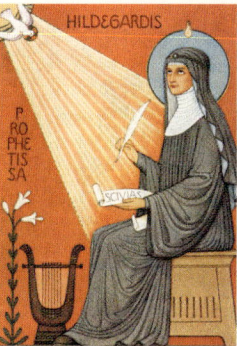

*Hildegard von Bingen,
Heilkräuter-Expertin*

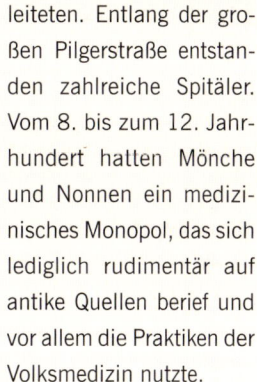

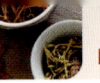
Geschichte 2

Heilkunst: von der Magie bis zur Molekularbiologie

gen (1098 bis 1179) waren zu ihren Lebzeiten nur regional am Mittelrhein verbreitet und bekannt.

Das antike Erbe wurde durch arabische Übersetzungen bewahrt und weiterentwickelt. Der »Canon medicinae« des Persers Avicenna (gest. 1037) war die erste systematische Darstellung der Medizin und über Jahrhunderte das wichtigste Lehrbuch in Europa. In Salerno entstand eine legendäre Mediziner-Schule auf der Basis der griechischen Säftelehre (Humoralpathologie). Wichtigstes diagnostisches Verfahren war die Betrachtung von Urin und Fäkalien sowie die Pulsmessung. Aderlass, Abführen, Erbrechen sowie Schröpfen sollten das gestörte Gleichgewicht der Säfte wiederherstellen. Von den Arabern übernahm man das Destillationsverfahren zur Herstellung von Kräutermedizinen sowie viele Hygieneregeln.

Wissenschaftliche Medizin

Mit dem 12. Jahrhundert wurde die Medizin neben Theologie, Jura und den Künsten eine universitäre Wissenschaft. Die Pestepidemien des späten Mittelalters führten zur astrologischen Deutung von Symptomen. Der Humanismus der Renaissance entdeckte die antiken Quellen schließlich neu und brachte entscheidende Fortschritte in Anatomie und Chirurgie. Girolamo Fracastoro (gest. 1553) aus Padua stellte erste Vermutungen darüber an, dass es Ansteckungskeime geben könnte (Kontagionstheorie). Paracelsus (1493 bis 1541) galt als Alchemist, der erste Pharmakologe. Sein Denken orientierte sich jedoch noch sehr an der Signaturenlehre, des »Erkennens« einer Heilpflanze aufgrund ihres Aussehens. Paracelsus hat stark die spätere anthroposophische Medizin beeinflusst.

Empirische Experimente

Im Zeitalter der Aufklärung prägten die Forderungen von Francis Bacon (1561 bis 1626) nach Empirie und experimenteller Beobachtung die Entwicklung der Medizin. René Descartes (1596 bis 1650) postulierte die Trennung von Körper und Geist. Das erlaubte einen wissenschaftlichen Blick auf einzelne Organe, eine mechanistische Sichtweise, die sich im Wesentlichen bis heute gehalten hat. William Harvey (1578 bis 1657) entdeckte den Blutkreislauf, und Antony van Leeuwenhoek (1632 bis 1723) fand unter dem Mikroskop die ersten Bakterien.

Rätselhafte Lebendigkeit

Unterschiedlichste Theorien bemühten sich um eine Deutung der Lebenskraft: Georg Ernst Stahl (1659 bis 1734), der Begründer des Animismus, erklärte Krankheiten vor allem aus einer Störung der Seele. Im 18. Jahrhundert schrieben die »Vitalisten« jedem Organ sein Eigenleben zu, das mit dem der anderen im Gleichgewicht sein müsse. Der bedeutendste Pio-

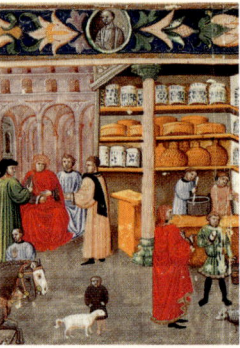

Avicennas »Canon«: Apothekenszene

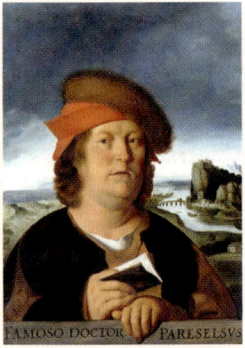

Paracelsus, Alchemist und Pharmakologe

nier der Naturheilmediziner war Christoph Wilhelm Hufeland (1762 bis 1836). Der Leibarzt von Goethe, Schiller und später der preußischen Königsfamilie postulierte ein Selbsterhaltungsprinzip des Organismus. Es sei auf Erhaltung, auf Regeneration und auf Neubildung ausgerichtet. Jeder Krankheitsreiz produziere im Körper eine Heilreaktion, die durch Medikamente, Diät und physikalische Therapien vorsichtig unterstützt werden könnte.

Biologisches Menschenbild

Im frühen 19. Jahrhundert entstand in Deutschland die experimentelle Physiologie, die nur noch systematische Beobachtungen des Körpers als Maßstab anerkannte. Hinzu kam die organische Chemie des Justus von Liebig (1803 bis 1873), mit neuen Möglichkeiten für Diagnostik und Therapie. Rudolf Virchow (1821 bis 1902) entschlüsselte die ersten Zellfunktionen. Krankheiten wurden nun überwiegend als Veränderungen auf Zellebene verstanden. Der Blick in mikroskopische Dimensionen revolutionierte

die Medizin: Robert Koch (1843 bis 1910) entdeckte den Milzbrand- und den Tuberkulose-Erreger, und Louis Pasteur (1822 bis 1895) entwickelte als Gegenmittel die ersten Impfstoffe. Die zentrale Entdeckung des 19. Jahrhunderts aber war der Fruchtbarkeitszyklus der Frau. 1895 wurden die Röntgenstrahlen entdeckt, was die gesamte Sichtweise des Organismus veränderte. Elektrokardiografie (EKG) und Ultraschall (Sonografie) kamen hinzu.

Revolutionäre Medikamente

1929 wurde mit dem Insulin das erste Hormon isoliert. Das führte unter anderem zur Entwicklung der Antibabypille in den 60er-Jahren. Neben Impfstoffen revolutionierten Penizillin und Sulfonamide die Möglichkeiten, Krankheiten zu bekämpfen. Die Erfolge der Psychiatrie und der Hirnforschung führten zur Entwicklung von Antidepressiva und Beruhigungsmitteln. James Watson und Francis Crick entschlüsselten 1953 die Doppelhelix des Erbgutes, unter anderem die Grundlage der pränatalen Diagnostik.

1954 wurde die erste Niere erfolgreich verpflanzt, 1967 ein Herz. 1978 kam das erste Retortenbaby zur Welt. 2001 sequenzierte der Amerikaner Craig Venter als Erster den menschlichen Gen-Code, welcher eines Tages die Behandlung von Erbkrankheiten durch »Reparatur« am Genom möglich machen soll.

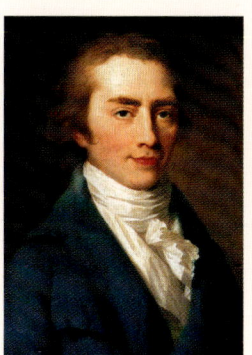

Hufeland, Naturheiler des Preußenkönigs

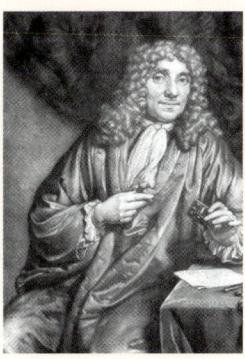

Van Leeuwenhoek, Erfinder des Mikroskops

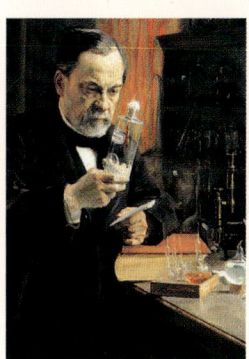

Louis Pasteur, Erfinder von Impfstoffen

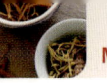

Das Gesundheitssystem ist überfordert

Doch während die früher so gefährlichen Infektionskrankheiten wie auch Unfallfolgen als Todesursache zurückgedrängt wurden, leiden heute über 20 Prozent der Deutschen unter chronischen Krankheiten. Drei Viertel der Bevölkerung sterben auch daran: die meisten an Herz-Kreislauf-Leiden und Krebs. Rund 70 Prozent des Gesundheitsbudgets müssen in Deutschland nur für die Behandlung fortgeschrittener chronischer Erkrankungen aufgewendet werden. Der rasche Anstieg der älteren Bevölkerung wird dieses Problem drastisch verschärfen. Gleichzeitig entstehen schon bei Jugendlichen neue chronische Krankheiten, die nicht eine Folge des Alters sind, sondern des Lebensstils: Die epidemisch ansteigenden Zahlen von übergewichtigen Kindern lassen befürchten, dass künftig ganz neue Patientengruppen mit Stoffwechselstörungen wie Arteriosklerose oder Diabetes konfrontiert sein werden. Beschleunigung, Zeitverdichtung und die Möglichkeiten zum Multitasking, zur gleichzeitigen Erledigung mehrerer Aufgaben, erhöhen noch dazu den Stress in der Gesellschaft, im Arbeitsleben wie im Privaten. Die Zahl der Depressiven nimmt genauso zu wie die Gruppe der Schmerzkranken, der Übergewichtigen, der Allergiker – alles Syndrome, bei denen Stress und Überlastung eine entscheidende Rolle spielen.

Reparatur allein reicht nicht

Auf all diese Herausforderungen hat die Schulmedizin bis heute keine Antworten – oder zumindest reichen diese nicht aus, wie das Beispiel der mangelnden Therapietreue der Patienten deutlich macht. Von einer optimalen Versorgung chronischer Leiden ist Deutschland weit entfernt, kritisierte auch der Sachverständigenrat für die konzertierte Aktion im Gesundheitswesen in einem Gutachten aus dem Jahr 2002. »Zu passiv« lautet der Vorwurf: Der Ansatz »Reparatur, Kur und Schonung« führe zu einer Erwartungshaltung beim Patienten, welche aber bei chronischen Krankheiten häufig gerade kontraproduktiv sei, zum Beispiel bei Rückenschmerzen, wo Bettruhe das Leiden verschlimmert (siehe Seite 180).

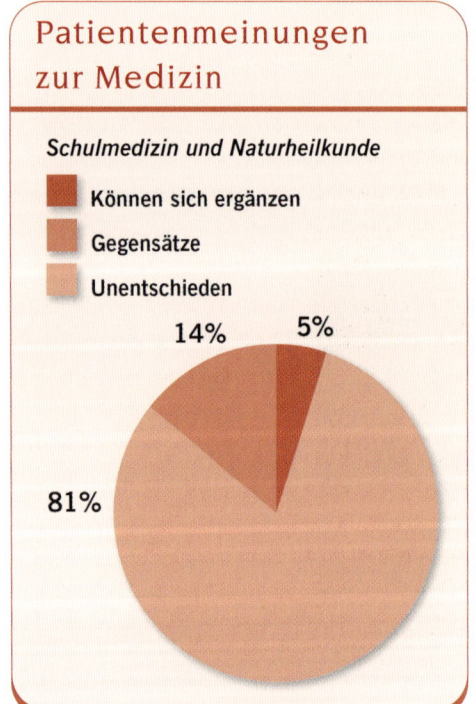

Patientenmeinungen zur Medizin

Schulmedizin und Naturheilkunde

- Können sich ergänzen
- Gegensätze
- Unentschieden

14% 5%

81%

Quelle: Allensbach-Umfrage, 2006.

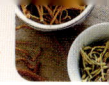

Die Medizin leistet, hat der Sachverständigenrat bestätigt, nur kurzfristige Krisenbewältigung bei chronischen Krankheiten. Notwendig sind dagegen aber Behandlungsansätze, die den Kranken befähigen, mit seinem Leiden eigenverantwortlich umzugehen, es zu meistern oder seine Symptome zurückzudrängen. Das gelingt nur mit interdisziplinären Ansätzen, die sich nicht nur an einem einzelnen Organ orientieren, sondern auch die Lebenssituation des Betroffenen berücksichtigen, seine individuelle Verfassung – organisch, psychisch und sozial.

Zu viel Technik, zu wenig Kontakt

Möglicherweise spiegelt sich diese Kritik auch im Empfinden der Patienten wider: Sie beklagen sich – wie in der Allensbach-Umfrage –, dass »zu sehr auf Apparate gesetzt« werde (28 Prozent), die Ärzte »ihre Patienten mehr ganzheitlich sehen und behandeln« müssten (39 Prozent), die »Seele bei der ganzen Medizin zu kurz« komme (44 Prozent) und – so lautet der Hauptvorwurf –, dass die Mediziner sich »zu wenig Zeit für den einzelnen Patienten« nähmen. 56 Prozent der Befragten waren dieser Meinung.

Jeder dritte Deutsche findet, dass Ärzte ihre Patienten ganzheitlicher sehen und behandeln sollten.

»*High tech, low touch*« heißt das im typischen Mediziner-Sarkasmus: »viel Technik, wenig Kontakt«, von der tatsächlichen Berührung des kranken Menschen ganz zu schweigen. Die Technisierung der Medizin hat die Kommunikationsbarriere zwischen Patient und Arzt vergrößert. Gleichzeitig erfordert die Rationalisierung im Gesundheitswesen einen immer größeren Verwaltungsaufwand, der den Medizinern weitere Zeit mit dem Patienten raubt: Nach 30 Sekunden, weisen Untersuchungen nach, unterbricht der Arzt bereits den Bericht des Patienten, um seine eigene Sicht der Dinge darzulegen und die Anamnese abzukürzen.

Suche nach sanften Methoden

Viele Patienten fühlen sich von uns Medizinern nicht ernst genommen. Deshalb halten sie sich auch nicht an das, was ihnen der Arzt rät, und suchen stattdessen selbst nach Auswegen. Zwei Drittel der Bevölkerung besorgen sich auf eigene Faust Medikamente, und bald jeder Dritte nutzt als Informationsquelle zu Krankheiten das Internet. Viele kaufen sich, meist auf Empfehlungen aus dem Bekanntenkreis, Naturheilmittel.

Die Patienten suchen nach Alternativen

80 Prozent der Bevölkerung würden lieber ein pflanzliches als ein synthetisches Medikament nehmen, ergab eine Umfrage der Universität Köln im Jahr 2007. Weniger Nebenwirkungen und eine ganzheitliche Sichtweise sind nach Ansicht jedes zweiten Deutschen die Vorteile der Naturheilkunde. Und 80 Prozent sind überzeugt, dass sie kein Gegensatz zur Schulmedizin ist, sondern eine Ergänzung. Diese wachsende Nachfrage nach »komplementären«, also den Katalog der Schulmedizin ergänzenden Therapien gibt es nicht nur bei uns, sondern in der gesamten westlichen Welt.

Mehr Menschen suchen bereits einen Heilpraktiker oder komplementärmedizinisch arbeitenden Mediziner auf als ihren Hausarzt.

In Deutschland werden jährlich pflanzliche Arzneimittel für rund 2 Milliarden Euro verschrieben, für ärztliche alternativmedizinische Behandlung wenden die Krankenversicherungen ebenso viel auf, und privat bezahlte Behandlungen in diesen Bereichen werden sogar auf 5 Milliarden Euro geschätzt. Dabei suchen inzwischen mehr Menschen Heilpraktiker und komplementärmedizinisch arbeitende Mediziner auf als ihren Hausarzt.

Lobbys gegen Kräutermedizin

Das ist kein Wunder, denn in der Medizin werden naturheilkundliche Verfahren immer noch ausgegrenzt. »Gegenseitiges Misstrauen«, »Abgrenzung« und »teilweise Ablehnung«, schreibt das Deutsche Ärzteblatt, behindern eine gute Zusammenarbeit oder gar eine Integration der verschiedenen Systeme. Zwar wendet inzwischen jeder zweite niedergelassene Arzt zusätzlich komplementärmedizinische Verfahren bei Krebs an, aber nur, weil die Patienten dies ausdrücklich wünschen. Und einer der Gründe, warum Akupunktur jährlich von 40.000 Ärzten angewendet wird, ist sicher, dass sie in vielen Fällen als sogenannte IGeL (individuelle Gesundheitsleistungen) privat bezahlt werden muss.

Doch der Großteil der Schulmedizin »glaubt« nicht an die Naturheilkunde und hält ihre Wirkung allenfalls für »Placebo«, für einen unbekannten Effekt, der nicht größer ist als bei einem Scheinmedikament (siehe Seite 42). Dabei hat die Komplementärmedizin schon längst das Reich der Kräuterweiblein und der Magie verlassen und die Wissenschaft erobert. In den USA wird die Wirkung der Komplementärmedizin seit 1992 am National Center for Complementary and Alternative Medicine (NCCAM) systematisch erforscht, mit

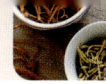

staatlichen Mitteln. Zwei Drittel der amerikanischen Medizinfakultäten hatten im Semester 1999/2000 alternative Heilverfahren in ihre Ausbildungsgänge integriert. Für Europa wird dies auf 40 Prozent geschätzt.

Rückschläge und Verbote

Die Anwendung der »sanften« Medizin in der Bundesrepublik, die lange Jahre international führend gewesen war, erlitt dagegen durch die Gesundheitsreform einen empfindlichen Rückschlag. Auch wenn komplementärmedizinische Verfahren schon seit den 70er-Jahren als »besondere Therapierichtungen« im deutschen Sozialgesetzbuch verankert sind und unter bestimmten Umständen von den Kassen bezahlt werden, leiden die meist mittelständischen »grünen« Pharmafirmen unter Umsatzrückgängen. Der Grund dafür ist, dass pflanzliche Arzneimittel denselben Wirkungsnachweis führen müssen wie konventionelle, was nicht immer möglich ist (siehe Seite 231). Außerdem führte die Einführung einer »Positivliste« dazu, dass die Krankenkassen inzwischen nur noch vier pflanzliche Medikamente zur Verschreibung zulassen. Viele der Hersteller mussten ihre Ambitionen zur Entwicklung neuer Mittel zurückschrauben.

Seit 2003 sind Naturheilverfahren zwar Teil der Medizinerausbildung – aber noch gibt es kaum Lehrstühle dafür. Als Erstes war 1989 an der

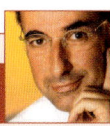

Mein Standpunkt

Ein seriöser Heilpraktiker arbeitet mit dem Arzt zusammen

»Arzt oder Heilpraktiker – wer behandelt besser?« Diese Schlagzeile einer Boulevardzeitung zeigt, dass viele Menschen sich diese Frage stellen. Häufig erklären Patienten, sie hätten bei ihrem Heilpraktiker das Gefühl, einen guten Freund zu besuchen. Von ihrem Hausarzt berichten das wenige. Die Gründe sind vielfältig: Der Heilpraktiker hat mehr Zeit für seine Patienten, unter anderem, weil er für eine einzige Behandlung in der Regel mehr Geld vergütet bekommt, als der Allgemeinmediziner pauschal für das ganze Quartal erhält.

Natürlich gibt es genauso gute und schlechte Ärzte wie gute und schlechte Heilpraktiker. Jene haben aber die unterschiedlichsten beruflichen Hintergründe, bevor sie sich entschlossen haben, einen Gesundheitsberuf zu ergreifen. Die Ausbildung zum Heilpraktiker erfolgt entweder im Selbststudium oder in speziellen Schulen. Deren Qualität ist sehr unterschiedlich, die Ausbildung dauert zwischen sechs Monate und drei Jahre. Ein Medizinstudium dagegen dauert sechs Jahre und die Facharztausbildung zusätzliche fünf Jahre. Unter der Berufsbezeichnung »Heilpraktiker« verbergen sich auch hoch qualifizierte Therapeuten, die mehrjährige Studiengänge im Ausland absolviert haben, zum Beispiel in der Traditionellen Chinesischen Medizin. In Deutschland werden sie aber als Mediziner nicht anerkannt und können nur arbeiten, wenn sie die Zusatzbezeichnung »Heilpraktiker« erwerben.

Wenn Sie einen Heilpraktiker suchen, dann orientieren Sie sich auch an objektiven Kriterien: Fragen Sie ihn nach seiner Ausbildung. Am besten ist es, wenn Arzt und Heilpraktiker sich nicht missachten, sondern zusammenarbeiten: Ein seriöser Heilpraktiker verlangt deshalb keinen Verzicht auf schulmedizinische Diagnostik oder Therapie und fordert auch nicht, dass Medikamente abgesetzt werden, ohne das mit dem Arzt abzuklären. Auch sollten Sie vorsichtig sein, wenn er Ihnen ein Heilversprechen gibt, das können auch Ärzte nicht.

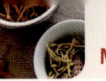

Freien Universität Berlin ein Lehrstuhl für Naturheilkunde mit angeschlossener Akutklinik begründet worden. Der zweite folgte 2002 in Rostock mit dem Schwerpunkt Rehabilitation. Die Zahl der wissenschaftlichen Publikationen wächst.

Versöhnung von Tradition und Wissenschaft

Die USA sind schon weiter: Dort werden komplementärmedizinische Ansätze immer seltener isoliert gesehen, sondern in Kombination mit schulmedizinischen Verfahren praktiziert – an den renommiertesten Medizinfakultäten und Kliniken: der Stanford University, der Harvard Medical School und dem Sloan Kettering Hospital in New York. In Europa war die 1999 als Modellprojekt des Landes Nordrhein-Westfalen gegründete Klinik für Innere Medizin in Essen die erste mit dem Schwerpunkt Integrative Medizin. Dazu kam mithilfe der Alfried Krupp von Bohlen und Halbach-Stiftung im Jahr 2004 ein Lehrstuhl für Naturheilkunde und Integrative Medizin an der Universität Duisburg-Essen.

Inzwischen haben mein Team und ich nicht nur Tausende von Patienten behandelt, sondern dabei vor allem auch erforscht, wie sich naturheilkundliche Behandlungsansätze in die klinische Versorgung eingliedern lassen. Es geht dabei also um die Versöhnung von traditionellen Heilmethoden und Erfahrungswissen mit der immer stärker naturwissenschaftlich dominierten Medizin.

Suche nach dem Lebendigen

Leben ist Körper plus »Faktor X« – diese Grundformel, so der Medizinhistoriker Paul U. Unschuld, gilt für alle Heilsysteme der Welt (siehe Seite 23). Denn was das »Lebendige« letztlich ausmacht, konnte auch die Wissenschaft noch nicht endgültig erklären, auch wenn die Molekularbiologie uns inzwischen bis in den hintersten Winkel unseres Stoffwechsels blicken lässt.

Was ist Integrative Medizin?

An der Essener Klinik praktizieren mein Team und ich die sogenannte Integrative Medizin. Das sind ihre Kennzeichen: Sie

- verbindet Schulmedizin mit traditionellen Heilverfahren wie die Naturheilkunde oder die Traditionelle Chinesische Medizin,
- bezieht Neuraltherapie, manuelle Therapien sowie ausleitende Verfahren wie Schröpfen oder Blutegel-Therapie mit ein,
- reduziert die Dosis von Medikamenten und dadurch ihre Nebenwirkungen,
- nutzt mentale Techniken der Mind-Body-Medizin zur Stressbewältigung,
- regt die Selbstheilungskräfte an,
- wirkt positiv auf die Stimmung,
- motiviert zu einem gesünderen Lebensstil,
- lindert akute Symptome,
- führt zu einer langfristigen Umstimmung des Organismus,
- gibt Hilfe zur Selbsthilfe,
- überprüft ihre Aussagen mit wissenschaftlichen Methoden.

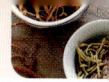

Der Faktor X ist kein isoliertes Phänomen, sondern bezeichnet die Wechselwirkung zwischen dem Organismus und seiner Umwelt, ein Zusammenspiel der Kräfte, das so komplex ist, dass es sich bisher jeder Analyse entzog und nur beschrieben werden konnte. Manche deuten es physikalisch – etwa als Lichtenergie (Biophotonen), andere spirituell, wie das chinesische »Qi« oder das indische »Prana«, Begriffe, die jeweils mehr meinen, als das europäische Verständnis von Energie beschreiben kann. Doch allen gemeinsam ist die Vorstellung, dass dieser Faktor X durch Raubbau an den eigenen Ressourcen blockiert oder zumindest gestört wird, und der Organismus eine neue Balance finden muss, um gesund zu werden. Die moderne Schulmedizin kümmert sich um die Symptome. Naturheilverfahren, TCM und die Mind-Body-Medizin wirken auf den Faktor X ein.

Die innere Ordnung

Dabei ist die Suche nach einem Gleichgewicht der Kräfte, nach Balance und Harmonie im Leben, allen traditionellen Therapierichtungen gemeinsam. So finden wir sie auch in den Lehren des Sebastian Kneipp (1821 bis 1897). Von dem Pfarrer und Naturheiler aus Wörishofen, der sich selbst von seiner Tuberkulose durch Bäder in der eiskalten Donau heilte, sind heute vor allem die Wasseranwendungen bekannt. Doch zu seiner Heilkunde gehören neben den Wasserkuren als wichtige Säulen auch die richtige Ernährung, der Einsatz von Heilpflanzen, die ausreichende Bewegung und die Lehre vom richtigen Umgang mit den eigenen Ressourcen, die »Ordnungstherapie« (siehe Seite 268).[9] Der Schweizer Arzt und Ernährungsexperte Maximilian Oskar Bircher-Benner (1867 bis 1939) hat daraus eine medizinische Behandlungsstrategie entwickelt.

Unser Organismus ist dann gesund, wenn er auf Reize richtig reagiert – sich also bei einer Gefahr anspannt und danach wieder entspannt. Im Alltagsstress hat unser Körper jedoch aus vielen Gründen

9: siehe Literatur Seite 272.

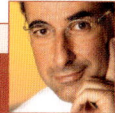

Mein Standpunkt

Die Forschung muss öffentlich finanziert werden

Das National Center for Complementary and Alternative Medicine (NCCAM) in den USA vergibt jährlich Forschungsgelder in Höhe von 140 Millionen Dollar allein für naturheilkundliche Forschung. Die Deutsche Forschungsgemeinschaft (DFG) fördert zum Zeitpunkt der Drucklegung dieses Buches hingegen gerade mal ein einziges solches Projekt. Eine absurde Situation angesichts der Tatsache, dass ein Großteil der Deutschen, also der Steuerzahler, sich im Krankheitsfall mit Naturheilverfahren behandelt wissen möchte und bereits 35.000 Ärzte die Zusatzbezeichnung »Naturheilverfahren« erworben haben. Einer der Gründe liegt darin, dass die pharmazeutische Industrie als Geber von »Drittmitteln« kein großes Interesse an der Forschung in diesem Bereich hat, da sich Naturarzneien nicht patentieren lassen und deshalb keine Gewinnmargen liefern. Einer der Vorschläge ist, dass die Europäische Union sich stärker in der Forschungsförderung dieses Bereichs engagieren sollte.

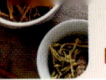
Die Domäne der Integrativen Medizin

Chronische Leiden und seltene Krankheiten

Die Integrative Medizin eignet sich im Prinzip für jede medizinische Disziplin. Besonders wichtig ist sie aber für alle Arten chronischer Krankheiten, an denen über 20 Prozent der Bevölkerung leiden und drei von vier Deutschen sterben. Warum?

Der Preis des Fortschritts

Unter chronischen Krankheiten wie Krebs, Rheuma oder Asthma leiden die Betroffenen meist ein Leben lang. In früheren Jahrzehnten sind sie häufig schon in jungen Jahren an ihren Leiden gestorben, doch die Entwicklung potenter Medikamente wie Kortison oder Immunsuppressiva (die Körperabwehr unterdrückende Mittel) sowie Chemotherapien gegen Krebs hat die Lebenserwartung deutlich erhöht und zumindest einem Teil der Betroffenen eine in vielen Bereichen ähnliche Lebensqualität wie Gesunden gesichert.

Dieser Fortschritt hat allerdings seinen Preis: Die Betroffenen müssen diese Medikamente über Jahre hinweg einnehmen oder sich spritzen lassen. Und was wirkt, hat natürlich auch Neben-Wirkungen. Kortison zum Beispiel, das bei vielen chronischen Krankheiten verabreicht wird, lindert zwar sehr wirkungsvoll Entzündungen. Aber es unterdrückt auch das Immunsystem, macht die Haut dünner und schwemmt zudem das Gesicht auf (ab einer bestimmten Dosis). Weil es die Magenschleimhaut schädigt und Osteoporose verstärkt, müssen die Patienten neue Medikamente nehmen, um diese Folgen zu bekämpfen. Und auch diese haben natürlich Nebenwirkungen. Außerdem interagieren die unterschiedlichen Wirksubstanzen der Mittel untereinander.

Aktivieren der Selbstheilungskräfte

Mithilfe der Integrativen Medizin können diese nebenwirkungsreichen Arzneien manchmal durch pflanzliche Mittel ersetzt oder zumindest ergänzt werden. Patienten mit einer entzündlichen Darmerkrankung (Colitis) zum Beispiel hilft Heidelbeermuttersaft, um die mitunter heftigen Durchfälle zu mildern. Die notwendige Kortisondosis kann dann manchmal gesenkt werden. Gleichzeitig zielt die Mind-Body-Medizin darauf ab, die negativen Folgen von Stress abzuschwächen, der meist ein bedeutender Kofaktor bei Erkrankungen oder akuten Schüben ist. Über aktivierende körperbezogene Therapien wie Kneipp'sche Wasseranwendungen oder Akupunktur wird der Körper allgemein angeregt, seine Funktionen der Selbststeuerung wieder zu übernehmen und dadurch die Selbstheilungskräfte zu aktiveren. Auch das führt dazu, dass sich die Symptome der Krankheit abschwächen und die notwendige Dosis an Medikamenten samt ihrer Nebenwirkungen reduziert werden kann.

Ähnliches gilt für eine Patientengruppe, die nach Schätzungen in Deutschland etwa vier Millionen Menschen betrifft. Sie leiden unter rund 5000 verschiedenen seltenen Krankheiten, die häufig genetischen Ursprungs und oft schwer diagnostizierbar sind und besonders Kinder und Jugendliche betreffen. Weil diese Patientengruppen so klein sind, gibt es kaum Spezialisten für sie und die Pharmafirmen scheuen die teure Entwicklung von Medikamenten. Patienten mit seltenen Erkrankungen verhilft die Integrative Medizin, auch wenn sie an den Ursachen der Krankheit nichts ändern kann, zu einer besseren Lebensqualität und macht sie widerstandsfähiger.

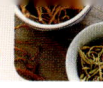

diese Flexibilität verlernt: Wir bleiben verspannt und verkrampft oder laufen weiter auf Hochtouren, auch wenn der ursprüngliche Reiz längst verklungen, der Auslöser nicht mehr vorhanden ist.

Innere Ordnung kann nicht allein von außen kommen, sondern erfordert zugleich eine entsprechende innere Einstellung. Diese Verknüpfung von Körper und Geist ist auch das Kennzeichen von asiatischen Bewegungslehren wie Qigong, Taiji oder Yoga, die Konzentration, Atmen und innere Einkehr mit Bewegungsabläufen verbinden. Dabei geht es im Gegensatz zur europäischen Turntradition eben nicht um Leistung, sondern darum, den eigenen Körper wahrzunehmen und sich darin wohlzufühlen. Jeder macht diese Übungen nach seinem Vermögen und nach seiner individuellen Kraft. Allerdings sind Geduld, Ausdauer und Disziplin notwendige Bausteine jeder Ordnungstherapie: 45 bis 60 Minuten täglich müssen Sie in Ihren Tagesablauf einbauen, wenn Sie langfristig Erfolge erzielen wollen.

> *Im Alltagsstress hat unser Körper verlernt, sich nach einer Belastung wieder zu entspannen. Er bleibt verkrampft.*

Die Ressourcen der Selbstheilung

»Integrativ« – darunter verstehe ich eine Art »Mehrsprachigkeit«: Wir kombinieren je nach den individuellen Bedürfnissen des Patienten etablierte medizinische Verfahren mit den Erfahrungen aus der Naturheilkunde (das Wort »Schulmedizin« benütze ich ungern, weil es oft abwertend verwendet wird, aber häufig ist es einfacher, und Sie wissen, was gemeint ist).

Dabei betrachtet die Integrative Medizin nicht nur einzelne Organe, sondern den Menschen als individuelles Ganzes, und kann auf diese Weise sehr persönliche Therapieempfehlungen geben. In ihrem Schwerpunkt ist sie nicht auf die krank machenden Prozesse fokussiert, sondern im Gegenteil auf die Ressourcen der Selbstheilung. Sie eignet sich deshalb besonders zur Behandlung chronischer Krankheiten, weil sie die Nebenwirkungen der Behandlungen reduziert und deshalb auch langfristig eingesetzt werden kann.

Hier geht es nicht nur um abstraktes Fachwissen. Der integrativ arbeitende Arzt achtet auf die Signale seines Patienten, auf dessen »inneren Arzt«. Gemeinsam mit ihm sucht er die am wenigsten »eingreifenden« (invasiven), am wenigsten nebenwirkungsreichen und auch langfristig kostengünstigsten Methoden, um die Gesundheit wiederherzustellen oder zu verbessern.

Kurieren oder heilen?

Was aber bedeutet Gesundheit? Darunter verstehe ich nicht nur die Abwesenheit von Krankheit, sondern – wie auch von der Weltgesundheitsorganisation (WHO) postuliert – ein physisches, mentales und soziales Wohlbefinden. Als Arzt darf ich dabei den Vorgang des »Heilens« nicht mit dem des »Kurierens« gleichsetzen. Im Englischen wird dieser Unterschied besonders augenfällig: Während der Arzt kuriert *(to cure)*, haben die Wörter »*health*« und »*to heal*« ihren Ursprung in dem altenglischen »*hal*«, das Ganzheit, Solidität und spirituelles Wohlbefinden bezeichnete.

Ein Beispiel: Bluthochdruck muss ich als Arzt zunächst einmal »kurieren«, indem ich ein Medikament verordne, das ihn erfolgreich senkt. Aber damit habe ich seine Ursachen noch längst nicht beseitigt. »Heilen« bedeutet in diesem Fall, Veränderungen des Lebensstils zu bewirken, um Stress zu reduzieren oder die Ernährung umzustellen, zu Bewegung anzuregen und die soziale Unterstützung des Betroffenen zu verbessern. Nur auf diese Weise wird eine gesunde Balance im Körper gefördert, die langfristig mit weniger Medikamenten auskommen kann.

Das Beispiel zeigt auch, dass es keinesfalls nur darum gehen kann, »alternativ« vorzugehen. Ziel ist die optimale Verbindung zweier unterschiedlicher Strategien: Während die Schulmedizin erfolgreich Symptome bekämpft und vor allem im Akutfall hervorragende Dienste leistet, setzen Naturheilkunde, aber auch die Traditionelle Chinesische Medizin (TCM) und die Mind-Body-Medizin an einem anderen Punkt an: an den Selbstregulationsmechanismen des Körpers. Sie wirken deshalb meist nur mit Zeitverzug und erfordern Geduld, Regelmäßigkeit und eine gewisse Disziplin.

Das bedeutet also, dass diese Verfahren nicht schnell greifen, sondern nur über Umwege. Deshalb können sie bei akuten und vielleicht sogar lebensbedrohlichen Symptomen schulmedizinische Medikamente nicht ersetzen. Selbst das ungeliebte Kortison oder die Betablocker und Rheumamittel mit ihren zum Teil schweren Nebenwirkungen können Bestandteil der Integrativen Medizin sein, wenn sie durch nichts anderes zu ersetzen sind. Und Ihre geforderte Bereitschaft, mehr Verantwortung für sich zu übernehmen, bedeutet auch, dass Sie in Absprache mit Ihrem Arzt darauf achten, so wenig wie möglich synthetische Medikamente zu nehmen, aber eben auch so viele wie nötig.

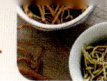

Vorbeugung als wichtiges Ziel

Neben der Behandlung ist ein zweites, wichtiges Ziel der Integrativen Medizin die Vorbeugung von Krankheiten. Seit einigen Jahren wächst das politische Bewusstsein für die Notwendigkeit einer verbesserten Prävention – auch unter dem Kostendruck und den Anforderungen einer alternden Gesellschaft. Im Jahr 2000 führte das sogar zu einer Änderung des Sozialgesetzbuches, das nun »Prävention und Selbsthilfe« als Leistungen der Versicherer fordert. Drei Jahre später legten die Spitzenverbände der deutschen Krankenkassen als wichtige Handlungsfelder für individuelle und betriebliche Vorsorge Bewegung, Ernährung, Entspannung und eine Reduktion von Suchtmitteln fest. Seither werden immer neue Eckpunkte-Papiere von der Regierung vorgelegt, die diese Forderungen in die Realität umsetzen sollen.

Der Druck zu handeln ist indes groß: 90 Prozent aller Herz-Kreislauf-Krankheiten, 60 Prozent aller Krebserkrankungen und mehr als die Hälfte der Schmerzsyndrome sind die Folge eines ungesunden Lebensstils. In seinem Zentrum steht der Stress: Menschen, die sich überlastet fühlen, leben besonders ungesund. Sie schlafen zu wenig und essen zu viel. Sie haben kaum Zeit, sich zu bewegen und suchen stattdessen oft Entspannung in Alkohol oder Nikotin. Gleichzeitig vernachlässigen sie ihre Familie oder die Freunde und sie sind besonders unfallgefährdet. Bis zu 90 Prozent der Symptome, wegen derer Menschen ihren Hausarzt aufsuchen, haben ihre Wurzel im Stress. Der richtige Umgang mit Belastungen im Alltag ist deshalb eine zentrale Aufgabe für die Integrative Medizin (siehe Seite 59 ff.).

Aktivität und Lebensfreude

Doch wie kann man sein Leben dauerhaft umstellen? Abschreckungskampagnen, das hat zum Beispiel die Erfahrung mit dem Rauchen gezeigt, nutzen wenig gegen ungesundes Verhalten. Angst ist kein guter Lehrmeister.

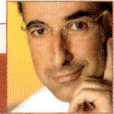

Mein Standpunkt

Ärzte sollten weniger Technik einsetzen

Ab in die Röhre – einige meiner Kollegen vertrauen dem Laborbefund oder dem Röntgenbild mehr als ihrem Wissen und ihrer Erfahrung. Dass Mediziner mehr auf ihren Computerbildschirm als in die Augen ihres Gegenübers sehen, hat nicht nur mit Zeit zu tun, sondern auch mit einer grundsätzlichen Einstellung. Gesucht wird nach harten Fakten – häufig spielt sich aber die klinische Wirklichkeit zwischen den Parametern und Normwerten ab. In der Integrativen Medizin nutzen wir natürlich die gesamte Bandbreite moderner Diagnostik, aber gezielt und individuell. Viele unserer Patienten wurden, bevor sie zu uns kamen, bereits mehrfach komplett durchdiagnostiziert, ohne dass man ihnen hatte helfen können. Kein Wunder: Bei chronischen Rückenschmerzen bringt eine Röntgenaufnahme zum Beispiel nur in 2 Prozent aller Fälle eine Information, die für die Therapie relevant ist. Stattdessen erweitert die Integration der Naturheilkunde das Spektrum möglicher Behandlungen deutlich.

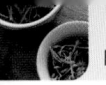

Placebo-Forschung

Die Kraft der Imagination

Kann man mit dem Verbrennen einer Tablette gegen Bluthochdruck einen Schwerstkranken heilen? Der amerikanische Mediziner Larry Dossey, ausgezeichnet vom Aspen Center for Integrative Health, erlebte als junger Assistenzarzt, wie ein älterer Mann mit allen Anzeichen einer schweren Krankheit in seine Klinik kam und täglich schwächer wurde. Eines Tages sagten ihm die Ärzte, dass sie einfach keine Krankheit bei ihm entdecken könnten, obwohl sie sähen, dass es ihm schlechter und schlechter ginge.

Der Patient schüttelte den Kopf: »Sie können nichts machen«, sagte er voller Verständnis, aber auch resigniert. »Meine Frau ist schuld.« Sie habe, sagte er, ihm heimlich ein Haarbüschel abgeschnitten und dieses durch eine Nachbarin verhexen lassen. Er müsse jetzt wohl sterben. Die Ärzte schüttelten verständnislos den Kopf. Gegen so viel Einbildung hatten sie kein Rezept.

Der Gegenzauber

Dossey ließ der Fall keine Ruhe. Er überredete einen Kollegen, ihm bei einer ungewöhnlichen Therapie zu helfen. Während des Nachtdienstes setzten sie den Kranken in einen Rollstuhl und fuhren ihn in ein leeres Zimmer. Dort erklärte Dossey dem Patienten, sie würden ihn jetzt mit einem »Gegenzauber« heilen: Mit einer OP-Schere schnitt er dem Mann Haare ab und verbrannte diese in einer Petrischale, in der er zuvor eine brennbare Bluthochdrucktablette entzündet hatte. Der Zauber wirke aber nur, schärften sie dem Patienten ein, wenn er zu niemandem davon sprach – schließlich wollten sie nicht aus der Klinik geworfen werden. Aber die Intuition des Arztes war richtig: Der Mann begann wieder zu essen und wur-

de bald als geheilt entlassen. Dossey: »Damals begann ich, über Medizin anders nachzudenken.« Heute ist der Amerikaner ein Experte für Biofeedback-Techniken, mit denen man willentlich den Puls beruhigen und den Blutdruck senken kann, sowie für spirituelle Aspekte der Heilung. Wie kann man mit Einbildung – oder lassen Sie uns dieses eher negativ besetzte Wort durch »Imagination« ersetzen – den Körper beeinflussen?

Einbildung als Medikament

Die Hirnforscher Ulrike Bingel und Christian Büchel von der Uniklinik Hamburg-Eppendorf testeten die Empfindlichkeit von Probanden, denen sie zuvor eine Salbe auf ihre Hände verabreicht hatten – der einen Hälfte mit echtem Schmerzmittel, der anderen ohne Wirkstoff. Das Scheinmedikament, »Placebo« genannt, reduzierte nicht nur die Schmerzempfindung der betroffenen Personen deutlich – es aktivierte auch Regionen im Gehirn, welche die Weiterleitung des Schmerzreizes blockierten. Dieser Versuch bewies also: Der Placebo-Effekt hat nichts mit Einbildung zu tun, sondern führt zu echten Veränderungen im Gehirn. Oder besser gesagt: »Einbildung« kann wie ein Medikament wirken.

Kontrolle der Wirkungen

Bei Medikamentenstudien werden häufig Placebos eingesetzt – eine Kontrollgruppe bekommt ein Scheinmedikament, und keiner, weder Arzt noch Patient, weiß, wer eine Wirkstoff- und wer nur eine Milchzuckertablette bekommen hat. Die Daten können erst am Ende der Behandlung entschlüsselt werden. Aus diesen Studien wissen wir, dass, egal um welchen Wirkstoff es geht, rund ein Drittel der Patienten auf Scheinmittel genauso reagiert, als hätten sie ein echtes Medikament genommen. Auf diese Weise wirken Placebos gegen Hautausschläge, Infektionen und Geschwüre, sogar Haare können sie über psychische Stimulationen des Hormonhaushalts wieder wachsen lassen.

Mehr Schein als Sein

Selbst Scheinoperationen funktionieren: In einem Experiment wurden bei Patienten mit Kniebeschwerden bei einem Drittel die verschlissenen Teile entfernt und bei dem zweiten das Gelenk mit einer speziellen Flüssigkeit gespült, zwei Verfahren beim Verschleiß der Kniegelenke. Bei dem letzten Drittel wurde das Knie nur aufgeschnitten und gleich wieder zugenäht, ohne das Gelenk anzurühren. Trotzdem zeigten alle drei Gruppen noch zwei Jahre später ähnliche Heilungserfolge. Hierarchien spielen bei suggestiven Wirkungen eine kuriose Rolle: Der Chefarzt hat mit Placebos mehr Erfolg als die Krankenschwester, rote Scheinmedikamente wirken besser als weiße und zwei Pillen selbstverständlich mehr als eine einzige.

Negative Erwartungen

Das Prinzip funktioniert allerdings auch umgekehrt: Eine negative Erwartungshaltung kann zu allerlei unangenehmen Nebenwirkungen führen, obwohl es überhaupt keinen Grund dafür gibt. »Nocebos«, wie diese negativ wirkenden Scheinmedikamente genannt werden, können zu Mundtrockenheit, Übelkeit oder Kopfschmerzen führen. Sie entstehen besonders häufig dann, wenn die Ärzte bei der Verabreichung des Placebos gezielt auf diese Nebenwirkungen hinweisen. Bei einem der ersten Nocebo-Experimente erklärten Mediziner ihren Patienten, sie würden ein neues Mittel gegen Erbrechen testen. Nachdem diese das Mittel eingenommen hatten, erklärte man ihnen, es sei eine Verwechslung passiert. Sie hätten versehentlich eine Substanz eingenommen, auf die sie mit Erbrechen reagieren würden. Tatsächlich löste die Nachricht bei 80 Prozent der Patienten Brechreiz aus und das versprochene »Gegenmittel« am nächsten Tag, ebenso ein Placebo, stoppte ihn wieder.

Konditioniertes Immunsystem

Über die Wechselwirkung zwischen Psyche, Nerven- und Immunsystem kann man das Immunsystem regelrecht konditionieren: Manfred Schedlowski von der Universität Duisburg-Essen verabreichte Testpersonen gemeinsam mit einem die Abwehr unterdrückenden Mittel (Cyclosporin A) vier Mal ein auffallend grünes und nach der ungewöhnlichen Kombination von Lavendel und Erdbeeren schmeckendes Getränk. Beim fünften Mal erhielten sie zu der Flüssigkeit nur noch Zuckerpillen, die keinen Wirkstoff enthielten – und trotzdem reagierte ihr Immunsystem darauf genauso wie auf den Arzneistoff.

Dieser Effekt tritt bei allen Arten von Therapien auf, bei schulmedizinischen genauso wie bei naturheilkundlichen. Der Placebo-Effekt macht einen großen Teil ihrer Wirksamkeit aus. Deshalb ist es auch nicht negativ, sondern sogar erwünscht, dass ein guter Arzt auch einen solchen »unspezifischen Therapie-Erfolg« auslöst, wie das unter Medizinern genannt wird. Manche Mediziner meinen sogar, dass ein Arzt, der keinen Placebo-Effekt auslösen kann, besser Pathologe werden sollte.

Im Laufe der Zeit reguliert der Organismus die Anspannung, die die Angst auslöst, auf ein geringeres Level herunter, um den Körper zu schützen. Eine Verhaltensänderung hat dies bei den wenigsten zur Folge. Auch lehrt uns die Verhaltenspsychologie, dass Ratschläge, Kommandos oder Verbote von anderen (extrinsisch) nie den nachhaltigen Erfolg einer von innen kommenden (intrinsischen) Motivation haben. Sich zu ändern muss deshalb nicht nur einen Gewinn versprechen, sondern ihn auch bringen: Anstatt die negativen Seiten des Lebensstils zu betonen, bemühen sich moderne verhaltenspsychologische Ansätze deshalb, Aktivität und Lebensfreude zu wecken, um unsere Gesundheit zu schützen. Wie Sie damit beginnen können, Ihr Leben zu ändern, das lesen Sie ab Seite 63.

Ein Entschluss reift

Im Rahmen meiner Ausbildung zum Nephrologen und Arzt für internistische Intensivmedizin an der Universitätsklinik Freiburg lernte ich die Stärken, aber auch die Schwächen der modernen Hightech-Medizin kennen: Ich arbeitete einige Zeit auf einer Spezialstation, auf der Patienten mit unterschiedlichen immunologischen Krankheiten behandelt wurden. Darunter gab es Rheuma-Patienten, die nach ausführlicher Diagnostik trotz großer subjektiver Beschwerden und hohem Leidensdruck o. B., das heißt »ohne Befund«, nach Hause entlassen werden mussten. Andere waren von ihrem Hausarzt nur mit naturheilkundlichen Therapien behandelt worden und jahrelang beschwerdefrei gewesen, bis sie eine Krise in die Klinik trieb. Einige der Ärzte schienen das regelrecht als Affront zu werten, dass es Menschen gab, die fast 20 Jahre ohne eine spezielle antirheumatische Therapie ausgekommen waren und erst jetzt Beschwerden aufwiesen. Naturheilkunde war kein Thema, das damals an einer Universitätsklinik diskutiert wurde. Und als Arzt war man gut beraten, wenn man Karriere machen wollte, sein Interesse an der Naturheilkunde hintanzustellen. Da ich mich jedoch schon lange mit Naturheilkunde, Akupunktur und Ernährung beschäftigte, reifte in mir der Entschluss, einen anderen Weg zu gehen.

Der lange Marsch

1997 war es dann so weit: Ich bekam die Chance, als Chefarzt einer Naturheilklinik im sächsischen Bad Elster die Integration von schulmedizinischen und anderen Ansätzen in die klinische Praxis umzusetzen. Damals löste es noch Verwunderung bei meinen Kollegen aus, dass ich mich – trotz meiner langjährigen sehr guten klinischen und wissenschaftlichen Ausbildung – mit Naturheilkunde beschäftigte. Heute ist das Interesse wiederum so groß, dass ich öfters von Kollegen gefragt werde: Warum machen wir das nicht schon längst?

Mit den in Bad Elster gemachten Erfahrungen übernahm ich zwei Jahre später mit einem eingespielten Team von acht Mitarbeitern, die mir folgten, eine Abteilung für Naturheilkunde und Integrative Medizin des akademischen Lehrkrankenhauses in Essen-Mitte. Diese war damals eine neue Modelleinrichtung des Landes Nordrhein-Westfalen. 2004 wurde sie um einen Lehrstuhl für Naturheilkunde an der Universität Duisburg-Essen erweitert – dem ersten dieser Art nicht nur in Deutschland, sondern in ganz Europa. Finanziert wurde er von der Alfried Krupp von Bohlen und Halbach-Stiftung.

Das Unterfangen, einen Lehrstuhl für dieses Gebiet zu etablieren, schien 1999 noch völlig abenteuerlich. Eine fünfjährige Evaluationsphase durch den Wissenschaftsbeirat der Universitätsklinik Essen half dann schließlich, das akademische Misstrauen mancher Kollegen zu zerstreuen und die Wissenschaftlichkeit unserer Arbeit unter Beweis zu stellen. Heute haben wir ein 54-Betten-Haus und eine etablierte Therapie, die von den Krankenkassen anerkannt wird.

Steigendes Prestige der Naturheilkunde

Die stetige Zunahme von chronisch Kranken, denen die Schulmedizin nur eingeschränkt helfen kann, hat das Interesse noch weiter gesteigert. Außerdem hat die Naturheilkunde durch eine beachtliche Zahl wissenschaftlicher Studien deutlich an Prestige gewonnen. Während uns am Anfang die niedergelassenen Ärzte im Ruhrgebiet nicht ohne eine gewisse Häme die medizinisch und oft auch menschlich schwierigsten Patienten überwiesen, mit denen sie selbst nicht zurechtkamen, schicken sie uns heute längst auch ihre eigenen

Mein Standpunkt

Gesundheit ist vielen noch zu wenig wert

Viele Patienten glauben, sie hätten auf »alles« Anspruch, weil sie ja schließlich ihre Krankenkassenbeiträge bezahlten. Sie haben nicht verinnerlicht, dass das Gesundheitssystem keine Bausparkasse ist, sondern ein Solidarsystem, wir also Recht auf Hilfe haben, aber nicht auf Rückzahlung. Zugegebenermaßen erschweren manche Ungerechtigkeiten im Gesundheitssystem die Einsicht in dieses Prinzip. So ist eigentlich nicht nachzuvollziehen, warum meine Patienten ihre pflanzlichen Rheumamittel von den Kassen nicht erstattet bekommen, obwohl die konventionellen Medikamente häufig mindestens das Doppelte kosten *und* langfristig erhebliche Nebenwirkungen verursachen. Andererseits irritiert mich immer wieder, wenn Patienten die Einnahme von pflanzlichen Arzneimitteln ablehnen, die ihnen geholfen haben und die sie sich auch leisten könnten, nur mit der Begründung, sie dächten gar nicht daran, das privat zu bezahlen, das müsse die Kasse tun. Gesundheit ist nun mal ein kostbares Gut.

Forschung

Was macht krank? Was heilt? Antworten und Thesen

Was hat Heilen mit Exorzismus zu tun? Das fragte sich auch der Physiker Franz Anton Mesmer (1734 bis 1815), der 1774 vom bayerischen Kurfürsten Max Joseph in eine Kommission berufen wurde, welche die eigenartigen Fähigkeiten des Priesters Johann Joseph Gaßner (1727 bis 1779) aufklären sollte. Gaßner heilte Krankheiten mit einem Kruzifix und dem katholischen Ritual der Teufelsaustreibung, sodass Patienten von weit her zu ihm strömten. Mesmer, ein Wissenschaftler der Aufklärung, bezweifelte, dass in diesen Fällen Gott oder der Teufel im Spiel waren. Als Naturwissenschaftler erklärte er die Zuckungen und Krämpfe, die während der Exorzismen auftraten, mit magnetischen Kräften. Der Exorzismus wurde fortan vom Papst verboten.

Magneten und Hypnose

Heute hingegen gilt Mesmer selbst als dubioser »Wunderheiler«: Er behandelte Kranke, indem er sie gemeinsam mit anderen in einen Kreis setzte, die Füße in einen Eimer mit Wasser gestellt, und mit einem Eisenstab über sie fuhr. Irgendwann entdeckte er, dass es gar nicht das Metall war, das die Wirkung hervorrief, sondern dass seine Hände allein ausreichten, den »animalischen Magnetismus« bei den Kranken wirken zu lassen.

Seine magnetischen Theorien gelten zwar längst als überholt, doch als »Vater der Hypnose« ist er in die Geschichte eingegangen (das Englische kennt das Wort »mesmerizing« für »in Bann schlagen«). Übrigens hat Mesmer auf diese Weise auch Schmerzen gelindert. Die Hypnose beschäftigte die Medizin über hundert Jahre lang. Sigmund Freud (1856 bis 1939) hatte in Paris einige Zeit bei Jean-Martin Charcot

(1825 bis 1893) studiert, einem Neurologen, der die These vertrat, nur hysterische und kranke Personen würden auf Hypnose reagieren. Doch bald erwärmte er sich für die Thesen des Internisten Hippolyte Bernheim (1840 bis 1919), der in Nancy als Erster die Wirkung der Hypnose mit Suggestion erklärte. Therapeuten wie der Wiener Arzt für Innere Medizin, Josef Breuer (1842 bis 1925), nutzten die Hypnose schließlich, um Ängste aufzudecken, die bei Patientinnen die damals weit beachtete Frauenkrankheit der »Hysterie« auslösten.

Gespräche als Therapie

Sein Weggefährte Freud aber wendete sich von der Hypnose ab und entwickelte eine Gesprächstherapie, die Psychoanalyse, die nun auch bei anderen psychischen Auffälligkeiten erforscht wurde. Dann machte der Erste Weltkrieg deutlich, dass Traumata, seelische Verletzungen, im Mittelpunkt dieser Krankheiten standen und, dass diese bei Weitem nicht nur Frauen befielen. Die wachsende Erkenntnis, wie weit psychische Ereignisse den Körper beeinflussen konnten, führte in den 20er-Jahren schließlich zur Etablierung der »psychosomatischen« Medizin (das griechische soma bedeutet »Körper«).

Die Rolle des Unbewussten

Der bekannteste ihrer Pioniere ist Georg Walther Groddeck (1866 bis 1934), ein badischer Nervenarzt. Sein Mentor Ernst Schweniger (1850 bis 1924), Leibarzt von Bismarck, hatte bereits die These vertreten, dass Ärzte nicht wirklich etwas gegen Krankheiten tun könnten, sondern ihre Aufgabe darin bestehe, Widerstände zu beseitigen, die ihre

Selbstheilungskräfte blockierten. Groddeck entdeckte hinter diesen Blockaden eine Kraft, die er »das Es« nannte – das Unbewusste im Menschen. Wenn man das »Es« durch Gespräche freilegte, fand er heraus, kamen oft Heilungsprozesse in Gang.

Diese ganzheitlichen Ansätze der Heilkunst, die Körper und Seele – Jahrtausende nach den Lehren des Hippokrates – wieder vereinten, kamen jedoch wieder zum Stillstand, als die Kriegsmaschinerie des Dritten Reiches anzulaufen begann. Statt mit Tiefenanalyse und Naturheilkunde wurden die Schrecken der Front mit Elektroschocks und neuartigen Beruhigungsmitteln bekämpft.

Charakter-Krankheiten

In den USA interessierte sich die Armee für die Arbeiten von Helen Flanders Dunbar (1902 bis 1959), die bestimmte Charaktertypen für besonders anfällig für manche Krankheiten hielt. Grundlage waren ihre Untersuchungen über den Zusammenhang von Gefühlen und Krankheiten. Die Unterdrückung von Wut und Schuld, konstatierte sie, führe genauso zu hohem Blutdruck wie zu einer erhöhten Unfallhäufigkeit und sei ähnlich gefährlich wie kaputte Bremsen bei einem Auto. Zum ersten Mal wurde darüber spekuliert, ob es Zusammenhänge zwischen bestimmten Persönlichkeitstypen und Krankheiten wie Krebs oder Herzinfarkt gäbe, eine Theorie, die sich bis in die 80er-Jahre hielt.

Die Ära der Psychosomatik

Der ungarisch-amerikanische Psychoanalytiker Franz Alexander (1891 bis 1964) differenzierte dieses Bild: Unterdrückte Emotionen lösten nicht direkt eine bestimmte Krankheit aus, blockierten oder schwächten jedoch körperliche Funktionen, was dann irgendwann krank machte. Als »psychosomatische« Krankheiten identifizierte er Asthma, Magengeschwüre, Colitis, Schilddrüsenüberfunktion, Bluthochdruck, Rheuma und Neurodermitis. Gleichzeitig betonte Alexander, dass eine Psychoanalyse zur Behandlung dieser Leiden nicht ausreiche. Stattdessen integrierte er seelische und medizinische Aspekte einer Krankheit.

Kranke Umwelt

In den folgenden Jahrzehnten bekam die Diagnose »psychosomatisch« jedoch nach und nach einen abfälligen Klang. Asthma, betonte die Umweltbewegung, werde nicht durch Ängste hervorgerufen, sondern durch Allergene und Schadstoffe. Und Magengeschwüre, so die neueste Lehrmeinung, wurden nun als Folge von Bakterien (Helicobacter pylori) interpretiert und nicht von mangelnder Mutterliebe, wie die Psychosomatik annahm.

Die Rolle der Gesellschaft

Gleichzeitig blieben die körperlichen Folgen von Traumata ein wichtiges Thema, und sie waren meistens gleichzeitig auch Teil einer Gesellschaftskritik: Der Vietnamkrieg brachte ein neues Symptombild hervor – das posttraumatische Stresssyndrom, das auch die Frauenbewegung als Reaktion auf Vergewaltigung und Missbrauch für sich reklamierte. Analog zur politischen Opposition entwickelte sich eine »alternative« Medizin, die »Ganzheit« forderte und den Mut ihrer Patienten, ihr Schicksal selbst in die Hand zu nehmen.

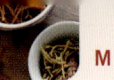
Was macht krank? Was heilt? Antworten und Thesen

Der Yale-Chirurg Bernie Siegel fragte als einer der Ersten, welche Ressourcen Krebspatienten für sich nutzbar machen konnten. Sein Buch »Love, Medicine, and Miracles« (»Liebe, Medizin und Wunder«) hatte Millionenauflagen.

Positives Denken

Statt Suggestion von außen wurde nun das »Positive Denken« von innen propagiert. Wunderheilungen wie die in Lourdes galten nicht mehr länger nur als Geschenk Gottes. Vielmehr wurde Gesundheit zunehmend auch als Folge einer richtigen (christlichen) Einstellung zum Leben verstanden – vor allem in den USA trugen religiöse Gemeinschaften und Sekten entscheidend dazu bei, das Konzept des »positive thinking« zu verbreiten.

In der Medizin wurden so etwas wie Selbstheilungskräfte aber erst 1976 diskutiert, als ein Laie, der US-Publizist Norman Cousins (1915 bis 1990), in dem renommierten »New England Journal of Medicine« einen Bericht über seine Selbstheilung zur Diskussion stellte: Seine entzündliche und schmerzhafte Rheumaerkrankung mit einer fast aussichtslosen Prognose kurierte er, indem er sich aus dem Krankenhaus in ein Hotelzimmer verlegen ließ und dort Berge von komischen Büchern verschlang und witzige Filme ansah. Seine »Lach-Therapie« erklärte er mit den Erkenntnissen der Stressforschung: »Wenn negative Gefühle negative Veränderungen im Körper hervorrufen, können dann nicht positive Emotionen positive Veränderungen auslösen? Kann es nicht sein, dass Liebe, Hoffnung, Glauben, Lachen, Vertrauen und Lebenswille therapeutischen Wert besitzen? Können wir uns wirklich nur zum Negativen verändern?«

Die Rolle der Gesellschaft

Zunehmend wurde nun die Rolle von Zuneigung, Geborgenheit und sozialer Unterstützung diskutiert und der Stress der modernen Gesellschaft, der ihnen entgegenstand. Die US-Forscher Leonard Syme und Reuel Stallones fanden etwa zur gleichen Zeit heraus, dass es nicht nur der amerikanische Lebensstil war, der japanische Immigranten innerhalb weniger Jahre krank machte, sondern vor allem der fehlende Kontakt zur Familie und die mangelnde soziale Integration. Der Stanford-Pychiater David Spiegel und sein Kollege Irvin Yalom experimentierten mit Gruppengesprächen in der Therapie unheilbar Krebskranker, und tatsächlich lebten Brustkrebs-Patientinnen, die sich mit anderen über ihr Leben wie auch ihre Todesangst austauschen konnten, doppelt so lange wie die in der Vergleichsgruppe. Spiegels Ergebnisse, die einer strengen wissenschaftlichen Prüfung nicht standhielten, weil sie sich nicht wiederholen ließen, sind bis heute genauso legendär wie umstritten.

Stress und Sinn

Spirituelle Fragen begannen die Medizin zu interessieren: Schon die Beatles und andere hatte Asien als Fluchtpunkt vor der Belastung der westlichen Welt entdeckt. Sie machten Maharashi Mahesh Yogi (1917 bis 2008) berühmt, einen indischen Physiker und Mathematiker, der nach westlichem Vorbild erzogen worden war, auf der Suche nach seiner eigenen kulturellen Identität aber die alten vedischen Meditationstechniken wiederentdeckte. Seine »Transzendentale Meditation« machte bald Schule in der westlichen Welt. Der amerikanische Kardiologe Herbert Benson von der Harvard Medical School stellte positive Wirkungen der Meditation nicht nur im Gehirn, sondern auch am Körper fest. Der Pionier der neuen »Mind-Body-Medizin« kämpfte um die wissenschaftliche Anerkennung dieser Funde. Gleichzeitig bestritt er die behauptete »Fernheilung« durch Maharashi und die Rolle der Mantras, der sich wiederholenden Glaubenssprüche. 1975 veröffentlichte er sein Buch »The Relaxation Reponse« – und propagierte Meditation als Antwort auf den Stress der industrialisierten Welt.

Der Molekularbiologe und Meditationslehrer Jon Kabat-Zinn gründete 1979 sogar eine eigene »Stress Reduction Clinic« in den USA und entwickelte das Konzept der »Mindfulness-Based Stress Reduction« (MBSR), der auf »Achtsamkeitsübungen« gegründeten Stressbewältigung. Kabat-Zinn wollte wie Benson die asiatischen Meditationspraktiken »säkularisieren« und von übergeordneten Glaubensprinzipien befreien (siehe Seite 71).

Erfolge der Meditation

Sein Interesse an Asien brachte auch den Psychologen und Wissenschaftsjournalisten Daniel Goleman dazu, sich mit der »emotionalen Intelligenz«, der Fähigkeit, mit eigenen und fremden Gefühlen umzugehen, zu befassen. Er gehörte zu »Mind and Life«, einer Gruppe von Naturwissenschaftlern und Medizinern (darunter befand sich auch der 2001 verstorbene, prominente Neurobiologe Francisco Varela), die sich bis heute zu regelmäßigen interkulturellen Gesprächen treffen.

Dort engagiert ist auch der Neuropsychologe Richard Davidson, der durch seine Studien an Meistern der Meditation bekannt geworden ist: Er wies nach, dass sie, wenn sie über »unbedingte Liebe« meditierten, ähnlich außergewöhnliche Hirnstrommuster produzierten wie Patienten unter Narkose.

Das Gehirn als Schaltstelle

Antonio Damasio schließlich, ein portugiesischstämmiger US-Neurologe, führte viele dieser unterschiedlichen Ansätze in der Hirnforschung neu zusammen: Er versteht Gesundheit als Produkt der ständigen Auseinandersetzung des emotionalen (evolutionär älteren) und des kognitiven (neueren) Gehirns. Körperliche Reaktionen auf Reize werden über das Rückenmark an das Gehirn weitervermittelt und führen dort zu unbewussten Empfindungen, die dem Menschen dann als Gefühle bewusst werden. Umgekehrt steht das emotionale Gehirn in engem Kontakt zum Körper und löst deshalb Reaktionen aus, bevor der Verstand sie analysieren und beeinflussen kann. Das könnte die oft überraschende Wirkung von Therapien erklären, die Gefühle ansprechen – dazu zählen nicht nur manche Psychoanalysen, sondern zum Beispiel auch Massagen.

Medizin der Emotionen

Damasio erklärt viele Selbstheilungsprozesse als Ergebnis der »Kohärenz«: das Bemühen des Gehirns, das Gleichgewicht der verschiedensten Regelmechanismen im Körper zu bewahren oder wiederherzustellen. Der französische Psychiater David Servan-Schreiber vertritt eine »Medizin der Emotionen«: Jeder, so Servan-Schreiber, kann die Tiefen seines emotionalen Seins kennenlernen und mithilfe von Techniken lernen, sein eigenes individuelles Gleichgewicht zurückzuerobern.

Familien zur Behandlung oder kommen sogar selbst. Inzwischen haben mehrere Dutzend Medizinstudenten bei mir promoviert und zwei Oberärzte sich habilitiert. Weitere Lehrstühle für Integrative Medizin sind im Entstehen.

Die Quellen der Gesundheit

Die Frage, was uns eigentlich gesund erhält, ist viel schwieriger zu beantworten, als die nach den Auslösern von Krankheiten. Der israelische Medizinsoziologe Aaron Antonovsky (1923 bis 1994) prägte in diesem Zusammenhang den Begriff der »Salutogenese« – der Erforschung der Quellen der Gesundheit. Als Jude interessierte ihn, wie es Menschen trotz traumatischer Lebensumstände in den Konzentrationslagern gelungen war zu überleben. Damit drehte er als Erster die bis dahin dominierende Frage nach den Ursachen einer Krankheitsentwicklung (Pathogenese) um. Als Ergebnis ausführlicher Interviews entwickelte Antonovsky sein »Kohärenz-Konzept«. Dahinter verbirgt sich die These, dass drei Bedingungen gegeben sein müssen, um auch in schwierigen Situationen überleben zu können:

1. Menschen müssen verstehen, was mit ihnen passiert und warum es geschieht (nicht wie bei unkontrolliertem Chaos, dem sie ausgeliefert sind).
2. Sie müssen das Gefühl haben, allein oder mithilfe anderer den gestellten Anforderungen gerecht zu werden (»Handhabbarkeit«).
3. Sie brauchen »Bedeutsamkeit«, auch in spiritueller Hinsicht.

Wer Gesundheit »lernen« will, so Antonovskys Erkenntnis, muss also begreifen, was sein Umgang mit seinem Körper für Folgen hat. Er muss praktische Erfahrungen mit neuen Verhaltensweisen machen und diese in seinen Alltag einbauen können. Und er muss Sinn in seinem Leben suchen oder finden. Dann kann er das Bewusstsein entwickeln: »Ich kann, wenn ich will!«

Ausleitende Verfahren

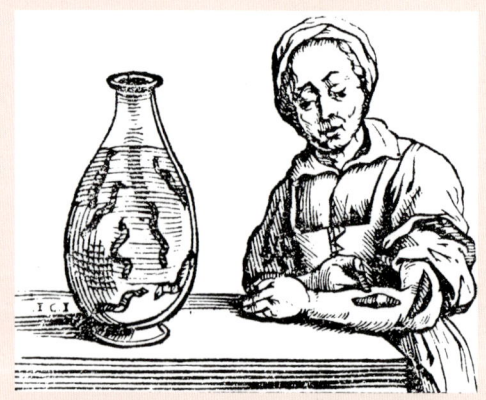

Blutegel sind vielleicht das älteste medizinische Werkzeug, sie wurden bereits in der Antike verwendet. Wie der Aderlass, das blutige oder unblutige Schröpfen, Abführen, Fasten oder die Gua-Sha-Massage gehören sie zu den sogenannten ausleitenden Verfahren der Naturheilkunde, welche in traditioneller Vorstellung den Körper von Schadstoffen befreien. Heute sieht man ihre heilsame Wirkung in der Aktivierung der Regelkreise des Körpers.

Stärken des Gesundheitspotenzials

Diese Erkenntnis von Antonovsky versuchen wir in unserer Klinik durch Information, Motivation und Training unserer Patienten Rechnung zu tragen. Jeder Mensch verfügt über ein Gesundheits- und Entwicklungspotenzial, das in der Auseinandersetzung mit Anforderungen und Krisen reift. Dieses Potenzial kann durch günstige Umweltbedingungen wie gute Ernährung oder auch Freude an der Arbeit ebenso gestärkt werden wie durch bestimmte Entspannungstechniken oder Therapien.

Ganz wichtig ist dabei das Prinzip der Achtsamkeit, auf das Sie immer wieder in diesem Buch stoßen werden: die bewusste Aufmerksamkeit für das Sein in diesem Moment, die Wahrnehmung von Spannung in Muskeln, Atmung, Mimik und Körperhaltung. Wenn es Ihnen gelingt, Ihre Aufmerksamkeit auf den eigenen Körper und den Atem zu richten, werden Ihnen Stress oder Angst nicht mehr so viel anhaben können. Achtsamkeit ist auch ein Aspekt spiritueller Traditionen, die dafür Techniken wie das Yoga, Qigong oder Taiji oder die in vielen Kulturen praktizierte Meditation genutzt haben. Hier schließt sich erneut ein Kreis zwischen traditionellem Heilwissen und moderner Wissenschaft.

> *Wenn es Ihnen gelingt, Ihre Aufmerksamkeit auf den eigenen Körper und den Atem zu lenken, werden Ihnen Stress und Angst nicht mehr so viel anhaben können.*

Was ist wissenschaftlich?

Ansätze, die Selbstheilungskräfte anzuregen, werden oft als »komplementärmedizinisch« bezeichnet. Diesen Begriff halte ich für treffender als das Wort »alternativ« oder »sanft« – weil es wirklich darum geht, die kurative Medizin um diesen Aspekt zu erweitern, nicht, sie zu ersetzen. Dass komplementärmedizinische Therapien dabei noch nicht den Stellenwert haben, den sie verdienen, liegt an der noch jungen Präsenz in der Wissenschaft. In den USA hat die Gründung des National Center for Complementary and Alternative Medicine (NCCAM) 1992 eine wissenschaftspolitische und finanzielle Basis gelegt. In Deutschland fehlt sie noch weitgehend. Vielleicht herrscht deshalb bei uns auch noch ein einseitiges Verständnis der geforderten Wissenschaftlichkeit vor.

Weil es sich bei den Selbstheilungsmechanismen um Eingriffe in die komplexen Regelkreisläufe des Körpers handelt und nicht um direkte lokale Reaktionen, ist es nicht immer einfach, die Erfolge komplementärmedizinischer Verfahren zu verstehen. Ein fehlender Wirkungsnachweis bedeutet aber nicht automatisch, dass eine Therapie nicht funktioniert. Er zeigt zunächst einmal nur, dass unsere wissenschaftlichen Methoden oft nicht ausreichen, komplexe Vorgänge zu analysieren – zumal viele Effekte erst mit Zeitverzug auftreten.

Vom Markt genommen: kein Wirkungsnachweis

Das spiegelt sich zum Beispiel im Umgang mit der Phytotherapie wider. Dieser Begriff, der von dem französischen Arzt Henri Leclerc (1870 bis 1955) geprägt wurde, bezeichnet die Behandlung mit pflanzlichen Arzneimitteln. Sie ist die naturwissenschaftliche Fortsetzung der Erfahrungsheilkunde früherer Zeiten. Viele der heute verwendeten chemisch-synthetischen Arzneistoffe haben ihren Ursprung in Heilpflanzen und der Suche nach deren Wirkstoffen. Das bekannteste Beispiel aus der Phytotherapie ist das Aspirin (Acetyl-

Die Phytotherapie ist die naturwissenschaftliche Fortsetzung der Erfahrungsheilkunde früherer Zeiten.

salicylsäure), das aus dem Salicin der Weidenrinde entwickelt wurde. Weiden wachsen bevorzugt entlang von Bachläufen und an nassen Gräben, und eine alte Volksregel lautete: »Du sollst Krankheiten, die durch Nässe entstehen, mit Pflanzen heilen, die das Nasse lieben.« Also trank man bei Erkältung oder bei Rheuma Weidenrindentee. »Aspirin« wurde übrigens nicht wegen mangelnder Wirksamkeit der Weidenrinde entwickelt, sondern weil die synthetische Herstellung wesentlich billiger war, als den natürlichen Rohstoff zu verwenden.

Pflanzliche Medikamente nutzen den Extrakt der gesamten Pflanze als Arzneimittel. Neben dem dominierenden Wirkstoff enthalten sie also viele weitere Substanzen, die die Aufnahme in den Körper beeinflussen und die Wirkung verstärken oder abschwächen. Im Gegensatz zu den chemisch-synthetischen Reinsubstanzen sind sie meist weniger stark, haben aber auch geringere Nebenwirkungen. Sie reagieren seltener mit anderen Medikamenten und besitzen eine größere therapeutische Breite – das heißt, der Spielraum, zwischen dem eine Dosis bereits wirkt oder schon giftig wird, ist größer als bei anderen Arzneimitteln.

In den Jahren 1978 bis 1994 erstellte eine Expertenkommission über 300 »Monographien« der Heilpflanzen – eine detaillierte Beschreibung und Bestandsaufnahme der Inhaltsstoffe, Wirkungen, deren Mechanismus, Anwendungsgebiete, Gegenanzeigen, Neben- und Wechselwirkungen, Dosierung und Darreichungsformen. Da-

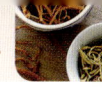

bei wurde von rund 600 Kräutern, die sich auf dem Markt befanden, schlagartig ein Drittel als »nicht ausreichend wirksam« bewertet. Ihre Hersteller mussten nun entweder versuchen, eine Zulassung wie für jedes synthetische Medikament durchzusetzen, oder ihre Produkte vom Markt nehmen.

Viele der kleinen oder mittelständischen Pharmahersteller scheuten damals die Kosten der aufwendigen Prozedur mit jahrelangen Tests an Zellkulturen, Tieren und Menschen. Einige von ihnen hätten auch Mühe gehabt, aus ihren Kräutercocktails den eigentlichen Wirkstoff herauszufinden. Viele Präparate, darunter zweifelhafte, aber auch erprobte, verschwanden dadurch vom Markt. Diejenigen, die wie synthetische Medikamente das Zulassungsprozedere durchliefen, nennt man heute »rationale Phytopharmaka«. Ein kleiner Teil darf als »traditionell angewandte« Arznei (siehe den Verweis auf dem Etikett) weiter verkauft werden, wenn ihre Unbedenklichkeit durch die Tests bewiesen wurde.

Inzwischen arbeitet die ESCOP-Kommission (European Scientific Cooperative on Phytotherapy) an Monographien und will die Zulassung dieser Mittel europaweit vereinheitlichen. In Deutschland ist der Absatz von Phytopharmaka trotz großer Beliebtheit rückläufig, seit die Gesundheitsreform die nichtrezeptpflichtigen Medikamente aus der Erstattung der Krankenkassen herausgenommen hat. Davon sind Phytopharmaka überdurchschnittlich betroffen. Ausnahmen gibt es nur wenige, etwa Johanniskraut bei mittelschweren Depressionen.

Beurteilung nach zweierlei Maß

Ein wichtiges Schlagwort in der modernen Medizin ist »evidenzbasiert«. Dies besagt, dass Therapien nachvollziehbar und wissenschaftlich überprüfbar sein sollen. Für die Praxis bedeutet das, so schreibt der Brite David Sackett, der Begründer der *evidence-based medicine* (EBM), dass der Arzt seine individuelle Erfahrung mit den besten, ak-

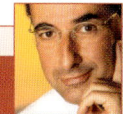

Mein Standpunkt

Wer sich selbst behandelt, muss sich informieren

6 Milliarden Euro geben deutsche Verbraucher jährlich für die Selbstbehandlung mit Medikamenten aus. Noch nicht in dieser Summe enthalten sind Produkte, die in Drogerie- oder Supermärkten erworben werden. Aber passen Sie auf, nicht alles, was Sie im Supermarkt in der Gesundheitsecke erwerben, ist vergleichbar mit dem Mittel aus der Apotheke. Vielleicht sind Sie schon einmal vor den Regalen gestanden, zwischen verschiedenen Angeboten an Kürbiskernkapseln und Baldriantee, und haben sich gefragt, ob es sich lohnt, den Preisunterschied in Kauf zu nehmen. Wirklich beantworten kann diese Frage nur ein Apotheker. Gerade bei pflanzlichen Arzneimitteln gibt es große Qualitätsunterschiede. Abgesehen von der Art der Aufbereitung und Wirkstoffverpackung spielen Herkunft und Standort der Heilpflanzen eine Riesenrolle. Dazu kommt die Frage nach der Dosis: Von manchen Johanniskrautpräparaten aus dem Supermarkt müssten Sie, um bei einer leichten oder mittleren Depression Wirkung zu erzielen, 30 Tabletten einnehmen, um auf die eigentliche Wirkdosis zu kommen.

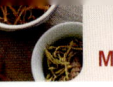

tuell zur Verfügung stehenden wissenschaftlichen Erkenntnissen verbindet, um die für den Patienten optimale Therapie zu finden. Eine legitime Forderung. Doch in der Praxis verstellt meiner Ansicht nach auch hier eine einseitige Interpretation von Überprüfbarkeit den Blick auf das enorme Potenzial der Komplementärmedizin.

Manche Ärzte verstehen unter evidenzbasierter Medizin auch einfach nur das, was sie schon seit vielen Jahren praktizieren. Sie würden sich wundern, wenn sie in den Cochrane-Datenbanken – das ist eine Instanz, die sich mit der Erfassung von Evidenzen befasst – nach der wissenschaftlichen Basis ihrer Therapien suchen würden. Nach offiziellen Schätzungen erfüllen lediglich 23 Prozent aller untersuchten schulmedizinischen Therapien die notwendigen Voraussetzungen dafür, wegen ethischer, methodischer oder medizinischer Hindernisse. Müssten die Kriterien der evidenzbasierten Therapie tatsächlich konsequent eingehalten werden, wie von Vertretern der naturwissenschaftlichen Medizin immer wieder gefordert, hätte das katastrophale Folgen für die medizinische Versorgung.

Müsste die Schulmedizin denselben Anspruch an Wissenschaftlichkeit erfüllen, den sie an die Naturheilkunde stellt, dürften nur wenige Therapien durchgeführt werden.

Das Gesundheitssystem fordert EBM-Therapien vor allem deshalb, um seine knappen Ressourcen bestmöglich einzusetzen. Doch unter dem Kostendruck verkommt das angestrebte Prinzip der Qualitätskontrolle häufig zum unreflektierten Kochrezept. Anstatt die individuelle Situation des Patienten – wie ursprünglich gefordert – zum Ausgangspunkt der Therapie zu machen, werden ärztliche Methoden immer weiter standardisiert und als Behandlungsrichtlinien ein für alle Mal festgeschrieben.

Die traditionellen Heilverfahren lösen, weil sie selten symptomorientiert sind, sondern auf den gesamten Organismus zielen, völlig unterschiedliche Wirkungen aus, die sich oft nur schlecht vereinheitlichen lassen. Einige von ihnen haben deshalb eine geringe wissenschaftliche Evidenz – obwohl sie in der Praxis funktionieren, wie von Experten beobachtet und beschrieben wurde. Zudem konnten gerade in den vergangenen Jahren viele positive Studienergebnisse für Naturheilverfahren gefunden werden.

Dennoch wird in der Medizin immer noch mit zweierlei Maß gemessen: Trotz höchster Evidenz (durch zahlreiche Studien belegt) wurden pflanzliche Medikamente wegen »möglicher Nebenwirkungen« vom Markt genommen, während ihr schulmedizinisches

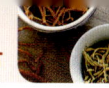

Gegenstück trotz mindestens ebenso großer Nebenwirkungen weiterhin verkauft werden durfte. Das war beispielsweise bei den beruhigenden Extrakten der Kava-Kava-Wurzel der Fall, von denen vermutet wurde, dass sie unter bestimmten Bedingungen leberschädigend sein könnten. 2002 wurde sie in Deutschland verboten, unter anderem unter Berufung auf einen Todesfall bei einer Patientin, die bereits durch eine Leberzirrhose schwer vorgeschädigt war. In drei von vier dokumentierten Fällen einer Leberschädigung allein durch Kava-Kava war das Medikament überdosiert worden. Die Alternative sind jedoch synthetische Beruhigungsmittel, die viel stärkere Nebenwirkungen haben und auf Dauer abhängig machen.

Was Doppelblindstudien aussagen

In der wissenschaftlichen Praxis wird die unterschiedliche Evidenz von Therapien durch verschiedene Stufen (I bis V) deutlich gemacht. Als sehr gut gilt der Wirkungsnachweis dank eines »randomisierten Doppelblindversuchs« (RCT, *randomized controlled trial*). Dabei werden die Versuchsteilnehmer, die zum Beispiel ein Medikament einnehmen, nach einem Zufallsverfahren in zwei Gruppen geteilt. Nur eine der beiden erhält den Wirkstoff, die andere ein Scheinmedikament (Placebo). Der Vorgang wird verschlüsselt, sodass selbst die Prüfer nicht wissen, wem sie welches Mittel verabreichen. Besonders hoch ist die Evidenz, wenn Forscher mehrere solcher Studien miteinander vergleichen und diese zum selben Ergebnis kommen (auch als Meta-Analyse bezeichnet).

Doppelblindstudien können je nach Fragestellung und Laufzeit bis zu dreistellige Millionensummen kosten. Die Pharmaindustrie leistet sich solche Investitionen nur bei Arzneimitteln, die eine genügend große Gewinnspanne versprechen, weil sie unter anderem patentierbar sind. Bei nichtpharmakologischen Therapien wie allen hinwendungsorientierten Verfahren (z. B. Chirurgie, Osteopathie, Atemtherapie) ist der Nachweis viel schwieriger. Auch seltene Krankheiten werden kaum erforscht,

1: siehe Literatur Seite 272.

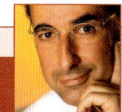

Mein Standpunkt

Die Pharmaindustrie liefert Scheininnovationen

Ein Medikament, das sich in einer kontrollierten Studie in seiner Wirkung von einem Placebo abhebt, gilt als wirksam. Marcia Angell, die frühere Chefredakteurin des renommierten »New England Journal of Medicine«, kritisiert, dass die Pharmaindustrie dieses Prinzip für ihre eigenen Interessen ausnutzt.[1] Da die Entwicklung neuer Wirkstoffe sehr teuer sei (1 Milliarde Dollar und 10 Jahre Forschungsarbeit), würden unter neuem Namen Scheininnovationen hergestellt, die sich von ihren Vorgängern kaum unterschieden. Damit dies nicht auffalle, würden damit Placebo-kontrollierte Studien durchgeführt und nicht mit dem Vorläufermedikament verglichen. Schnitten die Mittel dann besser ab als die Scheinmedikamente, würden sie als Innovation akzeptiert und erhielten Patentschutz für acht Jahre. Die Krankenkassen bezahlen diesen Rosstausch.

und Langzeitstudien zu chronischen Leiden fehlen leider oft. Für die tägliche Praxis taugen die Aussagen von Doppelblindstudien häufig nur wenig. Meistens enthalten sie Beobachtungen, die über wenige Wochen bis sechs Monate reichen. Gerade bei chronischen Krankheiten werden Medikamente aber über Jahre eingesetzt. Viele dieser Patienten leiden unter Zweit- und Dritterkrankungen mit entsprechenden Wechselwirkungen, die in den Doppelblindstudien möglichst ausgeschlossen werden. Noch dazu werden diese vor allem an Unikliniken und Lehrkrankenhäusern gemacht, die aber nur 1 Prozent der zu behandelnden Patienten erfassen. Aus all den geschilderten Gründen konnten in eine Studie über die Wirkung von Mistelextrakt auf Brustkrebs von fast 2000 Betroffenen nur 29 aufgenommen werden, also nur 1,5 Prozent.

Individuelle Methoden

Viele Studien zur Komplementärmedizin müssen unter erschwerten Bedingungen durchgeführt werden, weil die Wirkmechanismen oft nicht ausreichend bekannt sind. Bei den hinwendungsorientieren Verfahren kann der Arzt zudem nicht so neutral bleiben, wie als »Verblindung« gefordert. Die Patienten sind meistens über längere Zeit konventionell ohne ausreichenden Erfolg behandelt worden. Deshalb sind sie den Naturheilverfahren gegenüber positiver eingestellt, was aber den Vergleich mit schulmedizinischen Kontrollgruppen erschwert.

Wissenschaftliche Studien über die Wirkung von Arzneimitteln erfassen nicht die Realität, sondern nur einen kleinen Ausschnitt der betroffenen Patienten.

Was bedeutet das für die Integrative Medizin? Unser eigener Anspruch, unsere Methoden wissenschaftlich nachzuweisen, muss mehr umfassen als die gängige Praxis des Doppelblindversuchs. Wir müssen Kriterien entwickeln, um auch am individuellen Patienten Wirkungen sicher und nachvollziehbar nachzuweisen. Es ist nicht einzusehen, warum die oft unter verzerrten Bedingungen erreichten Testergebnisse der Schulmedizin als Beweis für eine Wirkung gelten, negative aber nicht als Beleg dafür, dass diese Therapien unwirksam sind – während das den Naturheilverfahren unterstellt wird, deren Wirkmechanismus noch nicht aufgeklärt wurde.

In diesem Buch habe ich die erwiesene Wirksamkeit der Therapien für Sie als Laien verständlich umschrieben. Wenn Sie Details interessieren, finden Sie diese in den Literaturhinweisen im Anhang oder in meinem Lehrbuch »Chronische Erkrankungen«.[4]

4: siehe Literatur Seite 272.

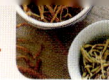

Ein neuer Weg zur Gesundheit

Die Integrative Medizin kombiniert traditionelles Erfahrungswissen mit neuesten wissenschaftlichen Erkenntnissen. Sie fragt nicht nur nach den Ursachen von Krankheit, sondern den Ressourcen für Gesundheit. Sie verbindet Erkenntnisse der molekularbiologischen Medizin mit Konzepten der Hirnforschung. Und sie überprüft – sie hat den Anspruch, herauszufinden, was wirklich wirkt.

Die Tatsache, dass wir schlagkräftige Medikamente besitzen, um Krankheitserreger abzutöten, ist unbestritten, und dies hat viele Menschenleben gerettet. Ebenso spannend aber ist die Frage, welche Faktoren Krankheit und Gesundheit eigentlich ausmachen und welche Regelungsmechanismen daran beteiligt sind.

Naturheilverfahren und Traditionelle Chinesische Medizin sind deshalb keine »alten Hüte«, sondern als Paradigmen eine spannende Herausforderung an die Wissenschaft, die Regelungsmechanismen zu erkunden, mit denen die Zivilisationsleiden der Moderne bekämpft werden können. Entspannung, Ernährung, Bewegung – das sind die wesentlichen Faktoren, über die wir Einfluss auf unseren Körper nehmen können. Gezielte Reize durch Körpertherapien spielen dabei ebenfalls eine große Rolle. Denn sie wirken nicht nur lokal, sondern beeinflussen das Gehirn und lösen Blockaden, die eine Heilung bisher verhindert haben. Vieles läuft dabei unbewusst ab, gesteuert von den evolutionär ältesten Zentren unseres Gehirns. Ein zentraler Punkt der Integrativen Medizin ist deshalb der Umgang mit Stress, einem Urmechanismus unseres Körpers.

Die Stressreaktion

60 bis 90 Prozent der Symptome, die Menschen ihren Hausarzt aufsuchen lassen, haben ihre Ursache in chronischem Stress. Allein 40 Prozent der Risikofaktoren für einen Herzinfarkt hängen damit zusammen. Die meisten Medikamente, die verschrieben werden, hängen mit Stress zusammen: Antidepressiva, Beruhigungs- und Schlafmittel, Blutdrucksenker und Säurehemmer, Schmerzmittel.

Den Begriff »Stress« prägte der ungarisch-kanadische Mediziner Hans Selye (1907 bis 1982), der die Reaktion auf emotionale Reize als Zeichen eines ständigen evolutionären Anpassungsvorgangs an den Körper erklärte. War der Körper zu erschöpft oder waren die Reize zu viele, machte das krank. Der Harvard-Physiologe Walter B. Cannon (1871 bis 1945) differenzierte dieses Bild und entwickelte das Konzept der Selbstregulation (Homöostase), der Fähigkeit des Körpers, auf Umweltreize zu reagieren. Dieses ist inzwischen durch die Psychoneuroimmunologie, die Wissenschaft vom Zusammenhang zwischen Psyche sowie Nerven- und Immunsystem in vieler Hinsicht bestätigt und erweitert worden.

Vereinfacht gesprochen verfügt unser Organismus über ein – durch die Erbanlagen bestimmtes – Programm, das uns befähigt, auf gefährliche Situationen zu reagieren. Fühlen wir uns bedroht, dann aktiviert unser sympathisches Nervensystem ein Areal im Ge-

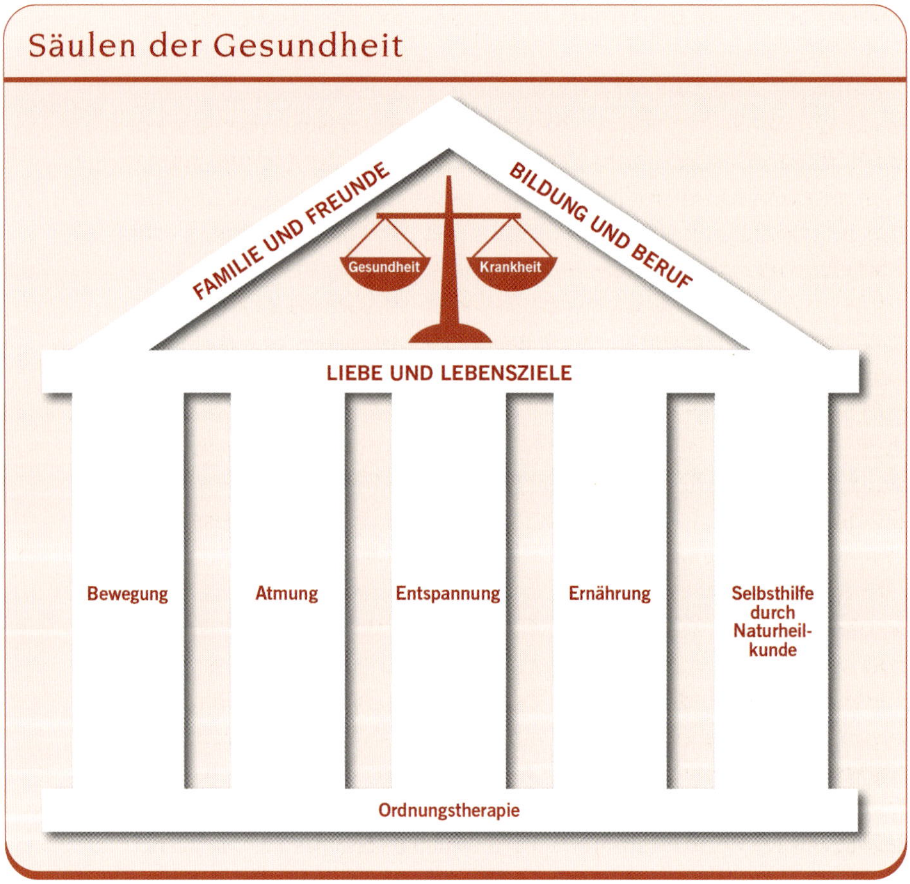

Säulen der Gesundheit

FAMILIE UND FREUNDE

BILDUNG UND BERUF

Gesundheit · Krankheit

LIEBE UND LEBENSZIELE

Bewegung · Atmung · Entspannung · Ernährung · Selbsthilfe durch Naturheilkunde

Ordnungstherapie

Die Ordnungstherapie bemüht sich, die Säulen zu stärken, die in dieser Darstellung sinnbildlich das Dach des Lebens tragen. Je mehr tragende Elemente wie Bewegung oder Entspannung vernachlässigt werden, desto instabiler wird der Organismus: Das Dach wird schief. Dann verschiebt sich die Waage von »gesund« zu »krank«.

hirn, das Hypothalamus genannt wird. Das setzt eine Kaskade von Hormonen im Körper frei, die Stoffwechsel und Herzfrequenz, Blutdruck und Muskelspannung anregen: In Bruchteilen von Sekunden ist der gesamte Organismus in Alarmbereitschaft. Dadurch sind wir in der Lage, auf die Gefahr zu reagieren – wir können weglaufen oder uns wehren. Cannon nannte diesen Reflex »fight or flight« (Kampf oder Flucht). Wir bezeichnen ihn als »Stressreaktion«.

Manchmal erfahren wir dieses genetische Programm noch ganz bewusst – in einer brenzligen Situation im Straßenverkehr zum Beispiel, in der wir als Autofahrer gerade noch richtig reagiert haben. Erst danach schlägt das Herz bis zum Hals, die Knie werden weich, und am besten halten wir dann erst mal an und atmen tief durch.

Die Heilung fängt im Kopf an

Wenn die gefährliche Situation erfolgreich gemeistert wurde, folgt eine Phase der Erholung: Das parasympathische Nervensystem dämpft nun die körperliche und geistige Erregung und reguliert alle Stoffwechselvorgänge in die entgegengesetzte Richtung, zur Ruhe hin. Das ist die »Entspannungsreaktion«.

Die meisten Stressauslöser begegnen uns aber nicht mehr real, sondern bedrohen uns in unseren Gedanken und Vorstellungen – zum Beispiel in der Angst, eine geforderte Leistung nicht zu erbringen. Diese inneren Bilder und Gedanken bewirken das Gleiche wie reale Gefahren – nur bauen wir danach die durch die Stressreaktion ausgelöste körperliche Aktivierung nicht mehr durch Kampf oder Flucht ab: Die Entspannungsreaktion bleibt aus. Der Stress wird chronisch – und zur Grundlage vieler Krankheiten.

Hans Selye hatte vor 50 Jahren noch zwischen positivem »Eu-« und negativem »Distress« unterschieden. Inzwischen geht man davon aus, dass jede Form von Stress schädlich sein kann, vor allem wenn er lange anhält. Denn seine körperlichen Folgen sind dieselben, egal ob die Ursache positive oder negative Gefühle sind: Warnsignale sind Verspannungen im Kopf, Nacken und Schulterbereich, Magenschmerzen und Durchfall sowie nervöse Beschwerden wie Schlafstörungen, Müdigkeit, Ruhelosigkeit, Herzrasen, Ohrgeräusche oder Schwindel. Man fühlt sich unter Druck gesetzt, ist nervös und ängstlich, manchmal auch gereizt oder aggressiv. Manche sind deprimiert und antriebslos. Dann haben sie Probleme, Entscheidungen zu treffen, fühlen sich nicht in der Lage, einen klaren Ge-

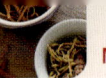

Stress

Erinnerung an Kampf und Flucht

Auf Reize reagiert der Körper mit der Ausschüttung von Botenstoffen: Adrenalin und Noradrenalin aus dem Nebennierenmark, Kortisol aus der Nebennierenrinde, außerdem Testosteron, das bei Männern überwiegend in den Hoden, bei Frauen im Eierstock und in der Nebenniere gebildet wird. Diese Stoffe regulieren sich gegenseitig und führen zu einer Reihe gravierender Veränderungen im Körper, die alle dazu dienen, die »Kampf-oder-Flucht-Reaktion« zu ermöglichen: Die Gefäße werden eng gestellt und treiben auf diese Weise den Blutdruck nach oben. Das Herz schlägt schneller und stärker, das Blut wird vom Körperinneren nach außen geleitet, um die Muskeln mit mehr Kraft zu versorgen, wir schwitzen. Gleichzeitig steigt der Blutzucker, um das Gehirn mit mehr Energie zu versorgen. Gerinnungsfaktoren werden aktiviert, falls wir uns verletzen. Energiereiche Fette geben kurzfristig Kraft: Der Cholesterinspiegel steigt. Lebenswichtige Nährstoffe wie Natrium hält der Organismus zurück, die Nebenniere vergrößert sich, die Sexualhormone werden unterdrückt. Der Magen produziert mehr Magensäure. Die Nerven reagieren überempfindlich, ähnlich wie bei einer Depression. Langfristiger Stress kann sie sogar zerstören.

Reiz und Reaktion

Anspannung aktiviert das Immunsystem: Während Noradrenalin und Adrenalin die Abwehr zunächst steigern, wirkt das Kortisol eher schwächend. Vermutlich sollen diese Gegenspieler sich gegenseitig in Schach halten und auf diese Weise verhindern, dass die Körperabwehr überreagiert und sogar eigene Zellen angreift (z. B. bei einer Autoimmun-erkrankung). Die immunsenkende Wirkung von Kortisol macht man sich auch in dem Medikament Kortison zunutze, um entzündliche Stoffwechselreaktionen zu bremsen.

Dieses Zusammenspiel führt dazu, dass kurzfristige Belastungen die Abwehr vorübergehend stärken: Manche Menschen werden zum Beispiel nicht krank, bevor sie eine bestimmte Arbeit erledigt haben. Dauerstress aber schwächt: Diese Menschen sind anfälliger für Erkältungskrankheiten, und Wunden heilen bei ihnen langsamer. Wie schnell der Stresskreislauf in Gang kommt, wird über die Botenstoffe frühzeitig geprägt: Schon Embryos im Mutterleib können den Stress ihrer Mutter wahrnehmen und reagieren ihr ganzes Leben lang empfindlicher auf Belastungen.

Anpassung an die Umwelt

Erst in jüngerer Zeit ist das Stresskonzept um den Begriff der »Allostase« erweitert worden (*allo* kommt aus dem Griechischen und bedeutet »anders, abweichend«): Es gibt nicht ein bestimmtes Gleichgewicht im Körper, sondern Stress dient auch dazu, dass dieser sich kontinuierlich an die sich wandelnden Lebensumstände anpassen kann. Die ständige Suche nach einem neuen Gleichgewicht kostet viel Anstrengung. Wenn Stress chronisch wird oder die Mechanismen der Regulation nicht richtig funktionieren, wird der Mensch krank. Es geht also nicht nur darum, Reizen auszuweichen. Lebendigkeit und Gesundheit sind geprägt durch nichtlineare, chaotische Reaktions- und Verhaltensmuster. Stress hilft uns dabei, uns diesen Prozessen dynamisch anzupassen.

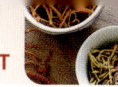

danken zu fassen, oder sehen »den Wald vor lauter Bäumen« nicht mehr. Als Reaktion auf all das ändert sich ihr Verhalten: So knirschen sie nachts beispielsweise mit den Zähnen, sie rauchen oder trinken mehr und essen zu viel.

Gefühle sind stärker als Gedanken

Stress ist keine Einbildung oder Nervenschwäche – Sie können ihn nicht »wegrationalisieren«, sondern sollten ihn sehr ernst nehmen. Das liegt daran, dass die entwicklungsgeschichtlich älteren Teile unseres Gehirns, die für Emotionen und Instinkte zuständig sind, weitgehend autonom auf Reize reagieren. Sie bereiten uns Stress, bevor der jüngere Verstand rational entgegensteuern kann. So kommt es, erklärt der Psychiater David Servan-Schreiber, dass uns ein Stück Holz im Halbschatten Angst einjagen kann: Bis wir realisieren, dass es keine Schlange ist, klopft unser Herz schon längst bis zum Hals. Die Evolution hat diese Abläufe schematisiert: Das Abwägen einer Reaktion über das Großhirn dauert zu lange für gefährliche Situationen. Und auch heute noch reagieren wir auf »unspezifische« Stressoren wie ein plötzliches lautes Geräusch. Und egal, wie aufmerksam wir gerade sind: Wir reagieren sofort auf emotionale Reize in unserer Umgebung.

Stress lässt sich nicht verdrängen. Er gehört zu unserem evolutionären Programm, und wir müssen ihn als Risikofaktor für Krankheit ernst nehmen.

Gefühle werden in unserem innersten Gehirn unauslöschlich gespeichert und können unser Empfinden und Verhalten noch Jahrzehnte später prägen. Aufgabe der Psychotherapie ist es, unser Gehirn so umzuprogrammieren, dass es sich an die Gegenwart anpasst, anstatt immer wieder nur auf Situationen in der Vergangenheit zu reagieren. Körpertherapien sind dabei oft erfolgreich, weil sie direkt auf diese emotionalen Zentren einwirken, anstatt den Umweg über Sprache und Vernunft zu gehen.

Der amerikanische Neurologe Antonio Damasio von der Universität Iowa interpretiert unsere Psyche als ständigen Versuch des Ausgleichs zwischen dem kognitiven, rationalen Gehirn, das der Außenwelt zugewendet ist, und dem emotionalen Gehirn, das unbewusst arbeitet, auf das Überleben ausgerichtet ist und in engem Kontakt mit dem Körper steht. Dabei ist es der innerste und älteste Teil, das sogenannte limbische System, das unser physiologisches Gleichgewicht kontrolliert: Atmung, Herzrhythmus, Blutdruck, Appetit, Schlaf, Libido, Hormone.

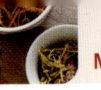

Zum Beispiel hat das Herz eine direkte Beziehung zum emotionalen Gehirn: Das autonome (unbewusste) Nervensystem besteht aus dem sogenannten Sympathikus, einem Strang, der unter dem Einfluss von Adrenalin und Noradrenalin erregt wird und so die Kampf-oder-Flucht-Reaktion steuert. Daraufhin beschleunigt sich der Herzschlag. Der zweite, der Parasympathikus-Strang, setzt Botenstoffe für die Entspannung frei und verlangsamt den Puls. Obwohl beide Systeme sich im Gleichgewicht befinden sollen, ist der Abstand zwischen zwei Herzschlägen nie ganz der gleiche, weil beide ständig auf Einflüsse in der Umwelt reagieren. Diese (Herzfrequenz-)Variabilität ist also ein Zeichen für Gesundheit.

Gefühle steuern das Leben

Zum Glück sind wir dem Stress nicht wehrlos ausgeliefert. Wir können etwas dagegen tun, und das fängt bei unserer inneren Einstellung an: So erkannte der amerikanische Psychologe Richard Lazarus (1922 bis 2002) schon in den 60er-Jahren, dass wir uns unterschiedlich stark »gestresst« fühlen – je nachdem, ob wir eine Belastung im Griff zu haben glauben oder uns hilflos fühlen. Unsere Einstellung bestimmt also über unser Sein: Psyche und Körper hängen eng miteinander zusammen.

Dass manchmal schon der Glaube an eine Therapie ausreicht, um Wirkung zu erzielen, spricht nicht gegen die Behandlung.

Diese Erkenntnis stellte auch ganz neue Fragen an die Medizin: Was hilft wirklich? Ein Medikament oder der Glaube daran? Mitte der 70er-Jahre unternahmen der Sozialpsychologe Robert Ader und der Immunologe Nicholas Cohen von der Universität Rochester ein legendäres Experiment, das zeigte, dass Gesundheit »gelernt« werden kann. Mäuse, die immunstärkende Mittel gemeinsam mit Zucker verabreicht bekamen, blieben auch dann noch abwehrstark, als man das Medikament wegließ und ihnen nur noch den Zucker gab.

Dass der Glaube anscheinend für eine Wirkung schon ausreicht (siehe Seite 42 bis 45), hängt, so der Hirnforscher Damasio, mit dem engen Wechselspiel des Körpers mit dem emotionalen Zentrum im Kopf zusammen: Auf einfache Reize reagiert der Organismus mit Reflexen und Immunantworten, was im Gehirn Lust oder Schmerz auslöst. Diese Urgefühle aktivieren Triebe und Motivationen mit entsprechenden körperlichen Reaktionen, auf denen wiederum Emotionen wie Furcht, Stolz, Traurigkeit oder Scham aufbauen. Dabei unterscheidet Damasio noch zwischen unbewussten Empfin-

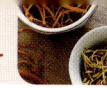

dungen und »Gefühlen«, die uns in einem nächsten Schritt als solche bewusst werden. Wie eine russische Matrjoschka-Puppe bauen diese emotionalen »Schalen« in einem komplizierten Wechselspiel zwischen Gehirn und Körper aufeinander auf und sind die Triebkraft der biologischen Selbststeuerung, indem sie immer wieder nach einer Balance streben.

Bilder verändern den Körper

Dieses System, so die These von Damasio, ist ganz wesentlich für die Wahrnehmung der Außenwelt. Wenn wir darauf einwirken, können wir unsere Vorstellungsbilder verändern und so zu neuen Bewertungen und Handlungsprogrammen kommen. Diese Behauptung könnte, obwohl sie unbewiesen ist, vieles erklären, was in der Stressbewältigung eine Rolle spielt. Zum Beispiel ließe sich dadurch die unspezifische, aber deutliche Wirkung von »fühlbaren« Therapien wie Yoga oder Qigong verstehen. Ohne größere Anstrengung lösen sie deutliche Veränderungen im Körper aus, die sich physiologisch allein nicht erklären lassen. Neben der Entspannung nämlich können sie zu einem durch äußere Umstände nicht erklärbaren Wohlbefinden führen.[2]

Diese Forschungen erklären auch, warum unsere Vorstellungen von Stress mehr auf den Organismus wirken als die realen Belastungen, denen wir ausgesetzt werden: »Die Menschen werden nicht durch Dinge beunruhigt, sondern durch die Ansichten, die sie darüber haben«, sagt der Verhaltenstherapeut Harlich H. Stavemann. Auf der Basis dieser Erkenntnis wurden für die Stressbewältigung Techniken entwickelt, die das Ziel haben, selbstschädigende Gedanken zu erkennen und durch realistische Vorstellungen zu ersetzen.

Der amerikanische Psychotherapeut Albert Ellis (1913 bis 2007) entwickelte eine Strategie, um Emotionen zu »entschärfen«, die wir in unserer Essener Klinik neben anderen Verfahren in der Ordnungstherapie anwenden: Die Patienten lernen, die reale Situation, die ihnen Stress bereitet, von ihrer sub-

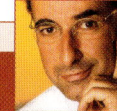

Mein Standpunkt

Es gibt keine schnellen Wege zur Gesundheit

Vor einigen Jahren habe ich ein gutes Buch von einem amerikanischen Medizinjournalisten gelesen, der 80 amerikanische Ärzte interviewt hat und ihnen dabei die Frage gestellt hat, was sie selbst machen, wenn sie krank sind. Interessanterweise hat kaum ein Arzt für sich und seine Familie das entschieden, was er seinen Patienten empfohlen hätte. Therapie-Optionen – das ist überhaupt ein schwieriges Thema in der Medizin. Eine Behandlung mit Naturheilverfahren verlangt die Mitarbeit der Patienten und die – das muss man leider so sagen – wünschen sich selbst häufig eine schnelle Lösung aus der Hand des Arztes. Wie schwer es ist, Änderungen des Lebensstils dauerhaft durchzusetzen, darüber können zum Beispiel Diabetologen ein trauriges Lied singen. Und sie kosten viel Zeit – eine Ressource, die im Gesundheitssystem insgesamt völlig unterbewertet ist.

2: siehe Literatur Seite 272.

jektiven Bewertung der Lage zu unterscheiden. Auf diese Weise entlarven sie ihre eigenen Denkmuster und können sie mit einiger Übung bald aushebeln. Es geht darum, negative Gedanken wie Ängste, Misstrauen oder Aggressionen als eigene Bewertungen zu erkennen – denn die meisten von ihnen laufen unbemerkt und quasi »automatisch« in uns ab, während sie gleichzeitig Stress auslösen. Doch wir können diesen Teufelskreislauf unterbrechen.

Die Kraft des inneren Dialogs

Zuerst einmal müssen Sie wahrnehmen, wie Sie auf Ihre Umwelt reagieren, wie Sie »ticken«. Welche Situationen bringen Sie immer wieder in Rage? Wovor haben Sie Angst? Unser Selbstverständnis, unsere Werte und Überzeugungen bestimmen darüber, wie wir eine bestimmte Situation bewerten und wie wir uns dann verhalten, ob wir zum Beispiel passiv bleiben oder aktiv werden. Ein wichtiges Ziel der Ordnungstherapie – der äußeren und inneren Lebensordnung, wie sie der Naturheilpfarrer Kneipp als Kern jeder Therapie erkannte – ist es, den bewussten Umgang mit solchen Grundüberzeugungen und Rollen zu lernen.

Auch wenn Gedanken meist schnell und flüchtig sind, haben sie große Macht – vor allem die negativen können uns zusetzen. Sie sind meist »alte Begleiter« und kommen automatisch. Oft sind sie erfolgreich: Ein Ereignis tritt ein, weil wir es erwarten, die berühmte »sich selbst erfüllende Prophezeihung« wird wahr. Depressive und ängstliche Menschen, und diese Gefühlslagen sind durchaus häufig bei Patienten mit chronischen Krankheiten, verfolgen in erster Linie negative Gedanken: Das ist das »Suche-so-wirst-du-finden-Phänomen«. Dabei sind negative, automatisierte Gedanken in der Regel irrational, übertrieben und daher unrealistisch: Sie enthalten Verzerrungen und Übertreibungen.

Bei meinen täglichen Gesprächen mit meinen Patienten beobachte ich dieses Phänomen sehr häufig. Vielen ist ihre negative Haltung auch bewusst, denn sie bekommen sie von Freunden und Verwandten immer wieder vorgehalten. Trotzdem ist es sehr schwer, solche selbstschädigenden Gedanken einfach abzuschalten.

Bei einem Gedanken- und Verhaltenstraining (der Fachbegriff dafür lautet »kognitive Umstrukturierung«) führen Sie einen inneren Dialog. Sie lernen, sich zunächst einmal selbst zu beobachten und sich aufmerksam wahrzunehmen.

Weg von Schwarz-Weiß-Mustern

Negatives Denken folgt bestimmten Mustern. Da gibt es zum Beispiel das »Alles-oder-nichts-Denken«: Es gibt keine Zwischentöne mehr im Leben, alle Dinge sind schwarz oder weiß. Wenn eine Leistung nicht absolut perfekt ist, sehen Sie sich schon als totalen Versager. Befinden Sie sich an der Kasse im Supermarkt in der langsamsten Schlange, sind Sie überzeugt, dass Sie immer die falsche Schlange wählen!

Ein anderes Muster sind übertriebene Verallgemeinerungen: Sie nehmen ein einzelnes Ereignis als nie endendes Muster von Niederlagen. Ein Freund begeht Vertrauensbruch und Sie denken: »Man kann einfach niemandem vertrauen (...)«

Oder aber Sie filtern die Realität auf eine Weise, dass schon ein einziges negatives Erlebnis Ihre gute Laune trüben kann, genau wie ein Tropfen Tinte einen ganzen Becher Wasser einfärbt: Sie haben etwa viel Spaß auf einer Party, bis Sie jemand fragt, ob Sie zugenommen haben. Nun ist der ganze Abend für Sie verdorben.

Manche Menschen bestehen darauf, positive Erfahrungen abzuwehren – weil diese nicht zählen. Wenn sie für eine getane Arbeit gelobt werden, sagen sie sich: »Das hätte doch jeder schaffen können.« Viele ziehen voreilig negative Schlussfolgerungen, auch wenn es dafür gar keine Basis gibt. Die Verhaltenspsychologie nennt dieses Muster »Gedankenlesen«: Sie sehen einen Nachbarn im Supermarkt, der Sie nicht grüßt, und denken automatisch, dass er Sie nicht mag. Aber es gibt auch »Wahrsager«, die negative Ereignisse schicksalhaft voraussagen: Solche Menschen schaffen es nicht, einen Freund um Hilfe zu bitten, weil sie glauben, dass er ohnehin »nein« sagen wird.

Viele Menschen stellen Vermutungen über ihre Umwelt an, ohne diese jemals zu überprüfen. Sie sagen sich: »Ich fühle, dass mich hier keiner mag, also muss es auch wahr sein.« Oder: »Ich fühle mich unterlegen, deshalb kann ich nicht so gut sein

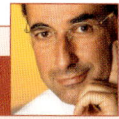

Mein Standpunkt

Männer kümmern sich zu wenig um ihren Körper

Frauen leben nicht nur länger, sie leben auch gesünder. Wenn sich meine Frau mit ihren Freundinnen trifft, machen sie gemeinsam Entspannungsübungen, lachen dann viel und fühlen sich wohl. Männer tendieren eher dazu, sich endlich mal gehen zu lassen oder aber mit anderen ihre Kräfte zu messen. Unter Entspannung verstehen sie eher eine Grillparty mit Spanferkel und einem Kasten Bier oder einen Marathonlauf.

Vielleicht ist es das Unangestrengte, aber doch Disziplinierte, das Yoga bei europäischen Männern bisher so diskreditiert. Dabei kann es ganz schön hart sein: Nicht ohne Grund diente die Atemgymnastik in Indien ursprünglich dazu, Krieger zu schulen. Yoga hat zum Beispiel erstaunliche Erfolge in der Behandlung oder bei der Prophylaxe von Herzkrankheiten, bei Stresserkrankungen und auch Rückenschmerzen. Wussten Sie, dass die meisten Menschen immer noch den Herztod sterben, obwohl 90 Prozent (!) der Risikofaktoren im Lebensstil liegen und sich demnach vermeiden ließen? Das gilt übrigens auch für Frauen. Vielleicht sind sie doch nicht klüger als die Männer.

wie andere.« Sie nehmen Dinge persönlich, für die sie nicht verantwortlich sind. Ihr Kind fällt durch eine Prüfung, und sie denken: »Ich bin eine schlechte Mutter/ein schlechter Vater.« Oder sie leben in einer Wunschwelt: Wenn nicht alle Menschen um sie herum alles gutheißen, was sie tun, empfinden sie das als vernichtend. Umgekehrt müssen alle Menschen immer das tun, was sie für richtig halten, und wenn sie dies mal nicht tun, dann sind die anderen im Unrecht und müssen bestraft werden.

Negative Gedanken hinterfragen

Wenn Sie erst einmal Ihren negativen Gedankenmustern auf die Spur gekommen sind, ist es manchmal verblüffend einfach, diese zu hinterfragen und zu konterkarieren. Sie fragen sich dann: Woher weiß ich das? Ist das wirklich wahr? Hilft mir dieser Gedanke in diesem Moment? Ziehe ich voreilige Schlüsse? Übertreibe ich? Was sind die Beweise? Gibt es vielleicht andere Möglichkeiten, diese Situation zu betrachten? Wie werde ich später, morgen oder in einem Monat oder in einem Jahr über die Situation denken?

Viele Menschen haben eine negative Lebenshaltung, die sie krank macht. Wenn sie lernen, ihre Gedankenmuster zu ändern, verringern sich Stress und Schmerzen.

Was würde schlimmstenfalls geschehen, wenn ich diese Aufgabe nicht bewältigen kann? Habe ich nicht schon einmal eine ähnlich schwierige Situation gemeistert? Gibt es etwas anderes, etwas, das mir sehr wichtig ist, an das ich mich in dieser Situation erinnern könnte und das mir Sicherheit verleiht? Was würde ich einem Freund zur Unterstützung sagen, der sich in einer ähnlichen Situation befindet?

Vielleicht erscheinen Ihnen diese Beispiele banal. Doch am Kortisolspiegel lässt sich ablesen, wie stark negative Gedanken auf den Körper wirken. Der Körper unterscheidet nicht zwischen einer tatsächlichen Notsituation und einer Katastrophe, die in Wirklichkeit nur in unserer Vorstellungskraft existiert. Auch sie löst im Gehirn den Impuls für eine Stressreaktion aus, mit all den von Botenstoffen vermittelten schädlichen Folgen für den Organismus.

Beim Ausbruch von Krankheit spielt chronischer Stress eine entscheidende Rolle. Beispiele sind chronisch entzündliche Darmerkrankungen, Herzerkrankungen bis hin zum Infarkt, Rheuma, Migräne, chronische Schmerzen, Asthma und Allergien. Seit Kurzem gibt es aus Tierversuchen auch erste Hinweise darauf, dass Stresshormone auch das Wachstum von Krebsmetastasen fördern.[15]

15: siehe Literatur Seite 272.

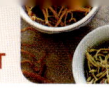

Den Umgang mit Stress lernen

Umgekehrt lässt sich am Kortisolspiegel ablesen, dass das Konzept der Stressbewältigung funktioniert: Junge Männer, die im Rahmen eines Stressexperiments eine öffentliche Rede halten mussten, waren deutlich entspannter als die Mitglieder einer Vergleichsgruppe, wenn sie zuvor ein solches Training in Stressbewältigung erhalten hatten. Die Fähigkeit, die eigenen Gedanken wahrnehmen und beeinflussen zu können, hilft eindeutig in schwierigen Situationen und Lebenslagen. Sie ermöglicht Ihnen, die Kontrolle über Situationen zu behalten und sich nicht mehr abhängig zu fühlen. Gedankentraining stärkt Sie im Umgang mit dem Leben und – wenn Sie krank sind – in der Bewältigung Ihrer Symptome. Viele Patienten lernen auf diese Weise, mit Schmerzen anders umzugehen, und sie benötigen danach weniger Medikamente. Ein bewusster Umgang mit ihren Bewertungen und Vorstellungen unterstützt ihre Selbstheilungskräfte – unter anderem, weil ihr Kortisolspiegel sinkt.

Doch nicht nur das Verhalten in stressigen Situationen entscheidet über unsere Lebensqualität, sondern vor allem auch unsere Fähigkeiten zur Wahrnehmung von Angenehmem. Gerade in leistungsorientierten Kulturen wie der unseren werden wir so sozialisiert, dass wir vorwiegend die Aspekte des Lebens wahrnehmen, die unvollkommen und problematisch sind. Einerseits ist das sinnvoll, weil es unsere Fähigkeit zu Veränderung und Verbesserung aktiviert. Andererseits leben Menschen, die die Welt ausschließlich aus dieser Sicht wahrnehmen, ein unzufriedenes und rastloses Leben.

Ein arabisches Sprichwort sagt: »Wir können nicht verhindern, dass die Vögel der Sorge über unserem Kopf kreisen. Doch es liegt an uns, zu entscheiden, ob sie Nester bauen dürfen.«

Gemeinsam geht alles besser

Soziale Geborgenheit stärkt Psyche und Körper. Paare leben länger als Singles, selbst ein Haustier erhöht die Lebenserwartung. Die Zugehörigkeit zu einer Gruppe, einer Pfarrgemeinde, einer Religionsgemeinschaft oder einem Verein verringert die Anfälligkeit für Krankheiten deutlich. Dagegen erhöht Isolation die Gefahr von Erkältungskrankheiten und Depressionen.

Das Leben ist leichter, wenn man seine Freuden und Anstrengungen teilt. Unsere Beziehung zu den Mitmenschen, unsere Rollen im Alltag und emotionalen Bindungen zu anderen wirken direkt bis auf die biochemische Ebene. Das gilt nicht nur für Flusskrebse. Sie schlagen mit dem Schwanz, wenn sie sich bedroht fühlen. Dieser Reflex wird durch den Botenstoff Serotonin ausgelöst, aber nur bei starken, dominanten Tieren. Bei untergeordneten Tieren in der Gruppe sorgt es im Gegenteil dazu, dass diese den »Schwanz einziehen«. Sperrt man nun zwei untergeordnete Tiere in einen Raum, dann kämpfen sie um eine neue Rangordnung. Bei dem Tier aber, das sich die Rolle des »Chefs« erstritten hat, dreht sich sofort die Wirkung des Serotonins um und löst nun auch den Schlagreflex aus. Den Stressforschern zeigte dieses Experiment, dass die Verschaltung der Nerven nicht, wie früher angenommen, unveränderbar ist. Der Satz »Was Hänschen nicht lernt, lernt Hans nimmer mehr« stimmt nicht: Das Nervensystem kann umtrainiert werden. Diese Eigenschaft, die Neuroplastizität genannt wird, können wir uns zunutze machen und krank machende Angewohnheiten umtrainieren.

Liebe und Zuneigung stärken die Gesundheit

Zuneigung entspannt – die amerikanische Ärztin und Mind-Body-Expertin Eva Selhub hat erforscht, wie Liebe sich auf den Menschen auswirkt. Sie nennt ihr Konzept »*love response*«: Schon der erste Kontakt des Embryos mit der Mutter, die Art und Weise, wie sie sich auf ihr Kind freut oder aber gestresst ist, beeinflusst das biochemische Programm, in dem sich Gefühle auswirken. Bereits in dieser frühen Phase des Menschseins werden die Nervenbahnen geprägt, in denen sich spätere kreative Höhenflüge oder negative Erwartungsspiralen abspielen. Diese Programme können verändert werden, weil unser Gehirn nicht statisch ist, sondern flexibel auf seine Umwelt reagiert. Aber das kostet Anstrengung.

Biologische Prägungen, die krank machen, können durch äußere Einflüsse wie Zuneigung oder durch Aktivitäten wie Meditation geändert werden.

Körperliche Nähe hat viele positive Auswirkungen: Botenstoffe wie zum Beispiel das Bindungshormon Oxytocin, das schon bei der Mutter-Kind-Beziehung eine große Rolle spielt, prägen auch später noch unsere Beziehungen. Sie erzeugen Wohlbehagen und den Wunsch nach mehr – das bringt uns schließlich dazu, Bindungen einzugehen. Dieses Grundprinzip des Lebens reicht sogar bis zur Ebene der Zelle: Wenn man eine Herzzelle isoliert und in eine Nährlösung legt, hört sie auf zu zucken und stirbt. Wenn man nun eine zweite Zelle neben sie legt, beginnen beide im selben Rhythmus zu schlagen und überleben länger. Zellen brauchen andere Zellen, sie

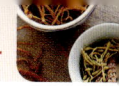

können nur in Harmonie miteinander existieren. Es tut also gut, Beziehungen zu anderen Menschen, zu Partnern, Verwandten, aber auch zu ganz normalen Mitmenschen wertzuschätzen und zu pflegen. Selbst eine spirituelle Bindung, so Selhub, der Glauben an eine höhere Macht oder den Sinn des Lebens, wirkt den negativen Folgen von Stress entgegen.

Wenn wir uns geliebt fühlen oder uns selbst lieben, werden Hormone, Peptide, Endorphine und andere chemische Stoffe ausgeschüttet. Dieser biochemische Zustand des Wohlfühlens und Wohlgesinntseins gleicht die negativen Effekte der Stressreaktionen im Alltag aus. Dann, so Selhub, passiert genau das Gegenteil von dem, was in uns abläuft, wenn wir aus Angst oder unter Druck agieren.[12]

Das Yin und Yang der Meditation

Kennen Sie jemanden, der meditiert, und haben Sie ihn oder sie einmal darauf angesprochen, wie das funktioniert? Der Vorgang des Meditierens lässt sich nur schwer beschreiben, denn äußerlich passiert dabei nicht viel. Darüber hinaus ist nur schwer vorstellbar, wie Konzentration und Versenkung völlig unterschiedliche Pole miteinander vereinen und einen Kreis um Yin und Yang schließen können. Einerseits nämlich ruft Meditation einen ruhigen und ausgeglichenen Zustand von Geist und Körper hervor. Andererseits bringt sie gleichzeitig aber auch erhöhte Wachheit und verschärfte Wahrnehmung mit sich. Wie kann es sein, dass Entspannung gleichzeitig zu einer mentalen Aktivierung führen kann? Zu einem Zustand der inneren Wachheit, die durch keine andere Tätigkeit erreicht werden kann?

Wenn wir uns geliebt fühlen, hilft das gegen Stress. Körperliche, aber auch spirituelle Liebe wirkt sich positiv auf Gesundheit und Lebenserwartung aus.

Neurobiologen und Mediziner vermuten, dass in der Meditation das für Aktivierung verantwortliche sympathische und das für Entspannung zuständige parasympathische Nervensystem gleichzeitig aktiv sind. Das Herz wechselt seinen Rhythmus. Die Blutgefäße weiten sich. Hände und Füße werden warm. Damit sich jedoch mit fortschreitender Entspannung die Gefäße nicht über ein optimales Maß weiten und der Blutdruck nicht unter ein kritisches Maß sinkt, sendet das zentrale Nervensystem ab einem bestimmten Punkt ein Signal aus: einen Botenstoff namens Vasopressin.

Während die Entspannungsreaktion bis dahin die Muskelspannung, Puls und Blutdruck reduziert hat, scheint ab diesem Punkt

12: siehe Literatur Seite 272.

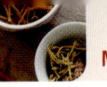

eine Gegenregulation einzusetzen: Zwischen den Polen der Ent- und Anspannung sucht der Organismus nach einer Mitte der »Wohlspannung«, der wachen Gelassenheit. Tests zeigen, dass die Ausschüttung von Vasopressin von einer positiven emotionalen Gestimmtheit begleitet wird. Gleichzeitig steigt durch Vasopressin die Lernfähigkeit. In Experimenten mit künstlichem Vasopressin zeigte sich, dass sich sowohl Gesunde wie auch Menschen mit Gedächtnisproblemen nach einer mehrtägigen Einnahme genauer, besser und zuverlässiger erinnern können. Vasopressin, so die Annahme der Meditationsforscher, hilft dabei, positive Bilder – etwa bei der Visualisierung – im Gehirn zu verankern.

Loslassen lernen

Meditation ist nur eines der möglichen Verfahren, um (die Spannung) »loszulassen«. Grundsätzlich gibt es zwei verschiedene Ansätze zur Entspannung: Sie können im Kopf ansetzen und über bewusste Gedanken und Konzentrationsübungen die Wahrnehmung verändern. Dies wirkt auf das unbewusste Nervensystem und die Muskulatur.

Meditation aktiviert und entspannt zugleich: Sie fördert zudem die Gedächtnisleistung.

Das gilt zum Beispiel für das autogene Training oder für Phantasiereisen, bei denen Sie sich im Geiste an einen Ort versetzen, an dem Sie sich wohlfühlen.

Der andere Ansatz beginnt beim Körper: Das bewusste An- und Entspannen Ihrer Muskulatur stimuliert Ihr Nervensystem und wirkt gleichzeitig auch auf die Psyche. Diesem Gedanken folgt zum Beispiel die progressive Muskelentspannung (siehe Seite 110).

Die asiatischen Bewegungslehren wie Yoga, Taiji oder Qigong vereinen beide Elemente, da sie Körperübungen mit einem hohen Maß an Konzentration und gezieltem Atmen vereinen. Die Atmung verbindet innere und äußere Einflüsse miteinander und ist die einzige physiologische Funktion, die sowohl willkürlich als auch unwillkürlich abläuft. Wir können sie deshalb dazu nutzen, den Körper zu regulieren und unsere mentalen Fähigkeiten zu fördern.

Bewusst atmen

Gezieltes Atemtraining setzen wir an unserer Essener Klinik zum Beispiel bei chronischen Schmerzen ein. Diese werden dadurch von den Patienten anders wahrgenommen und von negativen Gefühlen wie Hilflosigkeit oder Angst entkoppelt. Mit etwas Übung

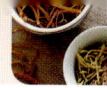

schaffen es die Betroffenen, ihr Schmerzempfinden – gemessen anhand einer subjektiven Vergleichsskala – deutlich zu reduzieren. Eine wichtige Rolle spielt der Atem auch in der Mindfulness-Based Stress Reduction des Molekularbiologen Jon Kabat-Zinn an der University of Massachusetts Medical School.

Schon Ende der 70er-Jahre hatte dieser Pionier der Stressforschung begonnen, Patienten mit chronischen Erkrankungen erfolgreich mit Mind-Body-Verfahren zu therapieren – im Mittelpunkt seiner Behandlung stand die aus dem Buddhismus stammende »Achtsamkeitsmeditation« (siehe Seite 123). Schmerzzustände besserten sich dauerhaft, Depressivität und Angst nahmen ab, und die Fähigkeit, mit Stress umzugehen, verbesserte sich deutlich. Der Hirnforscher Richard Davidson von der University of Wisconsin-Madison konnte später bei Angestellten eines Unternehmens zeigen, dass die Therapie von Kabat-Zinn andere Hirnareale als die bei einer Vergleichsgruppe anregt – und zwar solche, die für positive Gefühle stehen. Zugleich reagierte das Immunsystem der Achtsamkeitsgruppe deutlich stärker auf eine in dieser Zeit durchgeführte Grippeschutzimpfung. Die Meditationsanleitungen von Jon Kabat-Zinn gehören mittlerweile zu den zentralen Säulen der Mind-Body-Medizin (siehe Seite 268).

Das Ziel jeder Meditation ist es, »loszulassen«, und zwar auf mehreren Ebenen gleichzeitig: Körperlich meint es das Lösen von gewohnheitsmäßigen, unbewussten Muskelspannungen und Körperhaltungen. Mental bedeutet es das Wahrnehmen von Gedanken, auf die man sich aber nicht einlassen darf: Sie sollen kommen, aber »wie Wolken« weiterziehen. Emotional äußert sich das Loslassen in wachsender Gelassenheit gegenüber der Umgebung und in schwierigen Situationen.

Das Medium, über das Meditation eingeübt wird und diese Ziele erreicht werden, ist die Atmung. Die meisten von uns sind sich im Alltag ihrer Atmung kaum bewusst. Dabei hängt die Art und Weise, wie wir Luft holen, eng damit zusammen, wie wir uns fühlen. Wenn wir

Diagnostik

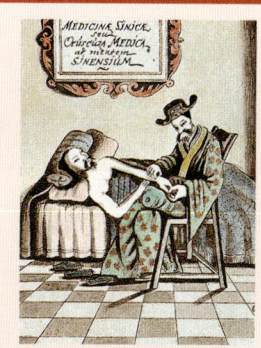

Früher betrachteten Ärzte die Ausscheidungen ihrer Patienten, sie begutachteten die Zunge und den Urin und tasteten den Leib ab. Davon hat sich nur die Pulskontrolle (im Bild eine chinesische Darstellung) und das Abhören des Oberkörpers erhalten. Die meisten Diagnosen werden heute mithilfe von Geräten oder durch Analyse der Blutwerte erhoben. Insbesondere die Möglichkeit der modernen bildgebenden Verfahren (Röntgen, Ultraschall, Kernspin) hat die Diagnostik grundlegend verändert.

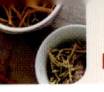
Naturheilkunde

Heilen auf Umwegen

Einige der chronischen Krankheitsbilder zeichnen sich durch funktionelle Störungen aus, die gar nicht oder nur unvollständig durch klare anatomische oder biochemische Marker erklärt werden können. Dazu zählen zum Beispiel der Reizdarm, chronische Kopf- und Rückenschmerzen oder Fibromyalgie. Weil diese Symptome zwar gravierend sind, aber anscheinend nicht die Folge von fassbaren körperlichen Veränderungen, bezeichnen Ärzte sie oft als »psychosomatisch«. Sie verweisen sie ins Reich des Psychischen, weil sie therapeutisch wenig dagegen tun können. Das liegt aber gerade daran, dass sie die Rolle des Gehirns bei der Aufrechterhaltung dieser Erkrankungen unterschätzen.

Mehr als Berührung

Bei diesen Leiden helfen physikalische Therapien wie Akupressur, Massagen oder auch Kneipp'sche Wasseranwendungen oft erstaunlich gut. Die physikalische Einwirkung auf die Körperoberfläche durch Wärme, Kälte oder Druck hat einerseits unmittelbare Auswirkungen auf die Haut: Sie führt zu Gefäßerweiterung oder -kontraktion, Veränderung der Durchblutung und mechanischer Lockerung des Gewebes. Die eigentliche Wirkung verläuft aber über ganz andere Bahnen: Die Berührung des Körpers stimuliert Reizleitungen, die zum zentralen Nervensystem führen. Das führt zu Reflexen mit vielfachen Auswirkungen: Sie verändern die Sinneswahrnehmung (Sensorik), die von Nerven gesteuerte willkürliche Muskulatur, aber auch die unbewusst gesteuerte Beweglichkeit des Körpergewebes bis hin zu inneren Organen.[8] Das Rückenmark verarbeitet diese Reflexe und leitet sie dann weiter zum Gehirn, zum Hirnstamm, Hypothalamus und Thalamus. Dabei kann es sowohl zu einer Hemmung wie zu einer Verstärkung von Signalen kommen.

Anregung zur Selbstheilung

Das Ganze ist ein komplexer dynamischer Prozess zwischen Signalneuronen, dem bewussten und unbewussten Nervensystem sowie dem Gehirn, ein System voller Rückkopplungen und keinesfalls nur eine simple Reizübertragung. Dieser Eingriff in die Selbststeuerung des Organismus ist nicht nur eine »Nebenwirkung«, sondern erklärt eher den Therapieerfolg von physikalischen Anwendungen als deren unmittelbaren lokalen Effekt. Auf diese Weise eignen sich naturheilkundliche Verfahren und physikalische Therapien nicht nur hervorragend dazu, über die Selbststeuerung des Organismus die Selbstheilungskräfte wieder anzuregen oder zu trainieren. Sie beeinflussen das Großhirn und wirken über Nervenbahnen auch auf innere Organe ein. Gleichzeitig verändern sie die nervösen Rückkopplungssysteme, die chronische Schmerzen aufrechterhalten, auch wenn die körperlichen Ursachen längst verschwunden sind. Physikalische Therapien wirken über Reflexe auch auf tiefe Schmerzen von Muskulatur, Knochen, Sehnen und Bindegewebe.

Naturheilverfahren brechen also eingespielte krank machende körperliche wie geistige Abläufe und Muster auf und regen die Selbstheilungskräfte des Körpers an, neue Regelkreise aufzubauen. Dadurch erlangen die Kranken oft erst eine geistige Aufnahmefähigkeit. Und erst in der Kombination mit der Wahrnehmung kann die Naturheilkunde ihr ganzes Potenzial entfalten.

8: siehe Literatur Seite 272.

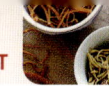

angespannt und ängstlich sind, atmen wir eher flach, in die Brust. Wenn wir entspannt sind, fließt die Atmung tiefer, in den Bauch, und bringt mehr Sauerstoff in unser Blut.

Mit dem Atmen Körper und Geist regulieren

Viele Menschen haben über die Jahre bestimmte »Atemhaltungen« entwickelt: Unter Anspannung atmen sie flacher und dafür rascher. Sie halten die Luft an oder seufzen tief, manche würgen oder hyperventilieren, das heißt, sie nehmen durch eine Art Hecheln zu viel Sauerstoff in ihr Blut auf, was zu paradoxen Symptomen von Luftknappheit führt. Verkrampftes Atmen verstärkt Spannungen und Versteifungen im Zwerchfell und der Oberkörpermuskulatur und blockiert Gefühle. Der Prozess verläuft in beide Richtungen: So wie Gefühle den Vorgang des Atmens verändern, so kann unruhiges Atmen auch zu unruhigem Denken führen.

Auf Ihren Atem achten sollten Sie deshalb nicht erst, wenn Sie krank sind, sondern jeden Tag aufs Neue. In diesem Buch finden Sie immer wieder Hinweise zur Entspannungsatmung (siehe auch Seite 123). Immer wenn Sie das Bedürfnis haben, Spannungen in Körper und Geist zu reduzieren, können Sie eine der Übungen (Minis genannt, siehe Seite 159) durchführen, und ideal wäre, wenn Sie täglich zwei, drei Minuten dafür aufwenden.

Richtiges Atmen kann man trainieren. Wenn Sie mehr als Entspannung wollen und auch Ihr Bewusstsein mithilfe des Atems schärfen und kontrollieren möchten, dann sollten Sie entweder auf eine der unterschiedlichen Atemschulen gehen oder eine Meditationstechnik lernen. »Lerne bewusstes Atmen, um Kontrolle über Körper und Geist zu erlangen und Achtsamkeit zu praktizieren und Konzentration zu entwickeln«, sagt der vietnamesische Zen-Meister Thich Nhat Hanh.

Leben als Pendel

Oft sind Patienten – vor allem diejenigen, bei denen es besonders wichtig wäre – überzeugt davon, dass sie sich einfach nicht entspannen können. Sobald sie die Augen schließen, um an »nichts« zu denken, erklären sie, rase eine Affenherde in ihrem Kopf umher.

Das muss nicht so sein: Jeder und jede von Ihnen kann durch verschiedene Verfahren und Techniken eine größere Fähigkeit zur Entspannung erlernen. Allerdings ist das zunächst richtige Arbeit: Sie glauben, entspannt zu sein, aber Ihre Schultern sind immer noch hochgezogen und die Nackenmuskeln verkrampft. Diese Körperhaltung ist Ihnen bereits so sehr zur Gewohnheit geworden, dass Sie diese gar nicht mehr wahrnehmen – es sei denn, die Muskeln werden so überspannt, dass sie schmerzen.

Sie können sich unseren Gesundheitszustand wie ein Pendel vorstellen, das zwischen größter Erregung und völliger Entspannung hin- und herschwingt, manchmal große Ausschläge macht oder aber sich in der Mitte einpendelt. Bei chronisch gestressten Menschen jedoch hat es sich auf der Erregungsseite festgefahren und bewegt sich kaum mehr. Dann reagiert der Organismus nicht mehr richtig und wird deshalb krank. Viele Naturheilverfahren – und das eint sie mit der Mind-Body-Medizin (siehe Seite 74) – haben das Ziel, das eingerostete Pendel wieder in Schwung zu bringen: zum Beispiel das klassische Konzept der »Abhärtung«. Kaltes Wasser führt bei einer Kneipp'schen Anwendung dazu, dass der Körper seine eigenen Reserven mobilisiert und sich erwärmt.

Achtsam sein

Das Ziel der bewussten Entspannung ist nun nicht, ständig »relaxed« zu sein, sondern gerade den Wechsel von An- und Entspannung wieder zu ermöglichen, das Pendel zum Schwingen zu bringen. Das ist sowohl für den Körper als auch den Geist wichtig. Und egal, ob Sie nun autogenes Training bevorzugen oder lieber Taiji, progressive Muskelentspannung, Yoga oder Qigong betreiben möchten – entscheidend ist, dass Sie die ersten acht bis zehn Wochen regelmäßig 20 bis 45 Minuten täglich dafür aufwenden: Diese Zeit ist notwendig, um die Übungen in Ihrem Gehirn »festzuschreiben«. Später werden sie immer schneller und leichter zu den gewünschten Wirkungen führen: Sie schlafen besser und länger, Sie können sich besser konzentrieren, fühlen sich geistig und körperlich reger und machen sich weniger Sorgen. Dass der Körper von Menschen, die regelmäßig über mehrere Wochen ein Entspannungsverfahren angewendet haben, gelassener auf experimentelle Stressreize reagiert, konnte wissenschaftlich gezeigt werden.

Achtsamkeit bedeutet nicht nur, auf sich acht zu geben. Es meint eine meditative Haltung, durch die Sie das Hier und Jetzt wahrnehmen und im Moment nicht an Vergangenheit und Zukunft denken, sondern, in der Sie sich selbst und Ihrer Umwelt liebevoll begegnen.

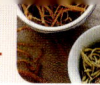
Die Entspannungsantwort

Der Kardiologe Herbert Benson von der Harvard Universität hat viele dieser Aspekte in der Mind-Body-Medizin (MBM) zusammengefasst, der amerikanischen Weiterentwicklung der deutschen Ordnungstherapie. Die National Institutes of Health (NIH) fassen unter diesem Konzept Interventionen zusammen, »die eine Vielzahl verschiedenster Techniken nutzen, um mithilfe des Bewusstseins gezielt körperliche Funktionen und Symptome zu beeinflussen«. Psychische Vorgänge haben großen Einfluss auf unsere Gesundheit, und so, wie sie uns krank machen können, sind sie umgekehrt auch ein wichtiges Instrument, unsere Selbstheilungskräfte zu wecken.

Dieses Therapieprogramm kombiniert verhaltenspsychologisches Training mit viel Bewegung, gesunder Ernährung und sozialer Unterstützung. Es eignet sich zur Behandlung von Krankheiten, zur Vorsorge und Gesunderhaltung. Im Zentrum seiner Strategie steht das Erlernen der Fähigkeit, die Stressreaktion des Körpers zu neutralisieren: Der Körper reagiert mit einer Entspannungsantwort.

Wie ich bereits weiter vorn in diesem Kapitel ausgeführt habe, drückt sich Entspannung ebenso wie Stress in einer Vielzahl biochemischer Reaktionen im Organismus aus. Eine wichtige Rolle spielt dabei auch körpereigenes Stickoxid, das in den Gefäßwänden je nach körperlichem Wohlbefinden in unterschiedlichen Konzentrationen gebildet und auch wieder abgebaut wird. Es führt im Organismus zur Freisetzung anderer Botenstoffe, der sogenannten Cannabinoide. Erhöht sich deren Konzentration im Nervensystem, senkt das in der Folge Blutdruck und Pulsschlag und schützt vor nervlicher Überlastung. Auch die Inhaltsstoffe von Hanf (Cannabis, Haschisch) haben diese entspannende Wirkung, weshalb die Pflanze seit Jahrtausenden in der Volksmedizin und seit einigen Jahren auch wieder in der Krebsmedizin zur Behandlung von Übelkeit und Schmerzen zum Einsatz kommt. In höheren Dosen jedoch bringen diese Wirkstoffe das Immun- und Herz-Kreislauf-System durch-

Wassertherapien

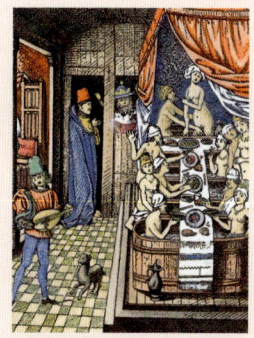

Die heilsame Wirkung des Wassers – auch als Dampf, Tee, feuchte Hitze (Sauna) oder Eispackungen sowie in ihren hygienischen Aspekten – ist bereits seit vielen Jahrhunderten bekannt (rechts eine mittelalterliche Badestube). Spannend sind einige Ähnlichkeiten zwischen den Bahnen der Kneipp'schen Güsse und den Meridianen der Traditionellen Chinesischen Medizin. Möglicherweise gibt es Parallelen in der angestrebten Reizwirkung. Chinesische Ärzte entdecken gerade den deutschen Wasserpfarrer.

einander, außerdem schädigen sie langfristig auch die Nervenzellen. Das erklärt auch, warum regelmäßige Haschisch-Konsumenten Probleme mit ihrem Gedächtnis bekommen.

Entspannung durch Meditation, konnte eine Studie der Arbeitsgruppe um Herbert Benson zeigen, erhöht den Anteil an körpereigenen Cannabinoiden. Sie reduziert den Muskeltonus, lässt das Herz langsamer schlagen und verbessert auch seine Fähigkeit, sich Belastungen anzupassen (Herzfrequenzvariablität). Gleichzeitig sinkt der Blutdruck, der Organismus verbraucht weniger Sauerstoff und der Stickoxidgehalt im Nervensystem steigt. Bei Personen, die meditieren, zeigen Hirnstrommessungen, ändern sich die Frequenzen des Gehirns. Es arbeitet dann vermehrt mit Wellen, die ein Nebeneinander von tiefer Entspannung und Wachheit ermöglichen.

Meditation fördert die Selbstregulation

Studien belegen, dass Entspannung und Meditation bei vielen Krankheiten positiv wirken. Häufig kann der sogenannte »Drehtüreffekt« chronischer Erkrankungen unterbrochen werden. Den Patienten gelingt es, aus der Negativspirale »Symptome – Medikamente – Nebenwirkungen – neue Symptome« auszubrechen. Nachgewiesen ist ein positiver Effekt bei koronarer Herzerkrankung, chronisch entzündlicher Darmerkrankung, rheumatischen Leiden, chronischen Schmerzen, Migräne und Kopfweh, Fibromyalgie sowie begleitend zur Brustkrebstherapie.

Die Kraft der Gedanken kann krank machende äußere und innere Einflüsse wie mit einem Schild abwehren. Ob das funktioniert, hängt davon ab, wie viel Eigenkompetenz man sich erarbeitet.

Die Kraft der Gedanken kann dabei helfen, krank machende äußere und innere Einflüsse wie mit einem Schild abzuwehren. Ob diese »Autoregulation« funktioniert, hängt davon ab, wie viel »Eigenkompetenz« Menschen besitzen – das heißt, ob sie bereit sind, die Verantwortung für sich selbst zu übernehmen, sich selbst richtig wahrzunehmen, ihre Beziehung zu ihrer Umwelt zu überprüfen, und sich dann auch selbst annehmen zu können. Diese Fähigkeiten sind in der Bevölkerung ganz unterschiedlich verteilt, aber man kann sie lernen.

Kompetenz für sich selbst

Die Mind-Body-Medizin ist ein wichtiges Bindeglied in der Integrativen Medizin, denn sie fördert und fordert eine aktive Rolle des Patienten, wie sie Voraussetzung ist für die ganzheitlich ausgerichteten Therapiesysteme der klassischen Naturheilkunde oder TCM. Gleichzeitig lassen sich ihre Effekte biochemisch nachweisen und deshalb gezielt zur Linderung einzelner Symptome einsetzen – das unterstützt auch schulmedizinische Behandlungsansätze. Und die Mind-Body-Medizin eignet sich hervorragend, um die »Compliance« der Patienten zu verbessern. Sie ist eine nachhaltige Medizin, denn sie reicht weit über den Zeitraum einer konventionellen Therapie hinaus. Sie fördert die Selbstwahrnehmung und die Erkenntnis, dass die Betroffenen etwas an ihren Lebensumständen ändern müssen, wenn sie gesund werden oder bleiben wollen. Oder anders formuliert: Sie können durch Ihr eigenes Zutun den Krankheitsverlauf positiv beeinflussen.

Vertrauensvoller Umgang

Denn wie beim Gedankentraining legt die Mind-Body-Medizin den Fokus stets auf die gesund machenden Ressourcen des Menschen anstatt auf die Krankheitsauslöser. Das funktioniert nur, wenn die Therapieansätze auf die individuellen Lebensumstände der Patienten abgestimmt sind – standardisierte Verfahren wie in der Schulmedizin helfen hier nicht weiter. Das Verhältnis zwischen Behandlern – Ärzten, Therapeuten, Pflege – und dem Kranken ist nicht hierarchisch, sondern sollte vertrauensvoll und partnerschaftlich sein. Dann können die Patienten die Erfahrung machen, dass nicht nur die Medizin, sondern auch sie selbst auf ihre Symptome einwirken können – zum Beispiel Schmerz durch eine Atemmeditation reduzieren.

Besonders gut funktionieren solche Lerneffekte in einer Gruppe. In unserer Essener Klinik haben wir neben verschiedenen Gruppensitzungen während des Krankenhausaufenthalts auch eine Tagesklinik etabliert. Ein Teil der Patienten erhält dort in den Wochen nach dem Aufenthalt auf der Station ein intensives Schulungsprogramm für eine langfristige Lebensstilveränderung. Denn um die Selbstheilungskräfte dauerhaft zu stärken, muss eine Therapie in den Alltag integriert werden können. Dabei hilft tägliche Übung. Die Teilnehmer erhalten Hausaufgaben, die in den wöchentlichen Sitzungen besprochen werden. Hier geht es auch um Fragen wie: Was tun, wenn der Ehemann die Vollwertkost nicht akzeptiert oder die Betriebskantine nur fette Kost anbietet? Wie lässt sich ausreichend Bewegung in den individuellen Alltag integrieren? Oder: Wie kann ich trotz meiner Schmerzen wieder Anschluss finden?

Nicht aushalten – durchhalten!

Zu der Frage, wie Menschen ihren Lebensstil erfolgreich verändern können, gibt es Beobachtungen. Danach durchlaufen Menschen, die vor dieser Herausforderung stehen, ähnliche Stadien: Zunächst schieben sie die Vorstellung weit von sich, ihre Gewohnheiten ändern zu können (»Ich rauche gern!«). Zu viele Sachzwänge scheinen dem entgegenzustehen, und sie haben auch Angst, von ihrer Familie oder Freunden ausgelacht oder sogar ausgeschlossen zu werden, wenn sie zum Beispiel anders essen wollen.

Danach, wenn der Druck der Beschwerden immer größer wird, nehmen sich die Betroffenen nun ernsthaft vor, etwas zu unternehmen – bald, innerhalb der nächsten sechs Monate. Allerdings dauert das – statistisch gesehen – im Schnitt zwei Jahre (!), bis es wirklich so weit ist. Darauf folgt eine Phase der Vorbereitung: Jetzt hat man schon die Zahl der Zigaretten reduziert oder ein Fitnessstudio ausgesucht und gebucht, aber man fühlt sich dabei noch fremd in seiner Haut. Endlich kommt das Handeln: viele Schritte gleichzeitig, die zu einem neuen Leben führen sollen. Diese Phase bringt die meisten Fortschritte, ist aber auch gleichzeitig die am wenigsten stabile, weil man sich schnell übernimmt. Achtung: Rückfallrisiko! Wenn Sie auch diesen Abschnitt durchgestanden haben, dann ist die Chance groß, dass Sie bis zu fünf Jahre lang Ihre guten Vorsätze umsetzen und für sich fruchtbar machen!

Lebensstilveränderungen lohnen sich nicht erst in weiter Ferne: Sie schützen schon nach wenigen Monaten, zum Beispiel vor Krebs. Gerade bei genetisch vorbelasteten Menschen sind Lebensstilveränderungen besonders wirkungsvoll.

Dass sich Lebensstilveränderungen nicht erst in weiter Ferne, sondern sofort lohnen, zeigt zum Beispiel eine Pilotstudie über den Zusammenhang von Genfaktoren und Umwelt: Bei Patienten, die eine Operation wegen ihres nur langsam wachsenden Prostatakrebses ablehnten und stattdessen ihre Ernährung umstellten und insgesamt gesünder lebten, veränderte sich die Ribonukleinsäure (RNA), diejenige Substanz in der Zelle, die für das Aktivieren von Genfunktionen zuständig ist. Das Ergebnis: Bei Personen, die ihren Lebensstil änderten, wurden bereits nach drei Monaten weniger Krebsgene und dafür mehr Reparaturgene angeschaltet.[11]

Dass schlechte Gewohnheiten »erblich«, also unabänderlich sind, kann künftig auch keine Ausrede mehr sein, denn gerade bei genetisch vorbelasteten Personen, zeigen Studien, sind Veränderungen des Lebensstils besonders wirkungsvoll.[10]

10, 11: siehe Literatur Seite 272.

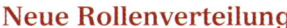

Neue Rollenverteilung

In unserem Medizinsystem wird den Patienten üblicherweise mitgeteilt, was sie brauchen und was sie tun müssen. Das ist bei akuten Erkrankungen häufig notwendig. Doch bei chronischen Zuständen, bei denen es oft nicht »die eine« richtige Antwort gibt, ist es wirkungsvoller, wenn wir die Sichtweisen des Betroffenen erkunden und einen echten Dialog mit ihm suchen. Wenn wir, wie im Medizinbetrieb meist üblich, unseren Gedankenprozess auf einen kleinen Bereich reduzieren oder unsere Zeit mit den Patienten beschränken, werden wir die Informationen, die wir vom Patienten für ein langfristiges Therapiekonzept benötigen, nicht erhalten.

Wissen und Erfahrung, aber auch Einfühlungsvermögen und energetische Faktoren führen zu dem, was wir intuitiv entscheiden: Viele Leben wurden dadurch gerettet, dass ein wacher Arzt einen Patienten gegen alle Befunde stationär einwies, und sich der atypische Brustschmerz dann doch als versteckter Infarkt herausstellte. Jeder Arzt kennt die ärztliche Intuition, diese subtilen Energien, die wir nur spüren und noch nicht erklären können. Sie basieren auf unserer Fähigkeit, auch nichtlineare Prozesse wahrzunehmen und unbewusst zu interpretieren. Nur die wenigsten meiner Kollegen sprechen darüber, weil sie fürchten, dann als unwissenschaftlich zu gelten.

Mit seinen fünf Sinnen zu arbeiten, das ist den meisten Ärzten abhandengekommen. Aber es bringt ganz andere Erkenntnisse als Laborwerte.

Mit unseren fünf Sinnen zu arbeiten – das wird im Prozess der medizinischen Entscheidungsfindung allzu oft gebremst, weil es ohne rationale Begründung und unabhängig vom linearen Denken abläuft. Leben spielt sich aber nicht geradlinig ab. Deshalb kann jeder Arzt sein wissenschaftlich fundiertes Wissen um wertvolle Erfahrungen bereichern, wenn er keine Angst vor Empathie hat. Dann kann er zusätzlich innere Selbstheilungskräfte aktivieren.

Chance für die Schulmedizin

Wie ein Fisch im Wasser sind wir in die Welt, sind unsere Organe in das sie umgebende Milieu eingebettet. So wie für das Überleben der Fische die Qualität des Wassers entscheidend ist, können krank machende Faktoren in unserem Körper nach einer gewissen Zeit Schäden anrichten. Lebenswichtige Organe wie Herz, Leber oder Nieren erkranken nicht von heute auf morgen. Sie tun das häufig erst, wenn der Organismus seine Regulationskraft verliert. Nicht jeder, der mit

Traditionelle Chinesische Medizin

Mythen und Metaphern

Was wir im Westen als Traditionelle Chinesische Medizin (TCM) kennen, sind nur Teile der historischen Heilkunst, die seit dem 2. Jahrhundert v. Chr. überliefert ist. In der Neuzeit ging dieses Wissen nach und nach verloren, bis Mao es als Teil der »Barfußmedizin« für die Bevölkerung auf dem Land wiederbeleben ließ. Im modernen China wird die TCM meist »integrativ« angewendet: in Kombination mit der westlichen Schulmedizin. Der Kern der TCM sind Heilkräuter, die auch als Bestandteil einer komplexen Ernährungslehre eingesetzt werden.

Geheimnisvolles Qi

Im Westen bekannt ist vor allem die Akupunktur. Vermutlich passte die Akupunktur am ehesten in das europäisch-amerikanische Körperbild, das Physiologie häufig mit mechanischen Modellen erklärt. Das chinesische »Qi« wird im Westen häufig mit »Energie« gleichgesetzt, hat aber kein entsprechendes physikalisches Äquivalent. Man muss es eher als Metapher verstehen, als Bild für eine Form der Regulationsmedizin. Beschreiben lässt sich die TCM als eine Art Bestandsaufnahme von Vorräten (Qi, Essenz), die im Körper produziert und verbreitet werden. Die Diagnostik zielt darauf ab, festzustellen, ob genug produziert wird und angemessen verteilt wird. Die Nadelung der Akupunkturpunkte bewirkt nach dieser Vorstellung, dass Blockaden des Qi aufgelöst werden und das Gleichgewicht von Yin und Yang, der gegensätzlichen Prinzipien des Seins, wieder zustande kommt. Nach traditioneller Sicht führt eine gute Qualität des Qi dazu, dass Geist und Gefühle stabil und harmonisch sind, was sich in körperlicher Gesundheit ausdrückt.

Die Yin-und-Yang-Lehre besagt, dass allen Erscheinungen dieser Welt ein polares Prinzip zugrunde liegt, das entgegengesetzte und sich ergänzende Aspekte wie Tag und Nacht, Licht und Schatten, Hitze und Kälte in sich vereint. Yin und Yang sind ihrem Wesen nach immer als dynamisch-rhythmische Prinzipien zu verstehen: Zu keinem Zeitpunkt existiert ein absolutes Yin oder ein absolutes Yang. Beide sind stofflich wie energetisch aufeinander angewiesen. Diese Vorstellung deckt sich mit modernen Konzepten der Homöodynamik, die davon ausgehen, dass Leben ein permanenter Anpassungsprozess an sich dynamisch verändernde Umstände ist (siehe Seite 73), vermittelt über Regelkreise, die sich im Idealfall die Waage halten.[2] Weil ihre Wirkung nicht nur lokal ist, sondern über Nervenleitungen bis ins Gehirn reicht, können chinesische Therapien wie die Bewegungslehre Qigong oder die Gua-Sha-Massage (siehe Seite 262) sogar Glücksgefühle auslösen.

Nicht punktgenau

Der jüngste Stand der Forschung spricht dafür, dass bei der Akupunktur nur wenige der über 1000 Einstichstellen wirklich punktgenau funktionieren. Kontrollierte Studien bei Schmerzen zeigen, dass die Akupunktur auch an »falschen« Stellen Behandlungserfolge hat. Eine Erklärung dafür ist, dass die Stimulation der Haut über ihre lokale Bedeutung hinaus ein komplexes Reizmuster an das Gehirn liefert. Die Akupunktur regt die Selbststeuerung des Organismus an, anstatt reale Energie freizusetzen. Kein Wunder, dass die geheimnisvolle Kraft Qi von Wissenschaftlern auch nie gefunden werden konnte.

2: siehe Literatur Seite 272.

einem Bakterium oder Virus in Kontakt kam oder der die genetischen Grundlagen für eine Erkrankung in sich trägt, wird krank. Chronischer Stress spielt dabei eine entscheidende Rolle.

Auf Stressreize, seien sie nun positiv oder negativ, antwortet der Körper immer als Ganzes. Ist der Regulationsmechanismus in irgendeiner Weise gestört, kommt es zu akuten Allgemeinsymptomen wie zum Beispiel Fieber, Durchfall, Verstopfung, Müdigkeit, Hautausschlag oder Husten. Jeder Mensch reagiert individuell. Eine belastende Situation erzeugt bei dem einen Asthma, beim zweiten Kopfschmerzen und führt beim dritten zu rheumatischen Beschwerden. Jeder hat seine eigene Sollbruchstelle.

Naturheilkundliche Verfahren beseitigen solche Symptome häufig nicht sofort, manchmal verschlimmern sie sich sogar zunächst. Das liegt häufig daran, dass sie an einem ganz anderen Punkt angreifen: Sie aktivieren die Selbstheilungskräfte, indem sie die Regulationsmechanismen des Organismus stärken.

Die Stärke der Integrativen Medizin liegt nun gerade darin, dass sie die enorme Schlagkraft der Schulmedizin, was die Bekämpfung akuter Krankheiten und Symptome angeht, mit den zwar sanften, aber nachhaltigen Potenzialen anderer Medizinsysteme kombiniert – und so speziell die Selbstheilungskräfte fördert. Die Chance – auch für die Schulmedizin – liegt darin, dass die Patienten dabei ihren eigenen, ganz individuellen und ihren Möglichkeiten gemäßen Ansatzpunkt finden, selbst etwas zu ihrer Gesundheit beizutragen. Es macht schließlich auch jede schulmedizinische Therapie effizienter, wenn die Betroffenen darauf vertrauen, dass sie selbst, mit der Hilfe der Medizin, etwas bewegen können und sich sagen: »Ich kann!«

Strategien für das Gesundheitssystem

Wie kann etwas, das uralt ist, eine große Zukunft haben? Wenn Sie mein Buch bis zu diesem Punkt gelesen haben, verstehen Sie sicher, dass es bei der Integrativen Medizin um mehr geht als bloß um »sanftere« Methoden. Es geht um eine neue Sichtweise der Medizin, um ein anderes Verständnis von Gesundheit, um ein erweitertes Rollenbild von Arzt und Patient.

Die traditionellen Heilverfahren, die auf jahrtausendealter Erfahrung beruhen, haben bei Weitem nicht die Schlagkraft der modernen Medizin, um Infektionen zu bekämpfen oder einen akuten Notfall wie einen Herzinfarkt zu behandeln. Aber in ihnen liegt ein Wissen, das etwas schafft, was der modernen Medizin selten gelingt: Sie berühren das Lebendige im Menschen, seine Lebenskraft.

Das aber ist notwendig, um eine große Herausforderung der modernen Gesellschaft zu meistern: das steigende Lebensalter mit seiner Vielzahl chronischer Krankheiten.

Neue Herausforderungen

Die Zahl dieser Patienten hat in den vergangenen Jahren sprunghaft zugenommen: Sie werden gegen eine Krankheit behandelt, es treten Nebenwirkungen auf, ohne dass das ursprüngliche Leiden wirklich behoben werden konnte. Gegen diese erhalten sie neue Medikamente, die wiederum unerwünschte Folgen haben – eine endlose Spirale von Wechselwirkungen. Das ist der Fluch der symptomorientierten und deshalb auch zunehmend spezialisierten Medizin – dass es niemand mehr gibt, weder Arzt noch Patient, der Ursache und Wirkung noch unterscheiden kann. Schätzungen zufolge muss deshalb etwa bei einem Drittel aller Patienten die Medikamentendosis reduziert werden, ein Wirkstoff abgesetzt oder eine neue Therapie zur Behandlung von Nebenwirkungen begonnen werden.

Es geht auch darum, die Entstehung neuer chronischer Krankheiten zu verhindern, die durch unseren Lebensstil bedingt sind: Die Welle des chronischen Übergewichts, die schon bei Kindern und Jugendlichen ansetzt, führt zu einer bisher ungekannten Folgelast an Krankheit und Elend. Bluthochdruck, Herzkrankheiten, Diabetes und Krebs sind nur einige der Konsequenzen, auf die wir uns für die Zukunft einstellen müssen. Um diese Situation zu ändern – die zudem unendlich große finanzielle Ressourcen des Gesundheitssystems beansprucht, ohne zu einer befriedigenden Lösung zu kommen – müssen die Potenziale der symptomorientierten Medizin mit dem Erfahrungswissen der traditionellen Heilkunde zu einem neuen Paradigma verwoben werden. Ein Entweder-Oder hilft hier nicht mehr weiter. Gefragt ist stattdessen ein Miteinander, die Verbindung von Soforthilfe mit langfristiger Umstimmung und die vertrauensvolle Zusammenarbeit von Arzt und Patient.

Es geht nicht mehr um ein Entweder-Oder. Es geht um ein Miteinander, um die Verbindung von Soforthilfe mit langfristiger Umstimmung, um die Zusammenarbeit von Arzt und Patient.

Einer wissenschaftlichen Überprüfung haben sich beide Heilsysteme zu stellen, und da gibt es sowohl bei der Schulmedizin als auch bei den Verfahren des traditionellen Erfahrungswissens noch viele Wissenslücken: Nur 23 Prozent der schulmedizinischen Therapien erfüllen tatsächlich die strengen Kriterien der modernen beweisorientierten *(evidence-based)* Medizin. Dagegen betont das amerikanische National Center for Complementary and Alternative Medicine (NCCAM) immer wieder den hohen Standard der deutschen Pflanzenheilkunde.

Den Kreis erweitern

Viele medizinische Disziplinen können von einem integrativen Ansatz profitieren: die Kinderheilkunde zum Beispiel, die immer wieder vor dem Problem steht, dass zu wenige Medikamente auf ihre Wirkung an den kleinen Patienten untersucht werden. Viele Kinderärzte bewegen sich auf einem nicht geprüften Terrain, wenn sie Arzneimittel verschreiben müssen, die eigentlich nur an Erwachsenen erprobt und zugelassen wurden. Naturheilverfahren haben nicht nur weniger Nebenwirkungen. Sie beeinträchtigen auch nicht das in diesem Alter noch besonders sensible Abwehrsystem, das sich noch im Aufbau befindet. So kann bei Atemwegsinfekten zum Beispiel durch frühzeitiges Behandeln mit ätherischen Ölen in kindgerechter Dosierung, verschiedenen Wickeln, Einreibungen und Kräutertees eine durch Viren verursachte Erkältung verbessert werden, bevor sich zusätzlich ein bakterieller Infekt aufpfropft, der dann mit Antibiotika behandelt werden müsste.

Die Integrative Medizin kann überall da ihr Potenzial beweisen, wo Probleme durch Störungen der Selbstregulation des Körpers entstehen – und das ist sehr häufig der Fall. Nehmen Sie die Gynäkologie und die vielen Fälle, wo Frauen sich ein Kind wünschen. Zwar sind die Fruchtbarkeitstechnologien inzwischen weit entwickelt, und es ist längst möglich, durch In-vitro-Fertilisation, Samenselektion oder sogar Einführen des Samens in die Eizelle Kinder zu zeugen. Doch das ist ein kostspieliger und sehr belastender Vorgang. Oft ist Frauen jedoch schon geholfen, wenn es gelingt, bei ihnen Stress abzubauen und ihre hormonellen Kreisläufe wieder zu harmonisieren.

Verspannungen durch Stress und seelisches Ungleichgewicht sind auch eine häufige Ursache von Rückenschmerzen. Die Orthopädie könnte entscheidend davon profitieren, wenn sie ihr mechanistisches Körpermodell durch ein erweitertes Verständnis des Organismus ersetzen würde. Bei einem Bandscheibenvorfall zum Beispiel geht es nicht nur darum, dass ein Teil der Bandscheibe reißt und der austretende Gallertkern auf den Nervenkanal drückt. Häufig werden Instabilitäten erst durch eine andauernd hohe Muskelspannung und dadurch ausgelöste Minderversorgung der Bandscheiben mit Nährstoffen erzeugt. Erst wenn diese lange andauern und nicht gelöst werden, kommt es zu größeren Schäden. Die Osteopathie zeigt auf beeindruckende Weise, welche Wechselwirkungen zwischen Muskeln, Bindegewebe, inneren Organen und dem Skelett bestehen.

> *Die Integrative Medizin kann überall da ihr Potenzial beweisen, wo Probleme durch Störungen der Selbstregulation des Körpers entstehen – und das ist sehr häufig der Fall.*

Auch die Geriatrie könnte viele der typischen Komplikationen, die im höheren Lebensalter durch Wechselwirkungen von hohen Medikamentendosen entstehen, verhindern, wenn sie verstärkt Naturheilverfahren einbezöge. Alzheimer und Demenz, zeigen Studien, können durch rechtzeitige Lebensstiländerungen zumindest hinausgezögert werden. Die Psychiatrie könnte darüber hinaus bei einem Großteil der depressiven Krankheitsbilder, den leichten bis mittelschweren, von ergänzenden Naturheilverfahren profitieren. Die Onkologie hätte die Chance, die Nebenwirkungen von Chemotherapie und Bestrahlung zu lindern und die geschwächte Immunabwehr wieder aufzubauen. In der Dermatologie bietet sich der Zusammenhang zwischen Nervensystem, Darm und Haut an, über stressmindernde Verfahren kombiniert mit gesunder Ernährung allergische Reaktionen und Hauterkrankungen abzumildern.

Mehr Forschung

Wenn die Integrative Medizin breiteren Raum im Gesundheitswesen erobert, kommt der Allgemeinmedizin – Ihrem Hausarzt – eine besondere Rolle zu. Anstatt den Part des viel zitierten »Lotsen« zu übernehmen, der ihm von der Politik zugedacht ist, um die Nachfragen nach fachärztlicher Beratung zu kanalisieren, könnte Ihr Hausarzt zu Ihrem Gesundheits-Coach werden. Er würde zu einem wichtigen Partner, auch wenn es um die Möglichkeiten der Selbstbehandlung oder der Stärkung der Selbstheilungskräfte – unter ärztlicher Aufsicht – geht. Im Moment bekommt er das schlichtweg nicht bezahlt, deshalb muss er stattdessen nach schnellen, zumeist medikamentösen Lösungen für Ihre Probleme suchen.

Die Integrative Medizin könnte das ändern, allerdings braucht sie, um weitere Anerkennung zu erzielen, Forschungsmittel. Für die Pharmaindustrie, ein wichtiger Geldgeber wissenschaftlicher Forschung, sind Projekte in diesem Bereich selten interessant, weil sie wenig Gewinn versprechen, unter anderem, weil natürliche Substanzen nicht patentiert und kommerziell geschützt werden können. Umso wichtiger wäre es, naturheilkundliche Projekte durch staatliche Förderung zu unterstützen, wie das in den USA, in Großbritannien und Kanada, in Norwegen, Österreich und der Schweiz geschieht. In Deutschland jedoch fließt nur etwa ein Tausendstel der medizinischen Fördersummen der Deutschen Forschungsgemeinschaft (DFG) an naturheilkundliche Vorhaben, obwohl viele Umfragen zeigen, wie groß das Interesse der Bevölkerung daran ist.

Aufstand der Patienten

Die hohe Rate an mangelnder »Compliance«, was die Einnahme von Medikamenten angeht, die Verweigerung medizinischer Therapien durch viele Patienten, wird vielleicht bald genauso zu einer Änderung der Situation führen wie der steigende Kostendruck. Das Gesundheitssystem lagert immer mehr Verantwortung an die Patienten aus. Das heißt nicht nur, dass wir gezielt Methoden anwenden, um unsere Selbstheilungskräfte zu stärken. Das heißt auch, dass wir bereit sein müssen, für unsere Gesundheit mehr Geld auszugeben.

Jede Krankheit hat eine Geschichte. Wie ein Fisch im Wasser sind unsere Organe in das sie umgebende Milieu eingebettet. So wie für das Überleben der Fische die Qualität des Wassers entscheidend ist, können Belastungen der Zellumgebung in unserem Körper nach einer gewissen Zeit zu organischen Erkrankungen führen. Lebenswichtige Organe wie Herz, Leber oder Nieren erkranken nicht von heute auf morgen. Sie werden häufig erst krank, wenn der Gesamtorganismus nicht mehr reguliert werden kann. Doch jeder Organismus ist anders und reagiert anders: Der gleiche Störfaktor kann die unterschiedlichsten Krankheiten auslösen.

Um diesen Negativkreislauf gezielt zu unterbrechen, orientiert sich die Naturheilkunde an den individuellen Bedürfnissen und Lebenslagen der Patienten. Deshalb werden ihre Therapien nie in vollem Umfang von den Krankenversicherungen, die sich an maximaler Effizienz, gemessen am Durchschnitt der Bevölkerung, orientieren müssen, finanziert werden können. Die Überlegung, »wenn es die Kasse nicht zahlt, mache ich es nicht«, ist längst nicht mehr zeitgemäß. Ihre Gesundheit sollte Ihnen mehr wert sein.

Worum geht es also?

Es geht darum, die Eigenverantwortlichkeit des Patienten zu fördern und sie auch entsprechend zu belohnen – zum Beispiel durch gesenkte Tarife der Kassen. Erste Initiativen dieser Art gibt es bereits: Die Krankenkassen sind wichtige Akteure im Gesundheitssystem, weil sie die Honorierung von ärztlichen Leistungen steuern. Sobald sie (qualitätsgesicherte) naturheilkundliche Leistungen angemessen honorieren, werden diese in der Praxis auch durchgeführt werden. Das könnte viel Geld einsparen. An diesem Punkt müssen wir weitere Überzeugungsarbeit leisten. Ganz zentral dabei ist der Umgang mit medizinischer Diagnostik.

Sobald die Krankenkassen (qualitätsgesicherte) naturheilkundliche Leistungen angemessen honorieren, werden diese in der Praxis auch durchgeführt werden.

Häufig ist sie nicht in diesem Maße notwendig und dient vor allem der juristischen Absicherung des Arztes. Viele der Patienten, die in unsere Klinik kommen, bringen Röntgenaufnahmen mit, die den Wert eines Kleinwagens habe, ohne dass die Durchführung der Untersuchungen wesentlich zur Besserung der Beschwerden beigetragen hat. Einige Krankenversicherungen haben das erkannt und führen mit uns Projekte durch, bei denen Diagnostik und Behandlungspfade zur rationellen Versorgung unter Integration naturheilkundlicher Verfahren entwickelt werden.

Ein weiterer zentraler Punkt ist die Ausbildung der Ärzte. Der Bedarf an naturheilkundlich gut ausgebildeten Ärzten wird immer größer. Ich halte es deshalb für besonders wichtig, dass dieses Wissen bereits im Studium vermittelt wird. Gesundheitsberufe werden dabei zunehmend multiprofessionell organisiert werden: Neben Ärzten müssen auch Ordnungs- und Physiotherapeuten sowie die Pflege in die Behandlung einbezogen werden. In der modernen Medizin sind manuelle Untersuchungs- und Behandlungsmethoden in den Hintergrund getreten. Gerade aber die Berührung bringt einen wichtigen diagnostischen Informationsgewinn.

Besser leben

Vieles, was zur Integrativen Medizin gehört, hat Teile der Gesellschaft bereits erobert. Zum Beispiel Bewegung: Morgens sind die Parks voll von Joggern, doch jeder Zweite, zeigte eine Studie der Sporthochschule Köln, überlastet dabei Herz, Muskeln und Gelenke. Oder Yoga: Die Übungen fehlen in keiner Frauenzeitschrift – nur Männer machen um das altindische Kriegertraining noch immer einen weiten Bogen.

Was ist mit gesunder Ernährung? Bio-Lebensmittel erobern einen steigenden Anteil in den Supermärkten. Der bewusste Umgang mit Fleisch gehört zum guten Ton. Der größte Teil der Mahlzeiten wird jedoch im Alltag in Kantinen und Restaurants eingenommen – und dort ist gesundes Essen immer noch Mangelware.

Das Faszinierende an der Mind-Body-Medizin und der Naturheilkunde ist dabei, dass sie auch die Kraft und Begeisterung zur Veränderung vermitteln.

Stressbewältigung – daran fehlt es bei uns im Alltag am meisten. Kommunikations- und Verkehrstechnik haben dazu geführt, dass auf unserem Planeten rund um die Uhr produziert und konsumiert wird. Das hat die Rhythmen des Alltags aufgelöst und unsere Belastungen vergrößert.

Während Kneipp-Verfahren zu Unrecht als Seniorenmedizin gelten, könnte die moderne Variante der Ordnungstherapie, die Mind-Body-Medizin, auch eine junge Klientel erobern. Denn selbst Schüler kämpfen schon mit Leistungsdruck und fehlender Orientierung. Meditation und Bewegung können ihnen einen viel nachhaltigeren »Kick« verschaffen als Alkohol und Ecstasy – wenn sie zum Beispiel in Schulen und Sportvereinen damit vertraut gemacht werden.

Das Faszinierende an der Mind-Body-Medizin und der Naturheilkunde ist dabei, dass sie nicht nur vorgeben, was im Prinzip gesund wäre, sondern auch die Kraft und Begeisterung zur Veränderung vermitteln und damit zur Heilung beitragen. Damit auch Sie bald sagen können: »Ich kann!«

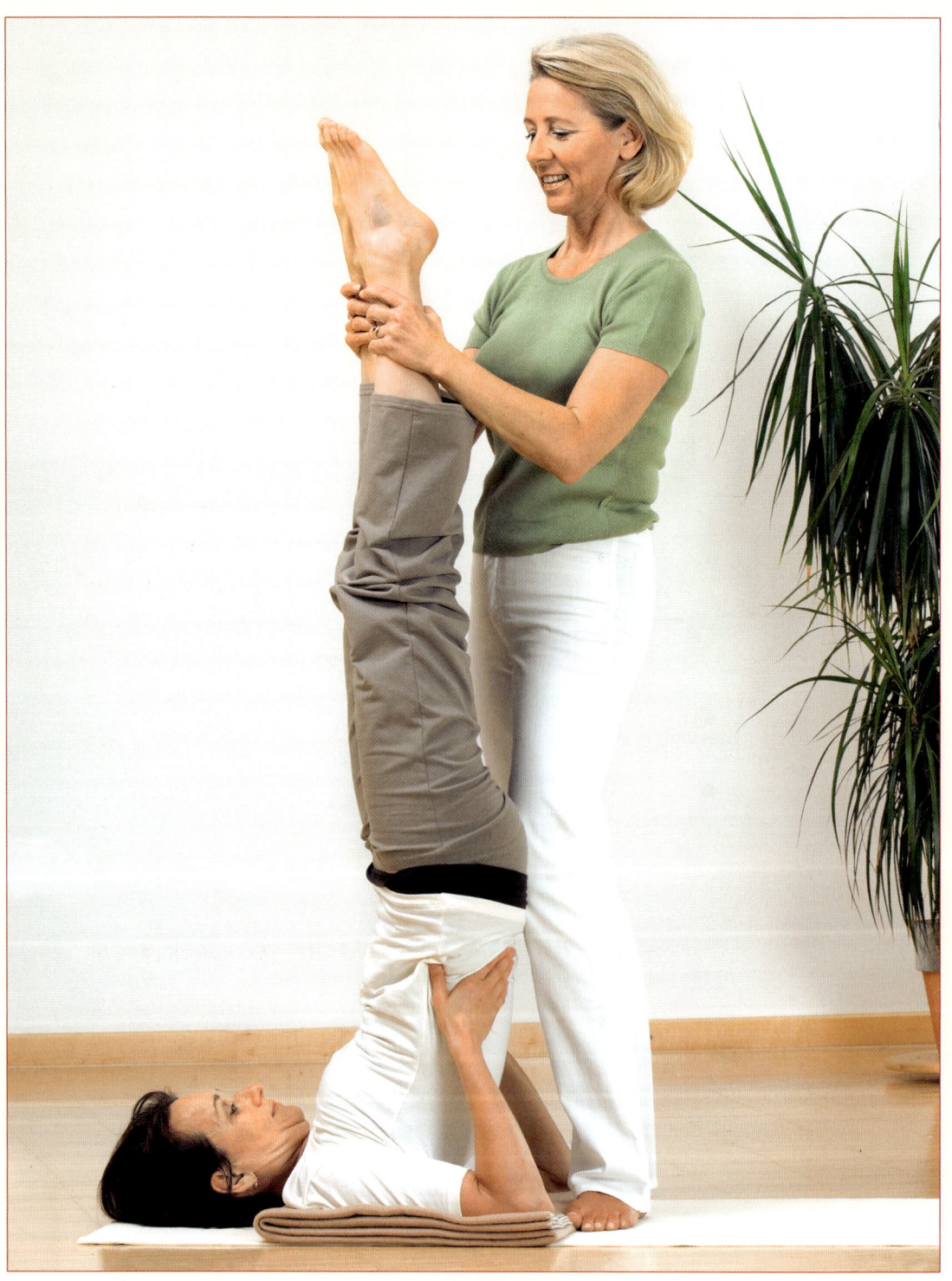

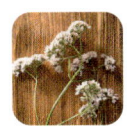

Symptome akut lindern, Selbstheilungskräfte stärken

Ob bei Asthma, Rückenschmerzen oder Migräne – viele der chronischen Krankheiten können Sie mit Naturheilverfahren selbst erfolgreich beeinflussen. Sie helfen nicht nur bei akuten Symptomen, sondern leiten vor allem auch nach und nach eine Umstimmung des Körpers ein. In der Folge kann die Tabletten-dosis reduziert werden, und die Vitalität steigt. Besonders wich-tig ist auch, dass Sie lernen, Ihre Selbstwahrnehmung zu stärken und zu erkennen, unter welchen Bedingungen die Beschwerden auftreten. Lesen Sie hier, was Sie zu Hause für sich tun können.

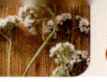

Asthma

Zu den häufigsten chronischen Erkrankungen gehört das Asthma bronchiale. Von dieser chronischen Entzündung der Atemwege sind hierzulande immerhin 5 Prozent der Erwachsenen (vor allem Frauen) betroffen, und sogar jedes zehnte Kind leidet darunter. Ihre Schleimhaut reagiert überempfindlich auf bestimmte Reize wie Tierhaare oder Pollen. Sie schwillt daraufhin an, und die Bronchien produzieren zähen Schleim. Das führt letztlich zu wiederkehrenden Anfällen von Atemnot, Husten und Kurzatmigkeit. Dazwischen liegen beschwerdefreie Intervalle. Nur bei ganz schweren Verläufen treten die Atembeschwerden ständig auf.

Dennoch sterben immer wieder Menschen an Asthma, vor allem weil sie nicht rechtzeitig Medikamente zur Hand haben oder weil sie diese abgesetzt haben. Mehr als 2000 solcher Todesfälle werden pro Jahr in Deutschland registriert.

Eine Kaskade von Reaktionen im Körper

90 Prozent, also der überwiegende Teil der Asthmafälle, beruhen auf einer solchen Neigung zu allergischen Reaktionen. Hauptsächlich reagieren Asthmatiker auf Eiweißstoffe in Tierhaaren oder im Kot der Hausstaubmilbe. Wenn der Organismus in Kontakt mit ihnen kommt, bildet er Immunglobuline vom Typ E (IgE). Sie bewirken die Ausschüttung von Botenstoffen aus Mastzellen, zum Beispiel von Histamin. Diese Substanzen lassen die Schleimhäute der Bronchien anschwellen. Sie verändern die Spannung der Atemwegs-muskelzellen und lösen so die bedrohliche Verengung aus. Neben solchen Sofortreaktionen kann es auch noch 6 bis 12 Stunden nach dem Kontakt mit dem Allergen zu einer Spätreaktion kommen. Sie wird von anderen Immunglobulinen (IgG) verursacht.

Zahlreiche Auslöser

Aber auch unspezifische Reize wie Lösungsmittel, Weichmacher, eine ungewöhnliche körperliche Anstrengung oder psychische Belastungen können zu Asthma führen. In der Regel verstärken sie ein bereits ausgebildetes Krankheitsbild. Infekte durch Viren oder Bakterien sowie bestimmte Medikamente (nichtselektive Betablocker oder Acetylsalicylsäure) tragen oft ebenso zur Verschlimmerung der Symptome bei. Einige Patienten reagieren auf Histamin aus der Nahrung (z. B. in Fisch, Käse oder Rotwein) mit schwerem Asthma. Ursache ist hier keine allergische Reaktion, sondern die mangelnde Fähigkeit des Organismus, Histamin schnell genug abzubauen.

Der Teufelskreis von Reiz und Reaktionen

Allergene Reize resultieren in einer Überempfindlichkeit, die häufige Entzündungen begünstigt. Auf diese Weise schaukeln sich Reize und Reaktionen gegenseitig hoch: Je länger die Entzündungen anhalten oder je häufiger die Anfälle werden, desto mehr verdickt sich ein Teil der tiefer liegenden Zellhaut (Basalmembran) der Bronchien, während gleichzeitig für die Reinigung und Regula-

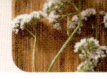

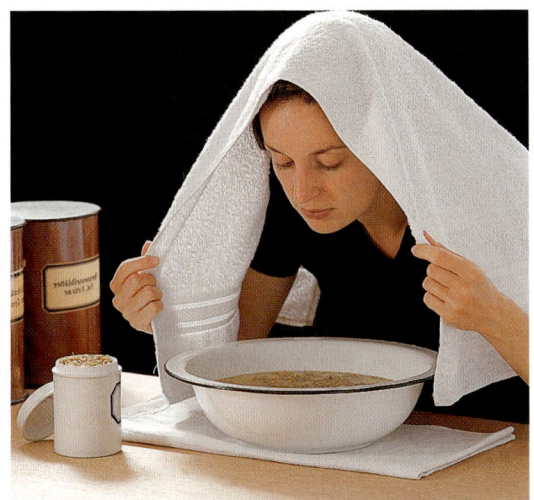

Den aufsteigenden Dampf einatmen: Inhalationen können die Behandlung unterstützen.

Die verschiedenen Therapieansätze

 ## Konventionelle Behandlung

Die asthmatischen Reaktionen des Körpers zu kontrollieren, die Symptome also in den Griff zu bekommen, ist das Ziel jeder Asthma-Therapie. Die Patienten sollen ohne Einschränkungen körperlich belastbar sein, sie sollen durchschlafen können, eine annähernd normale Lungenfunktion haben, nur selten Anfälle erleiden und schon gar keine Notfalleinsätze benötigen.

Der erste Schritt auf diesem Weg ist, die Allergieauslöser zu identifizieren und den Kontakt mit ihnen so weit wie möglich auszuschließen. Die Patienten lernen dann unter ärztlicher Anleitung, mit ihrer asthmatischen Veranlagung richtig umzugehen, also zum Beispiel keine Panik aufkommen zu lassen und sich rechtzeitig bewusst zu entspannen.

Als Medikamente werden vor allem entzündungshemmende Substanzen (Kortison) eingesetzt, die gleichzeitig das Immunsystem unterdrücken sollen. Die Hemmung der Aktivität von B- und T-Lymphozyten hat die unangenehme Nebenwirkung, dass dabei die Anfälligkeit für Infekte steigt. Wird der Wirkstoff inhaliert, kann es zudem zu Pilzbefall kommen. Außerdem werden noch Substanzen eingesetzt, die auf die Muskulatur der Bronchien einwirken, Krämpfe verhindern und die Atemwege erweitern.

Jede Asthma-Therapie orientiert sich an den Richtlinien der Deutschen Atemwegsliga (www.atemwegsliga.de/asthma.php) und muss von einem Arzt überwacht werden.

tion wichtige Zellen an ihrer Oberfläche absterben. Durch die permanente Entzündung werden die Atemwege deutlich enger. Das erschwert das Atmen und macht noch empfindlicher für Infektionen. Dieses Wechselspiel erklärt, warum Asthma sich oft ganz spontan und ohne einen festen Rhythmus meldet: Die Symptome werden längst nicht nur durch den Kontakt mit einem Allergen ausgelöst, sondern treten auch spontan und besonders gerne in den frühen Morgenstunden (zwischen 4 und 6 Uhr) auf, aber auch an nass-kalten oder nebligen Tagen oder in verrauchten Räumen.

Die Neigung zu Asthma wird wie die zu anderen allergischen Reaktionen häufig vererbt: Kinder, deren Eltern beide an allergischem Asthma leiden, werden mit einer 60- bis 80-prozentigen Wahrscheinlichkeit ebenfalls krank. Über die Jahre reagieren die Patienten in der Regel auf immer mehr Auslöser mit Asthma.

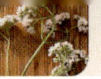

Naturheilkundlicher Ansatz

Die Naturheilkunde sieht eine Verbindung zwischen der Lunge und dem Darm, die sich während der Embryonalentwicklung aus demselben Keimblatt (Entoderm) entwickelt haben. Bei Allergikern und Asthmatikern untersucht man deshalb die Zusammensetzung der Darmbakterien (Stuhlflora). Zeigt sich ein deutliches Ungleichgewicht der verschiedenen Bakterienstämme im Darm (eine sogenannte Dysbiose), nehmen also zum Beispiel manche Bakterienstämme überhand, wird den Betroffenen häufig eine Symbioselenkung empfohlen. Dabei werden, in unterschiedlicher Reihenfolge und Zusammensetzung, Darmbakterien wie Escherichia coli oder Enterokokken lebend oder abgetötet als Kapseln, Tabletten oder Tropfen verordnet.

Traditionelle Chinesische Medizin

Im chinesischen Verständnis gibt es zwei Diagnosen für das, was der Westen »Asthma« nennt: »Xiao« (Keuchen) und »Chuan« (Atemnot). Chuan zeigt sich in dem Unbehagen, flach zu liegen, oder im Atmen mit offenem Mund. Neben asthmatischen Leiden fallen aber auch eine Lungenentzündung oder ein Emphysem unter diesen Begriff. Während Chuan verschwindet, wenn man den krank machenden Reiz abstellt, versteckt sich Xiao im Körper und kann immer wieder auftreten.

Lunge und Milz
Äußere Einflüsse wie Wetterumschwung, Anstrengung, falsche Ernährung oder emotionaler Stress führen außerdem dazu, dass im Körper versteckter Schleim aktiviert wird: Dieser verlegt die Atemwege und verursacht Luftnot. Tritt das Asthma nach stark schwächenden Krankheiten auf (bei Kindern etwa nach Masern oder Keuchhusten), ist die Ursache eine »Lungen-« und »Milz-Qi-Schwäche«, welche die Verarbeitung von Flüssigkeiten stört und auf diese Weise zu Schleim führt. Möglicherweise hat aber auch hohes Fieber die Schleimbildung verursacht, weil es die Flüssigkeiten verdampft hat.

Niere und Lunge
»Niere« und »Lunge« arbeiten nach Vorstellung der Traditionellen Chinesischen Medizin beim Atmen zusammen: Die »Lunge« kontrolliert das Aus-, die »Niere« das Einatmen. Ist die »Nieren-Energie« wesentlich geschwächt (beispielsweise durch Überarbeitung, Schlafstörungen, starke psychische Belastungen und Schockerlebnisse sowie viele oder rasch aufeinanderfolgende Geburten), so kommen nach dem Verständnis der Traditionellen Chinesischen Medizin zu den typischen Ausatemstörungen beim Asthma noch Schwierigkeiten beim Einatmen dazu.

Neben Akupunktur und Kräutern werden in der Traditionellen Chinesischen Medizin vor allem das Lungengewebe stimulierende sowie ausleitende Verfahren (dazu gehören z. B. das Schröpfen oder die Gua-Sha-Massage) eingesetzt. Bei der Stärkung des Atemflusses hilft das regelmäßige Ausüben von Qigong. Vorstellungskraft, Atmung und Körperhaltung sorgen für das Auflösen von Stauungen und Blockaden und trainieren den harmonischen Wechsel von Ein- und Ausatmen. Der Brustraum wird dabei erwärmt und geweitet.

Mein Ansatz

In meiner Zeit als Intensivmediziner habe ich immer wieder – überwiegend jüngere – Patienten behandelt, die in lebensbedrohliche Situationen gerieten, weil sie ihre Asthmamedikamente (meistens Kortison) einfach abgesetzt hatten. Einige von ihnen hatten sich stattdessen unkritisch irgendwelchen naturheilkundlichen oder alternativmedizinischen Verfahren anvertraut.[3] Es ist hier jedoch ganz wichtig, dass Sie mithilfe eines Lungenfacharztes Ihre Medikamentendosis genau einstellen und so viele Arzneien einnehmen, wie es Ihre Krankheit eben erfordert. Mittleres und schweres Asthma lassen sich nicht durch alternative Heilmethoden allein in den Griff bekommen.

Das A und O: Stress abbauen

Trotzdem können Sie selbst eine ganze Menge tun, um die Anzahl der Asthmaanfälle zu verringern, Ihre Symptome zu lindern und zusätzliche Belastungen wie beispielsweise Infektionen zu vermeiden. Dabei helfen Ihnen vor allem stressreduzierende Verfahren: Bei 15 bis 30 Prozent aller Asthma-Patienten verengen sich sofort die Bronchien, wenn ihre Nerven überreizt werden oder sie Sorgen plagen.[4] Schon häufiger Streit zwischen den Eltern, zeigen Studien, erhöht das Risiko, dass ihre Kinder Asthma entwickeln, ohne dass sie erblich vorbelastet wären. Typisch bei Kindern (empfindlich sind vor allem die Jungen)[7] ist auch, dass sie auf stressige Begebenheiten mit einem Asthmaanfall reagieren – oft folgt er sofort, doch auch nach fünf

bis sieben Wochen ist das Risiko, einen Asthmanfall zu erleiden, noch deutlich erhöht. Entspannung, Zufriedenheit und Glücksgefühle können diese negativen Folgen hingegen abpuffern und das Asthmarisiko wieder sinken lassen.[17]

Bewegung harmonisiert den Körper

Wissenschaftliche Nachweise für eine positive Wirkung von Entspannungsverfahren auf Asthma gibt es bisher für die progressive Muskelentspannung nach Jacobson sowie für Yoga (siehe Seiten 110 und 267).[5, 9, 10] Wer ungern still sitzt oder liegt, sollte Qigong ausprobieren: Die Bewegungen wie auch der Atem selbst harmonisieren den Organismus. Sinnvoll bei Asthma sind auch die verschiedenen Formen der Atemtherapie. Mich persönlich hat die »Reflektorische Atemthera-

> ### Mein Tipp
> ### Kalte Güsse
>
> Auch wenn es sich ungemütlich anhört – nach einer Weile werden Sie sie nicht mehr missen wollen, die kalten Güsse im Anschluss an die morgendliche Dusche! Ich selbst beginne jeden Tag damit, meine Beine kalt abzuduschen, dann die Oberarme (siehe auch Seite 239 ff). Dann beuge ich mich nach vorn und dusche von unten nach oben die Brust spiralförmig ab. Zum Schluss kommen Gesicht, Stirn- und Nebenhöhlen dran. Das verringert das Risiko für einen bronchialen Infekt, der immer auch die Gefahr einer Verschlechterung des Asthmas mit sich bringt, deutlich. Und die Güsse machen Sie wach!

3, 4, 5, 7, 9, 10, 17: siehe Literatur Seite 273.

pie« besonders beeindruckt (siehe Seite 97), und ich bin immer wieder von ihrer positiven Wirkung auf Patienten überrascht.[1]

Die Wirkung der Akupunktur ist nicht eindeutig geklärt: Auch wenn vereinzelte Untersuchungen eine Verbesserung der Lebensqualität durch die Kombination mit Akupunktur bzw. Akupressur annehmen lassen, gibt es noch nicht genug wissenschaftliche Hinweise, um diese Therapien wirklich für die Asthma-Behandlung empfehlen zu können.[6]

Loslassen lernen

Es hat sich gezeigt, dass gerade die Kombination von Entspannung, gesunder Ernährung und ausreichend Bewegung (z. B. Lungensportgruppen) die schulmedizinische Therapie entscheidend unterstützen kann. Dabei kommt es darauf an, dass Sie als Betroffener für sich selbst Verantwortung übernehmen und mit der Zeit die Fähigkeit entwickeln, angemessen auf die immer wieder anderen Umstände zu reagieren. Manchen

---

Akupressur

Entspannung bei akuten Beschwerden

Massieren Sie mindestens 30 Sekunden folgende Punkte: Lunge 5, Lunge 7, Lenkergefäß 20 und KG (Konzeptionsgefäß) 17 mit intensiven, kreisenden Druckbewegungen des Daumens.

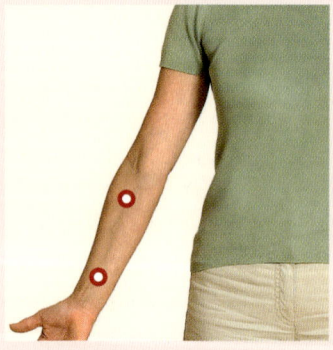
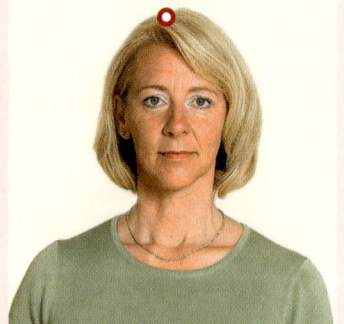
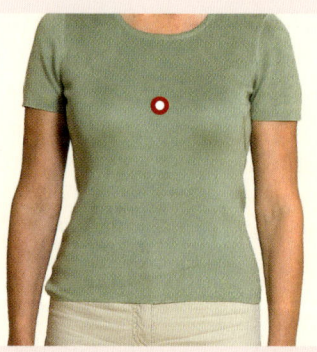

1. Der Punkt **Lunge 5** befindet sich an der Außenseite der Sehne in der Ellbogenbeuge: Heben Sie den Arm etwas an, die Handflächen zeigen nach oben. Wenn Sie nun den Arm leicht beugen, können Sie mit der anderen Hand in der Mitte der Querfalte in der Armbeuge die Sehne des zweiköpfigen Oberarmmuskels fühlen.

Der Punkt **Lunge 7** liegt 3 Fingerbreit oberhalb der Handgelenksfalte. Sie finden den Punkt, wenn Sie Daumen und Zeigefinger einer Hand spreizen und mit Ihrer anderen Hand wie zur Begrüßung in den Zwischenraum fassen. Ihr Zeigefinger trifft dann genau auf den gesuchten Punkt am Handgelenk der ersten Hand.

2. Das **Lenkergefäß 20** befindet sich in der Mitte des Kopfes auf der Linie, die beide Ohren verbindet.

3. Das **Konzeptionsgefäß 17** liegt in der Mitte des Brustbeins. Wenn Sie eine Linie von einer Brustwarze zur anderen ziehen, ist der Punkt dort, wo sich diese Linie mit dem Brustbein kreuzt.

1, 6: siehe Literatur Seite 273.

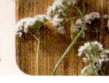

Patienten hilft dabei eine Psychotherapie: Viele Asthmatiker können nicht nur den Atem nicht »loslassen«, sondern tragen Trauer und Aggressionen in sich, die sie verdrängen oder allein nicht abbauen können.

Behandlungen für zu Hause
Hilfe bei akuten Beschwerden

Unterstützend zur konventionellen Asthma-Therapie können bei verengten Bronchien folgende Anwendungen Linderung bringen:

● Heiße Rolle
Die feuchte Wärme dieses Wickels entspannt und beruhigt die Atmung.
Anwendung: Rollen Sie dafür ein Handtuch ein, beträufeln Sie die Rolle mit heißem Wasser und lassen Sie sie dann etwas abkühlen. Die Rolle nun auf Schulter und Nacken legen (siehe Seite 236). Achten Sie dabei darauf, dass Sie sich nicht verbrennen. Wenn sich die Rolle nach einiger Zeit etwas abkühlt, können Sie noch eine Wärmflasche darauf legen.

● Senfmehlauflage
Wirkung: Indem sie die Durchblutung fördern, entkrampfen vor allem auch Senfmehlauflagen die Atemmuskulatur. Sie müssen von einer Hilfsperson aufgelegt werden (siehe auch Seite 238).
Anwendung: Rühren Sie dazu 4 EL schwarzes Senfmehl mit 1 Glas lauwarmem Wasser zu einer Paste und streichen Sie diese auf ein Geschirrtuch. Legen Sie das Tuch dann mit der unbestrichenen Seite auf den Rücken und darüber ein weiteres Tuch.

Vorsicht: Bereits nach wenigen Sekunden kann ein starkes Wärmegefühl einsetzen. Dann muss die Auflage sofort abgenommen werden, da es sonst zu Verbrennungen kommen kann. Sobald sich das Wärmegefühl gelegt hat, kann das Tuch erneut auf den Rücken aufgelegt werden.

● Akupressur
Entspannend wirkt außerdem eine **Akupressur** (siehe Kasten auf Seite 94).

● Tuna-Atmung
Machen Sie alternativ eine einfache Atemübung, zum Beispiel aus dem Qigong die Tuna-Atmung (siehe Kasten auf Seite 96). Sie beruhigt die Atmung, die Atemfrequenz wird reduziert, und dadurch entspannt sich auch die Atemmuskulatur.

● Inhalation
Bewährt haben sich zudem Inhalationen mit 0,9-prozentiger Kochsalzlösung durch einen entsprechenden Inhalator. Die Kochsalzlösung ist in dieser Dosierung in der Apotheke erhältlich. Die kleinen Plastikampullen brauchen dann nur noch in den dafür vorgesehenen Behälter eines Inhalationsgeräts geschüttet werden (z. B. Pariboy). Sowohl der Inhalator als auch die Kochsalzlösung können vom Arzt verschrieben werden.

Langfristige Umstimmung

1. Atemtherapie

Wirkung: Es gibt verschiedene Techniken und Methoden, den Atem zu intensivieren und den gesamten Organismus dadurch bes-

Tuna-Atmung

Neues aufnehmen, Altes ausstoßen

Legen Sie sich mit ausgestreckten Beinen auf den Rücken (oder setzen Sie sich auf einen Stuhl). Wichtig ist, dass Sie eine entspannte, angenehme Körperhaltung einnehmen. Die Füße stehen, leicht hochgezogen, hüftbreit auseinander und sind in leichtem Winkel geöffnet. Legen Sie entweder eine Hand auf das Brustbein und die andere auf den unteren Bauch oder stattdessen beide Hände entspannt neben den Körper. Nun konzentrieren Sie sich ganz auf Ihren Atem:

Dem Atem folgen

Mit dem Ausatmen fangen Sie an, die Atemzüge zu zählen. Jetzt bewegen Sie mit jedem Einatmen die Füße nach innen, bis sich die großen Zehen berühren. Beim Ausatmen kehren sie wieder in die parallele Grundstellung zurück. Die Atmung gibt den Rhythmus für diese Fußbewegung vor. Dabei kann es sein, dass Sie zwischen den Atemzügen kleine Pausen wahrnehmen oder dass die Atemzüge unterschiedlich lang und tief sind: Jeder Atemzug ist anders, ähnlich den unterschiedlichen Wellen im Meer.

Ausmisten und Kraft schöpfen

»Tuna« bedeutet »Altes ausstoßen« und »Neues aufnehmen«: Konzentrieren Sie sich nun darauf, mit der Betonung auf das Ausatmen alles aus Ihrem Körper herauszuatmen, was Sie gerne loswerden möchten (Schmerzen, Unwohlsein, negative Gedanken oder Gefühle). Wenn Sie das

einige Male gemacht, sozusagen »ausgemistet« haben, dann gehen Sie dazu über, mit dem Einatmen all das in den Körper »einzusaugen«, was Sie gerade gut gebrauchen können (Kraft, Energie, Ruhe, Gelassenheit, Ausgeglichenheit). Dabei stellen Sie sich vor, mit dem Einatmen Energie in Ihren Körper aufzunehmen und sie mit dem Ausatmen bis in die Zehenspitzen, Fingerspitzen, Haarspitzen strömen zu lassen. Vielleicht hilft dabei die Vorstellung von wärmenden Sonnenstrahlen.

Der Moment der Entspannung

Eine weitere Vertiefung kann dann dahin gehen, dass Sie Ihre Aufmerksamkeit genau auf den Punkt lenken, wo die Ausatmung in eine Einatmung übergeht. In der Regel ist dieser Punkt schwer wahrzunehmen und bei jedem Atemzug verschieden. Führen Sie die Übung so lange durch, bis Sie das Gefühl haben, gut entspannt zu sein und sich wohlzufühlen. Die Übung kann auch sehr gut als Einschlafhilfe genutzt werden.

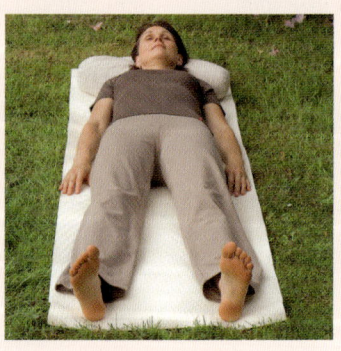 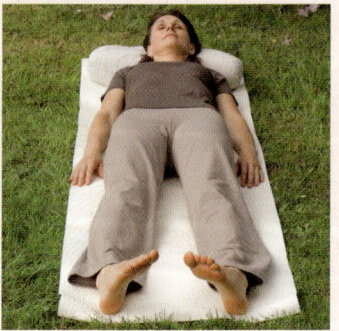

1. Die Atmung gibt die Fußbewegung vor: Beim Ausatmen stellen sich die Füße nach außen.

2. Beim Einatmen stellen sich die Füße nach innen – so weit, bis sich die großen Zehen berühren.

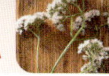

ser mit Sauerstoff zu versorgen und die Muskelspannung zu lockern. Einige davon, zum Beispiel die Atemschule von Ilse Middendorf, arbeiten mit Imagination, psychischen und meditativen Elementen: Der Atem soll »erspürt« werden. Ein anderer Weg sind Methoden, die stärker körperbezogen sind, dazu gehört die Reflektorische Atemtherapie (RAT), entwickelt von dem Arzt Ludwig Schmitt (1900 bis 1978) und Liselotte Brüne. Diese Methode arbeitet mit gezielten Druck-, Schmerz- und Bewegungsreizen. All diese Atemtherapien werden zunächst von einem Therapeuten durchgeführt. Einen Teil davon kann kann man jedoch selbst erlernen.

Anwendung: Die folgenden Griffe aus der Reflektorischen Atemtherapie lassen sich ideal abends vor dem Einschlafen ausführen: Legen Sie sich entspannt auf den Rücken und greifen Sie mit den Fingerkuppen des Zeige- bis Ringfingers beider Hände an das untere Ende des Brustbeins. Führen Sie die Finger nun am unteren Rippenbogen entlang nach außen Richtung Taille. Üben Sie dabei so viel Druck aus, wie Sie es noch als angenehm empfinden. Sie können bei diesem Griff mit den Fingern richtig unter den Rippenbogen fassen. Auf diese Weise wird die Atmung ruhiger und tiefer.

Danach legen Sie die Fingerkuppen an den äußeren oberen Rand des Beckenkamms und führen die Hände mit Druck am Beckenkamm entlang und weiter bis zur Mitte der Scham.

2. Entspannung

Dass Entspannung gerade bei Asthma-Patienten wichtig ist, kann gar nicht genug betont werden.[2] Wir haben an unserer Klinik

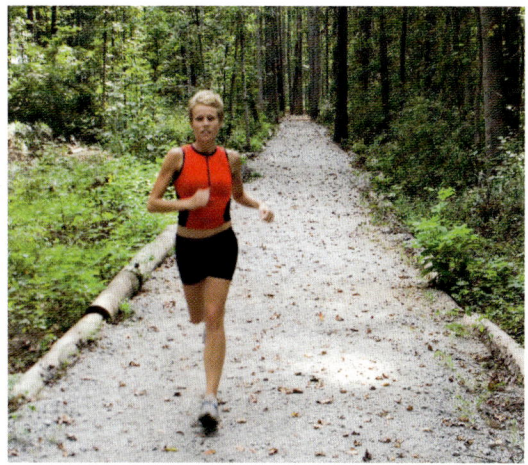

Laufen ist ein idealer Ausdauersport. Wichtig ist aber, sich dabei nicht zu überfordern.

sehr positive Erfahrungen mit Yoga gemacht, das stressmildernd und angstlösend wirkt. Im Kasten auf Seite 98 finden Sie exemplarisch eine einfache Übung vor.

3. Bewegung

Es gibt keinen Grund, warum Asthmatiker sich nicht regelmäßig sportlich betätigen sollten, im Gegenteil: Ausdauersport wie Walken oder Radfahren verbessert die Herz-Kreislauf-Fitness, ohne die Lunge zu überanstrengen.[11] Wichtig ist eine 15-minütige Aufwärmphase und dass Sie je nach Konstitution Pausen machen. Vermeiden Sie beim Sport belastende Umweltfaktoren wie Ozon oder hohe Luftfeuchtigkeit. Nicht geeignet sind Sportarten, die viel Kraft oder Schnelligkeit erfordern. Wenn Sie genauere Anleitung wünschen, treten Sie einer Asthmasportgruppe bei (Adressen siehe Internet unter www.asthmaschulung.de/asthma-eltern-patienten-patientenschulungen.php).

2, 11: siehe Literatur Seite 273.

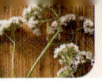
4. Ernährung

Meiden Sie möglichst alles, was einen Reiz für den Körper darstellen könnte: Dazu zählen Farbstoffe, Konservierungsmittel oder künstliche Aromastoffe. Besonders ungesund und deshalb belastend sind Transfettsäuren, die bei der industriellen Verarbeitung von Lebensmitteln entstehen und in den meisten Fertigprodukten stecken.[16]

● Regelmäßig essen sollten Sie dagegen **Omega-3-Fettsäuren** (in fettem Seefisch oder Fischölkapseln, aber auch in Lein- und Walnussöl, siehe Seite 253): Studien zeigen, dass die notwendige Dosis an Asthmamedikamenten dadurch verringert werden kann. Unklar ist allerdings, ob sich dadurch auch eine langfristige Besserung einstellt. Essen Sie zweimal wöchentlich Fisch [8, 12, 16] (keine Fischstäbchen!) oder zweimal pro Woche Wild, das ebenfalls viele Omega-3-Fettsäu-

ren enthält. Und machen Sie Ihren Salat möglichst mit Raps-, Lein- oder Walnussöl an.

● **Vitamin C, E** und **Betacarotin** sind Antioxidanzien, welche die Lungen vor Schäden durch freie Radikale und Luftverschmutzung schützen. Sie sollten diese Vitamine deshalb als Teil vollwertiger Nahrungsmittel zu sich nehmen – die Zufuhr von isoliertem Betacarotin als Nahrungsergänzungsmittel hatte in Studien bei Rauchern negative Effekte.

● Auch wenn die Effekte auf die Funktion der Bronchien wissenschaftlich nicht nachgewiesen sind, so wirken sich **»probiotische« Lebensmittel** positiv auf allergische Erkrankungen wie das Asthma aus. Sie enthalten Bakterien, die vermutlich heilende immunologische Vorgänge in Gang setzen können. Dafür gibt es spezielle, für diesen Zweck entworfene Lebensmittel (z. B. probiotische Joghurts), die aber oft zusätzlich Zucker und Zusatzstoffe enthalten. Zu empfehlen

---

Yoga-Übung

Dehnung der Brust: die Brücke

Für diese Übung, die besonders den Brustkorb dehnt, benötigen Sie zwei Sofakissen (oder vier Nackenrollen), die Sie auf eine Matte legen, und einen Yoga-Gurt. Binden Sie Ihre Oberschenkel mit dem Gurt zusammen und legen Sie sich in Rückenlage dann so auf die Kissen, dass Kopf und Schultern auf der Matte sind. Die Arme können Sie neben Ihrem Kopf anwinkeln. Strecken Sie die geschlossenen Beine und die Zehen vom Rumpf weg. Halten Sie diese Position zunächst 3 Minuten, wenn Sie geübter sind, bis zu 5 Minuten.

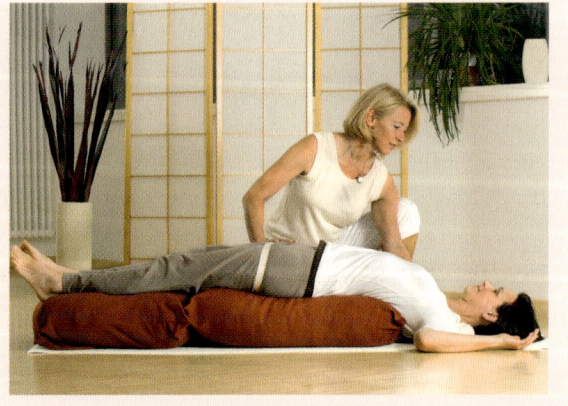

8, 12, 16: siehe Literatur Seite 273.

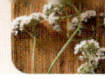

sind traditionelle probiotische Nahrungsmittel wie (biologisches) Sauerkraut oder Brottrunk (siehe Seite 224). Vollwerternährung führt über ihre Vielzahl an Inhaltsstoffen zu einem »gesunden« Darmmilieu. Allerdings dauert es nach einer Ernährungsumstellung noch ein halbes Jahr, bis sich die Bakterienflora entsprechend verändert hat. Intensivieren kann man diesen Prozess durch eine sogenannte »Symbioselenkung« mithilfe von Bakterienpräparaten aus der Apotheke (z. B. Mutaflor®, Omniflora®, Symbioflor®). Wenn sie längerfristigen Erfolg haben soll, dauert sie mehrere Monate und sollte von einem Arzt überwacht werden.

5. Gua Sha und Qigong

Wirkung: Die Schabemassage Gua Sha (siehe Seite 262) stimuliert Reflexkreise, welche die Lungenfunktion unterstützen. Sie mobilisiert und lockert auch das Bindegewebe im Rückenbereich des Brustkorbs, was das Atmen erleichtert. Besonders zu empfehlen ist Gua Sha in Kombination mit Qigong, das ebenfalls bei Asthma hilft.

Anwendung: Gua Sha kann unterstützend zur sonstigen Therapie 1- bis 2-mal pro Woche angewendet werden, Qigong übt man am besten täglich, auf jeden Fall regelmäßig.

6. Wasseranwendungen

Wirkung: Kaltes Wasser stärkt bei regelmäßiger Anwendung die Konstitution und erleichtert die Entspannung.

Anwendung: Zu empfehlen sind neben dem kalten Brustwickel und dem kalten Kniehuss die kalte Oberkörperwaschung (siehe Seiten 235 und 239 ff.). Machen Sie Waschungen, Güsse oder Wickel täglich. **Vorsicht:** Nicht bei bei akuter Luftnot!

Qigong-Übung

Die Augenpause

Diese einfache Qigong-Übung, bei der keine komplexe Bewegungsabfolge trainiert wird, können Sie ohne Anleitung durch einen Trainer durchführen. Nehmen Sie sich die Zeit dafür, setzen Sie sich an einen ruhigen Platz und stellen Sie sich bewusst auf die Übung ein. Brillenträger setzen ihre Brille ab.

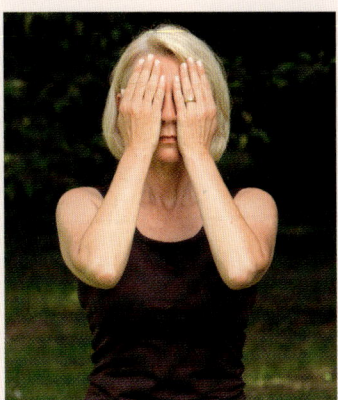

Setzen Sie sich entspannt hin und reiben Sie die Hände aneinander. Führen Sie die Hände vor die geöffneten Augen, dunkeln Sie diese ganz ab. Nehmen Sie dabei die Wärme der Hände mit den Augen wahr. Wiederholen Sie das 3-mal. Massieren Sie nun die Augenbrauen von innen nach außen mit Daumen und Zeigefinger. 3-mal wiederholen. Dann mit den Fingern unterhalb der Augen von innen nach außen streichen und das ebenfalls 3-mal wiederholen.

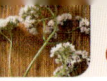

Bluthochdruck

Sie spüren ihn ganz lange nicht. Das ist das Gefährliche am Bluthochdruck (Hypertonie) – einer Krankheit, an der in Deutschland mehr Menschen sterben als an Krebs. Denn die Hypertonie schädigt lebenswichtige Organe wie Herz, Nieren und Gehirn. In Deutschland leiden sehr viele Menschen daran: Ein Viertel der Bevölkerung weist zu hohe Blutdruckwerte auf. Von den über 70-Jährigen sind es sogar drei von vier Personen. 80 Prozent der Patienten mit Bluthochdruck werden Schätzungen zufolge nicht ausreichend behandelt.

Meistens erfahren Sie von Ihrem Arzt, dass der Blutdruck zu hoch ist. Beschwerden wie Kopfschmerzen, Ohrensausen, Schwindel, Nasenbluten, Sehstörungen, Herzklopfen und Kurzatmigkeit spüren Sie leider erst dann, wenn der Druck bereits bedrohlich angestiegen ist. Über Jahre hat es das Herz nämlich geschafft, den Druck auf seine Gefäße auszugleichen. Doch irgendwann erschöpft es durch diese Belastung und wird krank. Die Medizin kann dann nur noch die Spätfolgen lindern. Verhindern lassen sich diese nicht mehr.

Ab wann ist der Blutdruck zu hoch?

Als ideal gilt ein Blutdruckwert von unter 120/80 mmHg (der Wert bezeichnet den Grad, mit dem die Quecksilbersäule im Messgerät steigt). Der obere, sogenannte systolische Wert misst den Druck, der entsteht, wenn sich das Herz zusammenzieht, um mit 60 bis 70 Schlägen in der Minute das Blut in den Kreislauf zu pumpen. Wenn das Herz dann erschlafft und sich beim Weiten erneut mit Blut füllt, dann lässt sich der untere, sogenannte diastolische Wert bestimmen.

Bis vor Kurzem sprach man erst bei Werten ab 140/90 mmHg formell von einem leichten Bluthochdruck. Ab 160/100 mmHg lag ein mittelschwerer und ab über 180/110 mmHg ein schwerer Bluthochdruck vor. Heute aber empfehlen Experten, früher mit der Behandlung anzufangen, und zwar bereits in der sogenannten prähypertensiven Phase (zwischen 120 und 140 mmHg).[4] Das muss aber nicht gleich mit Medikamenten geschehen, oft genügt schon eine Änderung des Lebensstils (siehe Seite 103).

Manchmal entgleist der Blutdruck kurzfristig auch ganz. Dann betragen die Werte mehr als 230/120 mmHg – die Folgen können lebensbedrohlich sein: Das Herz droht zu versagen, Wasser sammelt sich in der Lunge, oder Blutgefäße im Gehirn können platzen. Als Spätfolgen des Bluthochdrucks kann es unter anderem zu einer Herzkranzverengung mit Angina pectoris (Schmerzen im Brustbereich infolge einer verringerten Herzdurchblutung) kommen, die leicht in einem Infarkt oder Schlaganfall münden kann.

Schwerwiegende Veränderungen

Aber auch wenn der Blutdruck nicht ganz so dramatisch erhöht ist – über die Jahre führt er zu gravierenden Folgen im Körper. Neben Herz und Gehirn sind die Nieren bedroht, auch die Netzhaut im Auge ist oft betroffen:

4: siehe Literatur Seite 273.

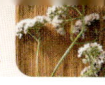

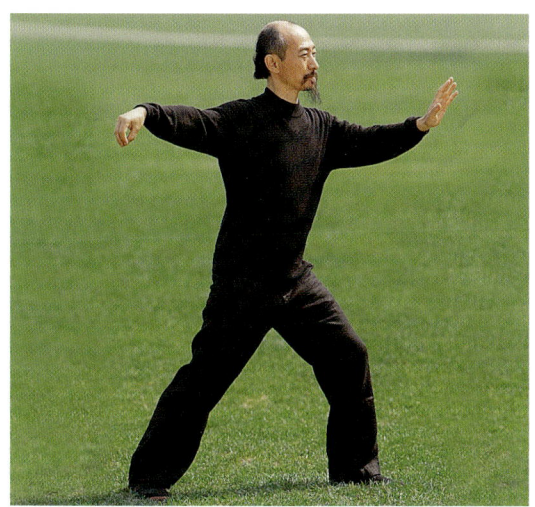

Entspannung durch Taiji: Regelmäßig ausgeübt kann diese Bewegungsform den Blutdruck senken.

Es kann dann zu Einblutungen mit Sehstörungen kommen, die bis zur Erblindung führen können. Letztlich erleidet jedes einzelne Blutgefäß Schäden. Das hat dann zur Folge, dass der gesamte Organismus schlechter durchblutet wird.

Die Ursachen für Bluthochdruck sind vielfältig. Meistens dafür verantwortlich ist Bewegungsmangel, Übergewicht, chronischer Stress oder eine genetische Veranlagung. Nur in einem von zehn bis zwanzig Fällen ist eine organische Erkrankung als Ursache für den hohen Blutdruck zu finden. Fast immer sind das Nieren- oder Hormonerkrankungen. Nicht zu unterschätzen ist auch die Rolle des Schlaf-Apnoe-Syndroms. Die Betroffenen – meist übergewichtige Männer mittleren Alters – hören während des Schlafens zwischendurch immer wieder zu atmen auf, manchmal sogar für eine Minute und länger. Weil das Blut dann mit Sauerstoff unterversorgt ist, muss das Herz verstärkt arbeiten,

um die Versorgung der Zellen zu gewährleisten. Das führt schließlich zu Bluthochdruck. Bei diesen Patienten kommt es nachts nicht zu der sonst üblichen erholsamen Absenkung des Blutdrucks.

Die verschiedenen Therapieansätze

 ### *Konventionelle Behandlung*

Ein Blutdruck, dessen oberer (systolischer) Wert bei mehreren Messungen (morgens, abends und am darauf folgenden Tag) über 160 mmHg liegt, wird in erster Linie mit Medikamenten behandelt, die Blutdruck und Herzschlag unmittelbar beeinflussen. Bei Patienten mit niedrigeren Werten hängt die Entscheidung über den Einsatz von Medikamenten auch davon ab, ob weitere körperliche Risikofaktoren vorliegen, zum Beispiel eine Herzkrankheit (bei ihnen selbst oder in der Familie), erhöhte Cholesterinwerte oder ein Diabetes mellitus.

Patienten unter 50 Jahren bekommen meistens ACE-Hemmer verschrieben. Das sind Substanzen, die ein für den Blutdruck mit verantwortliches Enzym, das *angiotensin converting enzyme* (ACE), beeinflussen. Meistens werden diese Mittel mit Betablockern kombiniert, die den Herzschlag verlangsamen. Patienten über 50 Jahre erhalten vor allem Entwässerungsmittel (Diuretika) und Kalziumantagonisten, die gefäßerweiternd wirken. Häufig werden diese mit Acetylsalicylsäure (Aspirin®) kombiniert. Sie macht das Blut flüssiger und beugt einem Verschluss der Arterien (Embolie) vor.

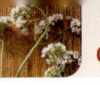
Im Idealfall klärt der Arzt zudem seine Patienten darüber auf, wie sie durch Lebensstiländerungen ihren Blutdruck beeinflussen können: Im Zentrum stehen dabei Gewichtsreduktion, gesunde Ernährung (z. B. weniger Kochsalz), mehr Bewegung, aber auch der Abbau von Stress.

Bei extrem erhöhtem Blutdruck kann es nötig sein, mehrere verschiedene blutdrucksenkende Medikamente zu kombinieren.

Naturheilkundlicher Ansatz

Eine gesunde Lebensführung, die den Bedürfnissen von Körper und Seele entspricht und den Menschen nicht »unter Druck« setzt, das ist die Basis der naturheilkundlichen Ordnungstherapie. Dazu zählen gesunde Ernährung, Gefäßtraining durch Kneipp'sche Verfahren und viel Bewegung an der frischen Luft. Bei regelmäßiger Anwendung verringern sie den Blutdruck langfristig. Bei leichten Formen von Bluthochdruck (mit Werten von weniger als 160/90 mmHg) helfen Lebensstiländerungen sehr, wenn sie konsequent durchgehalten werden. Dann können die Betroffenen ganz auf Tabletten verzichten oder sie zumindest reduzieren.

Traditionelle Chinesische Medizin

Der Körper wird im chinesischen Verständnis häufig mit anderen, gesellschaftlichen Ordnungen verglichen. Die »Leber« hat demnach eine ähnliche Funktion wie ein »General«, der Einfluss auf viele Regulierungsvorgänge im Körper hat. Bluthochdruck kann eine Folge eines aufsteigenden »Leber-

Yangs« (bedingt durch einen »Leber-« und »Nieren-Yin-Mangel«) sein. Diese Patienten haben häufig einen roten Kopf, wirken erhitzt und »füllig«. Oft wird auch eine Ansammlung von »Schleim und Feuchtigkeit« diagnostiziert. Viele dieser Kranken sind übergewichtig und träge. Sie wirken verquollen, und bei körperlicher Anstrengung geht ihnen schnell die Luft aus. Mithilfe der Akupunktur, aber auch durch Taiji versucht man, die energetische Balance dieser Patienten wiederherzustellen.

Mein Ansatz

Einen großen Einfluss auf den Bluthochdruck hat unser Lebensstil:[3] Übergewicht, ungesunde Ernährung, ein Mangel an Bewegung und Stress fordern ihren Tribut. An diesen Punkten können Sie ansetzen – natürlich am besten schon dann, wenn Ihre Werte noch gar nicht oder nur leicht erhöht sind oder sich erste Anzeichen bemerkbar machen. Es lohnt sich: Denn gesünderes Essen (z. B. durch die DASH-Ernährung, siehe Seite 252), regelmäßige Bewegung und Entspannung bringen viele Vorteile und ein deutliches Plus an Lebensqualität.[10, 11, 12]

Wenn Sie jedoch wichtige notwendige Lebensstiländerungen zu lange hinausschieben oder trotzdem über einen längeren Zeitraum immer wieder Werte von 140/90 mmHg überschreiten, dann müssen Sie Medikamente nehmen, auch wenn Ihnen dieser Gedanke zunächst nicht unbedingt sympathisch ist! Deren Nebenwirkungen sind nämlich eindeutig geringer als das Risiko, durch den per-

3, 10, 11, 12: siehe Literatur Seite 273.

manenten Bluthochdruck Schaden zu erleiden. Als Nierenfacharzt und langjähriger Intensivmediziner habe ich tagtäglich die vielfältigen und lebensgefährlichen Schäden mit ansehen können, die Bluthochdruck hervorrufen kann. Glauben Sie mir: Mit Bluthochdruck dürfen Sie nicht lange herumexperimentieren.

Oft unterschätzt: die Risiken der Erkrankung

Viele Patienten aber verdrängen die Risiken dieser Erkrankung einfach. Drei Viertel derjenigen, die bereits Medikamente verordnet bekamen, haben trotzdem keinen normalen Blutdruck. Das liegt vor allem daran, dass die meisten Patienten Arzneimittel nur ungern und deshalb falsch oder gar nicht einnehmen. Hinzu kommt, dass sich viele der Betroffenen mit hohem Blutdruck bei diesen Medikamenten wohlgefühlt haben und nun, nach der Einstellung auf den Normwert, zunächst den Eindruck haben, dass sie weniger vital und leistungsgemindert sind. Es ist absolut unerlässlich, den Blutdruck regelmäßig zu kontrollieren und auf das vom Arzt empfohlene Maß zu senken! Die sogenannte Compliance, das Vertrauen in die Anweisungen des Arztes, ist deshalb ebenso wichtig wie die Eigenverantwortung. Dazu gehört auch die regelmäßige Eigenmessung des Blutdrucks (siehe Seite 104).

Welche Naturheilverfahren helfen?

Naturheilverfahren stellen theoretisch zwar die Basis jeder Blutdruckeinstellung dar, werden aber von Patienten oft nicht eingehalten – weil ihnen die richtige Anleitung fehlt und sie nicht genau wissen, was sie

damit erreichen können. Ich empfehle Ihnen jedoch, sie auf jeden Fall auszuprobieren. Bewährt haben sich die von Pfarrer Kneipp entwickelten Verfahren der »Abhärtung« mithilfe von Wasseranwendungen, ein Gefäßtraining, das als Ansatz einer Lebensstilveränderung mittlerweile auch in die konventionelle Medizin integriert wurde.

Akupunktur, so zeigt eine Studie der Universität Erlangen,[5] senkt zwar den Blutdruck – allerdings ist die Wirkung verglichen mit einem blutdrucksenkenden Medikament nur gering. Darüber hinaus müssen Sie mit etwa zwanzig Behandlungen rechnen, bevor sich eine deutliche Wirkung bemerkbar macht. Sinnvoller ist in diesem Zusammenhang Taiji, das chinesische Schattenboxen, wenn Sie es in Ihren Alltag integrieren. Vielversprechende Studienergebnisse bestehen außerdem für Knoblauch, autogenes Training, Biofeedback, Yoga und Qigong, auch wenn die höchste Stufe der Wirksamkeit (die sogenannte 1A-Evidenz) bei diesen Verfahren noch nicht erwiesen ist.[8, 9]

Ganz wichtig: Lebensstiländerungen

Mit Stress umgehen zu lernen hilft besonders solchen Menschen, die auf psychisch belastende Situationen mit einem abrupten, deutlichen Blutdruckanstieg (bis auf Werte von 200/120 mmHg und darüber) reagieren. Diese Patienten haben sonst oft normale Blutdruckwerte und nehmen auch keine Medikamente ein. Manchmal ist für den plötzlichen Anstieg ein oft unauffälliger Tumor der Nebennierenrinde verantwortlich, ein sogenanntes Phäochromocytom. Das muss der Arzt unbedingt abklären. Allen anderen Patienten helfen Entspannungsverfahren aus

5, 8, 9: Literatur siehe Seite 273.

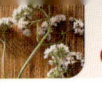
der Mind-Body-Medizin.[1] Regelmäßig ausgeführte Achtsamkeitsübungen zum Beispiel können das gefährliche Hochschnellen des Blutdrucks deutlich abmildern oder sogar komplett beenden.

Wir haben an unserer Klinik Patienten mit einer Herzkranzgefäßverengung, die optimal medikamentös eingestellt waren, lebensstilverändernde Maßnahmen gelehrt, während eine andere Gruppe nur schriftliche Empfehlungen erhielt. Nach einem Jahr war der Blutdruck bei drei Viertel der Schulungsgruppe deutlich unter dem Ausgangswert (bei unveränderten Werten der Kontrollgruppe).

Aber immer gilt: Lebensstilveränderungen können Medikamente zwar wirksam unterstützen, aber zumeist nicht ersetzen.

Behandlungen für zu Hause

Messen Sie zweimal täglich Ihren Blutdruck, wenn Sie Hypertoniker sind, am besten morgens und abends. Wenn der systolische Wert immer wieder höher liegt als 140 mmHg, sollten Sie einen Arzt aufsuchen.

Am besten ist ein Messgerät für den Oberarm: Ihr Arzt erklärt Ihnen sicher gern, wie Sie es anlegen und ablesen können. Moderne Messcomputer fürs Handgelenk sind zwar bequemer zu handhaben, aber auch störungsanfällig. Nehmen Sie das Blutdruckmessgerät einmal jährlich in die Praxis mit, um durch eine Vergleichsmessung festzustellen, ob es noch richtig funktioniert.

Regelmäßige Kontrolle

Wie Sie Ihren Blutdruck richtig messen

Verwenden Sie am besten ein Blutdruckmessgerät das sich automatisch aufbläst und den gemessenen Blutdruck digital anzeigt. Kontrollieren Sie den Blutdruck im Sitzen, immer zum gleichen Zeitpunkt, am besten morgens. Zuvor sollten Sie sich drei bis fünf Minuten in Ruhe entspannen. Wenn Sie Medikamente einnehmen müssen, sollten Sie das nach dem Bludruckmessen tun.

Legen Sie die Manschette des Messgeräts am linken oder rechten (dort wo der Blutdruck höher ist) Oberarm auf Herzhöhe an, etwa zwei Fingerbreit oberhalb der Armbeuge. Die Markierung der Manschette sollte sich auf der Arterie befinden. Ziehen Sie die Manschette so fest, dass ein bis zwei Finger zwischen Arm und Manschette passen.

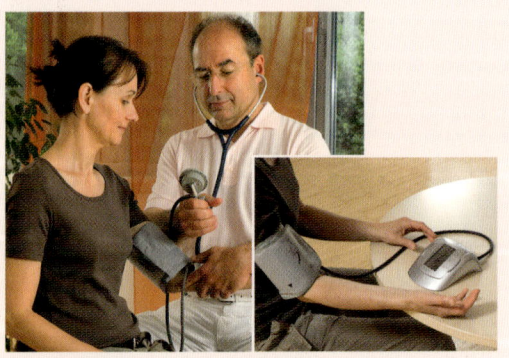

Für das tägliche Blutdruckmessen am geeignetsten: selbstaufblasende Messgeräte für den Oberarm.

Vorsicht: Seelische oder körperliche Belastungen, Umgebungstemperatur sowie Alkohol- und Nikotinkonsum verändern die Werte.

1: Literatur siehe Seite 273.

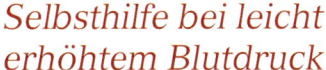
Selbsthilfe bei leicht erhöhtem Blutdruck

Wenn Sie feststellen, dass Ihr Blutdruck etwas erhöht ist, sind folgende Verfahren hilfreich. Sie ersetzen allerdings keine ärztliche Therapie:

● Feucht-kalte **Brust-** oder **Leibwickel** (siehe Seite 235) regen das Gefäßsystem dazu an, aktiv zu werden, und senken den Blutdruck leicht. Lassen Sie den Wickel so lange liegen, bis eine gute Durchwärmung eingetreten ist (nach rund 45 Minuten). Wichtig ist außerdem, dass Sie nach der Anwendung noch 30 Minuten ruhen.

● Effektiv sind **ansteigende warme Ärmbäder** (siehe Kasten auf Seite 106). Durch die Temperaturerhöhung weiten sich die Blutgefäße, sodass der Blutdruck direkt gesenkt wird. Bei regelmäßiger Anwendung trainiert man dadurch auch das vegetative Nervensystem, das die Weite der Blutgefäße kontrolliert, und senkt so langfristig den Blutdruck.

Langfristige Umstimmung und Vorbeugung

1. Gewichtsabnahme

Übergewicht ist eine häufige Ursache für Bluthochdruck. Abnehmen lohnt sich deshalb: Pro verlorenem Kilo sinkt die Quecksilbersäule im Blutdruckmessgerät um einen Millimeter. Aber streben Sie dieses Ziel nicht durch wechselnde Diäten an – das führt nur zu dem gefürchteten Jo-Jo-Effekt und einem ständigen Auf und Ab des Gewichts. Studien haben gezeigt, wie ungesund das für den Or-

ganismus ist. Verändern Sie stattdessen Ihre Ernährung und bewegen Sie sich regelmäßig (siehe Seite 112)!

2. Ernährung

● Weil Bluthochdruck vor allem in Kombination mit hohen Cholesterinwerten ein gefährliches Risiko darstellt, ist der Fettgehalt Ihrer Nahrung ein ganz wesentlicher Faktor, über den Sie Ihr persönliches Gesundheitsrisiko steuern können: Die Omni Heart Studie bestätigte im Jahr 2005, wie wirksam es für Herz und Kreislauf ist, mehr **pflanzliches** als tierisches **Eiweiß** zu essen (z. B. Sojaprodukte, Erbsen, Bohnen) und auf diese Weise den Fettanteil insgesamt zu reduzieren.[2] Aber Vorsicht: Dabei geht es nicht nur darum, weniger Fett zu essen, sondern auch das richtige. Ein gesenkter Cholesterinspiegel allein ist noch kein Garant für gute Gesundheit: Es kommt darauf an, wie das Verhältnis zwischen dem wertvollen HDL *(high density lipoprotein)* und dem schädlichen LDL *(low density lipoprotein)* ist. **Ungesättigte Fettsäuren**, wie sie zum Beispiel in Olivenöl und Avocados reichlich enthalten sind, schützen die Gefäße und stärken das gesunde HDL. Gesättigte Fettsäuren wie in Butter oder Fleisch erhöhen dagegen den LDL-Spiegel. Schlecht sind auch Transfettsäuren, die bei der industriellen Herstellung von Lebensmitteln, vor allem von Fertigprodukten, entstehen (siehe Seite 253).

● Besonders wichtig für die Elastizität der Gefäße sind **Omega-3-Fettsäuren** in Kaltwasser-Seefisch wie Lachs, Sardellen, Sardinen, Heringe und Makrelen (oder aus Fischölkapseln). Auch Wild enthält reichlich

2: Literatur siehe Seite 273.

Omega-3-Fettsäuren. Diese Fette, die der Körper nicht selbst herstellen kann, sondern aus der Nahrung bezieht, finden sich auch in pflanzlichen Lebensmitteln. Reichhaltig vorhanden sind sie vor allem in Raps-, Lein-, Walnuss- und Sojaöl. Aufgrund der zunehmenden Verschmutzung der Meere steigt der Gehalt an Quecksilber in den Fischen, außerdem sind viele Arten bereits überfischt und müssen geschont werden.[13] Deshalb wird es immer wichtiger, in die Ernährung auch pflanzliche Omega-3-Fettsäuren einzubeziehen, zum Beispiel auch Extrakte der Ameu-Alge (aus der Apotheke).

● Positiv auf den Fettstoffwechsel wirken auch **Zwiebeln**, die den Gehalt an schützendem HDL im Blut erhöhen, **Artischocken**, Hafer, ballaststoffreicher **Leinsamen** sowie Flohsamenschalen.

● Es gibt Hinweise darauf, dass **Knoblauch** den Blutdruck leicht senkt:[9] Eine wirksame Dosis ist, regelmäßig eingenommen, täglich 4 Gramm (das entspricht etwa zwei kleinen frischen Knoblauchzehen) oder 300 Milligramm in Form eines Nahrungsergänzungsmittels (z.B. Sapec®, 3 Kapseln täglich).

● **Vitamin C** in Obst und Gemüse schützt die Gefäße vor Schäden durch freie Radikale. Auf diese Weise können Sie den gefährlichen Folgen von Bluthochdruck vorbeugen: Durch Ablagerungen von sogenannten Cholesterinplaques in den Blutgefäßen können Entzündungsreaktionen ausgelöst werden, bei denen freie Radikale entstehen. Diese schädigen die Blutgefäße weiter. Versuchen Sie deshalb, möglichst fünfmal am Tag Obst und Gemüse zu sich zu nehmen, zumindest aber bei jeder Mahlzeit.

Wasseranwendung

Ansteigendes warmes Armbad

Sorgen Sie für angenehm warme Luft im Bad. Setzen Sie sich möglichst aufrecht auf einen Hocker vor das Waschbecken und füllen Sie es mit körperwarmem Wasser. Versenken Sie die Hände und Arme bis über die Ellbogen im Wasser und lassen Sie so lange heißes Wasser zulaufen, bis das Bad angenehm temperiert ist. Danach sollten Sie sich nicht abtrocknen, sondern nur das Wasser mit den Händen abstreifen und eine viertel bis eine halbe Stunde im Bett nachruhen!

Vorsicht: Nicht anwenden bei Venenleiden, Lähmungen oder Lymphproblemen in den Armen, da sich die Beschwerden sonst verschlimmern.

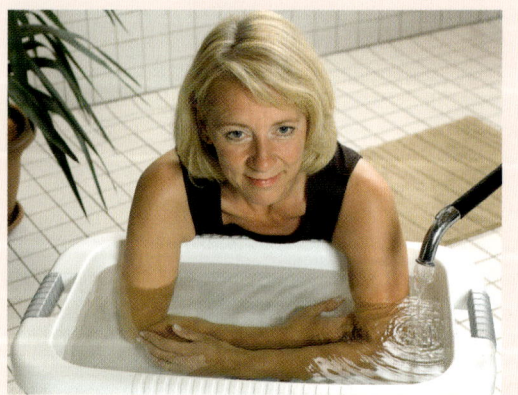

Das warme Wasser weitet die Blutgefäße, dadurch wird der Blutdruck gesenkt.

9, 13: siehe Literatur Seite 273.

• Präventionsmediziner an der Johns-Hopkins-Universität in Baltimore/USA entwickelten die sogenannte **DASH-Diät** (Dietary Approaches to Stop Hypertension) zur Vorbeugung und Behandlung von Bluthochdruck (siehe Seite 252).[10] Sie konnten nachweisen, dass eine Ernährung mit einem hohen Anteil an Obst und Gemüse sowie fettarmen Milchprodukten den Blutdruck senken hilft. Wurden auch noch Zucker und Salz eingeschränkt, war die Diät besonders erfolgreich.[10] Wir haben nach diesen und nach ähnlichen Vorgaben an unserer Klinik die **mediterrane Vollwertkost** entwickelt (siehe Seite 252). Sie enthält gefäßstärkende und herzgesunde Zutaten wie Olivenöl, Knoblauch und Omega-3-Fettsäuren.

• Kaffee führt nicht zu einem so starken Ansteigen des Blutdrucks, wie man früher glaubte. Sie sollten trotzdem nicht mehr als ein bis zwei Tassen täglich trinken. Versuchen Sie es zur Abwechslung mit **grünem Tee**, dessen Gerbstoffe die Gefäßinnenwand schützen: 2 Tassen am Tag senken den Blutdruck etwa um 3 mmHg (systolisch).

• Erblich bedingt reagiert vermutlich nur ein Teil der Bevölkerung mit Bluthochdruck auf Kochsalz. Ich empfehle Ihnen dennoch, nicht mehr als 6 Gramm Salz am Tag zu verzehren. Das ist etwa die Menge, mit der Sie täglich zu Hause umgehen, wenn Sie Ihr Essen **nicht** zusätzlich **nachsalzen**. Wenn Sie im Restaurant oder in der Kantine essen, verdoppelt sich Ihre tägliche Salzzufuhr in etwa. Der Körper benötigt übrigens unter normalen Umständen lediglich 1 bis 2 Gramm pro Tag. Schränken Sie deshalb Ihren Salzkonsum ein: Sie werden feststellen, dass es Ihnen schon bald gar nicht mehr fehlt und Sie sen-

sibler für den Geschmack des Essens werden. Bei Heil- und Mineralwässern sollten Sie darauf achten, dass sie natriumarm sind.

• Genießen Sie **Alkohol in Maßen**: Empfohlen werden täglich nicht mehr als 0,1 Liter Wein oder 0,25 Liter Bier für Frauen und die doppelte Menge für Männer.

• Frische und regionale Kost ist immer besser als Vorfabriziertes, das viele Farb-, Aroma- und Konservierungsstoffe und vor allem auch verstecktes Salz enthält. Fleisch (auch weißes) sollte höchstens ein- bis zweimal pro Woche auf dem Speiseplan stehen, und es sollten in diesem Zeitraum auch nicht mehr als zwei Eier sein, um den Cholesterin-

---

Mein Tipp

Entlastungstage

Leicht in Ihren Alltag einbauen lassen sich einzelne **Entlastungstage**, an denen Sie Ihre Kalorienzahl deutlich reduzieren und Fett und Salz meiden. Legen Sie einmal wöchentlich einen solchen Tag ein, und Sie werden sehen, wie gut Ihnen das tut.

Essen Sie dann – auf fünf kleine Mahlzeiten verteilt – entweder:

• etwa 1,2 Kilo frisches Obst, das insgesamt nicht mehr als 700 bis 800 kcal hat (z.B. Äpfel, Orangen, Birnen, Kiwis, Weintrauben)

• oder 150 Gramm ungesalzenen Vollkornreis, dazu 3/4 bis 1 Kilo Obst

• Sie können auch nur trinken: 1 Liter frischen Obst- und Gemüsesaft (700 bis 800 kcal) plus 2 Liter Kräutertee.

10: siehe Literatur Seite 273.

spiegel nicht wieder in die Höhe zu treiben Achten Sie auch auf »versteckte« Eier in Nudeln oder anderen Fertigwaren.

3. Heilfasten

Wirkung: All diese Ernährungsempfehlungen klingen zunächst nach Verzicht – das Gute ist aber, dass es noch nie so wohlschmeckend war wie heute, sich gesund zu ernähren. Manchmal ist allerdings die Umstellung auf eine neue Ernährungsform nicht einfach. Um das zu erleichtern, ist eine **Heilfastenkur** ideal. Danach lässt sich der Blutdruck außerdem oft viel leichter medikamentös einstellen. Fasten verbindet aber auch sonst noch viele Effekte, die sich günstig auf Ihren Blutdruck auswirken: Sie entwässern, nehmen ab, und Ihr Nervensystem wird neu justiert, auch die Rezeptoren, die Ihren Blutdruck regeln. Besonders zu empfehlen ist das Saftfasten nach Buchinger (siehe Seite 251), bei dem der Körper durch die Gemüsebrühe und die Säfte noch wichtige Vitamine und Mineralstoffe erhält.

Anwendung: Wenn Sie einmal im Jahr fasten, regulieren Sie erfolgreich Ihr Gewicht und können diesen Einschnitt nutzen, um Ihre Ernährung zu überdenken. Denn wenn Sie wieder in Ihre alten Essgewohnheiten zurückfallen, kommt es zu dem berüchtigten »Jo-Jo-Effekt«: Ihr Gewicht steigt wieder an, meist auf ein höheres Niveau als das ursprüngliche Ausgangsgewicht. Dieses Hin und Her ist für den Körper sehr belastend und erhöht das Risiko für Herz-Kreislauf-Erkrankungen. Wichtig ist es deshalb, neben dem Fasten etwas an Ihren belastenden Lebensgewohnheiten zu verändern.

Am besten ist es, wenn Sie unter Aufsicht eines Arztes fasten. Ihr Blutdruck kann nämlich stark abfallen, vor allem, wenn Sie vorher keine Blutdruckmedikamente eingenommen haben – bei systolischen Werten von mehr als 180 mmg um 50 bis 60 mmHg. Falls die Halsgefäße eingeengt sind (eine solche »Stenose« sollte der Hausarzt vor Beginn der Kur ausschließen), kann dies zu einer Minderdurchblutung des Gehirns führen. Wer wassertreibende Medikamente, sogenannte Diuretika, nimmt, muss diese nach Rücksprache mit dem Hausarzt absetzen, da es sonst zu gefährlichen Störungen der Elektrolyte im Blut kommen kann. Die engmaschige Kontrolle des Blutdrucks ist vor allem bei Bluthochdruckpatienten beim Fasten wichtig.

4. Achtsamkeit und Entspannung

Weniger Stress im Alltag – so allgemein diese Empfehlung klingt, so konkret lassen sich ihre Erfolge messen:[1] Mehrere Studien zum Thema Meditation und Bluthochdruck zeigen, dass regelmäßige Meditation zu einer deutlichen Verringerung des Bluthochdrucks führt. Das bedeutet zwar noch nicht automatisch, dass Sie keine Blutdruckmedikamente mehr nehmen müssen, aber vielleicht eine geringere Dosis.

● *Meditation*
Wirkung: Diese Form der bewussten Entspannung bedeutet im Kern, sich still hinzusetzen, seine Gedanken auf irgendeinen Punkt, ein inneres Bild oder ständig wiederholte Worte (Mantras) zu fokussieren, während die Umgebung immer mehr zurücktritt. Der Atem fließt dabei ruhig weiter.

1: siehe Literatur Seite 273.

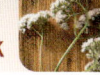

Die Wirkungen sind verblüffend, sie werden seit den 70er-Jahren untersucht. Als einer der Ersten zeigte der amerikanische Kardiologe Herbert Benson vom Mind/Body Medical Institute der Harvard University, dass Meditation zu körperlichen Reaktionen führt, die denen von Anspannung und Stress entgegenwirken. Während letztere »Kampf-oder-Flucht-Reaktion« (Fight or Flight Response) genannt werden, bezeichnete der Pionier der Mind-Body-Medizin die Folgen der Meditation als »Entspannungsantwort« (*relaxation response*, siehe Seite 75). Er konnte zeigen, dass regelmäßiges Meditieren auch die Ansprechbarkeit des Körpers auf Stress reduziert.[7] Vor allem wenn Patienten chronisch überreizt sind und ihre körperlichen Rhythmen wie Schlaf, Herzschlag oder Verdauung aus dem Takt gekommen sind, hilft Meditation dem Organismus, wieder ins Gleichgewicht zu kommen. Sie senkt ähnlich wie ein Betablocker Herzfrequenz, Blutdruck und die nervliche Erregbarkeit.

Die positiven Effekte sind nicht nur auf die rein körperlichen Auswirkungen regelmäßiger Meditation zurückzuführen, sondern auch auf die psychischen Veränderungen: Meditierende werden achtsamer sich selbst gegenüber. Sie lernen, ihren Körper besser zu spüren, erkennen Belastungen früher und gehen bewusster mit ihren Gefühlen um.

Anwendung: Sich richtig zu entspannen ist eine Kunst. Meistens klagen gerade diejenigen Patienten, die es besonders nötig hätten, darüber, dass sie bei dem Versuch, sich zu entspannen, eher nervös und unruhig werden, sobald sie zum Beispiel die Augen schließen. Sie brauchen einfach etwas mehr Geduld als andere: Erst nach etwa sechs Wo-

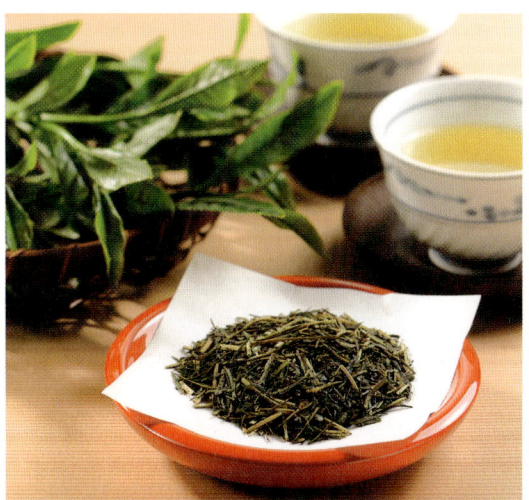

Zwei Tassen grüner Tee am Tag wirken schon leicht blutdrucksenkend und schützen zudem die Gefäße.

chen regelmäßigen Trainings stellen sich echte Erfolge ein. Ich empfehle Ihnen deshalb auf jeden Fall, Entspannungsverfahren wie Meditation oder auch das **autogene Training** in einer Gruppe zu lernen – der Einstieg wird Ihnen dann sehr viel leichter fallen.

● *Progressive Muskelrelaxation*
Leichter allein zu erlernen ist die progressive Muskelrelaxation (PME) nach Jacobson, ein Verfahren, das in den 30er-Jahren von dem amerikanischen Arzt und Psychologen Edmund Jacobson entwickelt wurde. Als ganzheitliche Entspannungstechnik ermöglicht diese Methode dem Übenden eine tiefe Selbstwahrnehmung. Sie ist eine gute Alternative für all jene, denen es unangenehm ist, längere Zeit ruhig zu sitzen oder zu liegen, zum Beispiel weil sie unter Schmerzen leiden. Wer die Technik erst einmal beherrscht, kann PME an vielen Orten anwenden, auch am Arbeitsplatz (siehe Seite 110).

7: siehe Literatur Seite 273.

Stressabbau

Entspannungsübung nach Jacobson

Edmund Jacobson, der Begründer der progressiven Muskelrelaxation (PME), hatte den Zusammenhang zwischen muskulöser Anspannung und unterschiedlichen körperlichen und seelischen Erkrankungen erforscht und festgestellt, dass sich sowohl bei Anspannung als auch durch Anstrengung immer die Muskelfasern verkürzten. Daraus entwickelte er die These, dass die Reduktion des Muskeltonus (Entspannung) die Aktivität des zentralen Nervensystems herabsetzt und dass Entspannung sich als allgemeines Heilmittel für psychosomatische Störungen und zur Prophylaxe eignet. Schon 1934 veröffentlichte er in den USA sein Buch »You must relax« (Sie müssen sich entspannen), das erst 1990 auf Deutsch erschien (»Entspannung als Therapie«).

Das Ziel von Jacobsons Ansatz ist, möglichst früh muskuläre Verspannungen wahrzunehmen und sie zu lockern. Das beeinflusst das Nervensystem, wodurch Muskeltonus, Herz- und Atemfrequenz, Blutdruck und die Leitfähigkeit der Haut gesenkt werden. Gleichzeitig wird die Durchblutung der Hautgefäße in Beinen und Armen intensiviert. Mit wachsender Übung vertieft sich der Entspannungseffekt.

Sorgen Sie, bevor Sie mit dieser Übung beginnen, dafür, dass Sie nicht gestört werden. Stellen Sie das Telefon ab und setzen Sie sich auf einen Stuhl.

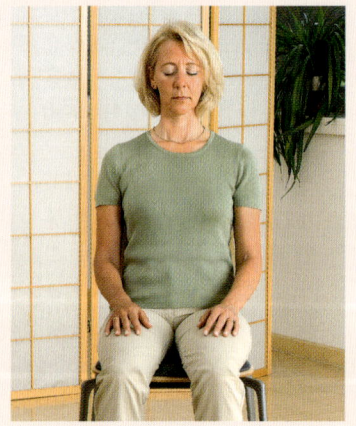 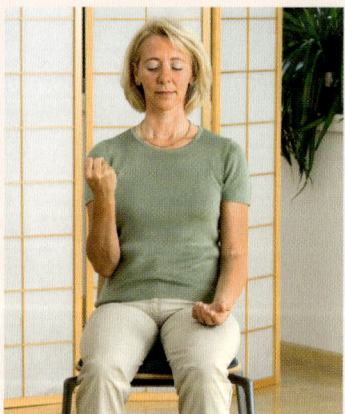 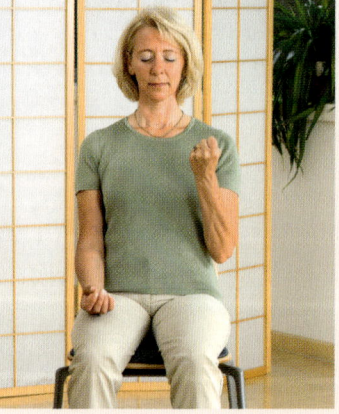

1. Setzen Sie sich auf einen Stuhl, die Füße haben stabilen Kontakt zum Boden und stehen etwa hüftbreit auseinander. Die Hände liegen locker auf den Oberschenkeln, die Handflächen zeigen nach oben oder, wenn Ihnen das unangenehm ist, nach unten. Wenn Sie möchten, können Sie die Augen schließen.

2. Konzentrieren Sie sich zuerst auf den dominanten (meist rechten) Arm: Spüren Sie ihn etwa 20 Sekunden. Dann geben Sie sich selbst das Signal »Jetzt« und spannen ihn leicht, aber konzentriert an. Halten Sie die Spannung 5 bis 7 Sekunden. Atmen Sie dabei regelmäßig und unverkrampft weiter!

3. Lösen Sie die Spannung. Spüren Sie nun wieder 40 bis 50 Sekunden den Unterschied im Körpergefühl. Dann spannen Sie den anderen Arm auf die gleiche Weise 5 bis 7 Sekunden an, lösen die Spannung wieder und spüren anschließend auch hier 40 bis 50 Sekunden dem Körpergefühl nach.

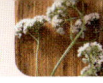

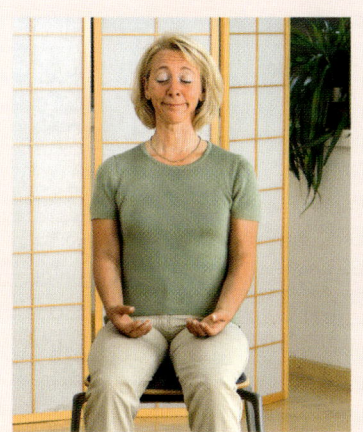

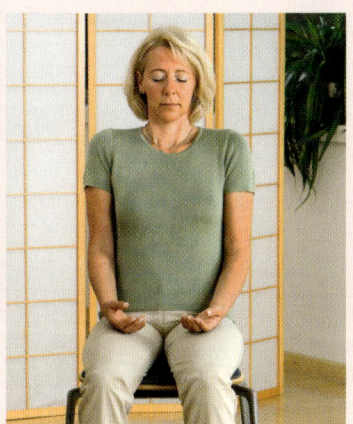

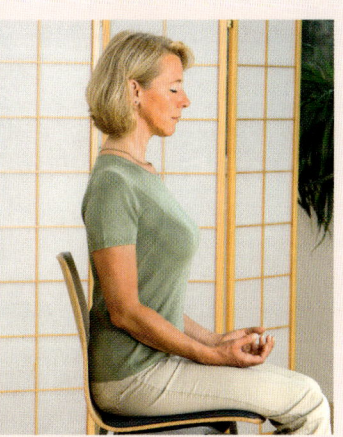

4. Spüren Sie nun etwa 20 Sekunden in Ihr Gesicht hinein. Geben Sie sich das Signal »Jetzt« und ziehen Sie eine Grimasse: die Augenbrauen hochziehen, die Lippen zusammenpressen und die Mundwinkel zu den Ohren ziehen. Entspannen Sie Ihr Gesicht und spüren Sie den Veränderungen im Körpergefühl nach.

5. Jetzt konzentrieren Sie sich auf die Nackenmuskulatur, in die Sie wiederum zunächst 20 Sekunden hineinspüren. Ziehen Sie dann das Kinn zur Brust, drücken Sie den Nacken dabei zur Stuhllehne und ziehen Sie die Schultern kräftig hoch. Entspannen Sie die Muskulatur und spüren Sie nach.

6. Spüren Sie bewusst, wie sich Schultern und Rücken anfühlen. Nach dem Signal »Jetzt« ziehen Sie die Schulterblätter leicht nach hinten zusammen. Spannen Sie dabei gleichzeitig auch das Gesäß und den Bauch an. Lösen Sie die Spannung nach 5 bis 7 Sekunden und spüren Sie nach.

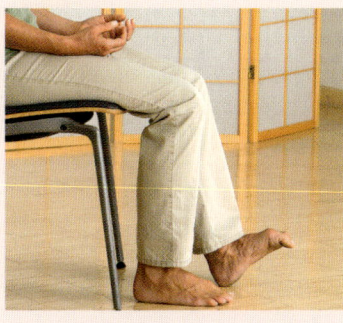

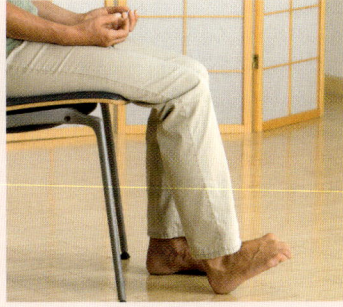

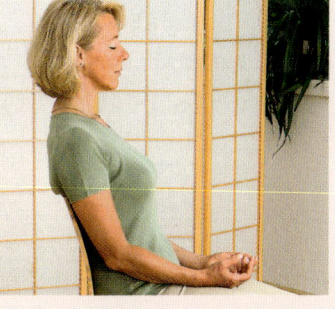

7. Jetzt fehlen noch Ihre Beine: Spüren Sie zunächst etwa 20 Sekunden Ihr dominantes Bein. Geben Sie sich das Signal »Jetzt«: Drücken Sie dann die Ferse gegen den Boden und krallen Sie dabei die Zehen zur Fußsohle hin ein (Zehenfaust). Nach 5 bis 7 Sekunden lösen Sie die Spannung und spüren nach.

8. Spüren Sie Ihr anderes Bein ebenfalls etwa 20 Sekunden. Nach dem Signal drücken Sie dessen Ferse gegen den Boden und krallen dabei die Zehen zur Fußsohle hin ein. Halten Sie die Spannung 5 bis 7 Sekunden. Entspannen Sie die Muskulatur und spüren Sie dem Unterschied im Körpergefühl nach.

9. Zum Schluss durchwandern Sie im Geiste nochmals den gesamten Körper. Ballen Sie dann im Wechsel Ihre Hände zu Fäusten und lösen Sie die Spannung wieder: Ballen – lösen – ballen – lösen. Räkeln und recken Sie sich und öffnen Sie die Augen. Wichtig: Atmen Sie dabei immer gleichmäßig weiter!

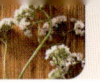
- *Taiji und Qigong*

Wirkung: Für diejenigen, die sich in Ruhe überhaupt nicht entspannen können, kann es hilfreich sein, Entspannung kombiniert mit Bewegung zu versuchen, beispielsweise Taiji oder Qigong. Für beide Verfahren konnte in Studien gezeigt werden, dass sie den Blutdruck senken.[12]

Anwendung: Wichtig ist dabei, dass Sie diese Bewegungsformen regelmäßig trainieren, das heißt an fünf bis sechs Tagen in der Woche. Die Übungen müssen so selbstverständlich werden in Ihrem Alltag wie das tägliche Zähneputzen.

5. Bewegung

Körperliche Aktivität senkt nachweislich den Blutdruck.[11] Aus diesem Grund rate ich Ihnen, Bewegung zu einem festen Bestandteil in Ihrem Alltag zu machen. Suchen Sie sich eine Ausdauersportart, die Ihnen Spaß macht und die Sie mindestens drei- bis fünfmal wöchentlich jeweils 20 bis 30 Minuten in Bewegung bringt. Wenn Sie sich unter der Woche nicht 30 Minuten Zeit nehmen können, sollten Sie versuchen, zwei- bis dreimal täglich 10 Minuten zu trainieren. Besonders geeignet sind Radfahren, Walking, Nordic Walking und Schwimmen, da dies den Körper regelmäßig belastet und nicht überlastet.

Wenn Sie bereits unter Bluthochdruck leiden, sollten Sie zuvor mit Ihrem Hausarzt sprechen und abklären, welche dieser Sportarten für Sie unbedenklich und geeignet ist.

Versuchen Sie auch, sich im Alltag möglichst viel zu bewegen. Steigen Sie Treppen anstatt mit dem Fahrstuhl zu fahren oder fahren Sie mit dem Fahrrad zur Arbeit.

6. Wasseranwendungen

Wirkung: Regelmäßige Wasseranwendungen mit kalten oder wechselwarmen Güssen regen den Körper dazu an, sich wechselnden Reizen immer wieder neu anzupassen. Auf diese Weise werden die Gefäße stimuliert, sie ziehen sich erst zusammen und weiten sich dann wieder. Das normalisiert den Blutdruck: zu hoher wird gesenkt, zu niedriger wieder angehoben – allerdings nur, wenn die Güsse oder Bäder regelmäßig durchgeführt werden, nach Möglichkeit täglich.

Auch Trockenbürsten mit einer Naturbürste (morgens und abends vor dem Duschen oder vor den Güssen) verläuft nach diesem Schema. Es regt die Gefäße an und macht den Körper warm und wohlig.

Anwendung: Beginnen Sie nicht mit kalten Güssen, sondern gewöhnen Sie Ihren Körper zunächst an warme oder auch langsam temperaturansteigende Fuß- und Armbäder, siehe Seite 106. Auch ein regelmäßiges Entspannungsbad mit einem Zusatz von Melisse oder Lavendel (täglich oder jeden zweiten Tag) kann Ihren Blutdruck senken. Das gilt auch für ein Dampfbad oder die Sauna, dabei sollten die Temperaturen nicht höher als 50 °C liegen und langsam ansteigen. Bei zunehmender Saunaerfahrung dürfen Sie die Temperatur steigern, sollten aber nie übertreiben (immer Spielraum nach oben lassen).

Vorsicht: Bei Bluthochdruck dürfen Sie nach einem Saunagang kein kaltes Tauchbad machen, das würde zu einem akuten Blutdruckanstieg (bis zu 300 mmHg) führen. Nehmen Sie stattdessen ein abkühlendes Luftbad und danach langsam aufsteigende kalte Güsse (siehe Seite 239).

11, 12: siehe Literatur Seite 273.

7. Heilpflanzen-Therapie

Es gibt viele Kräuter, die den Blutdruck senken sollen, doch häufig nicht in dem Maße, wie es ihnen in der Volksmedizin zugeschrieben wird. Sie dürfen sich also nur mäßige, wenn überhaupt Wirkungen erwarten, zum Beispiel vom Mistelkraut. Mehr Nutzen können Pflanzen bringen, wenn der Bluthochdruck vor allem durch Anspannung und Stress bedingt ist – hier können dann zum Beispiel beruhigende Kräuter helfen, wie Baldrian, Hopfen, Melisse oder Lavendel.

● **Misteltee**
Anwendung: 2 gehäufte TL der getrockneten Mistelkrautblätter mit 1/4 Liter kaltem Wasser übergießen, 12 Stunden ziehen lassen, abseihen und vor dem Trinken leicht anwärmen. 3-mal täglich 1 Tasse trinken.

● **Lavendeltee**
Anwendung: 2 TL Lavendelblüten mit 1/4 Liter kochendem Wasser übergießen, 10 Minuten ziehen lassen und abseihen. 3-mal täglich 1 Tasse trinken.

● **Hopfentee**
Anwendung: 2 TL Hopfenblüten mit 1/4 Liter heißem Wasser übergießen, 10 Minuten ziehen lassen und abseihen. 2-mal täglich 1 Tasse trinken.

● **Baldriantee**
Anwendung: Da die Zubereitung von Baldrian aufwendig ist und der Tee nicht besonders gut riecht, empfiehlt sich ein Fertigpräparat aus der Apotheke (z. B. Sedonium®, 2 Tabletten abends vor dem Schlafengehen).

● **Melissentee**
Anwendung: 2 gehäufte TL Melissenblätter mit 1/4 Liter heißem Wasser übergießen, zugedeckt 10 Minuten ziehen lassen und abseihen. 3-mal täglich 1 Tasse trinken.

8. Schröpfkopfmassage

Diese Form der Behandlung wird von unterschiedlichen Kulturen seit Jahrhunderten praktiziert. Sie führt zu einer leichten Blutdrucksenkung, ist entspannend und leicht zu erlernen. Sie benötigen dazu nur Hautöl und ein mittelgroßes Schröpfglas mit Saugball (aus der Apotheke, siehe Seite 248).

> **Mein Tipp**
> ### Alltags-Fitness
>
> Gehen Sie, wenn das irgend möglich ist, zu Fuß zur Arbeit! In einer »walking to work«-Studie an über 6000 japanischen Männern konnte klar gezeigt werden, dass diejenigen, die sich täglich mehr als 20 Minuten bewegten, dreimal seltener an Bluthochdruck erkranken als jene, die nur 10 Minuten im Trab waren.[6]
> Wenn das nicht möglich ist, integrieren Sie die Bewegung an anderen Stellen in Ihren Alltag: Nehmen Sie das Fahrrad statt des Autos. Wenn Sie mit dem Bus oder der Straßenbahn zur Arbeit fahren, steigen Sie eine Station früher aus und laufen Sie den Rest des Wegs. Lassen Sie die Rolltreppe links liegen und steigen Sie stattdessen die Stufen hoch. Richten Sie sich Ihr Büro so ein, dass Sie öfter aufstehen müssen, zum Beispiel wenn das Telefon klingelt.

6: siehe Literatur Seite 273.

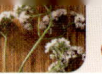

Koronare Herzkrankheit

Ihr Herz ist nicht viel größer als eine Faust. Trotzdem pumpt es täglich 6000 bis 8000 Liter Blut durch Ihren Körper und versorgt damit Billionen von Zellen mit Sauerstoff und Nährstoffen – von den Zehenspitzen bis zum Gehirn. Um diese enorme Leistung erbringen zu können, benötigt Ihr Herz viel Sauerstoff. Die herzeigene Blutversorgung erfolgt durch ein Gefäßsystem, das sich wie ein Kranz (lateinisch *corona*) rund um den Muskel legt. Diese sogenannten Koronararterien entspringen oberhalb der linken Herzseite, verzweigen sich in kleinere Blutgefäße und überziehen und durchdringen den Herzmuskel mit vielen kleinen Seitenästen.

Mit den Jahren werden die Herzkranzgefäße unflexibler und anfälliger für Verletzungen. Ablagerungen an ihren Wänden, die von einem erhöhten Cholesterinspiegel herrühren können, lassen sie zusätzlich »verkalken« und eng werden. Dann kann nicht mehr so viel Blut durch die Arterien fließen, und der Herzmuskel erhält zu wenig Sauerstoff. Mediziner bezeichnen dies als »koronare Herzkrankheit« (KHK). Jeder fünfte Deutsche, der älter als 65 Jahre ist, leidet daran.

Der Schmerz hinter dem Brustbein

Von dieser Herzkrankheit Betroffene spüren bisweilen eine Enge in ihrer Brust (der medizinische Begriff dafür ist »Angina pectoris«), wenn ihr Herz schneller schlägt, zum Beispiel weil sie sich körperlich anstrengen oder aufregen. Schon bei geringem Sauerstoffmangel, wenn Sie sich etwa an kalter Luft aufhal-

ten und ins Warme kommen, kann der typische Schmerz hinter dem Brustbein auftreten. Er strahlt in den linken Arm oder auch Unterkiefer aus – manchmal auch in den rechten Arm, den Bauch oder den Rücken. Weitere Anzeichen sind Übelkeit, Atemnot oder Unwohlsein. Die Beschwerden halten mehrere Minuten an und bessern sich bei Ruhe.

Gefährliche Folgen

Irgendwann kann ein Teil der Ablagerungen (Plaques) einreißen und sich ablösen. Das verstopft die lebenswichtigen Arterien und führt zu einem Herzinfarkt: Ein Teil des Herzmuskelgewebes erhält nicht mehr ausreichend Sauerstoff und Nährstoffe durch das Blut und stirbt ab. Sind größere Teile des Herzmuskels oder auch dessen Nervengewebe betroffen, kann der Infarkt zum Tod führen.

Man weiß heute, dass auch entzündliche Prozesse in der Gefäßwand an der Verkalkung beteiligt sind. Sie aktivieren Abwehrmechanismen des Körpers, wie zum Beispiel das Blutgerinnungssystem. In der Folge können sich Gerinnsel (sogenannte Thromben) bilden, die plötzlich und unerwartet Gefäße völlig verschließen, auch wenn die Herzkranzarterien vielleicht nur zu 20 oder 30 Prozent verengt waren.

Todesursache Nummer eins

Beinahe jeder Zweite in Deutschland stirbt an den Folgen einer solchen koronaren Herzkrankheit. Sie ist die Todesursache Nummer eins in den Industrieländern – nicht nur bei

Männern, auch bei Frauen, deren Risiko nach der Menopause deutlich ansteigt. Dabei könnten wir sehr viel gegen diese enorme Bedrohung tun: Über 90 Prozent der Risikofaktoren nämlich sind durch unseren Lebensstil bedingt.[30]

Die verschiedenen Therapieansätze

 Konventionelle Behandlung

Das wichtigste Ziel der konventionellen Therapie ist es, Angina-pectoris-Anfälle, eine chronische Herzleistungsschwäche sowie Infarkte mit Medikamenten zu verhindern (siehe Kasten unten). Außerdem soll die – durch die Verengung der Herzkranzgefäße eingeschränkte – Lebensqualität verbessert werden, indem die körperliche wie auch psychische Belastbarkeit der Patienten gefestigt werden. Der Arzt klärt Sie über die für die Gefäße kritischen Risikofaktoren wie Rauchen, fettes Essen oder Übergewicht auf und gibt Anregungen, wie diese abgebaut oder vermieden werden können. Weitere für das Herz und die Gefäße gefährliche Krankheiten wie etwa der Diabetes oder Bluthochdruck werden behandelt.

Wenn die Versorgung des Herzes zu sehr eingeschränkt ist, hilft nur noch ein Eingriff, durch den verengte Herzkranzarterien geweitet werden können. Dabei wird über die

Wichtige Medikamente gegen koronare Herzkrankheit

● **Thrombozytenaggregationshemmer** bremsen die Blutgerinnung und verbessern den Blutfluss. Der Wirkstoff Acetylsalicylsäure (ASS, z. B. in Aspirin®) verhindert, dass die Blutplättchen (Thrombozyten) zusammenklumpen. Für Patienten, die bereits einen Herzinfarkt oder Schlaganfall erlitten haben, sind 100 Milligramm ASS einmal täglich Pflicht. Die vorbeugende Gabe bei Gesunden, auch wenn sie vielfach propagiert wird, halte ich persönlich nicht für sinnvoll, da als Nebenwirkung Blutungen ausgelöst werden können, zum Beispiel in der Magenschleimhaut.

● **Nitrate** vermindern den Sauerstoffbedarf des Herzens. Sie können bei einem Angina-pectoris-Anfall als Nitrospray in den Mund gesprüht oder als Kapsel zerkaut und über die Schleimhaut aufgenommen werden. In Tablettenform eignen sie sich auch für die Dauertherapie. Allerdings ist nicht bewiesen, dass sie die Rate an tödlichen Herzinfarkten senken. **Vorsicht:** Patienten, die Nitrate nehmen, dürfen nicht das Potenzmittel Viagra verwenden – dies hat schon zu einigen Todesfällen geführt.

● **Betablocker** verlangsamen den Herzschlag und führen so zu einem verminderten Sauerstoffverbrauch. Gleichzeitig verbessert sich die Durchblutung des Muskels. Die Belastbarkeit steigt und eine Angina pectoris tritt seltener auf. Die Rate der tödlichen Herzinfarkte sinkt.

● **Statine** senken den Teil des Cholesterins, der für die Ablagerungen verantwortlich ist (LDL).

● Wenn zugleich der Blutdruck erhöht ist, wird der Arzt auch versuchen, ihn mit **blutdrucksenkenden Medikamenten** (siehe auch Seite 101) in den Griff zu bekommen.

30: siehe Litaratur Seite 274.

betroffene Arterie ein winziger Schlauch an die verengte Stelle geschoben und dort aufgeblasen (Ballondilatation). Eine weitere Möglichkeit dabei ist, das Gefäß mit einem Stent, einem winzigen flexiblen Drahtröhrchen, auszukleiden und abzustützen. Sind mehrere Herzkranzgefäße verengt, muss meist eine Bypassoperation durchgeführt werden, bei der die Engstelle durch eine Vene, die zuvor aus dem Bein entnommen wurde, überbrückt wird.

Naturheilkundlicher Ansatz

Die Naturheilkunde setzt vor allem auf die Prinzipien der Ordnungstherapie (Lebensstilveränderungen): eine ballaststoffreiche Ernährung mit weniger und gesünderen Fetten, viel Bewegung und ausreichenden Phasen der Ruhe. Die moderne Mind-Body-Medizin verstärkt die Bemühungen um die emotionale wie körperliche Stabilität durch entspannende Verfahren wie Achtsamkeitsübungen oder Meditation. Diese Methoden führen zu einem veränderten Umgang mit selbstschädigenden Gedanken. Darüber hinaus werden Kneipp'sche Wasseranwendungen als Gefäß- und Nerventraining eingesetzt sowie Heilpflanzen, die bei einer leichten Herzschwäche helfen.

Traditionelle Chinesische Medizin

Vermutlich gab es im alten China, als das traditionelle Heilsystem entwickelt wurde, nur wenige Herzinfarkte, unter anderem auch, weil viele Menschen gar nicht so alt wurden, dass ihre Arterien verkalken konnten.

Wenn Patienten über Kurzatmigkeit bei körperlicher Belastung klagen und dann ein unangenehmes Engegefühl in der Brust spüren, diagnostizieren chinesische Ärzte eine »Herz-Qi-« bzw. »-Yang-Schwäche«. Sie verursacht Müdigkeit, Lustlosigkeit sowie kalte Hände und Füße. Das »Herz-Qi« ist für die Bewegung des Bluts im Brustraum verantwortlich, eine Schwäche führt zu einer Blutstagnation. Diese spielt daher aus Sicht der Traditionellen Chinesischen Medizin eine wesentliche Rolle bei allen Herzerkrankungen.

Mein Ansatz

Herzbeschwerden müssen als Erstes immer von einem Internisten oder Kardiologen abgeklärt werden. Dieser muss herausfinden, ob sich hinter den Beschwerden eine manifeste organische Krankheit verbirgt oder nur ein nervös-vegetatives Symptombild. Dieser Unterschied ist entscheidend für die Behandlungsstrategie: Herzleiden müssen in der Regel kardiologisch mit Medikamenten behandelt werden. Naturheilverfahren kommen zum Zug, wenn es um psychosomatische und stressbedingte Symptome geht, und vor allem bei der Vorbeugung von Herzleiden. Sie reichen jedoch nicht aus, das ist ganz wichtig, um ein bestehendes Herzleiden zu therapieren. Hier hat die Schulmedizin mehr und bessere Mittel.

Nicht zu unterschätzen: Stress

Stress spielt bei Herzerkrankungen eine ganz besondere Rolle. Das zeigte sich zum Beispiel in München bei der Fußballweltmeisterschaft 2006, als die Zahl der Angina-pectoris-Fälle und Herzinfarkte deutlich rund um spannende Spiele anstieg.[28] Stress macht 40 Prozent des Herzinfarktrisikos aus! Ein weiteres Risiko ist Feindseligkeit gegenüber anderen, aber auch ein Gefühl der Einsamkeit oder des mangelnden Rückhalts. Menschen, die darunter leiden, haben ein höheres Risiko, eine Depression zu bekommen, was sich wiederum negativ auf das Herz auswirken kann. Das betrifft auch diejenigen, die bereits einen Herzinfarkt erlitten haben.[5] (Unter einer Depression leidet mehr als die Hälfte aller Herzkranken).

Herzstärkend: positive Gefühle

Der amerikanische Kardiologe Dean Ornish, ein international bekannter Herz-Experte, hat betont, dass »love and survival« (Liebe und Überleben) voneinander abhängen.[22] Wer sich geliebt fühlt, zeigte auch eine US-Studie mit 10.000 männlichen Herzinfarkt-Patienten, hat ein geringeres Risiko, an einem Herzinfarkt zu sterben.[14]

Entspannungsverfahren, Meditation, Yoga oder Qigong können wesentlich dazu beitragen, Ihre Stimmung zu verbessern und sich emotional und psychisch zu stabilisieren. Das macht es Ihnen auch leichter, Ihren Lebensstil zu ändern und zum Beispiel mit dem Rauchen aufzuhören, eine Sportart zu beginnen oder abzunehmen.[19] Verbote bringen in der Regel nicht viel, es kommt auf Ihre eigene Motivation an. Denken Sie daran: 90 Prozent der Herzinfarkte sind eine Folge des persönlichen Lebensstils und haben keine rein körperlichen Ursachen. Gelingt es Ihnen dagegen, mehrere Risikofaktoren langfristig aus Ihrem Leben zu verbannen, können sich sogar Verengungen in den Herzkranzgefäßen zurückbilden.[22] Wir haben an unserer Essener Klinik an zahlreichen Patienten erfolgreich gezeigt, wie Herzkrankheiten durch Selbsthilfestrategien positiv und anhaltend verändert werden können.[15, 16, 17]

Behandlungen für zu Hause
Hilfe bei akuten Beschwerden

Heilpflanzen können Nervosität und Unruhe nehmen. Aber Vorsicht: Bei einem akuten Angina-pectoris-Anfall reicht die Wirkung dieser Mittel nicht aus! Hier müssen Sie zum Nitrospray greifen und den Arzt aufsuchen!

- ### *Tees aus Melisse, Hopfen und Passionsblume und Baldrianextrakt*
Wirkung: Diese Heilpflanzen tragen zur Entspannung bei und sorgen für besseren Schlaf. Sie können sie als Tee zubereiten oder als Fertigpräparate kaufen.
Anwendung:
- **Melissentee:** 3 TL Melissenblätter mit 1 Tasse heißem Wasser übergießen, 10 Minuten zugedeckt ziehen lassen und abseihen. 3-mal täglich 1 Tasse trinken.
- **Hopfentee:** 2 TL Hopfenblüten mit 1 Tasse heißem Wasser übergießen, 10 Minuten zugedeckt ziehen lassen und abseihen. 2-mal täglich 1 Tasse trinken. Bei Schlafstörungen 30 Minuten vor dem Zubettgehen trinken.
- **Passionsblumentee:** 1 TL Passionsblumenkraut mit 1 Tasse heißem Wasser übergießen, 10 Minuten ziehen lassen und abseihen. Am besten warm eine halbe Stunde vor dem Zubettgehen trinken.

5, 14, 15, 16, 17, 19, 22, 28: siehe Literatur Seite 273, 274.

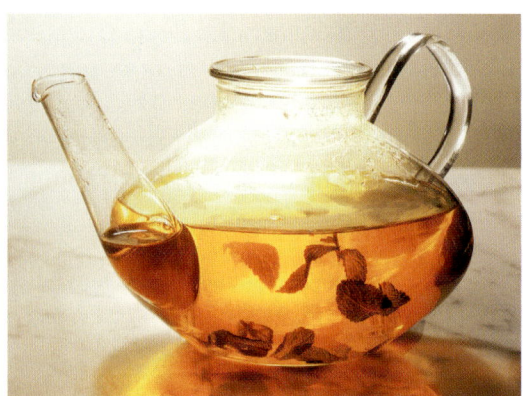

Beruhigender Melissentee: Heilpflanzen können bei Nervosität und Unruhe hilfreich sein.

- **Baldrianextrakt:** Da die Zubereitung von Baldrian ausgesprochen aufwendig ist und der Tee außerdem nicht besonders gut riecht, empfiehlt sich hier ein Fertigpräparat aus der Apotheke (z. B. 2 Tabletten Sedonium® abends vor dem Schlafengehen einnehmen).

- *Feucht-kalte Auflage*

Wirkung: Eine feucht-kalte Auflage mit Lavendelessenz auf die Herzregion beruhigt ebenfalls. Verantwortlich dafür sind die ätherische Öle des Lavendels, die eingeatmet und über die Haut aufgenommen werden.

Anwendung: Die Herzregion mit Lavendelöl (Oleum lavendulae 2%) einreiben (bei reinem Lavendelöl reichen 1 bis 3 Tropfen). Ein mit kaltem Wasser getränktes und danach gut ausgewrungenes Baumwolltuch (z. B. ein Geschirrtuch) auf die linke Brustseite legen. Das getränkte Tuch mit einem trockenen Handtuch vollständig abdecken und mindestens eine halbe Stunde ruhen. Sie können sich diese Auflage auch abends vor dem Schlafen machen, ein T-Shirt über das Handtuch ziehen und damit zu Bett gehen.

- *Vollbäder mit Kräuterzusatz*

Wirkung: Eine gute Möglichkeit zur Entspannung sind auch **Vollbäder im Sitzen**, denen entspannungsfördernde Zusätze wie Lavendel oder Melisse beigegeben wurden.

Anwendung: Etwa 50 Gramm Melissenblätter mit 1 Liter kochendem Wasser übergießen, 10 Minuten zugedeckt ziehen lassen und abseihen. Als Zusatz in die mit warmem Wasser gefüllte Wanne gießen und bei angenehmer Wassertemperatur ca. 20 Minuten im Wasser bleiben. Sie können stattdessen auch Badeöle (z. B. von KDA) verwenden.

Langfristige Umstimmung

1. Lebensstiländerungen

Bereits in den 80er-Jahren wurden in den USA Programme zur Lebensstiländerung (*life style modification*) entwickelt. Aber welche Ziele können Sie sich für Ihren eigenen Alltag vornehmen – realistische Ziele, die Sie bei Rückschlägen nicht gleich aufgeben lassen? Schon drei Monate nach dem Aufenthalt in einer Reha-Klinik, zeigt eine Studie, haben die meisten Patienten ihre Vorsätze nämlich in den Wind geschrieben.[29] Wir haben deshalb ein Programm zur langfristigen Lebensstiländerung entwickelt, das Ihnen hilft, Ihre Ziele zu erreichen.[9, 15, 22, 25]

- *Risikofaktoren minimieren*

Wichtig ist, dass Sie Ihr Verhalten Schritt für Schritt und dennoch beharrlich ändern – bis die Strategien für ein gesünderes Leben irgendwann ganz selbstverständlich zu Ihrem Alltag gehören. Welcher der möglichen Wege für Sie am meisten Erfolg verspricht,

9, 15, 22, 25, 29: siehe Literatur Seite 273, 274.

das können nur Sie selbst herausfinden. Das sollten Ihre Ziele auf dem Weg zu einem gesunden Körper sein:

• **Rauchen** verengt die Gefäße und ist einer der gravierendsten Risikofaktoren für Herz-Kreislauf-Erkrankungen. Zur Entwöhnung eignen sich nicht nur nikotinhaltige Pflaster oder Kaugummis, sondern auch Akupunktur (auch wenn das bisher in Studien noch nicht bestätigt ist) und mentales Training. An unserer Essener Klinik haben wir ein eigenes Raucherentwöhnungsprogramm für die Mitarbeiter, in dem Nikotinpflaster und eine Achtsamkeitsmeditation (siehe Seite 123) mit außergewöhnlich großem Erfolg miteinander kombiniert wurden.[19] Dies sorgte auch für eine besondere Atmosphäre der Gemeinsamkeit, als über 100 Mitarbeiter zusammen meditierten und sich gegenseitig darin unterstützten, nicht mehr zu rauchen. Wenn der Leidensdruck durch eine akute Krankheit erhöht ist, fällt es leichter, aufzuhören: 50 Prozent derjenigen mit Herzinfarkt schaffen es, mit dem Rauchen aufzuhören, aber nur 3 Prozent derjenigen, die am Silvesterabend den guten Vorsatz fassen, im kommenden Jahr aufzuhören, gelingt das tatsächlich.

• Unter den **Blutfetten** ist (neben den Triglyzeriden) besonders das LDL *(low density lipoprotein)*, ein Teil des Cholesterins, gefährlich. Es lagert sich an die Gefäßwände an, während das HDL *(high density lipoprotein)* die Zellwände schützt. Das Gesamtcholesterin zu senken sagt noch nichts über das Herzinfarktrisiko aus: Entscheidend ist das Verhältnis zwischen HDL und LDL. HDL sollte über 40 Milligramm pro Deziliter (idealerweise nahe 60 mg/dl oder darüber) und LDL unter 130 Milligramm pro Deziliter liegen. Die Triglyzeride sollten maximal einen Anteil von 160 Milligramm pro Deziliter ausmachen.

• **Übergewicht** ist ein weiterer Risikofaktor, aber es kommt auch darauf an, wo man dick ist. Menschen, deren Rumpf eine kugelförmige »Apfel-Form« (der klassische Bierbauch!) hat, sind stärker gefährdet als solche mit »Birnen-Form«. Die Ursache vermutet man in der Verteilung der Fettzellen: Je mehr davon nahe den inneren Organen liegen, desto gefährlicher ist das. Abgesehen davon sollten Männer einen Bauchumfang von 95 Zentimetern, Frauen von 80 Zentimetern nicht überschreiten. Ein weiteres, wenn auch umstrittenes Maß für Übergewicht ist der Body-Mass-Index (BMI): Normal ist ein BMI um 25. Dieser Wert berücksichtigt aber nicht die Statur eines Menschen oder seine Verteilung von Fett- und Muskelgewebe.

• **Bewegungsmangel** schwächt Herz und Kreislauf. Wenn Sie hingegen regelmäßig (drei- bis fünfmal pro Woche) 30 bis 45 Minuten Ausdauersport treiben, können Sie das Risiko von Herz-Kreislauf-Erkrankungen bereits deutlich verringern.[10]

Aber Vorsicht: Wenn Sie bereits Beschwerden mit Herz oder Kreislauf haben, sollten Sie unbedingt mit Ihrem Arzt darüber sprechen,

So ermitteln Sie Ihren BMI

• Teilen Sie Ihr Körpergewicht in Kilogramm durch das Quadrat Ihrer Körpergröße in Metern, zum Beispiel

$$\frac{78 \ (kg)}{1{,}72 \times 1{,}72 \ (m)^2} = BMI\ 26$$

10, 19: siehe Literatur Seite 273, 274.

welches Level an Belastungen richtig für Sie ist. Doch selbst wenn bereits eine koronare Herzerkrankung vorliegt, kann ein dosiertes Bewegungstraining die Elastizität der Herzkranzgefäße deutlich verbessern.[10] So können Sie das Risiko für einen Herzinfarkt deutlich reduzieren.

● **Bluthochdruck** muss reguliert werden (siehe Seite 100). Ihr Blutdruck sollte in Ruhe zwischen 120/80 und 140/90 mmHg liegen. Wenn bei Ihnen zusätzliche Risikofaktoren vorliegen, wie zum Beispiel Diabetes, sollte er nicht höher als 120/80 mmHg sein.

● **Diabetes mellitus** (Zuckerkrankheit) erhöht das Risiko für Arteriosklerose beträchtlich. Falls Sie Diabetiker sind, sollte Ihr Langzeit-Blutzuckerwert (HbA1c) deshalb unter 6,5 Prozent liegen. Bei Diabetikern werden auch Blutfette und Blutdruck besonders streng kontrolliert: Die Triglyzeride (siehe Seite 119) sollten nicht mehr als 150 Milligramm pro Deziliter betragen, der Blutdruck unter 120/80 mmHg liegen. Wenn in Ihrer Familie schon gehäuft Fälle von Diabetes aufgetreten sind und Sie von Ihrer Konstitution (Bierbauch!) her dazu neigen könnten, verringern eine moderate Gewichtsabnahme (minus 7 Prozent Ihres derzeitigen Gewichts) wie auch zweieinhalb Stunden zusätzliche Bewegung pro Woche Ihr Risiko zu erkranken drastisch: um rund 60 Prozent.[13, 27]

● *Ernährung umstellen*

In einer weltweit beachteten Studie konnten französische Forscher an über 300 Herzinfarkt-Patienten nachweisen, dass die »mediterrane Ernährungsweise« das Risiko, erneut einen Infarkt zu erleiden, drastisch senkte. Die Patienten bekamen also viel Obst und Gemüse sowie eine besondere Omega-3-reiche Margarine, die speziell für diese Studie hergestellt wurde. Der Erfolg war so beeindruckend, dass die Studie aus ethischen Gründen abgebrochen wurde, damit auch die Kontrollgruppe, die bis dahin normal gegessen hatte, von den Erkenntnissen profitieren konnte.[4] Die aus dieser Studie gewonnenen Ergebnisse stellen inzwischen auch die Empfehlungen der Herzgesellschaften dar. Dass ein hoher Anteil an vegetarischer Kost gut für das Herz ist, zeigten die Ergebnisse der Omni-Heart-Studie aus dem Jahr 2005.

● **Gemüse, Salate** und **Obst** liefern neben vielen anderen wertvollen Substanzen vor allem wertvolle bioaktive Inhaltsstoffe aus Farb- und Geschmackssubstanzen, sodass die auch bei uns gängige Empfehlung »five a day« (fünfmal täglich Obst und Gemüse) in ihrem Heimatland USA bereits in »seven a day« (siebenmal täglich) umgewandelt wird.

● Die Gefäße schützen insbesondere **ungesättigte Fettsäuren**, wie sie zum Beispiel in Olivenöl und Avocados enthalten sind. Sie stärken das gesunde HDL. Gesättigte Fettsäuren wie in Butter oder Fleisch erhöhen dagegen den LDL-Spiegel. Besonders schlecht sind Transfettsäuren, die bei der industriellen Herstellung von Lebensmitteln, vor allem von Fertigprodukten entstehen. Essen Sie daher nicht mehr als 80 bis 100 Gramm Fett täglich. Es sollte zum größten Teil aus pflanzlichen Ölen stammen, vor allem aus Oliven- und Rapsöl. Diese enthalten ebenso wie auch Lein-, Walnuss- und Sojaöl die besonders wertvollen Omega-3-Fettsäuren, die der Körper nicht selbst herstellen kann, sondern aus der Nahrung beziehen muss. Wichtige Lieferanten von Omega-3-Fettsäuren sind auch

4, 10, 13, 27: siehe Literatur Seite 273, 274.

Kaltwasser-Seefische wie Lachs, Thunfisch, Sardinen, Heringe und Makrelen. Essen Sie zwei- bis dreimal pro Woche ölhaltigen Seefisch oder nehmen Sie Fischölkapseln oder andere Omega-3-Fettsäure-Präparate (z. B. Ameu-Alge aus der Apotheke). Wenn Sie auf Fleisch nicht verzichten mögen, kaufen Sie welches aus artgerechter Tierhaltung, bei dem die Tiere idealerweise 5 Prozent Leinsamen im Trockenfutter erhielten. Das hat viermal mehr Omega-3-Fettsäuren als das aus industrieller Tierproduktion.[3, 24] Auch Wild enthält einen höheren Anteil an Omega-3-Fettsäuren und besitzt darüber hinaus den Vorteil, dass es generell fettärmer ist! Sie sollten aber nicht öfter als zwei- bis dreimal pro Woche Fleisch essen: Entfernen Sie alles sichtbare Fett, essen Sie magere Teile wie Filets, am besten »natur«, und entfernen Sie bei Geflügel die Haut. Wurst hat einen hohen Anteil an

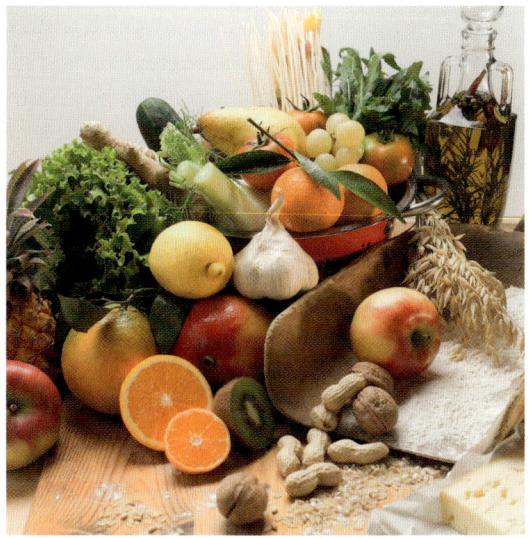

Wertvolle bioaktive Inhaltsstoffe: Obst und Gemüse sollten regelmäßig auf Ihrem Speiseplan stehen, empfohlen werden mindestens fünf Portionen täglich.

versteckten Fetten und ist deshalb nur mit Vorsicht zu genießen: Am wenigsten Fett enthalten Schinken, Putenbrustaufschnitt oder Corned Beef. Erlaubt sind wöchentlich zwei Eier. Achten Sie aber auch auf »versteckte« Eier in Nudeln oder anderen Fertigwaren! Viele **Milchprodukte** sind in **fettarmen** Varianten auf dem Markt: Dazu zählen Milch und Joghurt, aber auch Frischkäse, Harzer Käse oder speziell fettreduzierte Schnittkäse, die nicht mehr als 30 Prozent Fett in der Trockenmasse (% Fett i. Tr.), so die offizielle Kennzeichnung, enthalten.

Reduzieren Sie weißes Brot, Pizza und Gebäck und essen Sie stattdessen mehr Vollkornprodukte. Sie enthalten zahlreiche Vitamine, Mineralstoffe und die blutdrucksenkenden Ballaststoffe. Vollkorn kann man nicht nur als Brot zubereiten, sondern auch als Beilage (Hirse, Quinoa, Reis), Auflauf, Getreidebrei oder Müsli.

Besonders wichtig für die Herzgesundheit ist **Folsäure**. Dieses Vitamin aus der B-Gruppe kann einen erhöhten Homocystein-Spiegel im Blut senken, der als Risikofaktor für Herz-Kreislauf-Erkrankungen generell gilt. Sie begegnen dem, indem Sie oft grüne Blattgemüse, Getreide und Weizenkeime essen.

● Achten Sie auf **mäßigen Alkoholkonsum** oder verzichten Sie ganz darauf: Polyphenole, pflanzliche Wirkstoffe in Rotwein und Bier, wirken sich zwar positiv auf das Herz aus, der Alkohol selbst wirkt jedoch zellschädigend. Außerdem ist er – wie auch Zucker – eine Quelle für Triglyzeride, die beim Abbau im Körper entstehen. Männer sollten nicht mehr als 0,5 Liter Bier oder 0,2 Liter (ein Glas) Wein am Tag zum Essen trinken, Frauen – die Alkohol in anderem Maße verstoffwechseln

3, 24: siehe Literatur Seite 273, 274.

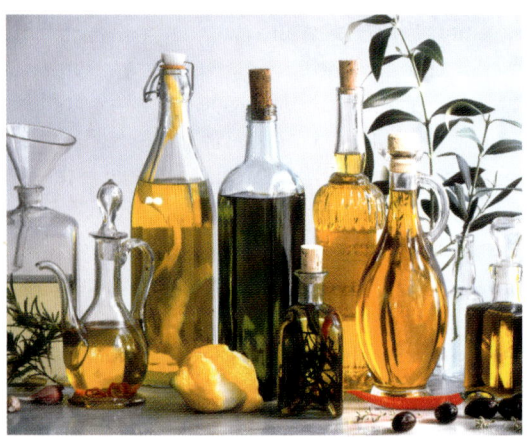

Wertvoll für die Herzgesundheit sind Oliven- und Rapsöl, aber auch Lein-, Walnuss- und Sojaöl.

und anfälliger für die dadurch verursachten Zellschäden sind – sogar nur die Hälfte.[8, 26]

● Darüber hinaus gibt es einzelne Nahrungsmittel, die als besonders herzfreundlich gelten, auch wenn ihre Wirkung noch nicht nachgewiesen ist. Bauen Sie diese in Ihren täglichen Speiseplan ein: **Knoblauch** verbessert die Durchblutung, soll blutdrucksenkend sein und wirkt positiv auf den Fettstoffwechsel. Im Tierversuch wurde zudem nachgewiesen, dass Knoblauch die Oxidationsprozesse in den Gefäßen bremst und so der Arteriosklerose entgegenwirkt. Eine wirksame Dosis ist, regelmäßig eingenommen, täglich 4 Gramm (zwei mittelgroße frische Zehen) oder 300 Milligramm als Nahrungsergänzungsmittel (z.B. Sapec®-Dragees, 3 Kapseln täglich). Zwiebeln erhöhen den Gehalt an schützendem HDL im Blut.

Hafer, täglich als getrocknete Flocken, als Getreidebrei oder als geschrotetes Korn im Müsli, senkt die Blutfette, vor allem das problematische LDL. Das gilt ebenso für den ballaststoffreichen Leinsamen (täglich 10 Gramm, geschrotet) sowie Flohsamenschalen (z.B. als Flosa®, 2-mal täglich 1 Beutel).

● **Vitamin C** in Obst und Gemüse, zeigen Studien, schützt vor Herz-Kreislauf-Erkrankungen, weil es im Körper als Radikalfänger wirkt und die Innenhaut der Gefäße (Endothel) vor Schäden bewahrt. Es senkt im Blut den Spiegel des C-reaktiven Proteins (CRP), ein Stoff, der im Verdacht steht, das Risiko für eine koronare Herzkrankheit zu steigern. Das ist vor allem für Raucher wichtig. Isoliertes Vitamin C als Nahrungsergänzungsmittel kann ich Ihnen nicht in gleichem Maße empfehlen, weil die sonst in Obst oder Gemüse vorhandenen Begleitsubstanzen, die möglicherweise erst für die schützende Wirkung verantwortlich sind, dort fehlen. Wenn Sie dennoch Vitamin-C-Präparate einnehmen möchten, weil Sie vielleicht eine Zeit lang nicht ausreichend Gemüse und Obst essen können oder einen besonderen Bedarf haben (z.B. bei Erkältung), sollte die Dosis zwischen 500 und 1000 Milligramm täglich liegen. Die gefäßschützende Wirkung von Vitamin E, mit der häufig geworben wird, konnte in strengen (randomisierten) Studien bisher nicht nachgewiesen werden. Generell rate ich Ihnen zur Vorsicht bei Nahrungsergänzungsmitteln. Es gibt zwar viele Studien über sie, aber nur wenige, die nach strengen Maßstäben erarbeitet wurden und aussagekräftig sind. Andere Studien, zum Beispiel eine zur Wirkung von Betacarotin als Lungenkrebs-Prophylaxe, stellten fest, dass die Wirkung ganz anders war als erwartet: Die Probanden hatten plötzlich ein höheres Risiko für ein Bronchialkarzinom – jedoch nur, wenn sie das Vitamin als isolierte Substanz und in einer sehr hohen Dosis einnahmen.

8, 26: siehe Literatur Seite 273, 274.

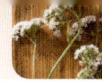

● *Achtsam werden und entspannen*

Ruhige Nerven sind gerade dann besonders wichtig, wenn es um die Gesundheit des Herzes geht:[6] Der amerikanische Kardiologe Herbert Benson prägte in den 70er-Jahren den Begriff der *»relaxation response«*, mit dem er die positiven Veränderungen im Körper beschrieb, die sich in den Phasen der Entspannung einstellen (siehe Seite 75). An der Harvard Medical School nahe Boston gründete der Kardiologe und Stressforscher das Mind/Body Medical Institute, das bis heute weltweit führend in der Entwicklung von Techniken zur Stressbewältigung ist. Benson gehörte auch zu der Gruppe von Wissenschaftlern, die zu Beginn der 90er-Jahre in Dialog mit dem Dalai Lama traten, um den Verbindungen zwischen spiritueller Erfahrung und hirnphysiologischen Veränderungen auf den Grund zu gehen.

Stressabbau, kombiniert mit Mittelmeerernährung, konnten wir an unserer Klinik in einer Studie nachweisen, veränderten die Anfallhäufigkeit bei Angina-pectoris-Patienten um 50 Prozent, und das, obwohl alle Patienten bereits vorher die komplette konventionelle Herztherapie erhalten hatten.[15]

Sind Sie nervös, empfehle ich Ihnen, täglich 30 Minuten ein Entspannungsverfahren anzuwenden. So erreichen Sie eine Gelassenheit, die Ihr Herz schützt.[2] Entspannung bedeutet aber Arbeit. Doch die gute Nachricht ist: Sie können wählen, welches Verfahren am besten zu Ihnen passt! Testen Sie verschiedene Methoden und finden Sie heraus, welche die größte Chance hat, regelmäßiger Bestandteil Ihres Lebens zu werden. Entscheiden Sie sich für das, womit Sie sich am wohlsten fühlen und was sich ganz leicht in Ihren Alltag integrieren lässt.

Achtsamkeitsübung

Entspannung mit Atemmeditation

Setzen Sie sich mit bequemer Kleidung aufrecht auf einen Stuhl oder Hocker, die Füße stehen flach auf dem Boden. Strecken Sie nun Ihre Wirbelsäule und lassen Sie Ihre Schultern fallen. Richten Sie dann Ihre ganze Aufmerksamkeit auf den Atem. Nehmen Sie wahr, wie Ihr Atem in den Körper strömt und ihn bewegt – und wie er ihn dann beim Ausatmen wieder verlässt. Legen Sie

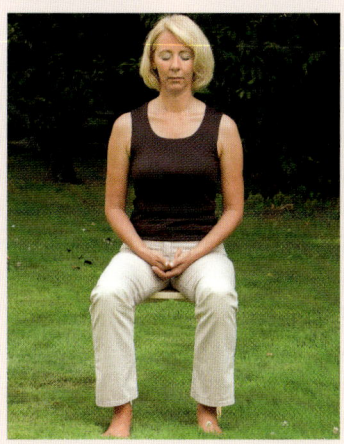

nun Ihre Hände auf den Bauch und spüren Sie dieses Auf und Ab. Wenn Sie möchten, schließen Sie dabei die Augen. Wenn Gedanken auftauchen, verfolgen Sie diese nicht weiter, sondern lassen Sie sie ziehen. Bringen Sie stattdessen Ihre Aufmerksamkeit ganz bewusst immer wieder zum Atem zurück. Diese Übung können Sie mehrmals täglich 2 bis 3 Minuten lang durchführen.

2, 6, 15: siehe Literatur Seite 273, 274.

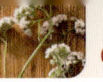

Lernen Sie zum Beispiel ein klassisches Entspannungsverfahren wie **autogenes Training**, Body Scan oder progressive Muskelentspannung (siehe Seite 110 und 271). Als noch wirksamer als diese Entspannungsverfahren hat sich bei koronarer Herzkrankheit ein täglicher Mittagsschlaf herausgestellt. Schlafen Sie aber nicht länger als eine halbe Stunde.[21]

Yoga ist nicht nur allgemein gesund, es wirkt mit seinen Asanas (Haltungen) und den Atemübungen auch direkt auf Blutdruck und Herzfrequenz. Schon zwei bis drei Yogastunden pro Woche über einen Zeitraum von sechs bis zwölf Wochen, zeigen Studien, verbessern die Lebensqualität deutlich. Yoga reduziert das Risiko für Herzrhythmusstörungen und für Herzinfarkt. Zusätzlich hilft regelmäßiges Yoga, belastende Situationen weniger gestresst wahrzunehmen, und es wirkt sich auch positiv auf leichtere Formen von Depression aus.[7]

Vor allem Männer sträuben sich oft, mit Yoga oder **Meditation** zu beginnen. Gerne würde ich Sie aber davon überzeugen, es einmal damit zu versuchen. Welch starke Wirkung sie auf den Kreislauf hat, zeigte zum Beispiel eine Studie des italienischen Wissenschaftlers Luciano Bernardi, der die Wirkung von Rosenkranzgebeten und meditativen Mantras testete.[1] Schon das Rezitieren des »Ave-Maria« führte bei seinen Probanden zu einer Verlangsamung der Atemfrequenz. Eine besondere Wirkung der Meditation ist auch die Tatsache, dass sie gegen Angst wirksam ist, weshalb sie gerade bei Patienten mit koronarer Herzkrankheit empfehlenswert ist: Manche von ihnen sind ängstlich, auch wenn sie es nicht wahrhaben wollen.[20] Meditation lässt sich am leichtesten

in der Gruppe erlernen. Entsprechende Kurse bieten zum Beispiel viele buddhistische Zentren an. Sie können sich auch mehrere Tage in einem Kloster schweigend zurückziehen (Schweige-Retreat).

Möchten Sie Ihrer Innerlichkeit mehr Bewegung verleihen, könnten Sie auch eine der asiatischen Bewegungslehren **Qigong** und Taiji erlernen. Sowohl Qigong als auch Taiji harmonisieren den gesamten Organismus und wirken sich positiv auf die Psyche aus.

● *Regelmäßige Wasseranwendungen*

Wasseranwendungen trainieren das Gefäßsystem – es lernt, flexibel auf äußere wie innere Einflüsse zu reagieren und sich entsprechend zusammenzuziehen und zu weiten. Gleichzeitig härten sie ab und dämpfen die Symptome von Erschöpfung und chronischem Stress, sie wirken nervenstärkend und beruhigend. In einer Studie mit Patienten, die unter einer Herzschwäche litten, konnten wir durch dreimal tägliche Hydrotherapie die Pulsfrequenz der Patienten so weit senken, als hätten diese einen Betablocker genommen (siehe Seite 115).[18]

Am besten bauen Sie die Kneipp'schen Wasseranwendungen in Ihre täglichen Hygienerituale ein: Versuchen Sie, zwei bis drei Anwendungen täglich durchzuführen, vielleicht morgens eine Waschung, mittags einen Armguss oder ein Armbad und abends ein Fußbad oder eine Unterkörperwaschung (siehe Seite 239 ff). Die Regeln sind ganz einfach: Der Körper sollte zu Beginn der Wasseranwendung warm sein, das Wasser so kalt wie möglich. Kurze Reize, keine kalten Güsse auf kalte Haut, von rechts nach links, von außen nach innen, von unten nach oben. Nach

1, 7, 18, 20, 21: siehe Literatur Seite 273, 274.

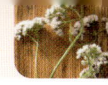

der Anwendung trocknen Sie sich bitte nicht ab, sondern streifen das verbleibende Wasser nur mit den Händen ab. Nach zwei bis drei Wochen können Sie dann zu dem stärker wirkenden kalten Brustwickel (siehe Seite 235) wechseln.

• *Mehr Bewegung*

Selbst wenn schon eine Arteriosklerose vorliegt, kann sie durch regelmäßige Bewegung und angemessene sportliche Aktivität gemildert werden. Dieses Ergebnis einer Studie des Herzzentrums der Universität Leipzig zeigt, dass sich die Anstrengung lohnt: Die verhärteten Gefäße werden durch die Bewegung wieder flexibler.[10]

Ein wirklich idealer Sport für Herz-Patienten, überall und ohne großartige Ausrüstung durchzuführen, ist das Walking, das bewusst sportliche Gehen. Mit Stöcken kombiniert, dann als Nordic Walking bezeichnet, intensiviert sich seine Wirkung. Es aktiviert den Kreislauf, lockert Arme, Nacken und Schulterbereich und belastet die Fußgelenke um zwei Drittel weniger als das Joggen. Beim Nordic Walking sind auch die Muskelgruppen der Schultern und Arme beteiligt. Das hat zur Folge, dass die Pulsfrequenz, die beim einfachen Walking selten über 95 Schläge pro Minute liegt, bis auf über 130 Schläge pro Minute ansteigen kann.

Bevor Sie mit einem Walking- oder Nordic-Walking-Training anfangen, sollten Sie auf alle Fälle mit Ihrem behandelnden Kardiologen absprechen, bis zu welcher Pulsfrequenz Sie sich belasten können. Kaufen Sie sich dafür außerdem einen Pulsmesser (zwischen 50 und 100 Euro).

Walking-Training

Einsatz des gesamten Körpers

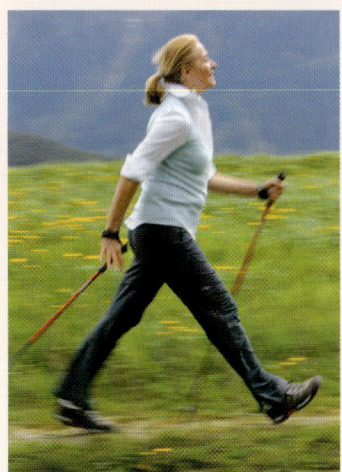

Versuchen Sie einmal, sich den natürlichen Gehvorgang bewusst zu machen. Sie werden erstaunt sein, wie intensiv Sie beim sportlichen Gehen die Aktivierung Ihres Organismus wahrnehmen.

Der Oberkörper sollte möglichst ruhig und aufgerichtet bleiben. Die Schultern sind entspannt und locker. Die Füße werden von der Ferse bis zum Ballen gerollt. Diese Bewegung unterstützen Sie schwungvoll mit Ihren Armen: Sie werden aktiv nach vorn und oben gezogen und schwingen dann passiv nach hinten aus. Der rechte Arm folgt dem linken Bein, der linke dem rechten. Währenddessen ist das Becken leicht nach hinten gekippt, um die Wirbelsäule zu unterstützen. Finden Sie dabei außerdem Ihren eigenen Atemrhythmus: Ideal ist, wenn Sie über drei Schritte ein- und während der nächsten drei Schritte wieder ausatmen.

10: siehe Literatur Seite 273.

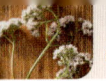

2. Heilfasten

Um Ernährungsumstellungen für Sie zu erleichtern, ist eine **Heilfastenkur** ideal. Wegen möglicher Nebenwirkungen mit Medikamenten (z. B. Marcumar®, blutdrucksenkende und entwässernde Medikamente sowie Antidiabetika), die Sie bereits nehmen, sollten Sie eine Fastenkur allerdings unbedingt mit Ihrem Arzt besprechen. Und Vorsicht: Wenn Sie nach dem Nahrungsverzicht wieder in Ihre alten, ungesunden Essgewohnheiten zurückfallen, kommt es zu dem berüchtigten Jo-Jo-Effekt: Ihr Gewicht steigt wieder an, meist auf ein höheres Niveau als das ursprüngliche Ausgangsgewicht. Dieses Hin und Her ist für den Körper sehr belastend und erhöht das Risiko für Herz-Kreislauf-Erkrankungen. Daher ist es wichtig, Ihr Leben an mehreren Punkten zugleich umzustellen. In der Naturheilkunde führen wir das Heilfasten ohnehin nicht als eine Therapie zur Gewichtsabnahme durch, sondern zur Einleitung einer Lebensstilveränderung oder zur Umstimmung des Organismus. Darüber hinaus kann eine Reduktion der Kalorien auch das Leben verlängern, wie Studien gezeigt haben.[11]

Noch ein Tipp: Leicht in Ihren Alltag einbauen lassen sich einzelne **Entlastungstage**, an denen Sie Ihre Kalorien deutlich reduzieren sowie Fett und Salz meiden. Legen Sie einmal wöchentlich oder monatlich einen solchen Tag ein. Sehr wirksam zur Gewichtsreduktion ist das sogenannte Dinner-Cancelling. Essen Sie nach 18 Uhr keine kohlenhydrathaltigen Nahrungsmittel mehr, da sie den Insulinspiegel hochschnellen lassen, was dazu führt, dass Sie zunehmen. Wenn Sie zusätzlich anfangen, jeden Abend 30 bis 60 Minuten Sport zu treiben (abhängig von Ihrer Konstitution und Ihrem Trainingszustand), werden Sie leicht abnehmen.

3. Heilpflanzen-Therapie

Bei Herzbeschwerden hilfreich sind eine Reihe von Heilpflanzen. Doch auch hier Vorsicht: Die Verwendung pflanzlicher Arzneimittel sollte bei gleichzeitiger Einnahme von Herzmitteln unbedingt mit dem Hausarzt oder dem Kardiologen abgesprochen werden und kann die Einnahme von Herz-Medikamenten nicht ersetzen.

● *Weißdornpräparat*
Wirkung: Die Wirkstoffe des Weißdorns, eines Rosengewächses, führen zu einer besseren Durchblutung im gesamten Körper. Sein Nutzen ist vor allem bei leichter Herzschwäche nachgewiesen, wenn die Gefahr einer Rhythmusstörung besteht.[12, 23]
Anwendung: Hier empfiehlt sich ein Fertigpräparat aus der Apotheke (z. B. Crataegutt® novo 450, 2-mal täglich 1 Tablette).
Vorsicht: Wegen möglicher Nebenwirkungen mit anderen Medikamenten sollten Sie Weißdorn nicht ohne Rücksprache mit Ihrem Arzt einnehmen.

● *Johanniskrautpräparat*
Wirkung: Johanniskraut wurde traditionell in der Volksmedizin bei Herzleiden verabreicht, heute gilt es als leichtes Antidepressivum. Da ein großer Teil der Patienten nach einem Herzinfarkt unter Depressionen leidet, kann in diesem Fall die Einnahme von Johanniskraut sinnvoll sein (z. B. Laif® 900, morgens 1 Tablette einnehmen). Kaufen Sie

11, 12, 23: siehe Literatur Seite 273, 274.

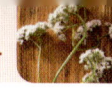

Johanniskrautpräparate aber unbedingt in der Apotheke, da nur sie die richtige Dosierung gewährleisten.

Anwendung: Johanniskrautpräparate werden als Kapseln angeboten (mit einer Dosis von 300 bis 900 mg pro Kapsel). 1-mal täglich 1 Kapsel einnehmen.

Vorsicht: Klären Sie seine Einnahme mit einem Arzt ab, da es in Verbindung mit einigen Medikamenten (synthetischen Antidepressiva und immunhemmenden Mitteln) zu unerwünschten Wirkungen führt. Da Johanniskraut auch in den Leberstoffwechsel eingreift, sind Auswirkungen auf den Abbau von Betablockern bekannt. Zudem verkürzt es die Wirkung anderer Medikamente. Nicht geeignet ist hier das Rotöl des Johanniskrauts.

● **Ginkgo-Extrakt**

Wirkung: Der Extrakt des Ginkgo-biloba-Baumes soll auch bei Herz-Kreislauf-Erkrankungen positiv wirken.

Anwendung: Auch hier empfiehlt sich ein Fertigpräparat aus der Apotheke (z.B. Tebonin® intens 120 mg, 1 Tablette täglich).

Mein Tipp
Herzgesund leben

Es ist wichtig, dass Sie Ihr eigenes KHK-Risiko kennen. Da ich seit über 20 Jahren nicht mehr rauche, werde ich davon vermutlich keine Schäden mehr davontragen. Mein Blutdruck ist normal, ich habe kein Übergewicht, mein Cholesterinspiegel ist zwar minimal erhöht, aber der »gute« Anteil davon, mein HDL, ist hoch. Ich weiß aber, dass mein Vater an einer Kreislaufkrankheit litt, das heißt, ich habe ein gewisses familiäres Risiko. Deshalb muss ich einige meiner eigenen Ratschläge befolgen.

Mein Ziel sind insbesondere 2 bis 3 Stunden Bewegung pro Woche. Mein Lieblingsausdauersport ist das Radfahren. Ich versuche, mir dafür Zeit zu nehmen, und fahre in der Regel mit einer Pulsfrequenz von 130 Schlägen pro Minute. Wenn es das Wetter zulässt, fahre ich an einem See entlang zur Arbeit (dauert ca. 50 Minuten), danach fühle ich mich den ganzen Tag voller Energie.

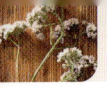

Reizdarm

Der Darm ist ein phänomenales Organ: Seine Oberfläche ist hundertmal größer als unsere Haut, er ist etwa 8 Meter lang und verarbeitet im Laufe eines Lebens an die 30 Tonnen Nahrung und über 50.000 Liter Flüssigkeit. Doch seine Rolle umfasst wesentlich mehr, als nur das Essen durch den Körper zu transportieren und zu verdauen. 70 Prozent der Abwehrzellen sitzen im Darm – um zu verhindern, dass feindliche Stoffe in die Blutbahn übertreten. Außerdem finden sich dort drogenähnliche Substanzen wie Dopamin und Opiate und sogar 95 Prozent des Stimmungshormons Serotonin.

Die meisten Menschen nehmen ihren Darm nicht bewusst wahr, höchstens wenn sie auf der Toilette sind. Es gibt aber andere, die fast andauernd an dieses Organ denken müssen, insbesondere dann, wenn es überhaupt nicht passt – etwa wenn sie das Haus verlassen wollen, eine wichtige Besprechung im Büro haben oder auch nur auf den Elternabend in der Schule müssen. Diese Betroffenen werden von ihrem Darm fast zwanghaft beherrscht, von seinen Launen, die sie völlig unvorbereitet dazu zwingen, sich zu entleeren.

Beschwerden, die das Leben bestimmen

Die auftretenden Beschwerden sind vielfältig: Sie reichen von Spannungs- und frühen Sättigungsgefühlen über Blähungen und Krämpfe bis hin zu Sodbrennen, Aufstoßen oder Übelkeit. Manchmal sind sie auch begleitet von Mattigkeit, Rücken- oder Kopfschmerzen und Depressionen.

14 bis 22 Prozent der Bevölkerung kennen diese Symptomatik, vor allem Frauen, die mehr als zwei Drittel der Patienten ausmachen. Das liegt möglicherweise an der Rolle der weiblichen Hormone. Bei vielen Menschen sind die Symptome vorübergehend und flüchtig, bei etwa einem Drittel jedoch verdichten sie sich zu einer massiven Erkrankung, dem Reizdarmsyndrom (RDS).

Charakteristisch dafür ist der immer wieder auftretende Bauchschmerz, der oft nach dem Stuhlgang besser wird. Die Beschwerden beginnen meistens abrupt, morgens nach dem Aufstehen oder nach einer Mahlzeit. Manche haben besonders morgens Durchfälle, andere quälen sich mit Verstopfung herum, die sich unter Schleimbeimengung dann nach wieder Tagen löst. Eine dritte Gruppe hat Durchfall und Verstopfung im Wechsel.

Keine eindeutigen Auslöser

Ursachen sind im Detail nicht bekannt, es gibt jedoch Hinweise darauf, dass Bewegungs- oder Empfindungsstörungen des Darms dafür verantwortlich sind, genauso wie nervliche Probleme oder eine bakterielle Infektion. Möglicherweise haben die Betroffenen auch eine Störung des Verdauungsenzyms Serinprotease, da ihr Spiegel im Darm erhöht ist.[12] Auch ein erblicher Faktor, zeigen Zwillingsstudien, kann dem zugrunde liegen. Ein Teil der Betroffenen leidet unter einer Fibromyalgie (Weichteilrheumatismus, siehe Seite 190). Psyche und Bauchgefühle sind eng miteinander verbunden – deshalb

12: siehe Literatur Seite 274.

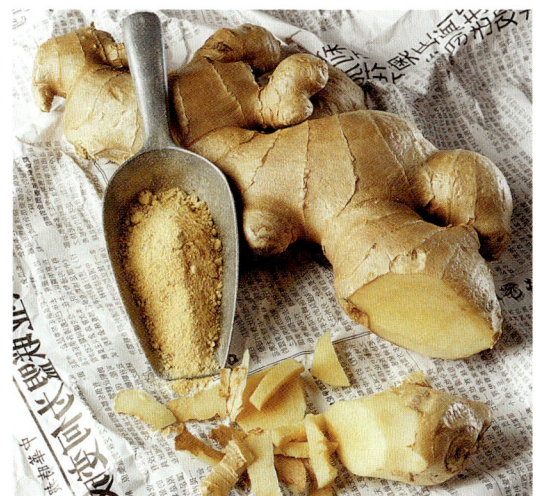

*Ingwer stärkt aus chinesischer Sicht Ihr »Magen-«
und »Milz-Qi« wie auch das »Nieren-Yang«.*

spielt häufig auch Stress eine wichtige Rolle bei dieser Erkrankung. Dieser hat nicht selten seine Ursache in der aktuellen Lebens- oder Berufssituation der Betroffenen: Das zeigt sich in chronischer Versagensangst oder unterdrückter Wut. Manchmal stecken dahinter auch schwere psychische Traumata der Vergangenheit, zum Beispiel sexueller Missbrauch. Bei jedem zweiten Reizdarmpatienten finden sich ähnliche Probleme.

Eine erhebliche Belastung

Die Erkrankung ist nicht gefährlich. Doch sie bedeutet für die Betroffenen eine erhebliche Einschränkung ihrer Lebensqualität, weil die Beschwerden anschwellen und abklingen und sich über Jahre hinziehen können. Etwa die Hälfte der Patienten mit Reizdarm ist jedoch nach fünf Jahren wieder beschwerdefrei. Die Kosten für Arbeitsausfall und Rente liegen dennoch weit höher als jene für die medizinische Behandlung.

Die verschiedenen Therapieansätze

Konventionelle Behandlung

Je nach den individuellen Symptomen werden Abführmittel und entschäumende Medikamente gegen die Blähungen eingesetzt, auch krampflösende Arzneien oder Durchfallhemmer. Die Gabe von Pektinen, Zellulose oder Flohsamenpräparaten soll die Verdauung insgesamt unterstützen. Gegen Durchfall wirken zudem neue Medikamente mit den Wirkstoffen Alosetron und Tegaserod, die den Serotoninhaushalt im Darm beeinflussen können. Bei manchen sind die Beschwerden so gravierend, dass sie sich mehrfach am Darm operieren lassen, um nach den Ursachen zu fahnden oder Verwachsungen zu lösen. Das führt oft zu Narben, die wiederum erneute Probleme verursachen.

Gute Erfolge erzielen dagegen darmzentrierte Hypnosen, die meist Psychotherapeuten durchführen. Sie helfen den Patienten, sich zu entspannen.[14]

Naturheilkundlicher Ansatz

Das Reizdarmsyndrom wird in der Naturheilkunde nicht als isolierte Erkrankung verstanden, sondern als Störung des gesamten Organismus. Der Körper soll langfristig gekräftigt, harmonisiert und entspannt werden, vor allem gilt das für sein vegetatives Nervensystem. Zur Linderung akuter Symptome dienen je nach Beschwerden und ihrer Intensität pflanzliche Medikamente, Tees, Wickel oder Bäder. Heilkräuter wie Baldrian,

14: siehe Literatur Seite 274.

Hopfen, Melisse, Lavendel und Johanniskraut können die Beschwerden noch weiter lindern. Unterstützend wirkt zudem eine gesunde, naturbelassene Schonkost. Schließlich dient die Therapie mit Probiotika, die gezielte Beeinflussung der Darmflora mithilfe von Nahrungsergänzungsmitteln oder bestimmten Lebensmitteln wie Joghurt, der Darmsanierung.

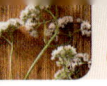 Traditionelle Chinesische Medizin

Die TCM diagnostiziert beim Reizdarmsyndrom häufig eine sogenannte »Milz-Qi-Schwäche« in Verbindung mit einer »Leber-Qi-Stagnation«.

Die »Milz« steht in der chinesischen Medizin für das Erdelement. Sie ist dafür zuständig, alles von außen Kommende zu verarbeiten. Die »Milz« nimmt alles auf, was wir zu uns nehmen, und wandelt es dann zu dem um, was wir brauchen. Eine energetische Schwäche der Milz bedeutet, dass der Körper nicht genügend Kraft für die Umwandlung der Nahrung hat. Ist die Milz geschwächt, kommt es also zu Verdauungsstörungen.

Auf der emotionalen Ebene drückt sich das durch ständiges Grübeln aus: Die Gedanken kreisen immer um dasselbe Thema. Verstärkt wird das, wenn ein hektischer Lebensstil, unterdrückte Emotionen oder unverarbeitete Enttäuschungen zu einer »Leber-Qi-Stagnation« führen. Dadurch wird die Kraft der Milz weiter eingeschränkt.

Die chinesische Medizin empfiehlt in solchen Fällen jeweils die Kombination bestimmter Nahrungsmittel mit Heilkräutern und Akupunktur.

Mein Ansatz

Die Schulmedizin steht dem Reizdarmsyndrom meist ratlos gegenüber. Die Patienten haben offensichtlich Beschwerden, aber es lassen sich keine eindeutigen organischen Ursachen finden. Oft werden die Symptome einfach als »psychosomatisch« abqualifiziert.

Organische Ursachen ausschließen

Die Angst vor einer schweren Erkrankung belastet die Patienten meist zusätzlich. Auch deshalb müssen andere organische Ursachen ausgeschlossen werden: Krebs, eine chronisch entzündliche Darmerkrankung (siehe Seite 140) sowie eine mögliche Überempfindlichkeit gegenüber dem Getreideeiweiß Gluten (Zöliakie), Fruchtzucker (Fruktose), Milchzucker (Laktose) oder dem Zuckeraustauschstoff Sorbit. Etwa 20 bis 65 Prozent der Betroffenen führen ihre Erkrankung auf eine Nahrungsmittelunverträglichkeit oder -allergie zurück. Ob sie tatsächlich diese dominante Rolle spielt, ist jedoch umstritten. Denn selbst wenn bei einem Test eine Unverträglichkeit bestimmter Nahrungsmittel festgestellt wird, bedeutet das noch lange nicht, dass sie tatsächlich für diese Symptome verantwortlich ist. Möglicherweise kann dahinter auch eine Histaminunverträglichkeit stecken (siehe Seite 175).

Die Verbindung von Darm und Gehirn

Der Darm besitzt mit etwa 100 Millionen Nervenzellen mehr als das Rückenmark und registriert damit feinfühlig alle Einflüsse, die auf den Menschen einwirken, oft schon, be-

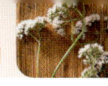

vor das Gehirn sie wahrnimmt. Das macht ihn zur Quelle unserer Intuition, die, wie Studien zeigen, vor allem bei komplexen Entscheidungsprozessen unser Leben weitaus mehr beeinflussen kann als die Logik des Gehirns. Weit mehr Nervenstränge führen von der Mitte unseres Körpers dorthin als wieder zurück: Der Kopf nimmt alles wahr, was ihm der Bauch meldet, hat ihn aber nicht unter Kontrolle – kein Wunder, dass ein aufgebrachter Darm sich auf den gesamten Organismus auswirken kann.

Ganz wichtig: Ausgleich und Rhythmus

Unser Alltag ist nicht mehr auf den natürlichen Wechsel von Aktivität und Ruhe programmiert, sondern auf immer schnellere Abläufe und Gleichzeitigkeit. Doch unser Organismus ist dafür nicht geschaffen. Er verlangt nach Pausen während der Arbeit, regelmäßigen Phasen des Nichts-Tuns und genügend erholsamem Schlaf. Der kulturell bedingte Dauerstress, unter dem wir leben, belastet unseren Organismus sehr. Es werden ihm keine Erholungspausen mehr gegönnt, da auch viele unserer Freizeitaktivitäten eher anregend als beruhigend wirken. Deshalb lässt sich der Reizdarm auch als ein Signal verstehen, das uns zur Veränderung unseres Lebensrhythmus aufruft.

Ausgleich und Rhythmisierung sind wichtige Stichworte, wenn es um den Reizdarm geht. Denn auch der natürliche Rhythmus der Darmbewegungen ist aus dem Takt geraten: Die Dünndarmmuskulatur zieht sich bei Durchfall schneller als gewöhnlich zusammen, bei Verstopfung dagegen langsamer. Dieser Störung des inneren Rhythmus lässt sich durch eine Änderung des äußeren

Rhythmus entgegenwirken. Die Mind-Body-Medizin bietet Ihnen Verfahren, mit denen Sie entspannen und so Ihr vegetatives Nervensystem und damit auch den Darm stabilisieren können: Vor allem Taiji, Yoga und autogenes Training haben sich hier als sinnvoll erwiesen.[4, 5, 7, 11]

Eine Ernährungsumstellung lohnt sich

Vollwertkost, vor allem die mediterrane Variante, ist – anders als viele meinen – nach kurzer Zeit der Eingewöhnung sehr gut verträglich und stärkt die Abwehrkräfte. Wenn Sie der asiatischen Ernährungslehre zugetan sind, lohnt sich der Versuch, sich von einem TCM-Arzt entsprechende Heilrezepte empfehlen zu lassen. Zudem können Akupunktur und Heilkräuter zu einer deutlichen Besse-

---

Mein Tipp

Natürlicher Rhythmus

Ein großer Teil der Reizdarm-Patienten, die sich für Naturheilkunde interessieren, sind besonders stressanfällig. Sollten Sie dazu gehören, empfehle ich Ihnen: Machen Sie Taiji. Die langsamen, fließenden Bewegungen, die in einer bestimmten Abfolge ausgeführt werden, sorgen dafür, dass man sich ganz bewusst auf seinen Körper konzentriert und auch den Atem in Gleichklang mit der Bewegung bringt. Körper und Geist bilden im Taiji immer eine Einheit. Wer die Bewegungen richtig ausführt und regelmäßig trainiert, wird sich danach besonders entspannt fühlen – so soll das Gleichgewicht zwischen Yin und Yang wieder hergestellt werden und das Qi wieder in Fluss kommen.

4, 5, 7, 11: siehe Literatur Seite 274.

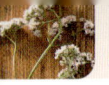

rung führen.[1, 10] Dabei ist es sinnvoll, die Akupunktur mit Qigong oder Taiji zu ergänzen.

Die Wirksamkeit einer speziellen chinesischen Kräutertherapie, die je nach Diagnostik individuell nur ein TCM-Experte verordnen kann, ist noch nicht eindeutig nachgewiesen. Es gibt aber eine Anzahl positiver Studien, die von Besserung berichten, manche noch Monate später.[1, 6]

Behandlungen für zu Hause
Hilfe bei akuten Beschwerden

Für die meisten der in diesem Abschnitt erwähnten Therapieempfehlungen existieren aktuell noch keine ausreichenden wissenschaftlichen Untersuchungen (bis auf Iberogast® und Pfefferminzöl). Ihre Basis sind Erfahrungen von mir und meinem Team.

• Kalmustee
Wirkung: Kalmus deckt eine Vielzahl der Symptome des Reizdarmsyndroms ab: Dieses Heilkraut hilft bei Völlegefühl und Blähungen sowie wechselndem Stuhlgang (mal Durchfall, mal Verstopfung) und krampfartigen Bauchschmerzen.
Anwendung: 2 TL zerkleinerte Kalmuswurzel mit 0,2 Liter kochendem Wasser übergießen, 15 Minuten ziehen lassen und abseihen. 2-mal täglich 1 Tasse trinken.

Gegen Blähungen
• Kümmelleibauflage
Wirkung: Versuchen Sie es bei Blähungen mit einer Kümmelleibauflage, die entblähend und krampflösend wirkt.

Anwendung: Massieren Sie 1/2 bis 1 TL Kümmelöl mit sanftem Druck in die Bauchdecke. Decken Sie ihn dann mit einem feuchtwarmen Baumwolltuch ab und wickeln Sie ein trockenes Baumwolltuch um Ihren Leib. Dann kommt 30 Minuten eine Wärmflasche auf den Bauch (siehe Seite 143).

• Heublumensack
Anstelle der Leibauflage können Sie auch einen Heublumensack (aus Kräuterläden oder Apotheken) verwenden (siehe Seite 133).
Wirkung: Das heilsame Gemisch aus Blüten, Blättern und Samen enthält ätherische Öle, Flavonoide und Gerbstoffe, die schmerzlindernd und beruhigend wirken. Einer der Hauptwirkstoffe in den Heublumen ist das Cumarin. Es aktiviert den Kreislauf, fördert die lokale Durchblutung und verstärkt Hautreize. Schon in wenigen Minuten stellt sich der Organismus auf Ruhe um.

• Teemischungen
Mischung 1: 10 g Korianderfrüchte, 10 g Kümmelfrüchte, 5 g Anisfrüchte, 10 g Fenchelfrüchte, 10 g Wermutkraut und 10 g Pfefferminzblätter.
Anwendung: 2 TL der Mischung mit 1/4 Liter kochendem Wasser übergießen, 5 bis 7 Minuten zugedeckt ziehen lassen und abseihen. 3-mal täglich 1 bis 2 Tassen trinken.

Mischung 2: 20 g Kümmelfrüchte, 20 g Fenchelfrüchte, 20 g Anisfrüchte und 20 g Kamillenblüten.
Anwendung: 2 TL der Mischung mit 1/4 Liter kochendem Wasser übergießen, 5 bis 7 Minuten zugedeckt ziehen lassen und abseihen. 3-mal täglich 1 bis 2 Tassen trinken.

1, 6, 10: siehe Literatur Seite 274.

- **Kombinationspräparat**

Wirkung: Iberogast® ist ein pflanzliches Arzneimittel aus den Kräutern Bittere Schleifenblume, Angelika, Kamille, Kümmel, Mariendistel, Melisse, Pfefferminze, Schöllkraut und Süßholz. Die Tropfen wirken gegen Blähungen und bei Beschwerden, die durch einen trägen Darm entstehen.

Anwendung: 3-mal täglich 20 bis 30 Tropfen vor den Mahlzeiten einnehmen.[9]

Gegen Bauchweh und Krämpfe

- **Bad mit Zusätzen**

Wirkung: Nehmen Sie ein Halb- oder Sitzbad mit Badezusätzen wie Heublumen (nicht bei Allergien!), Melisse, Zinnkraut oder Lavendel. Zusammen mit den Badezusätzen entspannt das warme Wasser die Nerven.

Anwendung: Sie können frische Kräuter oder Fertigpräparate verwenden. Bleiben Sie bei einer Temperatur von 36 bis 38 °C etwa 10 bis 20 Minuten im Wasser.

- **Pfefferminz- und Kümmelöl**

Gegen Krämpfe helfen auch ätherische Öle (in Kapselform), zum Beispiel Pfefferminzöl. Hilfreich bei Krämpfen ist auch Kümmelöl, das mit Pfefferminzöl kombiniert werden kann. Diese ätherischen Öle nimmt man in Form von magensaftresistenten Kapseln ein (z. B. Enteroplant®).[3]

Anwendung: 3-mal täglich 1 Kapsel zu den Mahlzeiten einnehmen.

Sie können diese ätherischen Öle (1/2 TL) auch direkt auf dem Bauch verreiben.

- **Kamillentee**

Bewährt haben sich auch Kamillenblüten.

Wirkung: Die Blüten der Echten Kamille beruhigen, sie wirken desinfizierend und hemmen Entzündungen.

Anwendung: 1 EL Kamillenblüten mit 0,2 Liter heißem Wasser übergießen, zugedeckt 5 Minuten ziehen lassen und abseihen. 2- bis 3-mal täglich 1 Tasse trinken.

Heublumensack

Schmerzlindernde und beruhigende Packung

Gegen schmerzhafte Blähungen und bei stressbedingten Beschwerden bringt ein Heublumensack Entspannung und Wohlgefühl.

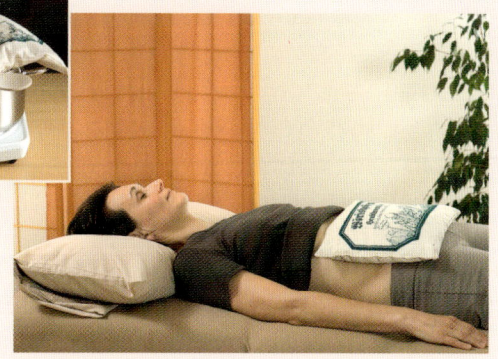

1. Den Heublumensack auf zwei Kochlöffel legen und über Wasserdampf erhitzen.

2. Den Heublumensack etwas abkühlen lassen und auf den Bauch legen. Ruhen, bis die Wärme abgeklungen ist.
Vorsicht: Die Anwendung ist nicht für Allergiker geeignet.

3, 9: siehe Literatur Seite 274.

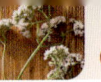

Gegen Verstopfung

Vorsicht: Pflanzliche Abführmittel wie Rizinus oder Sennesblätter sollten mit Vorsicht genossen werden, da sich bei häufigem Gebrauch der Darm darauf einstellt und noch träger wird. Außerdem enthalten viele der Mittel (z. B. Sennesblätter oder Aloe) Anthrachinone, darmstimulierende Verbindungen, die im Verdacht stehen, bei regelmäßiger Anwendung die Darmschleimhaut zu schädigen. Von Rizinusöl ist abzuraten, da es den Hormonhaushalt des Darms stört. Auch in Faulbaumrinde oder Rhabarberwurzel sind problematische Inhaltsstoffe.

● *Flohsamenschalen*

Sie sind eine schonende Alternative zu den anthrachinonhaltigen Abführmitteln. Die Schalen quellen unter Wasserzugabe auf ein Vielfaches ihres ursprünglichen Volumens auf und bilden dabei ein schleimiges Gel. Das macht den Stuhl weicher.

Anwendung: Hier empfiehlt sich ein Fertigpräparat aus der Apotheke (z. B. Flosa® oder Mucofalk®, 1- bis 3-mal täglich 1 Beutel einnehmen). Sie sollten unbedingt 2 Gläser Wasser nachtrinken.

Hinweis: Weil Flohsamenschalen Wasser binden, lassen sie sich auch bei akutem Durchfall einsetzen.

Vorsicht: Wegen des ausgeprägten Vermögens, andere Stoffe zu binden, sollen 1 bis 2 Stunden vor oder nach der Anwendung keine Arzneimittel eingenommen werden.

Gegen Durchfall

Vorsicht: Bei der Behandlung von Durchfall muss, insbesondere bei Kindern und älteren Menschen, auf den ausreichenden Ersatz der verloren gegangenen Flüssigkeiten und Elektrolyte als wichtigste therapeutische Maßnahme geachtet werden. Grundsätzlich ist bei Durchfällen, die länger als 2 Tage anhalten, Blutbeimengungen aufweisen oder mit Fieber und Kreislaufstörungen einhergehen, ein Arzt aufzusuchen.

● *Getrocknete Heidelbeeren*

Wirkung: Die getrockneten Beeren, die man am besten aus dem Reformhaus bezieht, binden giftige Stoffwechselprodukte im Darm. Sie enthalten Tannine, welche die Ausbreitung von Bakterien hemmen, und sind reich an Gerbstoffen, die die Heilung der gereizten Schleimhaut fördern.

Anwendung: Frische Heidelbeeren sollten nicht verwendet werden, sie regen den Stuhlgang an! Täglich maximal 20 bis 60 g getrocknete Beeren mit etwas warmem Wasser 20 Minuten ziehen lassen, dann kurz aufkochen lassen, abseihen und essen.

Besser noch ist es, aus den getrockneten Früchten einen Tee herzustellen. Bei manchen Patienten nämlich wirken die Kerne in den Heidelbeeren reizend auf den Magen. 3 gehäufte EL getrocknete Heidelbeeren mit 1/2 Liter kochendem Wasser übergießen, 20 Minuten zugedeckt ziehen lassen und abseihen. Von dem abgeseihten Tee mehrmals am Tag 1/2 Glas trinken.

● *Blutwurztee*

Wirkung: Blutwurz (Tormentill) ist ein Kraut, das seit Jahrhunderten gegen Durchfall und Blähungen eingesetzt wird. Seine Wirkung verdankt es insbesondere den Gerbstoffen und der Fähigkeit, das Wachstum von Bakterien und Viren zu hemmen.

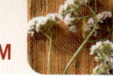

Anwendung: 1 gehäufter TL Tormentillwurzel mit 1 Tasse kochendem Wasser übergießen und 10 Minuten kochen. Dann abseihen und den Tee warm trinken. Davon täglich 2 bis 3 Tassen zu sich nehmen, die Sie sich auch in eine Thermoskanne abfüllen können.

● *Kaffeekohle*

Wirkung: Kaffeekohle (aus der Apotheke) entsteht durch starkes Rösten der Kaffeebohne bis zur Verkohlung. Die vermahlene Kaffeekohle bindet Wasser und außerdem schädliche Substanzen.

Yoga-Übung

Verdauungsfördernd: der Schulterstand

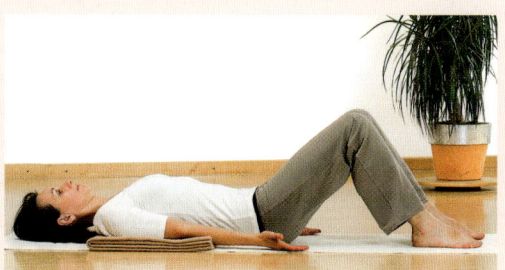

1. Legen Sie sich auf den Rücken und drücken die Schultern an den Boden. Die Arme liegen neben dem Körper, die Handflächen zeigen nach oben. Drehen Sie die Oberarme leicht nach außen und strecken dabei Arme und Finger. Nun die geschlossenen Beine etwa eineinhalb Fußlängen vom Körper wegsetzen.

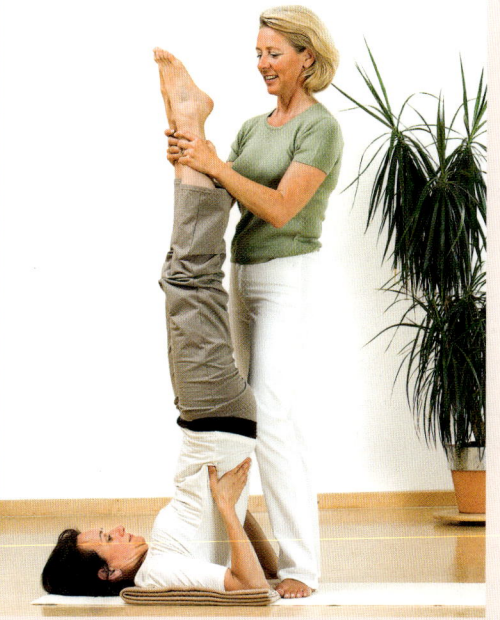

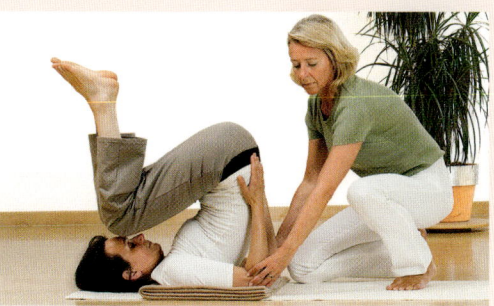

2. Beugen Sie die Arme und legen die Hände an die Hüfte, die Ellbogen drücken Sie fest in den Boden. Rollen Sie nun Beine und Oberkörper so weit auf, bis das Gesäß senkrecht nach oben zeigt, und führen Sie die Knie zur Stirn.

3. Rollen Sie den Oberkörper nun so weit auf, bis der Brustkorb zum Kinn kommt. Führen Sie dann die Beine nach oben und strecken Sie sie bis in die Fußzehen. Nur Kopf, Nacken, Schulter und Oberarme liegen auf dem Boden. Halten Sie diese Position 3 Minuten lang – mit fester Körperspannung vom Oberkörper bis zu den Füßen.

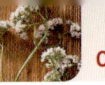

Anwendung: 3-mal täglich 1 TL einnehmen.
Vorsicht: Wegen des ausgeprägten Vermögens, andere Stoffe zu binden, sollen 1 bis 2 Stunden vor oder nach der Anwendung keine Arzneimittel eingenommen werden.

● *Heilerde*

Wirkung: Sie kann bei Durchfall ebenfalls Linderung bringen. Das feine Pulver aus Lehm absorbiert überschüssiges Wasser und ist reich an Mineralstoffen und Spurenelementen und kann so den Salzverlust bei Durchfall wieder ausgleichen.
Anwendung: 1 bis 2 TL Heilerde in etwa 1/2 Glas Wasser oder Tee auflösen und in kleinen Schlucken trinken. Anschließend sollten Sie 1/2 Glas Wasser nachtrinken.
Vorsicht: Wegen des ausgeprägten Vermögens, andere Stoffe zu binden, sollen 1 bis 2 Stunden vor oder nach der Anwendung keine Arzneimittel eingenommen werden. Bei Auftreten von akuten oder länger andauernden Beschwerden bzw. bei unklaren Beschwerden im Magen-Darm-Bereich sollte ein Arzt aufgesucht werden.

● *Teemischung mit Lavendel*

Wirkung: Ein schmackhafter Lavendeltee beruhigt und hilft vor allem bei stressbedingtem Durchfall.
Mischung: 5 bis 10 g (je nach Geschmack) Lavendel mit 10 g Brombeerblättern, 10 g Himbeerblättern, 10 g Erdbeerblättern, 5 g Malvenblüten und 5 g Stockrose.
Anwendung: 2 bis 3 TL von dieser Mischung mit 1/4 Liter kochendem Wasser übergießen, 5 bis 7 Minuten zugedeckt ziehen lassen und abseihen. 3-mal täglich 1 bis 2 Tassen der Teemischung trinken.

Langfristige Umstimmung

1. Achtsamkeit und Entspannung

Mind-Body-Verfahren bringen den Körper in einen idealen Zustand, in dem eine Balance zwischen An- und Entspannung herrscht, und sind deshalb äußerst wirksam bei Reizdarm.[4] Nachweise gibt es für positive Wirkungen bei Taiji, Yoga und Hypnose [5,7,14]. Zweimal Yoga pro Woche hat nach Studien, die an unserer Klinik in Essen durchgeführt wurden, gestresste und ängstliche Frauen deutlich stabilisiert. Yoga kann sich auch positiv auf Darmbeschwerden auswirken, wie eine indische Untersuchung an Männern mit Durchfall zeigt. Probieren Sie aus, welches dieser Verfahren Ihnen liegt.

2. Ernährung und Heilfasten

Reizdarm-Patienten erleben oft eine Verbesserung ihrer Beschwerden, wenn sie ihre Ernährung umstellen. Sie brauchen allerdings etwas Geduld: Manchmal reagiert Ihr Darm zu Beginn rebellisch, und Erfolge stellen sich meist erst nach einigen Wochen ein. Erleichtert wird der Einstieg durch eine Heilfastenperiode von sieben Tagen (siehe Seite 250): Sie entlastet den Verdauungsapparat und verbessert kurzfristig, für die Zeit des Fastens, bei den meisten auch die Stimmung.

Alles zusammen führt zur Besserung der Darmbeschwerden, einem ausgeglicheneren psychischen Befinden und erleichtert in der Regel eine Lebensstilveränderung.

Zu empfehlen ist leichte, bekömmliche **mediterrane Vollwertkost** (siehe Seite 252). Konservierungsstoffe und damit Fertignah-

4, 5, 7, 14: siehe Literatur Seite 274.

rung sollten Sie meiden. Nehmen Sie möglichst wenig Rohkost zu sich, auch Obst sollten Sie, damit es leichter verdaulich ist, als Kompott essen. Essen Sie langsam und achtsam, ohne sich dabei ablenken zu lassen (durch eine Zeitung oder den Fernseher). Kauen Sie sorgfältig, das ist bereits der erste wichtige Verdauungsschritt.

Trinken Sie mindestens 2 Liter Wasser (am besten mit nur wenig oder gar keiner Kohlensäure) oder Kräuter- bzw. Früchtetee am Tag. Trinken Sie jedoch nicht zu den Mahlzeiten, das verdünnt die Verdauungsenzyme.

Einen großen Erfahrungsschatz zur Behandlung von funktionellen Bauchbeschwerden stellt auch die **chinesische Medizin** zur Verfügung. Ein zentraler Punkt, den Sie selbst auch ohne Therapeuten oder Arzt beachten können, ist die Auswahl der Lebensmittel: Stärken Sie Ihr »Magen-« und »Milz-Qi« wie auch das »Nieren-Yang« mit ausreichend Dinkel, Grünkern, Gerste, Reis, Kartoffeln, Möhren, Zucchini, Fenchel, Aprikosen, Weintrauben, Tofu, Rind- und Kalbfleisch, Garnelen, Lachs, Seeforelle, Mandeln, Kürbiskernen, Sesam und Gewürzen wie Ingwer, Koriander, Kardamom, Zimt, Kümmel und Nelken (siehe auch Seite 255).

Aus chinesischer Sicht haben Reizdarm-Patienten viel Hitze im Darm. Aus diesem Grund sollten wärmende und scharfe Gewürze gemieden werden. Wer wegen seiner Blähungen regelmäßig Fenchel-Anis-Tee trinkt, kann langfristig die Beschwerden damit verstärken. Pauschale Empfehlungen sind jedoch schwierig. Sie müssen etwas experimentieren, um die für Sie ideale Ernährungsform zu finden. Allgemein rät die TCM Menschen mit einer schwachen Milz und

Niere, möglichst warm zu essen. Das bedeutet zum Beispiel, statt der Salatplatte einen Teller mit gebratenem oder gedünstetem Gemüse zu wählen oder statt Müsli mit rohem Obst und Milch einen Haferbrei mit Apfelkompott zu essen. Auch wenn diese chinesischen Empfehlungen sich nicht immer mit den deutschen offiziellen Richtlinien decken, berichten Patienten mit Reizdarm häufig über eine überraschende Besserung ihrer Beschwerden. Studien darüber liegen allerdings bisher nicht vor.

Viele Patienten empfinden auch das Trinken von warmem Wasser vor jeder Mahlzeit als angenehm.

3. Bewegung

Wenn die Darmmuskeln durch langes Sitzen erschlaffen, kommt es leicht zu Verstopfung. Dabei entstehen ungesunde Abbauprodukte, die nicht richtig abtransportiert werden können. Regelmäßige Bewegung (mindestens 30 Minuten täglich) nützt nicht nur gegen Depressionen, sie wirkt auch Verstopfung und Blähungen entgegen.[2, 13]

4. Probiotika-Therapie

Probiotika sind lebende Mikroorganismen, welche die Darmflora positiv beeinflussen und deshalb die Verdauung stärken.[8, 15] Dazu zählen zum Beispiel Bakterien aus Sauerkrautsaft (unbehandelt, aus dem Reformhaus) oder dem »Kanne Brottrunk® «, einem Getränk aus vergorenem Brot (aus dem Reformhaus oder Drogeriemarkt) sowie bestimmten Milchprodukten (Kefir, unbehandeltem Joghurt).

2, 8, 13, 15: siehe Literatur Seite 274.

5. Heilpflanzen-Therapie

• Pfefferminzölkapseln

Wirkung: Ein »Allround-Mittel« bei Reizdarm ist Pfefferminzöl (siehe Akuthilfe, Seite 133). Die Mischung aus ätherischen Ölen, Flavonoiden und Gerbstoffen hilft bei Bauchschmerzen, unregelmäßigem Stuhlgang, Völlegefühl sowie Blähungen. Besonders bei unkomplizierten Formen ist es in der Kombination mit Kümmelöl zu empfehlen.[3]

Anwendung: Es wird in Kapseln (z.B. Enteroplant®) geschluckt, die sicherstellen, dass der Inhalt nicht im Magen zersetzt wird, sondern den Darm erreicht. 3-mal täglich 1 Kapsel vor den Mahlzeiten einnehmen.

• Baldrianpräparat

Ein empfehlenswertes Mittel, an das bei **Verstopfung** kaum gedacht wird, ist Baldrian.

Wirkung: Diese bei Nervosität und Schlafstörungen wirksame Pflanze hilft all denen, die an einer krampfartigen Verstopfung leiden, vor allem wenn diese durch belastende Situationen, Stress oder Ähnliches bedingt ist. Bis Baldrian wirkt, dauert es jedoch zwei bis drei Wochen.

Anwendung: Da die Zubereitung von Baldriantee ausgesprochen zeitaufwendig ist und der Tee außerdem nicht besonders gut riecht, empfiehlt sich hier wieder ein Fertigpräparat aus der Apotheke (z.B. 2 Tabletten Sedonium® abends vor dem Schlafengehen einnehmen).

• Flohsamenschalen

Wirkung: Regelmäßig eingenommen, helfen Flohsamenschalen (siehe auch Akuthilfe, Seite 134) nicht nur gegen Durchfall (durch das Binden von Wasser), sondern wirken durch ihre Quellstoffe auch langfristig träger Verdauung entgegen.

Anwendung: Hier empfiehlt sich ebenfalls ein Fertigpräparat aus der Apotheke (z.B. Mucofalk®, 3-mal täglich 1 Beutel einnehmen). Sie sollten unbedingt 2 Gläser Flüssigkeit nachtrinken.

Vorsicht: Wegen des ausgeprägten Vermögens, andere Stoffe zu binden, sollen 1 bis 2 Stunden vor oder nach der Anwendung keine Arzneimittel eingenommen werden.

• Heidelbeermuttersaft

3-mal täglich 1 Schnapsglas Heidelbeermuttersaft (reiner Heidelbeersaft ohne jeden Zusatz) wirkt gegen häufigen Durchfall.

• Ysop

Die mit Salbei und Thymian verwandte Würzpflanze wirkt gegen Durchfall. Würzen Sie Ihr Gemüse oder Ihren Lammbraten damit.

6. Akupressur

Sie hilft gegen Verstopfung, Durchfall, Blähungen und vor allem Schmerzen (siehe Kasten auf Seite 139). Massieren Sie dazu jeden der angegebenen Punkte etwa eine Minute lang mit kreisenden Bewegungen unter leichtem Druck.

7. Wasseranwendungen

Sie stärken den Körper, beruhigen das Nervensystem und wirken insgesamt entspannend auf Organe und Muskulatur. Für eine langfristige Therapie des Reizdarms empfehlen sich besonders feucht-kalte Leibwickel.

3: siehe Literatur Seite 274.

• Feucht-kalte Leibauflage

Wirkung: Diese Auflage senkt die Muskelspannung im Darm. Der Körper reagiert auf den Kältereiz der Auflage, indem er vermehrt Wärme produziert und dabei zugleich die Blutgefäße weitet.

Anwendung: Legen Sie die Auflage wie auf Seite 143 beschrieben an. Achten Sie dabei darauf, dass die Tücher faltenfrei sind. Machen Sie das 2-mal wöchentlich 8 Wochen.

• Leibwaschung

Wirkung: Nachdem das Nervensystem mit kurzfristiger Anspannung auf den Reiz reagiert, kommt es zu einer Entspannung.

Anwendung: Tauchen Sie einen Waschlappen in kaltes Wasser und wringen ihn aus. Streichen Sie in rascher Folge über den gesamten Oberkörper, beginnend an den Arminnenseiten bis zum Rücken. Streifen Sie das Wasser mit den Händen ab (siehe Seite 240).

Akupressur

Besonders bei Schmerzen: regelmäßige Fingerdruckmassage

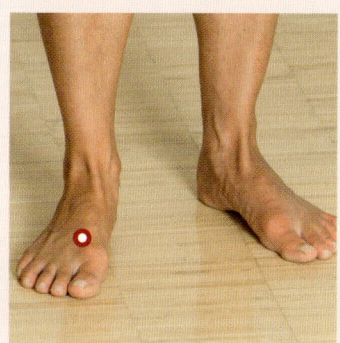 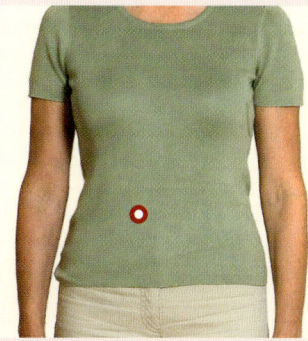 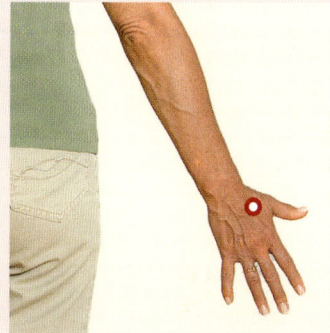

1. Der Punkt **Leber 3** befindet sich zwischen dem großen Zeh und dem zweiten Zeh, genau dort, wo die beiden Mittelfußknochen einen Winkel bilden.

2. Der Punkt **Magen 25** liegt 2 Daumenbreit seitlich neben dem Bauchnabel. Dieser Punkt wirkt besonders bei Leibschmerzen und gegen Durchfall.

3. Der Punkt **Dickdarm 4** befindet sich zwischen Daumen und Zeigefinger auf der höchsten Erhebung des Handrückenmuskels, wenn der Daumen fest am Zeigefinger anliegt.

Chronisch entzündliche Darmerkrankungen

Entzündliche Darmerkrankungen sind sehr unangenehme Leiden, die den gesamten Organismus der Betroffenen in Mitleidenschaft ziehen. Früher traten sie vor allem in den Industrieländern auf, inzwischen nehmen die Zahlen aber auch in Asien und Südamerika durch den veränderten Lebensstil zu. Die Lebensqualität kann durch die Symptome stark eingeschränkt sein.

Entzündung mit typischen Schüben

Morbus Crohn zum Beispiel ist eine von der Wissenschaft noch nicht voll aufgeklärte Entzündung des gesamten Magen-Darm-Trakts, die etwas mehr Frauen als Männer befällt. Zum ersten Mal beschrieb sie 1932 der amerikanische Magen- und Darmspezialist Burrill Bernard Crohn (1884 bis 1983).

Der erste Schub tritt früh auf, meist vor dem 30. Lebensjahr. Manchmal bleibt es dabei, oft jedoch wird die Krankheit chronisch, mit wiederkehrenden Anfällen von Fieber, Bauchschmerzen und blutigem Durchfall, die manchmal lebensbedrohlich sein können.

Die Entzündung geht häufig vom unteren Dünndarm aus. Typisch für das Leiden ist, dass meistens einzelne Segmente des Darms betroffen sind, die immer wieder durch gesunde Abschnitte voneinander getrennt werden. Aber im Prinzip kann der gesamte Verdauungstrakt, vom Mund bis zum After, von der Entzündung betroffen sein.

Schleichende Erkrankung

Colitis ulcerosa befällt die Schleimhaut des Dickdarms und breitet sich vom Mastdarm her aus. Die Krankheit verursacht Koliken, Durchfall und Darmblutungen, im akuten Schub kann auch Fieber hinzukommen. Die Krankheit beginnt schleichend, kann sich aber auch in massiven Anfällen äußern. Je nach Ausbreitung, Dauer und Schwere erhöht sich das Darmkrebsrisiko. Auch hier ist der Entstehungsprozess nicht vollständig geklärt. Jedenfalls kommt es zu einer Aktivierung bestimmter Immunzellen (T-Lymphozyten) in der Darmwand, sodass Entzündungsstoffe ausgeschüttet werden.

Ursachen ungeklärt

Drei bis fünf Deutsche von 100.000 Bürgern sind von einer der beiden Krankheiten betroffen. Über die genauen Ursachen wird noch spekuliert. Sicher ist, dass sowohl erbliche Veranlagung als auch ethnische Faktoren eine Rolle spielen. Langes Stillen scheint vor den Entzündungen zu schützen, zu viel Hygiene trägt zu ihrer Entstehung bei. Bei Morbus Crohn deutet einiges darauf hin, dass bei vielen Patienten der Darm »löchrig« ist: Weil bestimmte Zellen der Darmwand absterben, können Bakterien der Darmflora in die Darmwand eindringen und dort Entzündungen auslösen. Raucher haben ein erhöhtes Risiko, Morbus Crohn zu entwickeln.

Die verschiedenen Therapieansätze

Konventionelle Behandlung

Bei leichteren Symptomen werden entzündungshemmende Arzneien (z. B. mit den Wirkstoffen Sulfasalazin, Olsalazin, Mesalazin) verschrieben, oft in Kombination mit Kortison. Sprechen sie nicht an oder sind die Schübe stärker, kommen auch das Immunsystem beeinflussende Medikamente wie zum Beispiel Azathioprin zum Einsatz. Neue Studien haben auch eine Wirksamkeit von sogenannten TNF-alpha-Blockern belegt, die auf spezielle Art entzündungshemmend wirken.

Durch die entzündlichen Schübe kann es zu Mangelerscheinungen kommen, die behoben werden müssen: Als Ersatz der bei den Durchfällen ausgeschiedenen Kalium- und Natriumsalze wird eine kochsalzhaltige und kaliumreiche Ernährung (z. B. Bananen) empfohlen. Verschrieben werden auch Eisenpräparate, Folsäure und Kalzium/Vitamin-D.

Naturheilkundlicher Ansatz

Über 100 Millionen Nervenzellen sind an der Verdauung beteiligt – mehr als sich in unserem Rückenmark befinden. Wie ein großlöchriges Geflecht umgeben sie den Verdauungstrakt. Dieses Nervensystem des Bauches (enterisches Nervensystem, ENS) führt in mancherlei Beziehung ein Eigenleben: Es vermittelt intuitive Gefühle an das Gehirn und speichert darüber hinaus emotionale Erinnerungen. Es steht in einer intensiven Beziehung zur Darmwand, in der viele wichtige

Hormone und Botenstoffe gebildet werden und sich 70 Prozent der Zellen des Immunsystems befinden. In der Darmschleimhaut leben außerdem Billionen von Bakterien, die als eigenes Universum den Stoffwechsel des Menschen fördern.

Es liegt auf der Hand, dass nervliche Belastungen genauso wie Infekte, körperliche Schwäche oder Ernährungsfaktoren Einfluss auf dieses komplexe Gefüge haben. Chronischer Stress zum Beispiel erhöht das Risiko eines nächsten Schubs (innerhalb von acht Monaten) um das Dreifache. Entspannungsverfahren können dagegen die Zahl der wiederkehrenden Anfälle längerfristig verringern und die Patienten im Verlauf ihrer Erkrankung stabilisieren. Eine Reihe pflanzlicher und auch auf Darmbakterien basierender Wirkstoffe (Probiotika) lindern zudem Entzündungen. Kneipp'sche Wasseranwendungen bringen Linderung. Während sich die Patienten in dieser Zeit schonen sollten, wirken sich leichte sportliche Aktivität in den Phasen dazwischen positiv aus.

Zwar gibt es keine spezielle Diät für entzündliche Darmerkrankungen. Doch vollwertige Schonkost kann dem häufigen Nährstoffmangel der Patienten entgegenwirken.

Traditionelle Chinesische Medizin

Chronisch entzündliche Darmerkrankungen sind in der TCM als Leiden unbekannt. Mögliche Therapien orientieren sich hier an den verschiedenen Symptomen, die der Patient angibt. Deshalb wird zwischen Reizdarm, Morbus Crohn und Colitis ulcerosa nicht von vornherein unterschieden. Eine häufige Diagnose bei schleimigen Stühlen mit Druck im Oberbauch, Durchfall und bitterem Mundgeschmack ist das Syndrombild »Leber attackiert Milz«. Hier greift nach chinesischer Vorstellung die überaktive Leber die Milz an und schädigt so den Verdauungsfluss. Weitere Diagnosen wären bei eher dünnen, schleimig-eitrigen Stühlen »feuchte Hitze in Milz oder Dickdarm«. Dabei geht die chinesische Medizin von einer Schwäche des Funktionskreises »Milz« aus, was zu Schleimbildung im Darm und Durchfällen führen kann.

Diagnosen wie »Milz-Qi-Mangel«, »Leber-Qi-Stagnation«, »feuchte Kälte« oder »feuchte Hitze« charakterisieren jeweils Symptome der entzündlichen Darmkrankheiten. Weil diese aber sehr komplex sind, werden die Therapien sehr unterschiedlich angesetzt – abhängig von individuellem Erscheinungsbild, allgemeiner Konstitution und Krankheitsstadium. Einzelne Studien zeigen, dass die Akupunktur bei entzündlichen Darmerkrankungen wirksam sein kann. Zur chinesischen Kräutertherapie gibt es derzeit noch keine aussagekräftigen Studien.

Mein Ansatz

Jeder zweite Patient mit einer chronisch entzündlichen Darmerkrankung wendet eine naturheilkundliche Begleittherapie an.[8] Über 80 Prozent würden Umfragen zufolge solche gern in Anspruch nehmen.[11] Das ist vor allem dann sinnvoll, wenn die Darmerkrankungen chronisch sind und nur einen leichten bis mittelschweren Verlauf haben oder auf Kortison nicht ansprechen. Patienten, die dauerhaft Kortison einnehmen müssen oder ausgeprägte Nebenwirkungen auf Kortison haben, können durch Kombination mit naturheilkundlichen Verfahren häufig die Medikamentendosis reduzieren.[10] Je nachdem, welche Beschwerden bei dem Patienten im Vordergrund stehen, können Heilkräuter mit Kneipp'schen Verfahren oder mit Methoden aus der chinesischen Medizin kombiniert werden (zumeist mit Akupunktur). Dadurch werden Symptome wie häufige Stuhlfrequenz, Bauchkrämpfe oder Müdigkeit gelindert. So kann es auch gelingen, die beschwerdefreien Phasen zwischen den Schüben (Remission) zu verlängern. All diese Maßnahmen sollten jedoch immer mit einem Arzt besprochen werden.

Therapie für eine dickere Haut

Eine an unserer Klinik durchgeführte Umfrage bei rund 700 Mitgliedern der Deutschen Morbus Crohn/Colitis ulcerosa Vereinigung (DCCV) zeigte, dass 70 Prozent der Betroffenen der Meinung waren, dass besondere Stresssituationen zum Ausbruch eines akuten Schubes ihrer Darmerkrankung beigetragen hatten.[10] Bei den besonders an Naturheilverfahren Interessierten lagen die Zahlen der Stressempfindlichen sogar bei bis zu 90 Prozent.[11] Gerade Patienten mit entzündlichen Darmerkrankungen geben oft an, eine besonders »dünne Haut« zu besitzen.

Wenn auch Sie das so empfinden, sollten Sie auf jeden Fall ein Entspannungsverfahren wie Yoga, Meditation oder Taiji, Qigong oder progressive Muskelentspannung erlernen. In manchen Fällen kann auch das Gespräch mit einem Psychologen oder eine darmzentrierte Hypnose hilfreich sein.[1, 3]

1, 3, 8, 10, 11: siehe Literatur Seite 274.

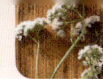

Probiotika-Therapie anerkannt

Ein naturheilkundlich orientierter Arzt ist im Übrigen dazu verpflichtet, den Patienten über die konventionellen, an Leitlinien orientierten Therapiemöglichkeiten der Erkrankung aufzuklären, auch wenn er selbst diese Verfahren nicht praktiziert. Im Gegensatz dazu ist der schulmedizinisch arbeitende Gastroentero-loge bisher noch nicht verpflichtet, mögliche naturheilkundliche Behandlungsansätze aufzuzeigen.[15] Manche dieser Therapien dringen jedoch in die offiziellen Leitlinien vor, zum Beispiel die Probiotika-Therapie mit lebenden Darmkeimen. Noch vor einigen Jahren wurde sie als sogenannte Symbioselenkung ausschließlich von naturheilkundlichen Thera-

Wasseranwendung

Wohltuende Leibauflagen

Diese Leibauflage können Sie bei Bauchkrämpfen mit Kamillensud oder auch alternativ mit Kümmel-öl anwenden. Ein Geschirrtuch wird dann entweder in dem warmen Kamillensud oder in warmem Wasser getränkt. Den Kamillensud bereiten Sie aus 1 TL Kamillenblüten und 1/4 Liter kochendem Wasser, den Sie 10 Minuten ziehen lassen und abseihen.

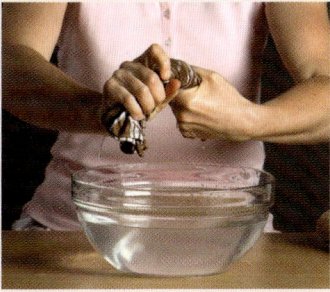

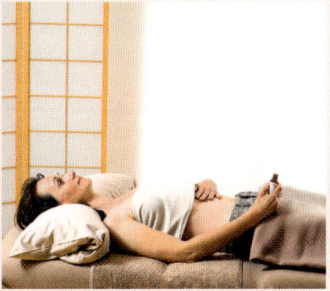

1. Tränken Sie ein Geschirrtuch in dem leicht abgekühlten Kamillensud (bzw. im warmen Wasser), wringen Sie das Geschirrtuch dann gut aus.

1a. Für eine Kümmelölauflage massieren Sie 1/2 bis 1 TL des Öls mit kreisenden Bewegungen sanft in die Bauchdecke ein.

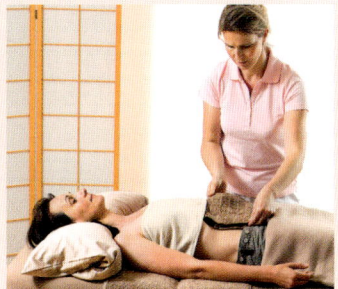

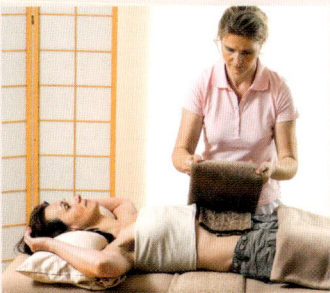

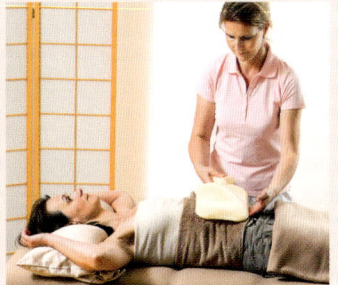

2. Eine Hilfsperson legt nun das mehrfach gefaltete feucht-warme Geschirrtuch auf den Bauch.

3. Darüber kommt ein trockenes Baumwolltuch, das fest um den Leib gewickelt wird.

4. Auf das Baumwolltuch wird nun eine Wärmflasche gelegt. 30 Minuten einwirken lassen.

15: siehe Literatur Seite 275.

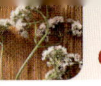

peuten eingesetzt. Heute ist sie Teil der Leit-linien für die Verlängerung der Zeiten zwischen den Schüben (Remission) der Colitis ulcerosa. Entsprechend ist der Arzt auch verpflichtet, darüber zu informieren.

Behandlungen für zu Hause
Hilfe bei akuten Beschwerden

Die hier aufgeführten Empfehlungen eignen sich zur Unterstützung der schulmedizinischen Behandlung.

Gegen Krämpfe und Durchfall
- **Leibwaschungen**

Sie wirken entkrampfend und beruhigen das Nervensystem (siehe Seite 240). Sie lösen Blähungen und fördern den Schlaf. Sie haben sich seit langem bewährt, allerdings gibt es zu den Wasseranwendungen bei Colitis und Morbus Crohn bisher keine wissenschaftlichen Untersuchungen.

- **Heublumensack**

Sie können auch einen Heublumensack (in Kräuterläden oder Apotheken zu bekommen) auf zwei Kochlöffel legen und über Wasserdampf erhitzen (Anwendung siehe Seite 133). Das heilsame Gemisch aus Blüten, Blättern und Samen enthält ätherische Öle, Flavonoide und Gerbstoffe, die schmerzlindernd und beruhigend wirken. Einer der Hauptwirkstoffe in den Heublumen ist das Cumarin. Es aktiviert den Kreislauf, fördert die lokale Durchblutung und entspannt verkrampfte Muskulatur. Bereits nach wenigen Minuten stellt sich der Organismus auf Ruhe um.

- **Kamillen-Leibauflagen**

Wohltuend sind auch Kamillen-Leibauflagen (siehe Seite 143). Sie wirken krampflösend, entblähend und insgesamt beruhigend auf den Verdauungstrakt.

- **Heilerde**

Wirkung: Der dafür verwendete naturreine Löss ist reich an Mineralstoffen und Spurenelementen. Er nimmt überschüssige Flüssigkeit sowie toxische Stoffwechselprodukte auf, wirkt reizmildernd und hilft gegen Durchfall.
Anwendung: 3-mal täglich 1 bis 2 Kapseln (z.B. Luvos®-Heilerde) zwischen den Mahlzeiten mit etwas Flüssigkeit einnehmen.
Vorsicht: Wegen des ausgeprägten Vermögens, andere Stoffe zu binden, sollen 1 bis 2 Stunden vor oder nach der Anwendung keine Arzneimittel eingenommen werden.

- **Teemischung**

Mischung: 20 g Blutwurzwurzelstock, 10 g Pfefferminzblätter, 10 g Kamillenblüten.
Anwendung: 1 bis 2 TL der Teemischung mit 1/4 Liter kochendem Wasser übergießen, 5 bis 7 Minuten zugedeckt ziehen lassen und abseihen. 3-mal täglich 1 bis 2 Tassen trinken.

Gegen Blähungen
- **Teemischung**

Entblähend wirkt folgende Teemischung.
Mischung: 10 g Korianderfrüchte, 10 g Fenchelfrüchte, 10 g Kümmelfrüchte, 10 g Wermutkraut, 10 g Anisfrüchte sowie 10 g Pfefferminzblätter.
Anwendung: 1 bis 2 TL der Teemischung mit 1/4 Liter kochendem Wasser übergießen, 5 bis 7 Minuten zugedeckt ziehen lassen und abseihen. 3-mal täglich 1 bis 2 Tassen trinken.

Gegen Analfissuren

- *Sitzbäder*

Schleimhautrisse im After können durch Sitzbäder zur Abheilung gebracht werden. Dafür eignen sich insbesondere Gerbstoffe aus **Eichenrinde**, Hamamelisblättern- und -rinde, Walnussblätter und Odermennigkraut. 2 gehäufte EL der einzelnen Heilkräuter oder einer Mischung daraus mit je gleichen Anteilen der Heilkräuter mit 1 Liter kaltem Wasser übergießen und 12 Stunden ziehen lassen. Dann 1/2 Stunde kochen und abseihen. Den Sud in das angenehm temperierte Wasser des Sitzbades geben. Falls Sie dies in der normalen Standardbadewanne durchführen, sollten Sie etwa die drei- bis vierfache Menge an Kräutern verwenden.

- Alternativ können Sie auch **Ringelblumenblüten** verwenden. Davon 1/4 TL mit 150 ml kochendem Wasser übergießen, 2 Minuten ziehen lassen und abseihen. Den Sud in das angenehm temperierte Wasser des Sitzbades geben oder bei größerer Wassermenge entsprechend höher dosieren.

Langfristige Umstimmung

1. Achtsamkeit und Entspannung

Wenn es Ihnen gelingt, die Reaktion Ihres Körpers auf Stress zu reduzieren, zum Beispiel, indem Sie regelmäßig ein Entspannungsverfahren durchführen,[1, 4] kann das Ihre beschwerdefreien Phasen (Remission) verlängern. In einer eigenen Untersuchung konnten wir die Wirkung von Entspannungsverfahren an Colitis-ulcerosa-Patienten zeigen, die zehn Wochen lang täglich eine Achtsamkeitsmeditation durchführten.[4]

Wenn Ihnen Meditation weniger liegt, können Sie es auch mit **Qigong** probieren. Recht einfach zu erlernen sind zum Beispiel die Übungen ab Seite 146. Untersuchungen weisen zudem darauf hin, dass die **progressive Muskelentspannung** Bauchschmerzen lindern kann (siehe Seite 110).[3] Letztlich müssen Sie sich bei dem Entspannungsverfahren wohlfühlen: Probieren Sie aus, womit Sie sich am besten entspannen können.

Mein Tipp

Verdacht reicht nicht

Jeder dritte Patient mit Colitis leidet unter einer Laktoseintoleranz, das heißt, sein Körper kann Milchzucker nicht richtig verarbeiten. Das verstärkt die Neigung zu Durchfällen und führt zu allgemeinem Unwohlsein. Der reine Verdacht auf eine Überempfindlichkeit sollte Sie jedoch nicht gleich dazu bringen, Milch und Milchprodukte einfach wegzulassen. Erstens ist das gar nicht so einfach, weil Bestandteile der Milch in vielen Produkten stecken, zum Beispiel auch in Wurst. Zum anderen ist Milch eine wichtige Kalziumquelle. Bitten Sie also Ihren Arzt, zu testen, ob Sie wirklich eine Laktoseintoleranz haben, bevor sie laktosefreie Ersatzprodukte kaufen und Milch aus dem Weg gehen. Probieren Sie aus, wie Sie auf Sauermilchprodukte (Joghurt, Dickmilch, Kefir) reagieren. Diese enthalten zwar größere Mengen an Milchzucker, werden aber oft gut vertragen, vermutlich, weil ihre Milchsäurebakterien die Laktose rasch verarbeiten. Auch Käse bekommt vielen, weil der Milchzucker bei der Reifung weitgehend abgebaut wird.

1, 3, 4: siehe Literatur Seite 274.

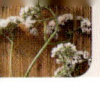

Qigong-Übungen

Entspannung durch bewusste Bewegungen

Brokatübung

Schon der Name »Brokatübung« macht deutlich, wie wertvoll diese Übung für die Gesundheit ist: Sie stimuliert nicht nur den Energiefluss, sondern sorgt auch für Entspannung. Daneben fördert sie die Konzentration und verbessert die Körperhaltung. Stellen Sie sich aufrecht hin, die Beine sind leicht gebeugt und hüftbreit auseinander, die Füße parallel. Der Kopf ist gerade (wie am höchsten Punkt aufgehängt). Ziehen Sie den Bauchnabel etwas ein und heben das Schambein leicht nach vorne-oben an. Wiederholen Sie die gesamte Bewegung (Bild 1 bis 5) mehrmals.

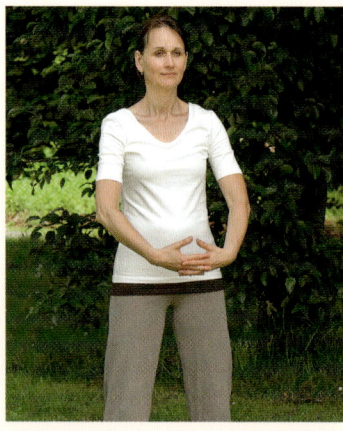

1. Verschränken Sie die Hände etwas unterhalb des Bauchnabels ineinander. Die Handflächen zeigen nach oben. Stellen Sie sich vor, etwas Leichtes auf den Händen zu tragen.

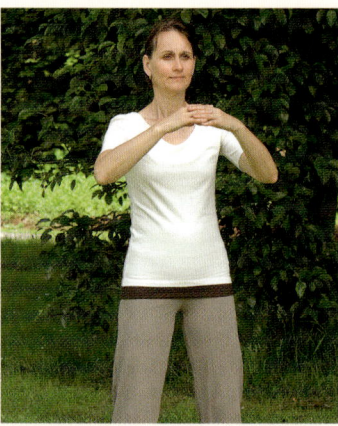

2. Den Atem regulieren: Führen Sie die Hände nach vorne-oben bis auf Brusthöhe. Die Handflächen zeigen nach unten. Die Ellbogen sind locker und ziehen nach unten.

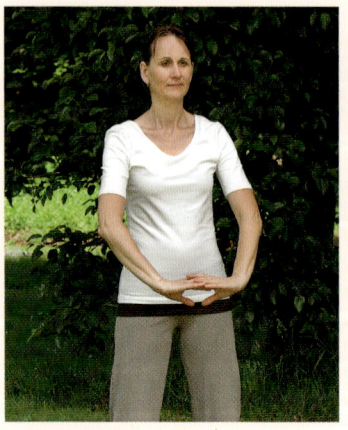

3. Den Geist beruhigen: Führen Sie die Hände zum Körper und dann vor dem Oberkörper nach unten. Die Handflächen zeigen nach unten.

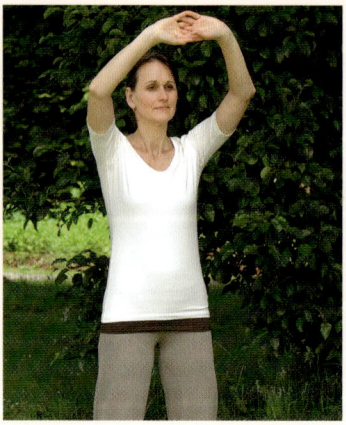

4. Den Himmel stützen: Führen Sie die Arme in einem großen Halbkreis nach vorne-oben. Die Handflächen zeigen nach oben.

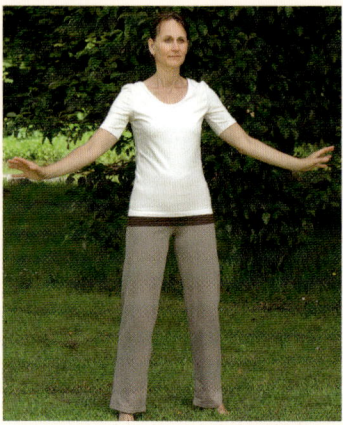

5. Die Wolken zerteilen und die Sonne ins Herz lassen: Senken Sie die Arme und führen Sie sie vor dem Bauch zusammen.

Gesicht waschen

Die folgenden kurzen Übungen sind ideal für zwischendurch. Die Übung »Gesicht waschen« hilft Ihnen, Gedanken loszulassen, und wirkt beruhigend. Setzen Sie sich aufrecht hin und lassen Sie die seitlich aneinandergelegten Hände vor Ihrem Gesicht aufsteigen (Handflächen zu Ihnen) und spüren Sie die Wärme der Hände.

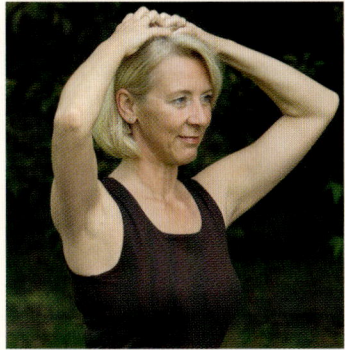

1. Verzahnen Sie die Finger auf dem Mittelscheitel ineinander und ziehen Sie die Hände mit etwas Druck über den Scheitel.

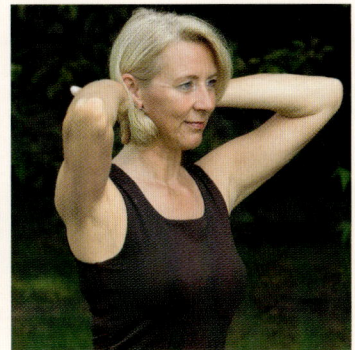

2. Ziehen Sie die Hände mit leichtem Druck über den Hinterkopf bis zum Haaransatz, die Handflächen zeigen nun zum Nacken.

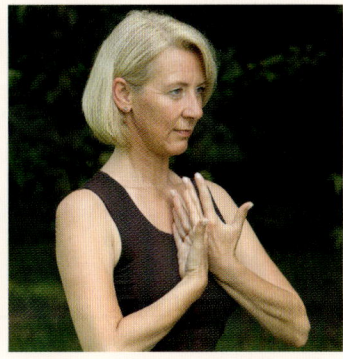

3. Jetzt führen Sie die Hände mit nach außen gerichteten Handflächen wie bei einem V-Ausschnitt bis zur Brustmitte.

Ohrenpause

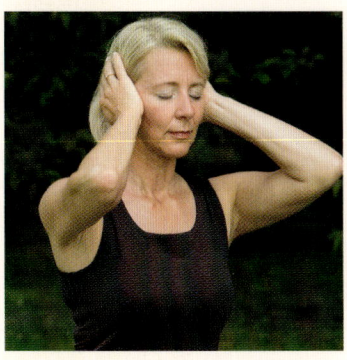

Diese beiden Übungen sind ideal, um sich im hektischen Alltag eine kleine Auszeit zu gönnen, wieder neue Kraft zu gewinnen und Sorgen loszulassen. Setzen Sie sich wieder aufrecht und entspannt hin und reiben Sie vor der Übung Ihre Handflächen aneinander. Wiederholen Sie beide Übungen dreimal.

1. Legen Sie die Handinnenflächen auf die Ohren. Spüren Sie ganz in sich hinein, nehmen Sie dabei die Geräusche und die Wärme der Hände wahr.

Gesicht reiben

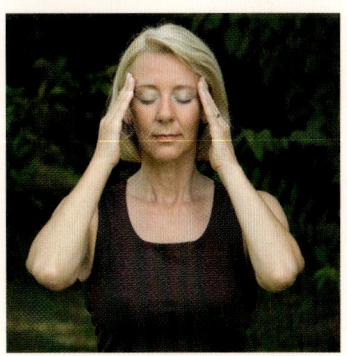

1. Reiben Sie das Gesicht sanft mit den Händen – beginnend am Kinn – über die Mitte bis zur Stirn und dann nach außen über Schläfen und Wangen zurück zum Kinn.

2. Bewegung

Körperliche Aktivität senkt das Risiko für eine entzündliche Darmerkrankung und wirkt sich Studien zufolge zum Beispiel auch auf Patienten mit Morbus Crohn positiv aus.[14] Bewegung macht Sie widerstandsfähiger, denn sie bringt den gesamten Stoffwechsel in Schwung. Trainieren Sie Ihre Ausdauer mit Fahrradfahren, Walking oder Nordic Walking, Spazierengehen, Schwimmen oder Joggen. Lassen Sie sich aber regelmäßig von Ihrem Arzt kontrollieren, ob Sie ausreichend mit Nährstoffen versorgt sind: Wer eine entzündliche Darmerkrankung hat, scheidet zum Beispiel mehr Zink aus als Gesunde und sollte das Spurenelement deshalb ersetzen.

3. Ernährung

Bei entzündlichen Darmerkrankungen gibt es keine Patentdiät. Die Kost muss den jeweiligen Symptomen, dem Zustand des Darms und individuellen Unverträglichkeiten angepasst werden. Zu empfehlen ist die **mediterrane Vollwertkost** (siehe Seite 252), in den akuten Phasen in einer milderen Form, jedoch ohne blähende Bestandteile wie Hülsenfrüchte oder Kohlsorten. Doch in Zeiten der Remission sollten Sie durchaus auch schwerer Verdauliches, aber Gesundes wie Rohkost essen (5-mal täglich 1 Portion Obst oder Gemüse). Nach einer kurzen Phase der Umstellung gewöhnen sich die Patienten, denen vorher immer nur zu »leichtem« Weißbrot geraten wurde, an Vollkornreis und andere Getreide. Nur im Falle einer Verengung des Darms, sollte mit Vollkornprodukten besonders vorsichtig umgegangen werden.

Tierische Fette sollten Sie sparsam verwenden. Ausnahme sind die Omega-3-Fettsäuren aus Seefisch, die entzündungshemmend wirken. Sie können auch als Nahrungsergänzungsmittel eingenommen werden und verlängern die beschwerdefreien Phasen. [17]

Wichtig ist auch ausgiebiges Kauen!

Praxiswissen

Was Sie noch mithilfe von Therapeuten tun können

Akupunktur

Die Rolle der Akupunktur bei der Behandlung chronisch entzündlicher Darmerkrankungen ist noch nicht sicher geklärt.[6, 7, 16] Meiner Erfahrung nach lohnt sich aber auf jeden Fall ein Versuch. Die Kassen übernehmen jedoch nicht die Kosten für die Behandlung, die über mindestens zehn bis zwölf Behandlungen in sechs bis acht Wochen durchgeführt werden muss, um Wirkung zu zeigen.

Verhaltenstherapie

Es ist auf jeden Fall auch empfehlenswert, sich verhaltenstherapeutisch von einem Psychologen beraten zu lassen, auch wenn der Schritt zu einem »Seelen-Klempner« vielleicht nicht gerade leicht fällt. Besonders Colitis-Patienten sind häufig ängstlich und machen sich viele Sorgen. Mithilfe einer Verhaltenstherapie können sie aber lernen, die selbstschädigenden Gedanken zu neutralisieren.[13]

6, 7, 13, 14, 16, 17: siehe Literatur Seite 274, 275.

Trinken Sie mindestens 2 Liter am Tag, möglichst Mineralwasser oder Kräutertees – aber erst 45 bis 60 Minuten nach den Mahlzeiten. Dann verdünnen Sie die Magensäure nicht und beeinträchtigen nicht die Verdauung.

4. Heilpflanzen-Therapie

• *Flohsamenschalen*
Wirkung: Flohsamen enthält Wirkstoffe gegen Entzündungen und werden vor allem bei Durchfall gern eingesetzt. Seine zerriebenen Schalen quellen im Darm auf ein Vielfaches auf. Sie verlängern bei regelmäßiger Einnahme die beschwerdefreien Phasen.[5]
Anwendung: Hier empfiehlt sich ein Fertigpräparat aus der Apotheke (z. B. Flosa®, Mucofalk®, 3-mal täglich 1 Beutel einnehmen).
Vorsicht: Nicht bei einer Darmverengung, da die Flohsamen stark aufquellen! Wegen des ausgeprägten Vermögens, andere Stoffe zu binden, sollen 1 bis 2 Stunden vor oder nach der Anwendung keine Arzneimittel eingenommen werden.

• *Heidelbeermuttersaft*
Wenn Flohsamen allein keine Besserung bringen, ist zusätzlich Heidelbeermuttersaft hilfreich (aus Reformhaus, Naturkostladen).
Wirkung: Ihre Gerbstoffe sorgen dafür, dass der Darm nicht so oft entleert werden muss.
Anwendung: Es reicht aus, 3-mal täglich 1 kleinen Messbecher Heidelbeermuttersaft (ca. 20 ml) einzunehmen.

• *Ingwer und Gelbwurz*
Mit Ingwer und Gelbwurz kann unserer Erfahrung nach ein milder unterstützender Effekt erzielt werden.

Wirkung: Ingwer wirkt über Öle und Scharfstoffe der frischen oder getrockneten Wurzelstöcke. Gelbwurz ist dank seiner Curcuminoide und des ätherischen Öls hilfreich.
Anwendung: Zum Beispiel Zintona®, 3-mal täglich 250 Milligramm einnehmen. Oder 3-mal täglich 1 Kapsel Curcumin® oder 2-mal täglich 1 Kapsel Curcu Truw®.

5. Probiotika-Therapie

Mithilfe von darmfreundlichen Bakterien wie E. coli kann das ausgeglichene Zusammenspiel der Bakterien (Symbiose) gestärkt werden. Das unterstützt die Verdauung und kann so erwiesenermaßen die beschwerdefreien Phasen bei Colitis ulcerosa deutlich verlängern, (z. B. Mutaflor®; beginnen Sie mit 1 Kapsel Mutaflor® mite pro Tag und steigern Sie die Dosis bei guter Verträglichkeit innerhalb von 10 Tagen auf 2-mal täglich 1 Kapsel Mutaflor®).[2, 9, 12]

6. Schröpfkopf und Gua Sha

Im mittleren Lendenwirbelbereich findet sich eine Reflexzone, die bei Stimulierung auf den Darm zurückwirkt. Wenn hier Verspannungen vorliegen, können sie über Schröpfkopf-, Gua-Sha-Massagen oder auch Bindegewebsmassagen (bei einem Therapeuten) gelöst werden. Obwohl die Wirksamkeit dieser Verfahren noch nicht in Studien nachgewiesen wurde, wenden wir sie an unserer Klinik unterstützend als Reflextherapie an.
Anwendung: Die Schröpfkopfmassage oder Gua-Sha-Massage können Sie 1- bis 2-mal wöchentlich in Kombination mit allen anderen hier genannten Verfahren anwenden.

2, 5, 9, 12: siehe Literatur Seite 274.

Kopfschmerzen

Sind Sie ein Kopfschmerz-Typ? Haben Sie immer ein passendes Mittel dagegen zur Hand – in Ihrer Handtasche oder im Handschuhfach Ihres Autos? 85 Prozent aller Schmerzmittel werden in Deutschland nur deshalb eingenommen, weil der Schädel wieder einmal brummt. Und viele Menschen – Sie vielleicht auch – haben sich daran gewöhnt, mit einem schnellen Griff zur Tablette das unangenehme Pochen wegzudrücken. Ich werde nie vergessen, wie eine amerikanische Freundin, die uns besuchte, völlig selbstverständlich ihre Kopfschmerztabletten auspackte – eine Jahrespackung.

Zu viele Schmerzmittel

Doch Schmerzmittel haben die unangenehme Eigenschaft, dass sie bei häufiger Einnahme selbst Kopfschmerzen verursachen. Zwischen 300.000 und 500.000 Menschen, eine schockierend hohe Zahl, leiden unter Kopfschmerzen durch Schmerzmittel. Vermutlich sind es wegen der hohen Dunkelziffer sogar noch viel mehr. Etwa 1 Prozent der Deutschen nimmt sogar täglich Tabletten gegen den Schmerz, manche mehrfach.

Nach Angaben der Stiftung Kopfschmerz werden jährlich rund 3,75 Milliarden Kopfschmerztabletten verbraucht – das ist auf jeden Fall zu viel.

Vielfältig: Ursachen und Symptome

Den Kopfschmerz in den Griff zu bekommen ist aber gar nicht so einfach, denn nicht einmal im Labor lässt sich eine Ursache dafür nachweisen: Blutbild und Hirnströme sind unauffällig, selbst eine Computer- oder eine Kernspintomografie des Gehirns zeigt keine Veränderungen.

Trotzdem sollten Sie, wenn Sie häufig Kopfschmerzen haben, Ihren Arzt abklären lassen, ob die Ursache nicht vielleicht in einer anderen Grunderkrankung liegt, zum Beispiel einer chronischen Nebenhöhlenentzündung oder Bluthochdruck.

Die Literatur kennt über 100 verschiedene Symptombilder, am häufigsten sind Spannungskopfschmerzen. Sie äußern sich als dumpfes Ziehen oder Drücken, das sich wie ein Helm über den Kopf legt oder wie ein heißes Band um ihn zieht.

Treten die Symptome bis zu 15 Tage im Monat auf, nennt die Medizin das »episodisch«. Kehren sie noch häufiger zurück, lautet die Diagnose »chronisch«.

Frauen sind anfälliger

In 80 Prozent der Fälle entwickelt sich chronischer Kopfschmerz in einem Zeitraum von etwa zehn Jahren; nur selten tritt er spontan auf. Das Risiko nimmt mit dem Lebensalter zu: Unter 36 Jahren sind nur 2 Prozent der Bevölkerung betroffen, von den über 55-Jährigen bereits 4 Prozent. Zwei von drei Patienten mit chronischen Spannungskopfschmerzen leiden zusätzlich unter psychischen Erkrankungen wie einer Depression. Frauen sind doppelt so oft betroffen wie Männer. Im Unterschied zur Migräne (siehe Seite 161) fehlen jedoch Übelkeit, Erbrechen, Seh- und

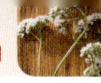

Sprachstörungen. Im Gegensatz zur Migräne wird Spannungskopfschmerz auch nicht schlimmer, wenn Sie sich körperlich anstrengen. Doch auch hier spielen Stress und psychische Belastungen eine zentrale Rolle.[12]

Eine Anlage zum Spannungskopfschmerz ist wie die zur Migräne vererbbar. In manchen Fällen können auch eine Fehlfunktion der Kiefergelenke und Verspannung der Kaumuskulatur mit eine Ursache sein.[10]

Die verschiedenen Therapieansätze

Konventionelle Behandlung

Da von Kopfschmerzen keine direkten Ursachen bekannt sind, wird er, wenn er nur episodisch auftritt, mit allgemein schmerzhemmenden Mitteln behandelt; dazu gehören Acetylsalicylsäure (ASS), Ibuprofen, Metamizol, Naproxen und Paracetamol. Nicht immer können sie die Beschwerden ausreichend lindern. Die bei der Migräne in erster Linie verwendeten Triptane (siehe Seite 163) wirken bei diesen Kopfschmerzformen nicht.

Riskant sind Kombinationen von Schmerzmitteln mit Koffein, wie sie häufig als frei verkäufliche Präparate angeboten werden. Sie führen zu einer vorübergehenden Leistungssteigerung, die dazu verleitet, schneller und häufiger erneut zu dem Mittel zu greifen.

Bei chronischem Spannungskopfschmerz verschreibt der Arzt vorbeugend Antidepressiva (Amitriptylin, Doxepin, Imipramin und Clomipramin). Sie dämpfen die allgemeine Schmerzwahrnehmung. Anfangs haben viele dieser Mittel Nebenwirkungen wie Mund-

trockenheit, Müdigkeit, Schwitzen, Schwindel, Gewichtszunahme oder Verstopfung. Nach etwa acht Wochen sollten diese jedoch nachlassen, und jetzt setzt auch erst die erwünschte Wirkung ein. Völlige Beschwerdefreiheit wird allerdings nicht erreicht, jedoch eine Verringerung der Schmerzen und eine Steigerung der Lebensqualität.

Naturheilkundlicher Ansatz

Der Mensch braucht den Wechsel zwischen An- und Entspannung, um gesund zu bleiben. Gerade Kopfschmerz-Patienten sind oft »Hochleistungstypen«, die ständig unter Strom stehen und alles perfekt erledigen wollen. Dabei kommen die Bedürfnisse der Entspannung zu kurz, der Nacken verspannt sich. Häufigere Pausen, ausreichend langer und erholsamer Schlaf und überhaupt mehr Zeit für sich selbst beugen Verspannungen vor. Neben Anweisungen für ein geregeltes Leben (mit ausreichend Schlaf, guter Ernährung und Bewegung) bietet die Naturheilkunde pflanzliche Extrakte und ätherische Öle zur Schmerzlinderung wie auch ausleitende Verfahren (Fasten, Einläufe), die den Körper entschlacken und vegetativ umstimmen.

氣 Traditionelle Chinesische Medizin

Kopfschmerzen sind aus chinesischer Sicht darauf zurückzuführen, dass der Qi-Fluss auf den Leitbahnen des Kopfes blockiert ist. Die eigentliche Ursache kann in einer Störung des Funktionskreises der »Leber« liegen. Dieser ist nicht mit unserem Organ vergleichbar: Er steht für Phasen der Wandlung und hat die

10, 12: siehe Literatur Seite 275.

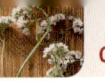

Rolle eines »Generals«, der seine Pläne energisch umsetzen will. Menschen mit starker Leber-Qualität sind Macher, sehr ehrgeizig, und sie lieben den Wettbewerb. Sie sind ständig auf der Suche nach neuen Herausforderungen. Dadurch können sie sehr viel leisten, laufen aber auch leicht Gefahr, sich zu überlasten. Stellen sich den Plänen Hindernisse in den Weg, werden Leber-Menschen schnell zornig. Wenn sie ihre Wut dann unterdrücken, kommt es zu Blockaden, die sich in Kopfschmerzen äußern. (Auch die westliche Medizin zeigt einen deutlichen Zusammenhang zwischen Ärger, emotionalem Stress und Kopfschmerz).[9] Mithilfe von Nadeln oder Massagen entlang der Meridiane lassen sich nach Vorstellung der TCM diese Blockaden auflösen. Das gilt übrigens genauso für die Migräne. Während westliche Ärzte darin ein unterschiedliches Leiden sehen, machen ihre TCM-Kollegen keinen Unterschied zwischen den beiden Kopfschmerzformen (siehe Seite 161). Sie unterscheiden stattdessen unter anderem nach dem Kopfschmerzverlauf. Akute Kopfschmerzen sprechen für äußere Einflüsse wie »Wind« oder »Nässe«. Chronische Kopfschmerzen werden als innere Funktionsstörungen angesehen.

Mein Ansatz

Ich halte es für besonders wichtig, dass Sie vorsichtig mit Schmerzmitteln umgehen! Solche Medikamente sind immer nur der letzte Schritt und sollten auf keinen Fall häufiger als zehnmal im Monat eingenommen werden. Sonst besteht die Gefahr, dass sich ein Kopfschmerz durch Schmerzmittel entwickelt. Die Naturheilkunde bietet eine Fülle von Möglichkeiten, mit denen sich die Symptome wirksam bekämpfen lassen – die wichtigsten werde ich Ihnen hier vorstellen.

Entscheidend dabei ist, dass Sie bei den ersten Anzeichen von Kopfschmerzen mit der Selbstbehandlung anfangen! Je schneller Sie eingreifen, umso rascher gelingt es Ihnen, den Schmerz einzudämmen und zu beseitigen. So haben Sie die Möglichkeit, auf die Schmerzmitteleinnahme zu verzichten oder zumindest ihren Gebrauch zu reduzieren.

Versuchen Sie deshalb unbedingt abzuklären, wann die Schmerzen genau anfangen, wie lange sie dauern, wo genau sie ansetzen und welcher Art sie sind: Sind sie dumpf, drückend, bohrend, stechend oder pulsierend? Schlafen Sie schlecht? Sehen Sie am Abend noch viel fern, oder lesen Sie im Bett? Nehmen Sie Medikamente ein? Auslöser von Kopfschmerzen sind manchmal Gewohnheiten im Alltag – wie der übermäßige Konsum von Kaffee oder auch, wenn Sie tagsüber zu wenig trinken. Eine nicht zu unterschätzende Rolle spielen auch Fehlhaltungen, verstärkt durch Leistungsdruck und psychische Belastungen: Stress verursacht nicht nur eine »Anspannung« der Nerven, sondern gerade auch der Muskeln. Entscheidend ist, dass Sie achtsam gegenüber den Signalen Ihres Körpers werden und Spannungen, die irgendwann zu Kopfschmerz führen werden, so früh wie möglich wahrnehmen. Mind-Body-Techniken können dabei eine wertvolle Hilfe sein. Schon kurze Übungen, die nur wenige Minuten dauern, können Kopfschmerzen verhindern, wenn Sie erst einmal ein Gefühl dafür entwickelt haben, wann Sie diese brauchen.

9: siehe Literatur Seite 275.

Behandlungen für zu Hause

Hilfe bei akuten Beschwerden

Wie bei der Migräne (siehe Seite 166) lernen die Patienten in unserer Klinik ein Stufenschema zur Selbstbehandlung kennen, das auch Sie zu Hause anwenden können. Beginnen Sie mit den Therapien der Stufe eins und wenn diese nicht wirken, gehen Sie Schritt für Schritt weiter:

● **Stufe 1:** Manchmal löst Flüssigkeitsmangel im Organismus Kopfschmerzen aus, da er zur Abnahme des Blutvolumens führt. Erhöhen Sie deshalb gleich bei den ersten Anzeichen

die **Trinkmenge**: auf insgesamt 3 Liter Wasser oder Kräutertee am Tag. Zumindest bei einem Teil der Kopfschmerz-Patienten führt 1/2 bis 1 Liter zusätzlich zu einer deutlichen Besserung der Beschwerden. (Das gilt nicht, wenn Herz- oder Nierenprobleme eine Einschränkung der Flüssigkeit erfordern.)

● Reiben Sie Stirn, Schläfen und Nacken mit einem **Minzöl** ein. In der Apotheke gibt es Minzölstifte, die wie ein Deoroller funktionieren, zum Beispiel Euminz®.[4]

● Falls Sie kalte Füße haben, machen Sie ein **Senfmehlfußbad**. Es fördert die Durchblutung in Füßen und Unterschenkeln und wirkt so gegen das »Syndrom der oberen Fülle« (siehe unten) – Stau im Kopf bei gleichzeitiger Leere in der unteren Körperhälfte.

Wasseranwendung

Durchblutungsfördernd: ein Senfmehlfußbad

Besonders bei beginnenden Kopfschmerzen hat sich dieses Fußbad bewährt, das die Durchblutung insgesamt anregt. Das schwarze Senfmehl wirkt stark erhitzend, daher sollten Sie am Anfang die Wassertemperatur nicht zu hoch wählen. Es besteht sonst die Gefahr von leichten Verbrennungen. Tasten Sie sich also erst einmal vorsichtig an die richtige Temperatur heran. Nicht geeignet ist das Senfmehl bei entsprechender Allergie oder Hautkrankheiten.

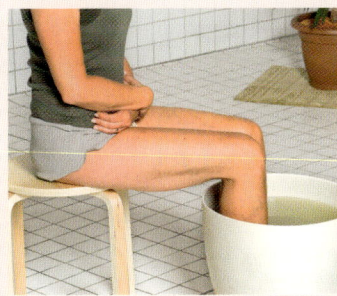

1. Geben Sie 4 EL schwarzes Senfmehl (aus dem Kräuterladen oder der Apotheke) in eine Fußbadewanne und füllen Sie dann körperwarmes Wasser auf, das bis zur Wade reichen soll. Gießen Sie nach 5 Minuten heißes Wasser nach, damit die Temperatur konstant bleibt.

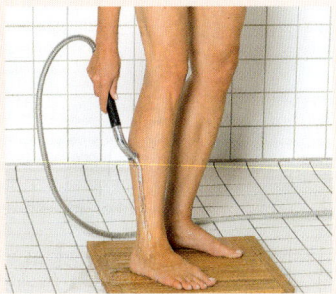

2. Lassen Sie die Füße nun 10 Minuten im Senfmehlfußbad stehen. Anschließend die Füße mit klarem, lauwarmem Wasser abspülen und gut abtrocknen, um Hautreizungen zu vermeiden. Zum Schluss die Füße mit Öl einreiben und Wollsocken anziehen.

4: siehe Literatur Seite 275.

- **Wärme** wird (anders als bei Migräne) meistens als wohltuend empfunden. Oft hilft schon eine heiße Dusche oder ein heißer Nackenguss. Sie können auch in der Apotheke ein Körnerkissen, eine Gelkompresse oder einen mit Ingwer und Getreide gefüllten Zapp-Sack® kaufen, den Sie im Backofen erwärmen und dann in den Nacken legen. Besonders gut hilft eine »heiße Rolle« (siehe Seite 236), für die Anwendung benötigen Sie aber die Hilfe einer zweiten Person.
- Entspannen Sie sich mithilfe einer dafür geeigneten Technik, zum Beispiel mit **Meditation,** Qigong, progressiver Muskelentspannung nach Jacobson oder autogenem Training. Sie können aber auch **Yoga-Übungen** ausführen, zum Beispiel den Hund (siehe Seite 155), den halben oder den ganzen Kopfstand. Üben sollten Sie diese jedoch erst einmal, wenn Sie keine Kopfschmerzen haben. Wir haben an unserer Klinik selbst eine Yoga-Studie mit gestressten Frauen durchgeführt. Dabei hat sich gezeigt, dass die dreimonatige regelmäßige Durchführung von Yoga (zweimal wöchentlich 90 Minuten) einen deutlich stressmindernden Effekt hatte.[8]
- **Akupressur** (siehe Seite 156) reguliert die Blutfließgeschwindigkeit in den Hirngefäßen und hilft, die Nackenmuskeln zu entspannen.

- **Stufe 2:** Wenn Entspannung, Wärme und Wasser nicht ausreichen, müssen Sie stärkere Methoden anwenden: Machen Sie sich einen abführenden **Einlauf** (siehe Seite 249). Das führt häufig zur Besserung, weil es viele Verbindungen zwischen dem Kopf- und dem Bauchhirn gibt: Die Nervenzellen des Darmes sind mit denen des Rückenmarks und des Gehirns eng verschaltet.

- Wenn Sie die Möglichkeit haben, dann lassen Sie sich eine **Schröpfkopfmassage** (siehe Seite 248) verabreichen, das kann auch der Partner. Die Sogwirkung steigert die Durchblutung besonders der oberen Rücken- und Nackenmuskulatur und entspannt sie. Dies lindert den Schmerz, da verspannte Muskeln häufig die eigentliche Schmerzursache sind.
- Eine **Gua-Sha-Massage** (siehe Seite 262) regt Durchblutung und Stoffwechsel an und löst Verspannungen der Rückenmuskulatur. Außerdem lenkt sie die Aufmerksamkeit von den Kopfschmerzen ab und löscht die Schmerzreize durch die leichte Reizqualität bei der Massage.

- **Stufe 3:** Hat all das nichts genutzt, dürfen Sie jetzt ein Schmerzmittel nehmen. Beginnen Sie mit einem natürlichen Präparat wie Weidenrindenextrakt (z. B. Assalix®, 2 Tabletten). Weidenrinde ist ein altes volksmedizinisches Hausmittel. Auf der Suche nach der eigentlichen Wirksubstanz wurde die Salicylsäure entdeckt, synthetisiert und Ende des 19. Jahrhunderts mit Acetyl zum Aspirin® verbunden. Lässt sich durch Assalix® oder das pflanzliche Kombinationspräparat (Phytodolor®, 20 bis 30 Tropfen) nach etwa 30 Minuten keine Besserung erreichen, können Sie zu konventionellen Schmerzmitteln greifen, zum Beispiel Acetylsalicylsäure (500 mg, wenn Sie vorher Assalix® genommen haben, sonst bis zu 1000 mg), Paracetamol (500 bis 1000 mg), Ibuprofen (400 mg) oder Naproxen (250 mg). Aber schreiben Sie sich auf, wie viele Medikamente Sie einnehmen: zehnmal eine solche Dosis im Monat über eine längere Zeit, und Sie können schon einen schmerzmittelabhängigen Kopfschmerz entwickeln!

8: siehe Literatur Seite 275.

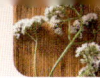

Yoga-Übung

Der Hund: sanfte Nervenstimulation

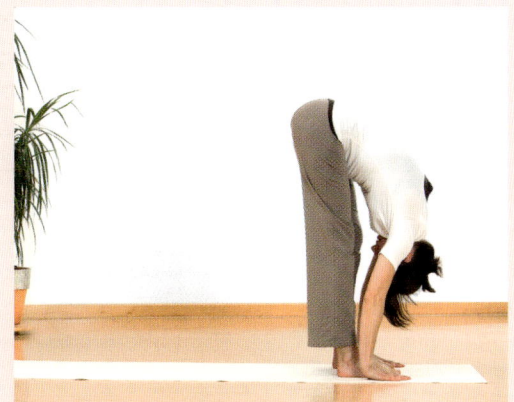

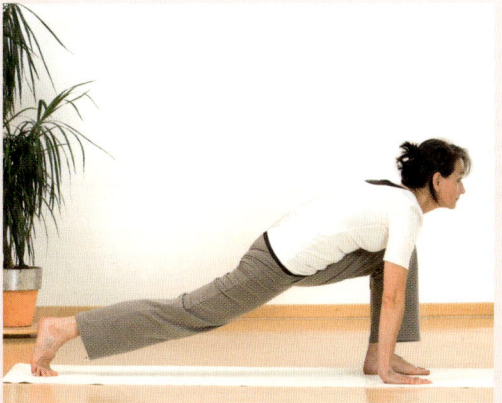

1. Stellen Sie sich aufrecht hin, die Beine stehen geschlossen und parallel nebeneinander. Beim Ausatmen beugen Sie sich aus der Hüfte nach vorn. Legen Sie die Handflächen flach neben den Füßen auf den Boden, dabei können Sie etwas in die Knie gehen.

2. Beugen Sie die Knie und machen Sie nun mit dem rechten Bein einen großen Schritt nach hinten. Ihr Gewicht ruht zu drei Vierteln auf dem vorderen Bein und den Armen. Der Kopf ist gerade in Verlängerung des Rückens, der Blick nach vorn gerichtet.

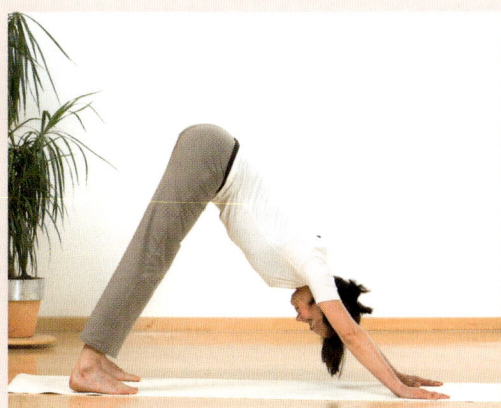

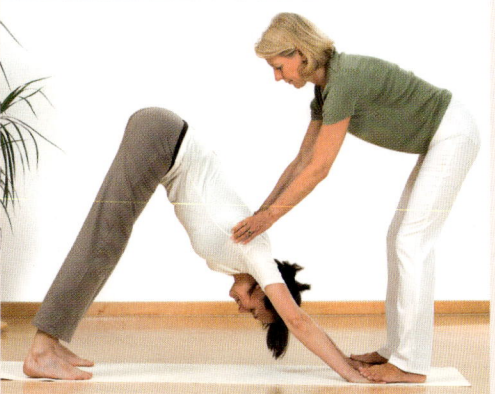

3. Stellen Sie nun das linke Bein neben das rechte. Das rechte Bein steht nun hinter dem rechten Arm, das linke Bein hinter dem linken Arm. Strecken Sie die Beine möglichst gerade durch. Strecken Sie dabei auch die Zehen und die Finger.

4. Ziehen Sie den Oberkörper in Richtung Beine und strecken Sie die Innenseite der Arme von den Ellbogen bis zu den Schultern. Die Beine bleiben gestreckt. Spüren Sie der Spannung von den Händen bis zu den Füßen 5 Sekunden nach.

Akupressur

Akute Hilfe gegen Schmerzen

Im frühen Stadium lassen sich Kopfschmerzen oft durch Akupressur aufhalten. Sie können die Punkte im akuten Schmerzanfall so lange stimulieren, wie es Ihnen angenehm ist.

Sind die Kopfschmerzen chronisch, sollten Sie die Akupressur möglichst zur täglichen Gewohnheit machen. Massieren Sie die Punkte 1/2 bis 1 Minute mit dem sanften Druck der Zeigefingerkuppe oder dem Daumen. Der Druck sollte langsam gesteigert, aber nicht zu stark werden.

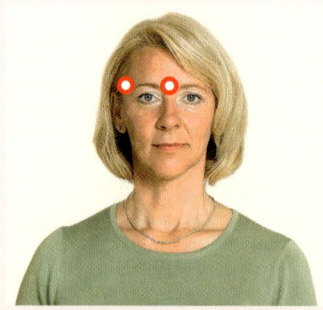

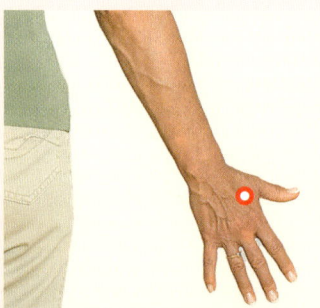

1. Der **Extrapunkt 2** bei Schläfenkopfschmerzen befindet sich eine Mittelfingerbreite in Verlängerung der Augenbraue und dem seitlichen Ende der Lidfalte. Sie können ihn mit dem Zeigefinger oder Daumen stimulieren.

Der **Extrapunkt 1** befindet sich zwischen den Augenbrauen. Er kann mit dem Daumen gedrückt oder gerieben werden. Er wirkt speziell bei Schmerzen im vorderen Kopfbereich. Hier reiben sich viele bei Kopfschmerzen spontan die Stirn.

2. Der Punkt **Dickdarm 4** befindet sich zwischen Daumen und Zeigefinger auf der höchsten Erhebung des Handrückenmuskels, wenn der Daumen fest am Zeigefinger anliegt. Der Druck auf diesen Punkt wirkt bei Gesichts-, Zahn- und Kopfschmerzen.

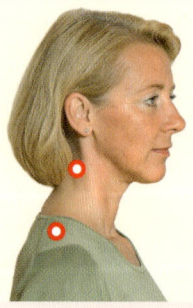

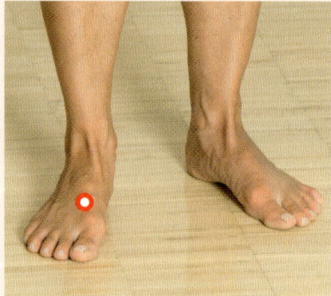

3. Der Punkt **Gallenblase 20** befindet sich im Nacken zwischen dem Ansatz des schrägen Halsmuskels und des Trapezmuskels. Er lockert Nackenverspannungen, harmonisiert das zentrale Nervensystem und ist einer der wirksamsten Punkte bei Kopfschmerzen.

Der Punkt **Gallenblase 21** befindet sich auf der Schulter in der Mitte zwischen dem deutlich hervorstehenden siebten Halswirbel und dem Schultergelenk. Die Akupressur dieses Punktes lindert ebenfalls Verspannungen im Bereich von Schultern und Nacken.

4. Der Punkt **Leber 3** befindet sich zwischen dem großen Zeh und dem zweiten Zeh, genau dort, wo die beiden Mittelfußknochen einen Winkel bilden. Der Punkt ist besonders im akuten Anfall hilfreich und wirkt krampflösend.

Langfristige Umstimmung

Da Spannungskopfschmerzen körperliche wie seelische Ursachen haben, die sich nicht zuletzt in muskulären Verspannungen äußern, besteht die langfristige Strategie darin,

- die Selbstwahrnehmung zu stärken,
- Fehlhaltungen (im Nacken und Rücken) und falsche Gewohnheiten zu ändern und
- das vegetative Nervensystem positiv zu beeinflussen!

Beachten Sie deshalb folgende Punkte:

1. Achtsamkeit und Entspannung

Führen Sie ein **Kopfschmerztagebuch**. Gewöhnen Sie sich daran, schon die kleinsten Anzeichen von Symptomen zu notieren, das wird Ihnen mit der Zeit helfen, achtsamer mit den Signalen Ihres Körpers umzugehen (siehe Kasten auf Seite 158).

So banal das klingt: Bei Anspannung hilft Entspannung. Lernen Sie eine **Entspannungstechnik** wie Qigong, Taiji, Yoga oder die progressive Muskelentspannung nach Jacobson (siehe Seite 110). Regelmäßiges Training verhilft Ihnen nicht nur zu mehr Achtsamkeit gegenüber den Signalen Ihres Körpers, es unterstützt auch die Selbstheilung im akuten Anfall. Zudem bewirkt die regelmäßige Anwendung von Entspannungstechniken nach einiger Zeit, dass Sie deutlich seltener an Kopfschmerzen leiden werden. In einer sogenannten Meta-Analyse, der Gesamtbewertung von 35 Studien zum Thema Entspannungsverfahren bei Spannungskopfschmerz, zeigte sich, dass die Probanden ein Drittel bis die Hälfte weniger Kopfschmerzen hatten. Dabei wurden ganz unterschiedliche Methoden angewendet, von der Meditation bis zur progressiven Muskelentspannung. Eine konkrete Empfehlung zu geben ist also nicht ganz einfach, im Idealfall sollte jeder »sein« Verfahren finden.[11]

In einer Studie der University of California in Los Angeles konnte gezeigt werden, dass die regelmäßige Durchführung von **Taiji** über einen Zeitraum von 15 Wochen bei Patienten mit Spannungskopfschmerzen zu einer Linderung der Schmerzen und einer Verbesserung der Lebensqualität führte.[1] Obwohl es sich dabei lediglich um eine erste kleine Studie handelt, halte ich das Praktizieren von Taiji bei Spannungskopfschmerzen für ausgesprochen sinnvoll.

2. Bewegung

Spannungskopfschmerz lässt sich durch Bewegung meist bessern, weil sie Verspannungen lockert und die Durchblutung fördert.

Ideal wäre ein Ausdauersport wie Radfahren oder Nordic Walking, was Sie drei- bis fünfmal in der Woche etwa eine halbe Stunde ausüben sollten. Bei einem akuten Anfall reicht manchmal schon ein Spaziergang an der frischen Luft.

3. Trinken

Eine zu geringe Flüssigkeitszufuhr kann leicht Kopfschmerzen auslösen. Kaffee und Alkohol zählen hier nicht zur Flüssigkeitsmenge dazu, da beide selbst harntreibend wirken und dadurch das Flüssigkeitsvolumen des Körpers eher reduzieren! Auch kann Kaffeeentzug zu Kopfschmerzen führen, das merken besonders fastende Kaffeetrinker bereits

1, 11: siehe Literatur Seite 275.

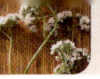

am zweiten Fastentag. (Allerdings bessern sich diese Kopfschmerzen in der Regel nach zwei bis drei Tagen wieder.)

Sie sollten täglich mindestens 2 Liter trinken, besser wären 3 Liter. Vielleicht hilft Ihnen folgende Strategie: Kaufen Sie sich eine Wärmekanne für Ihren Tee, die Sie am Arbeitsplatz stehen haben, oder füllen Sie einen Krug mit Wasser, damit Sie verfolgen können, wie viel Sie tagsüber trinken.

4. Heilfasten

Wirkung: Durch den Verzicht auf Nahrung kommt es zu einer Umprogrammierung des Stoffwechsels, außerdem verändern sich während des Fastens auch die Botenstoffe im Gehirn: Beides unterstützt den Entspannungsprozess. Patienten mit chronischen Kopfschmerzen weisen nach einer Fastenperiode deutlich weniger Schmerztage auf als zuvor. Die Zäsur der Fastenkur kann gleichzeitig dazu genutzt werden, die Ernährung auf mediterrane Vollwertkost umzustellen. Wir haben auch die Erfahrung gemacht, dass die Umsetzung einer geplanten Veränderung des Lebensstils deutlich besser funktioniert, wenn sie durch eine Fastenzeit eingeleitet wird (siehe Seite 250).

Anwendung: Wir empfehlen eine sieben- bis vierzehntägige Fastenkur nach der Buchinger-Heilmethode.

Kopfschmerztagebuch: Das sollten Sie notieren!

Kopfschmerzanfall	1. Tag	2. Tag	3. Tag	4. Tag	5. Tag
Datum					
Schmerzintensität*					
Anfallsdauer					
Einseitig					
Beidseitig					
Pulsierend/pochend					
Dumpf drückend bis ziehend					
Beeinträchtigt Alltagsaktivität					
Wird stärker bei körperlicher Arbeit					
Übelkeit/Erbrechen					
Lichtempfindlichkeit					
Lärmempfindlichkeit					
Medikamente					
Wirkung der Medikamente**					

* 1= schwach, 2 = mittel, 3 = stark, 4 = sehr stark, ** a = gut, b = mäßig, c = schlecht

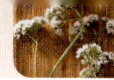

5. Ernährung

Nahezu jeder Hundertste leidet unter einer Histamin-Intoleranz. Histamin gehört zu den »biogenen Aminen«, das sind Substanzen, die unser Körper selbst produziert, die aber auch in bestimmten Nahrungsmitteln vorhanden sind oder durch deren Genuss in unserem Körper verstärkt freigesetzt werden (siehe Seite 175). Funktioniert der Abbau von Histamin im Körper nicht schnell genug, kann das unter anderem zu Kopfschmerzen führen. Histamin entsteht beim Abbau der Aminosäure Histidin. Es findet sich vor allem in leicht verderblichen Lebensmitteln oder in solchen, die einer mikrobiellen Reifung unterzogen werden. Wenn Sie nach dem Verzehr eines der nachfolgend genannten Lebensmittel Kopfschmerzen beobachten, sollten Sie vorsichtig damit umgehen:

- Bestimmte Käsesorten (z. B. Gouda, Camembert, Emmentaler, Cheddar)
- Wurst (Salami), geräucherter Schinken
- Sauerkraut
- Wein (vor allem Rotwein) und Bier
- Fisch, besonders geräuchert oder gepökelt (Makrele, Thunfisch, Hering)
- Spinat, Auberginen

Übrigens kann Alkohol die negative Wirkung des Histamins noch steigern.

Eine mediterrane Vollwertkost (siehe Seite 252) ist in vielen Fällen hilfreich.[6] Versuchen Sie also, Ihre Ernährung umzustellen.

6. Wasseranwendungen

Wirkung: Während im akuten Anfall Wärme hilft, wird das vegetative Nervensystem langfristig durch Kälte trainiert. Besonders kalte Güsse stärken das »reflektorische System«, die Fähigkeit des Körpers, über Eng- und Weitstellen der Gefäße auf innere wie äußere Reize zu reagieren.

Anwendung: Fangen Sie mit Kniegüssen an und steigern Sie die Anwendung bis zum Vollguss (siehe auch Seite 239). Führen Sie diese Güsse am besten täglich aus.

Mein Tipp
Auszeiten nehmen

Wissen Sie, was ein »Mini« ist? Bei uns in der Klinik lernen die Patienten, sich mit einer einfachen Übung aus der Stressspirale auszuklinken, in die sie gerade immer tiefer zu rutschen drohen. Ich finde diese Minis ideal und wende sie selbst an, wenn ich merke, dass ich zwischen zu vielen Telefonaten und überlangen Visiten wieder einmal die Schultern hochziehe und meinen Nacken anspanne oder in Hektik verfalle.

So ein Mini ist ganz einfach und dauert nur 2 bis 3 Minuten. Er hat vier Schritte: Halt! – stehenbleiben oder ganz bewusst innehalten mit dem, was du gerade tust. Atmen! – tief und langsam Luft holen und sich dabei überhaupt erst wahrnehmen, die Anspannung, das Herzklopfen. Nach einigen Atemzügen lautet die Regel: Denk nach! Was tust du hier eigentlich? Muss das jetzt wirklich sein? Gibt es eine Möglichkeit, dich zu entlasten? Zum Schluss folgt: Jetzt handle! Und wenn Sie öfter so ein Mini im Alltag ausprobieren, werden Sie sich wundern, wie oft Sie etwas an Ihrem Verhalten verändern, und feststellen, was Sie entlastet – und dann möglicherweise sogar Kopfschmerz verhindert.

6: siehe Literatur Seite 275.

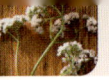

Praxiswissen

Was Sie noch mithilfe von Therapeuten tun können

Akupunktur

Studien zeigen, dass Akupunktur bei Spannungs-kopfschmerz gut hilft.[3] Sie müssen aber mindestens zehn Behandlungen erhalten und diese vielleicht nach sechs bis zwölf Monaten nochmals wiederho-len.[7] Achten Sie bei der Auswahl eines Therapeuten darauf, ob er einer Fachgesellschaft angehört (siehe Seite 258), dann können Sie davon ausgehen, dass er eine gute Ausbidung hat und auch die Behand-lung den Qualitätskriterien entspricht.

Manuelle Therapie

Fehlfunktionen der Halswirbelsäule sind eine wei-tere Ursache von Kopfschmerzen. Ein Chiroprakti-ker, ein Osteopath oder ein versierter Physiothera-peut kann sie aufspüren und Blockaden beseitigen, zum Beispiel wenn durch eine Gelenkblockade Schmerzen in der Halswirbelsäule ausgelöst wer-den, die dann Verspannungen der Nackenmuskula-tur und Schmerzen in den Kopf leiten. Sie sollten allerdings gerade an der Halswirbelsäule nur sanf-te Methoden durchführen lassen, zum Beispiel die Osteopathie oder die Alexander-Technik (siehe Sei-te 246). Durch ruckartige Bewegungen der Hals-wirbelsäule kann es nämlich zu gravierenden Ne-benwirkungen kommen.[5] Besondere Vorsicht ist vor dem chiropraktischen »Einrenken« geboten, da dies zudem noch die entsprechenden Bänder dehnt.

Gute Erfolge zeigte die Kombination aus täglicher progressiver Muskelentspannung und dreimaliger osteopathischer Therapie. Dadurch nahm die Zahl der kopfschmerzfreien Tage deutlich zu.[2]

Tipp: Wenn Ihre Symptome durch Verschleiß der Halswirbelsäule ausgelöst werden, hilft ein pflanz-liches Heilmittel, das auch gegen Arthrose wirkt: Teufelskralle (z. B. Doloteffin®, rezeptfrei erhältlich, 3-mal täglich 2 Tabletten einnehmen).

Zahnmedizin

Immer stärker ins Bewusstsein der Zahnärzte wie Orthopäden rücken Fehlstellungen im Kiefergelenk, die nach Schätzungen bis zu 50 Prozent der Bevöl-kerung betreffen und Auswirkungen auf die Wirbel-säule haben, was sich auch als Kopfschmerz äu-ßern kann. Es wird vermutet, dass ein Teil der Kopf-schmerz-Patienten davon betroffen sein könnte.[10] Entscheidend für eine entsprechende Therapie ist es, die korrekte Stellung der Kiefergelenke durch eine objektive Messung herauszufinden. Erst da-nach kann eine entsprechende Korrektur der Zahn-stellung bzw. der Zähne zum Erfolg führen. Spre-chen Sie Ihren Zahnarzt darauf an!

Neuraltherapie

Bei starken Kopfschmerzen ist es einen Versuch wert, diese durch ein Unterspritzen verspannter Muskeln, Sehnenansätze, Nerven oder anderer Re-flexpunkte mit einem Lokalanästhetikum zu durch-brechen. Sehr erfolgversprechend ist diese Art der Therapie vor allem, wenn die Kopfschmerzen erst nach einem bestimmten Ereignis, wie einer Opera-tion, einem Unfall oder einer hormonellen Verände-rung (Pubertät, Wechseljahre) aufgetreten sind. Auskünfte über Ärzte, die dieses wissenschaftlich nicht anerkannte Verfahren, das dennoch verblüf-fende Erfolge haben kann, praktizieren, geben die Fachgesellschaften (z.B. die Deutsche Gesellschaft für Akupunktur und Neuraltherapie, DGfAN).

2, 3, 5, 7, 10: siehe Literatur Seite 275.

Migräne

Zu den Leiden, vor denen die Medizin immer noch kapitulieren muss, gehört die Migräne: Sie gilt als unheilbar. Diese spezielle Form des massiven Kopfschmerzes, die mit Übelkeit und Erbrechen, manchmal auch mit Sehstörungen einhergeht, kann Tage dauern, und vor allem – die Migräne kehrt immer wieder zurück. 8 bis 13 Millionen Menschen in Deutschland müssen nach Schätzungen mit den heftigen Attacken leben. Manche davon werden von der Migräne jede Woche ein bis zwei Tage lahmgelegt. Viele überfällt sie gerade am Wochenende, wenn der Alltagsstress zurückbleibt und eigentlich alle Zeichen auf Entspannung stehen.

Eine Antwort auf die Reizüberflutung

Das ist das Typische dieser Krankheit, dass sie ihre Opfer oft gerade dann packt, wenn sie glauben, alles Wichtige geschafft zu haben, und nun endlich zur ersehnten Ruhe kommen. Dabei ist vermutlich das gerade die Funktion des Kopfschmerzanfalls: Er überflutet das Chaos der unverarbeiteten Sinneseindrücke im Gehirn und zwingt es, endlich Ruhe zu geben. Migräne ist also eine stressabhängige Krankheit, auch wenn die Anlage erblich ist: Das Gehirn eines Migräne-Patienten reagiert intensiver auf äußere Reize als andere. Wenn es dann zusätzlich belastet wird – durch einen anderen Wach- und Schlafrhythmus, starke Gefühlsregungen, Veränderungen im Hormonhaushalt, Hunger oder Erschöpfung –, kommt es zu einer der gefürchteten Attacken. Häufig reagieren die Betroffenen auch auf bestimmte Nahrungsmittel wie Zitrusfrüchte, Kaffee, Schokolade, Käse oder Rotwein. Und der größte Risikofaktor ist die Angst, gleich wieder eine Migräne bekommen zu können.

Jeder zehnte Patient erlebt »Aura-Phänomene« – Wahrnehmungsstörungen wie Schwindel, Doppelbilder oder andere Sehstörungen. Sie haben Probleme beim Sprechen oder Kribbeln in den Gliedern bis hin zu teilweisen Lähmungen. Diese Symptomatik dauert selten länger als eine Stunde und verschwindet dann wieder. Kurz danach beginnen die Kopfschmerzen.

Die Rolle des Trigeminus-Nervs

Was während einer Migräne im Gehirn passiert, ist nicht vollständig erforscht. Sicher ist, dass die Migräne vom Trigeminus-Nerv ausgeht, einem großen, in drei Äste geteilten Nervenstrang, der auf beiden Seiten des Kopfes Hirnhäute, Auge und Stirnhöhle mit Wange und Oberkiefer sowie Zähnen und Unterkiefer vernetzt und Fasern zu den Nerven der Halsmuskulatur entsendet.

Das erste Signal scheint von der Wurzel des Trigeminus-Nervs im Hirnstamm auszugehen: Dadurch werden Blutgefäße auf der Hirnhaut, die von den Fasern des Trigeminus-Nervs umschlungen werden, gereizt: Sie verengen und weiten sich, das wiederum reizt den Nerv, und das tut weh. Die Gefäßwände senden Botenstoffe aus, welche Abwehrzellen anlocken. Dabei kommt es zu den entzündungsähnlichen Herden der Migräne.

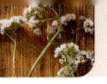

Die typischen pulsierenden Schmerzen bei der Migräne breiten sich über eine der beiden Kopfhälften aus, sie können aber auch weit bis in den Körper hinein ausstrahlen. Die Anfälle können mehrere Stunden bis hin zu Tagen dauern und werden meist von Übelkeit, Brechreiz und Lichtempfindlichkeit begleitet. Warum die Schmerzen regelmäßig wiederkehren und wie sie wieder abklingen, ist bisher nicht bekannt.

Am meisten betroffen: Frauen

Am häufigsten treten die Migräneattacken um das 30. Lebensjahr herum auf. Frauen im gebärfähigen Alter leiden doppelt bis dreimal so oft unter Migräneanfällen wie Männer. Vermutlich wegen des verringerten Östrogenspiegels sind die Symptome bei jeder zehnten Frau während der Menstruation besonders stark.

Aber auch 2 bis 5 Prozent der Kinder sind bereits davon betroffen. Häufig äußert sich die Migräne bei ihnen in Bauchschmerzen, Blähungen und Krämpfen, die von Blässe, Schwindel und Übelkeit begleitet werden und mehrere Stunden anhalten können. Mit der Pubertät verschwindet diese »Bauchmigräne« dann wieder.

Die indirekten Folgekosten, die durch dieses Krankheitsbild entstehen, sind beträchtlich. Jedes Jahr werden in Deutschland für ambulante und stationäre Untersuchungen fast 500 Millionen Euro ausgegeben. Dabei sucht nur jeder dritte Migränekranke einen Arzt auf. Hinzu kommen die Kosten durch Arbeitsunfähigkeit oder eingeschränkte Leistungsfähigkeit, die noch weit höher liegen. Weitere 500 Millionen Euro zahlen die Patienten aus eigener Tasche für frei verkäufliche Schmerzmittel.

Pro und Contra

Triptane: nur für schwerwiegende Fälle

Triptane greifen in den Ablauf der Migräneattacke ein, indem sie die Dehnung von Blutgefäßen auf der Haut des Gehirns unterbinden und die ausgeschütteten Schmerzbotenstoffe abfangen. Dies wird über Serotonin vermittelt, einen zentralen Botenstoff bei der Schmerzverarbeitung. Der Vorteil der Triptane ist, dass sie spezifischer gegen Migräne wirken als andere Schmerzmittel. Doch bei 20 bis 40 Prozent der Patienten müssen Triptane während eines Anfalls wiederholt verabreicht werden, weil der Kopfschmerz wieder durchbricht. Und mit den Jahren verstärken diese Schmerzmittel die Häufigkeit der Migräneanfälle, weil man dem Körper durch die Medikamente nicht die nötige Schonzeit gönnt. Sie verursachen zudem Wechselwirkungen mit einigen Antidepressiva und dürfen weder Kindern unter 12 Jahren noch Personen über 65 Jahre verschrieben werden, auch nicht Patienten, die von Herz-Kreislauf-Erkrankungen oder Bluthochdruckproblemen betroffen sind. Ärzte verordnen rezeptpflichtige Triptane deshalb nur in sehr schwerwiegenden Fällen, zumal diese sehr kostspielig sind und bei den niedergelassenen Medizinern das ohnehin strapazierte Verordnungsbudget belasten.

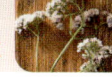

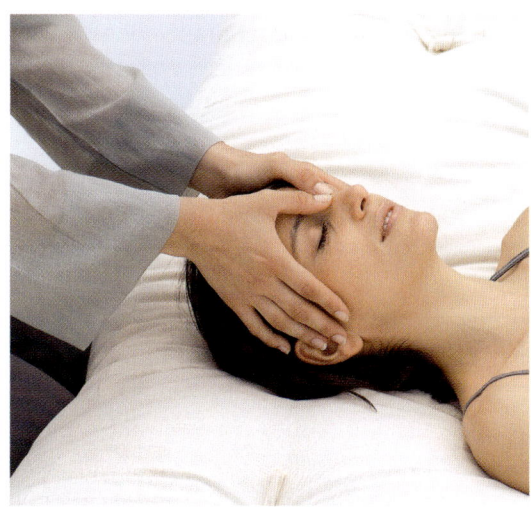

Migräne ist in der chinesischen Medizin eine Störung des Qi-Flusses in der Leber.

Die verschiedenen Therapieansätze

 Konventionelle Behandlung

Da die genauen Ursachen der Migräne nicht bekannt sind, beschränkt sich die konventionelle – symptomorientierte – Behandlung auf Arzneien, die auf die Signale im Nervensystem wie auch die Begleitsymptome dämpfend einwirken. Dazu gehören Mittel gegen die Übelkeit (z. B. Metoclopramid), die unter anderem verhindern sollen, dass Schmerzmedikamente nicht wieder ausgebrochen werden. Sie müssen deshalb 20 bis 30 Minuten vor dem Schmerzmittel eingenommen werden.

Schmerzmittel rechtzeitig einnehmen

Bei den Schmerzmitteln ist entscheidend, sie möglichst früh, zu Beginn eines Anfalls, einzunehmen. Deshalb ist es wichtig, die indivi-

duellen Vorboten einer Attacke zu erkennen. Viele Patienten warten zu lange ab in der Hoffnung, dass sich der Schmerz von allein verflüchtigt. Je später aber ein Schmerzmittel genommen wird, desto schwieriger wird es, den Entzündungs- und Schmerzkreislauf tatsächlich zu durchbrechen. Wichtig ist deshalb auch, den Wirkstoff in einer ausreichenden Dosis zu sich zu nehmen, sonst bleibt die Wirkung aus. Über die richtige Höhe sollten Migräne-Patienten nur nach Absprache mit einem Arzt entscheiden. Bei den Triptanen (siehe Kasten auf Seite 162) ist darauf zu achten, dass sie erst nach Abklingen von Aura-Erscheinungen genommen werden.

Als Schmerzmittel dienen – abhängig von den Begleiterscheinungen der Migräne – zum einen Wirkstoffe wie Acetylsalicylsäure, Paracetamol, Ibuprofen, Diclofenac, Naproxen oder das verschreibungspflichtige Metamizol. Sie haben schmerzlindernde oder auch entzündungshemmende Eigenschaften.

Es gibt aber auch spezielle Migränemittel wie die **Triptane** (Sumatriptan und Zolmitriptan als Nasenspray, Rizatriptan, Naratriptan, Eletriptan, Frovatriptan, Almotriptan als Tabletten). Als erstes Mittel ist das Naratriptan in seiner niedrigsten Dosierung geeignet, das man auch ohne Rezept (Formigran) bekommen kann. Weitere Triptane werden in Kürze für den unbeschränkten Verkauf freigegeben. Das heißt aber nicht, dass sie unbedenklich sind (siehe Kasten auf Seite 162).

Die zweite Gruppe der speziellen Migränemittel, die **Ergotamine**, werden wegen ihrer Nebenwirkungen Schritt für Schritt vom Markt genommen. Sie werden vielleicht bald von einer weiteren Wirkstoffgruppe abgelöst, den »CGRP-Antagonisten«. Diese wir-

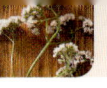

ken gegen das sogenannte *calcitonin gene-related peptide,* ein Eiweiß, das an der Gefäßerweiterung während der Migräne beteiligt ist. Sie sind noch in der Erprobung.

Weitere Medikamente

Wenn Attacken häufig wiederkehren und chronisch zu werden drohen, helfen oft Medikamente, die eigentlich zur Behandlung anderer Erkrankungen verwendet werden: Betablocker aus der Herzmedizin oder Mittel gegen Epilepsie dienen der Vorbeugung von Migräne. Sie müssen aber regelmäßig mindestens drei Monate eingenommen werden. Erst dann lässt sich eine Wirksamkeit erkennen. Ziel der Prophylaxe ist, die Häufigkeit der Attacken mindestens zu halbieren.

 ### Naturheilkundlicher Ansatz

Im Vordergrund stehen bei diesem stressbedingten Krankheitsbild Anweisungen für ein geregeltes Leben (mit ausreichend Schlaf, richtiger Ernährung, Entspannung und Bewegung). Daneben bietet die Naturheilkunde pflanzliche Extrakte und ätherische Öle zur Schmerzlinderung wie auch ausleitende Verfahren (Fasten oder Einläufe), die den Körper nach traditioneller Vorstellung »entschlacken und reinigen«. Was dabei genau auf die Migräne wirkt, dazu liegen bisher allerdings keine wissenschaftlichen Untersuchungen vor.

 ### Traditionelle Chinesische Medizin

Migräne und Spannungskopfschmerzen, in der westlichen Medizin zwei unterschiedliche Krankheitsbilder, werden in der TCM nicht extra unterschieden: Beide werden darauf zurückgeführt, dass der Qi-Fluss auf den Leitbahnen des Kopfes gestört ist. Die Ursache dafür liegt aber in einer Störung der »Leber« (siehe Seite 151). Diese Fehlfunktion wird in der chinesischen Medizin bildhaft mit Syndromen wie »aufsteigendes Leber-Yang«, »Leber-Qi-Stauung« oder gar einer »Blut-Stase« umschrieben.

Mein Ansatz

Migräne ist ein Alarmsignal des Körpers. Bei Überforderung des Organismus springt sie an wie eine Warnblinkanlage. Die Migräne zwingt Sie, sich endlich zu schonen. Unterdrücken Sie das Signal mithilfe von Tabletten, verschwinden zwar für einige Zeit die Symptome, nicht aber die Überlastung. Im Gegenteil: Sie nimmt zu.

Tabletten können die Migräne nicht beheben. Das zeigt auch die Reaktion des Organismus auf die Triptane, die einerseits ein Segen für die schmerzgeplagten Migräne-Patienten sind: Doch andererseits kommt der Kopfschmerz häufig einige Stunden nach ihrer Einnahme zurück. Die Attacke läuft also im Prinzip weiter, nur der Schmerz wird gedämpft. Gleichzeitig fühlen sich viele Patienten unter dem Medikament wie im Nebel und sind oft nicht leistungs- oder arbeitsfähig. Irgendwann ist dann auch die Grenze der erlaubten zehn Triptan-Gaben im Monat erreicht, und die Patienten sind hilflos.

Das Problem bei allen Schmerzmitteln ist auch, dass sie bei zu häufiger Einnahme selbst Kopfschmerzen auslösen.

Die klassischen Migräne-Patienten, die wir in unserer Klinik behandeln, hatten vor sechs bis sieben Jahren noch 2 Migräneanfälle pro Monat, als sie mit der Triptan-Therapie begannen. Wenn diese Betroffenen zu uns kommen, sind es bereits 10 bis 14 Migräneanfälle und häufig auch etliche Arbeitsfehltage im Jahr. Die Höchstgrenze für den Einsatz von Triptanen ist bereits deutlich überschritten. In vielen Fällen kann solchen Patienten durch eine Kombination der konventionellen Therapie (auch mit Triptanen) und naturheilkundlichen Verfahren geholfen werden.

Erfolge durch Fasten

Besonders hilfreich bei Migräne ist eine Fastenkur, die nach der Vorstellung der Naturheilkunde zu einer Umstimmung des vegetativen Nervensystems führt, was idealerweise mit einer psychischen Stabilisierung einhergeht. Kombiniert mit regelmäßiger Entspannung und Stressbewältigung, können die Betroffenen belastende Situationen und den Alltagsstress besser meistern. Das kann dazu führen, dass die Anfälle seltener werden. Außerdem konnte im Tierversuch gezeigt werden, dass Fasten genau wie auch die Triptane auf den Serotoninstoffwechsel im Gehirn wirkt, der bei der Schmerzverarbeitung eine große Rolle spielt.

Warnsignale rechtzeitig erkennen

Das Ziel der Behandlung ist, die Zahl Ihrer Anfälle und damit auch die notwendige Medikamentendosis deutlich zu reduzieren. Das ist möglich – aber es geht nur, wenn Sie auch Ihr Verhalten und vermutlich auch Ihren Lebensstil ändern. Der Verlauf der meisten Migräneattacken nämlich folgt einem **wieder-** kehrenden Muster, und dieses müssen Sie sich bewusst machen. Wenn Sie sensibel genug sind, die eigenen Warnsignale rechtzeitig wahrzunehmen, können Sie so rechtzeitig reagieren, dass sowohl Häufigkeit als auch Dauer und Schwere der Attacken verringert werden. Manchmal verschwinden sie für eine längere Zeit auch völlig. Im Laufe der Zeit wird es Ihnen immer mehr gelingen, aus dem Teufelskreis der Migräne auszusteigen.

Besonders wichtig ist, die Alarmzeichen einer Migräne nicht zu übersehen, die bleierne Müdigkeit, die Reizbarkeit oder Traurigkeit, die einen Anfall ankündigen kann. Manche Patienten werden dann plötzlich sehr hungrig, euphorisch oder überdreht.

Finden Sie heraus, unter welchen Umständen Ihre Migräne auftritt. Dabei hilft ein **Migränetagebuch**, in dem Sie genau protokollieren, was Sie an diesem Tag getan, erlebt und verzehrt haben oder welche besonderen Stressfaktoren es gab (siehe Seite 158).

Achtsamkeit muss trainiert werden

Migräne-Patienten sind meistens Menschen, die hohe Anforderungen an sich stellen und sich leicht überfordern. Ein Migräne-Spezialist sagte mir, wenn man fleißige Arbeitskräfte bräuchte, müsste man eigentlich ausschließlich »Migräniker« einstellen. Ohne sich dessen bewusst zu sein, liegt diesen viel daran, die Aufgaben in ihrem Leben perfekt zu lösen, es Familie, Kollegen und Freunden gleichermaßen recht zu machen. Die Meinung anderer ist ihnen wichtig. Der hohe Anspruch an sich selbst setzt sie unter Druck. Weil sie ein besonderes Pflichtgefühl haben, versuchen sie, diesem so lang wie möglich standzuhalten. Der Migräneanfall bricht dann häufig in

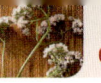

dem Moment durch, wenn die größte Belastung abfällt – meist am Wochenende oder zu Beginn des Urlaubs.

Bei einer Patientin mit häufigeren schweren Attacken pro Monat begann die Migräne stets mit einer ganz leichten Anspannung im Rücken, auf der Höhe der Brustwirbelsäule. Im weiteren Verlauf wanderte sie zum Kopf hinauf und ein bis zwei Stunden später hatte sich crescendoartig eine Migräne entwickelt. Mittlerweile hat die Patientin durch vermehrte Achtsamkeit gelernt, diese Anspannung rechtzeitig wahrzunehmen und entsprechend darauf zu reagieren. Sie entzieht sich der belastenden Situation, die zu der ersten Anspannung führt, oder sie macht eine Pause und zum Beispiel einen Spaziergang. Damit konnte die Patientin die Häufigkeit ihrer Anfälle um die Hälfte reduzieren.

Bis Sie so weit wie diese Patientin sind, dauert es jedoch einige Monate, und es erfordert ein permanentes Achtsamkeitstraining (siehe Seite 170). Das aber lässt Sie auch die Angst vor der Migräne verlieren, da Sie in der Lage sind, damit angemessen umzugehen. Dazu fällt mir ein Satz von Jon Kabat-Zinn ein, einem der Pioniere des Achtsamkeitstrainings: »Man kann die Wellen des Meeres nicht zum Verschwinden bringen, aber man kann lernen, darauf zu reiten.«

Behandlungen für zu Hause

Hilfe bei akuten Beschwerden

In unserer Essener Klinik lernen die Migräne-Patienten ein Stufenschema zur Selbstbehandlung kennen. Für einige der Therapien liegen kontrollierte Studien vor, andere Empfehlungen basieren auf jahrelanger klinischer Erfahrung mit Migräne-Patienten. Dieses Stufenschema können Sie auch zu Hause anwenden. Dabei geht es nicht darum, möglichst lange ohne Medikamente auszukommen. Entscheidend ist, dass Sie Ihr Migränestadium richtig einschätzen. Wechseln Sie zur jeweils nächsten Stufe, wenn sich innerhalb einer halben Stunde nach der jeweiligen Maßnahme keine Besserung ergeben hat. Nimmt der Schmerz sogar zu, können Sie sofort den nächsten Schritt tun.

● **Stufe 1:** Bei beginnenden Kopfschmerzen oder Aura sofort die **Trinkmenge** deutlich erhöhen! Es gibt Hinweise darauf, dass sich zumindest bei einem Teil der Patienten die Beschwerden deutlich bessern, wenn sie einen halben oder einen ganzen Liter mehr trinken (sofern keine Herz- oder Nierenprobleme vorliegen, die zu einer Einschränkung der Flüssigkeitszufuhr zwingen).[1] Am besten sind Wasser, Tee oder Fruchtsaftschorlen – trinken Sie keinen Kaffee oder Alkohol!

Ein Spaziergang an frischer Luft (mindestens eine halbe Stunde) kann die allerersten Anzeichen von Migräne vertreiben. In dieser frühen Phase der Migräne kann **Bewegung** jeden zweiten Anfall stoppen. Ist die Migräne bereits fortgeschritten, hilft sie nicht mehr. Bei Migräne muss das Leben im wahrsten Sinn des Wortes wieder »in Fluss« gebracht werden: Reiben Sie dazu Stirn und Nackenbereich mit einem kühlenden **Minzöl** ein. In der Apotheke gibt es Minzölstifte, die wie ein Deoroller funktionieren, z. B. Euminz®).[5]

Falls Sie kalte Füße haben, machen Sie sich ein **Senfmehlfußbad**. Die Wirkstoffe

1, 5: siehe Literatur Seite 275.

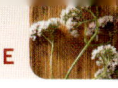

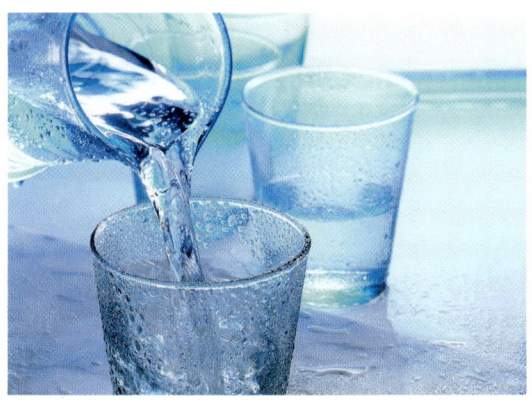

Durch viel Trinken können Sie eine beginnende Migräne oft noch aufhalten.

aus dem schwarzen Senf lösen an speziellen Hautsensoren die Wahrnehmung von Wärme aus. Das weitet die Gefäße und steigert die Durchblutung.[7] Auf diese Weise wirkt es aus Sicht der chinesischen Medizin gegen das »Syndrom der oberen Fülle« – Stau im Kopf bei gleichzeitiger Leere in der unteren Körperhälfte (siehe Seite 153).

Akupressur (siehe Seite 260), die bei akuten Kopfschmerzen häufig gute Erfolge erzielt, kann bei der akuten Migräne leider manchmal verstärkend wirken. Probieren Sie aus, wie die Akupressur bei Ihnen wirkt. Die Druckpunkte sind dieselben wie bei Kopfschmerzen (siehe Seite 156).

Legen Sie sich einen **feucht-kalten Lappen** in den Nacken und auf die Stirn. (Vorsicht: Wärme ist hier meistens nicht zu empfehlen!) Oder versuchen Sie einen **kalten Gesichtsguss** (siehe Seite 173).

Spätestens jetzt ist auch Entspannung angesagt: **Entspannen** Sie sich mithilfe einer dafür geeigneten Technik (siehe Seiten 170 und 270). Ziehen Sie sich dazu in einen ruhigen und abgedunkelten Raum zurück.

● **Stufe 2:** Wenn das alles keine ausreichende Besserung bewirkt hat, machen Sie sich einen abführenden **Einlauf** (siehe Seite 249). Das ist ein alter Tipp aus der Naturheilkunde und führt häufig zur Besserung, weil es viele Verbindungen zwischen dem Kopf- und dem Bauchhirn gibt: Die Nervenzellen des Darms sind mit denen des Rückenmarks und Gehirns eng verschaltet.

Wenn Sie die Möglichkeit haben, lassen Sie sich eine **Schröpfkopf-** oder **Gua-Sha-Massage** verabreichen (das kann auch eine Freundin oder der Partner durchführen, siehe Seiten 248 und 262). Sie fördern die Durchblutung und entspannen die Muskulatur.

Vor allem bei einer beginnenden Migräne führt Gua Sha häufig zu einer deutlichen Besserung der Beschwerden. Das sind Erfahrungswerte aus unserer Klinik, die an vielen Migräne-Patienten gesammelt wurden. Inzwischen gehört die Gua-Sha-Massage bei uns zur Standardtherapie bei der Behandlung von akuten Migräneanfällen.

Studien zur Gua-Sha-Massage liegen bisher nur vereinzelt vor. Aber es konnte gezeigt werden, dass Gua Sha die Durchblutung deutlich steigert. Dadurch kommt es vermutlich über Reflexe zu einer Lösung von Verspannungen der Nackenmuskulatur. Zudem lenkt die Gua-Sha-Massage in der Körperwahrnehmung die Aufmerksamkeit von den Kopfschmerzen ab und »überschreibt« die Schmerzreize durch eigene.

Hilfreich ist auch das **Lokalanästhetikum** Lidocain, das Sie sich von Ihrem Arzt verschreiben lassen können. Es wirkt besonders schnell als Nasenspray: Sprühen Sie alle 15 Minuten, bis Besserung eintritt, aber nicht häufiger als achtmal.[11]

7, 11: siehe Literatur Seite 275.

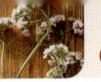

Nehmen Sie 20 Tropfen MCP (**Metoclopramid**, verschreibungspflichtig) gegen Übelkeit ein, um den Magen zu beruhigen. Eine naturheilkundliche Alternative sind Iberogast®-Tropfen. Probieren Sie aus, ob diese darmfreundliche Kräutermischung bei Ihnen hilft. Beide Medikamente verhindern das Erbrechen und beschleunigen die Aufnahme von Schmerzmitteln ins Blut. Nehmen Sie etwa 20 Minuten später ein natürliches Schmerzmittel ein (z. B. 2 Tabletten Assalix® oder 30 Tropfen Phytodolor®). Die konventionelle Variante wäre, 20 Minuten später 1 Gramm **Acetylsalicylsäure** (500 mg, wenn Sie vorher Assalix® genommen haben) in Wasser aufgelöst zu trinken.

● **Stufe 3:** Wenn auch das nicht geholfen hat, dann nehmen Sie ein Triptanpräparat (siehe Seite 169) ein. Migräne-Spezialisten empfehlen üblicherweise, bei mittelschweren bis schweren Attacken gleich mit Triptanen zu behandeln, und auch die Zeitverzögerung zwischen der Einnahme des Medikaments gegen die Übelkeit und dem eigentlichen Migränemittel gilt dort nicht. Stattdessen wird aus Komfortgründen eine zeitgleiche Einnahme empfohlen. Für die sofortige Einnahme von Triptanen spricht sicherlich einiges, es besteht allerdings auch die Gefahr, dass so schrittweise die Triptandosis erhöht wird, bis nach einigen Jahren die Maximaldosis überschritten wird. Aus diesem Grund erscheint es sinnvoll, nach Möglichkeiten zu suchen, nicht gleich bei jeder Migräne sofort mit Triptanen zu beginnen. Unser geschildertes Stufenschema bietet die Chance, die Wirkung anderer Verfahren in den unterschiedlichen Phasen der Erkrankung auszutesten und diese in Ihr persönliches Migräne-Management aufzunehmen. Meist heißt das nicht, dass auf Triptane ganz verzichtet werden kann, die Dosis aber kann häufig reduziert werden.

Langfristige Umstimmung

Migräne beruht auf einer erblichen Veranlagung – ausgelöst wird eine Attacke durch Stress, manchmal auch besondere Lebenskrisen, psychische Belastungen oder bestimmte Lebensmittel, hormonelle Veränderungen oder, wie neuere Untersuchungen vermuten lassen, durch Fehlfunktionen der Kiefergelenke (z. B. nach einer Zahnbehandlung).[14]

Manche dieser möglichen Ursachen lassen sich mittel- bis langfristig beeinflussen. Sie brauchen dafür aber etwas Geduld und Disziplin. Positive Veränderungen benötigen mindestens einige Wochen, in schweren Fällen auch mehr. Ich zeige Ihnen hier Behandlungen, die Sie zu Hause anwenden können. Probieren Sie aus, welche bei Ihnen am wirkungsvollsten sind. Es ist sinnvoll, die verschiedenen Möglichkeiten zu kombinieren.

1. Heilfasten

Patienten mit schwerer bis sehr schwerer Migräne, die an unserer Klinik Hilfe suchten, haben außergewöhnlich stark vom Fasten profitiert: Der Verzicht auf feste Nahrung für einen begrenzten Zeitraum bringt den gesamten Organismus in einen Zustand des Umbruchs. Gleichzeitig ist der Entzug der gewohnten Schmerzmedikamente während dieser Zeit viel leichter zu ertragen als ohne Fasten. Der Körper justiert seine Regelkreisläufe neu und schließt Reserven auf.

14: siehe Literatur Seite 275.

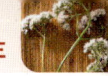

Wirkung: Nach der traditionellen Vorstellung werden beim Fasten gespeicherte Gifte und Abfallstoffe des normalen Stoffwechsels ausgeschieden. Dafür gibt es allerdings keine eindeutigen wissenschaftlichen Hinweise. Was allerdings im Tierversuch gezeigt werden konnte, ist die Tatsache, dass durch Stoffwechselprozesse im Gehirn der Botenstoff Serotonin weniger schnell verarbeitet wird und dadurch sein Spiegel in bestimmten Hirnarealen steigt.[17] Dass man das Serotonin auch als das »Glückshormon« bezeichnet, erklärt auch die Tatsache, dass ein Großteil der Fastenden über besondere »Glücksgefühle« während des Verzichts auf Nahrung berichtet oder auch davon, dass sich Spannungen lösen.[13] Möglicherweise wirkt Fasten ähnlich wie Medikamente: Auch Triptane greifen in den Serotoninstoffwechsel ein. Außerdem sorgt eine ganze Reihe von hormonellen Anpassungsvorgängen dafür, dass beim Fasten Entzündungen gehemmt und Schmerzen gelindert werden.[10] Kontrollierte Studien, die beweisen, dass Patienten mit Migräne und chronischen Kopfschmerzen durch regelmäßiges Fasten gemildert werden, liegen bisher

Yoga-Übung

Wechselatmung: Konzentration auf das Innere

Diese Atemübung, die die bewusste Konzentration auf den Atem trainieren soll, können Sie als Einstieg in eine Meditation nutzen. Sie lässt sich aber auch ideal immer mal zwischendurch ausführen, wenn Sie zur Ruhe kommen möchten. Setzen Sie sich dazu aufrecht auf einen Stuhl oder legen Sie ein Kissen unter Ihr Gesäß und setzen Sie sich dann aufrecht auf Ihre Fersen. Schließen Sie die Augen und konzentrieren Sie sich auf Ihren Atem. Die Fingerstellung am Ende von Position 2 (siehe Bild 2) behalten Sie bei, atmen dann aber umgekehrt durch das rechte Nasenloch ein und links aus. Machen Sie diese Übung einige Minuten lang.

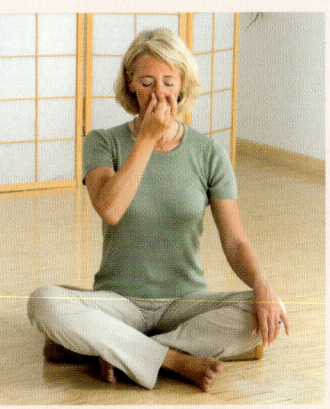

1. Drücken Sie mit dem rechten Daumen das rechte Nasenloch zu und atmen Sie durch das linke Nasenloch ruhig ein. Stellen Sie sich dabei vor, dass der Atem links an Ihrer Wirbelsäule entlang hinab ins Becken strömt. Dort angekommen, fließt der Atem dann in Ihrer Vorstellung nach rechts.

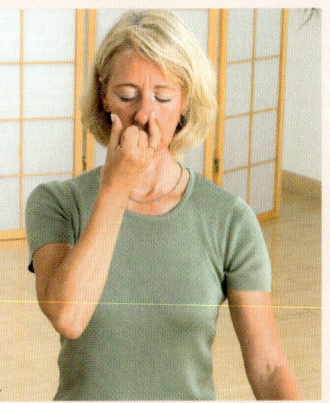

2. Während der Atem die Wirbelsäule kreuzt, gibt der Daumen das Nasenloch frei und nun schließt der rechte Ringfinger das linke Nasenloch. Jetzt atmen Sie aus und stellen sich vor, wie der Atem vom Becken rechts an der Wirbelsäule nach oben strömt und durch das rechte Nasenloch entweicht.

10, 13, 17: siehe Literatur Seite 275.

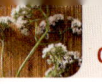

noch nicht vor. Nicht (oder kaum) zu essen ist etwas ganz anderes, als wenig zu essen. Der Körper schaltet während des Fastens in einen anderen Modus: Viele, die zum ersten Mal fasten, sind überrascht, wie fit und geistig klar sie durch den Tag gehen, ohne Nahrung zu sich zu nehmen. Fast alle klagen jedoch zwei, drei Tage lang über eine Migräne oder Kopfschmerzen – ein Zeichen der »Heilkrise«, wie das die Naturheilkunde nennt. Nach ein bis zwei Tagen verschwinden diese Symptome wieder.

Anwendung: Es gibt verschiedene Arten des Fastens. Ich empfehle Ihnen das Saftfasten nach Buchinger (siehe Seite 250) – eine einfache, unkomplizierte Methode, die Sie auch leicht zu Hause durchführen können – aber bitte, sprechen Sie immer zuerst mit Ihrem Arzt darüber. Vor allem in Kombination mit einigen Medikamenten kann Fasten sonst unerwartete, zum Teil sogar gefährliche, unerwünschte Wirkungen haben. Vor allem wenn Sie unter einer schweren Form der Migräne leiden, sollten Sie nur unter ärztlicher Kontrolle, am besten stationär fasten.

2. Achtsamkeit und Entspannung

Wenn Sie Migräne-Patient oder -Patientin sind, funktionieren vielleicht auch Sie im Alltag so perfekt, dass Sie Probleme haben, Ihre eigenen Bedürfnisse wahrzunehmen. Vielen ist dies überhaupt nicht bewusst. Fragen Sie doch einfach mal Ihre Freunde dazu.

Etwas an seinem Verhalten zu ändern ist gar nicht so einfach, zum Beispiel der Wechsel von An- und Entspannung: Migräne-Patienten können oft nicht zwischen Phasen der geballten Konzentration oder Aktivität und

der Ruhe wechseln. Oft arbeiten sie stunden- oder tagelang, ohne eine Pause zu machen, ohne Ausgleichsbewegung zwischendurch und manchmal sogar, ohne ausreichend zu trinken und zu essen. Hier fehlt das rechte Maß. Doch bei vielen gibt es dann zwischen den Extremen der selbstvergessenen konzentrierten Anspannung und dem erzwungenen Rückzug ins Bett im abgedunkelten Zimmer wenig Zwischentöne.

Dazu möchte ich Ihnen den Rat geben, wirklich einmal für zwei oder drei Wochen »auszusteigen«: Außerhalb Ihres gewohnten Rahmens verändert sich Ihre Wahrnehmung, und Sie können einen neuen Rhythmus finden. Sie müssen wieder zu einem Wechsel zwischen außenorientierter Leistung und innenorientierter Selbstfürsorge finden. Dafür gibt es Angebote von Klöstern, aber auch von Kurheimen. Viele davon bieten nicht nur die Möglichkeit zum Rückzug, sondern auch Verfahren der Mind-Body-Medizin (siehe Seite 270), die über Entspannung und Besinnung körperliche Symptome behandeln. Sogenannte Meta-Analysen, welche die Gesamtsicht der zur Verfügung stehenden wissenschaftlichen Untersuchungen bewerten, zeigen, dass diese Verfahren bei Migräne, allein oder in Kombination mit Spannungskopfschmerzen, zu einer deutlichen Besserung der Beschwerden führen.[15]

Achtsamkeit

Ich zeige Ihnen hier einige Achtsamkeitsübungen, die Ihnen helfen sollen, sich selbst wieder wahrzunehmen: Dazu können Sie eine einfache Atemübung durchführen, die nur 2 bis 3 Minuten beansprucht und auch gut zwischendurch angewendet werden kann.

15: siehe Literatur Seite 275.

Anwendung: Setzen Sie sich aufrecht hin, sodass Sie Ihre Haltung als »würdevoll« beschreiben würden. Nehmen Sie wahr, was sich im Moment in Ihnen abspielt und auch von außen auf Sie einströmt. Beobachten Sie Ihren Atem. Aufkommenden Gedanken folgen Sie nicht nach. Wenn Sie zwischendrin doch ein Gedanke beschäftigt, kehren Sie wieder zur Beobachtung Ihres Atems zurück. Nach 2 bis 3 Minuten können Sie die Übung beenden, indem Sie sich recken und strecken, vielleicht herzhaft gähnen und dann überlegen, welche Tätigkeit Sie als Nächstes ausführen wollen. Versuchen Sie dabei, in sich zentriert zu bleiben und sich nicht sofort wieder in der Tätigkeit, im »Außen«, zu verlieren.

Qigong, Taiji oder Yoga

Diese asiatischen Bewegungslehren verlangen Achtsamkeit, während sie gleichzeitig den Atem regulieren und die Energiebahnen des Körpers aktivieren. Sie rhythmisieren Ihren Alltag, wenn Sie sie regelmäßig durchführen, und wirken sehr erfolgreich Stress entgegen. Am besten ist es, wenn Sie sie von einem erfahrenen Lehrer lernen.

Yoga-Übung

Umgekehrter See zur Entspannung

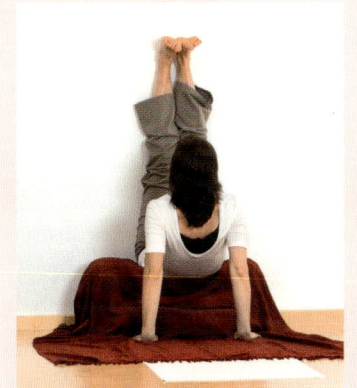 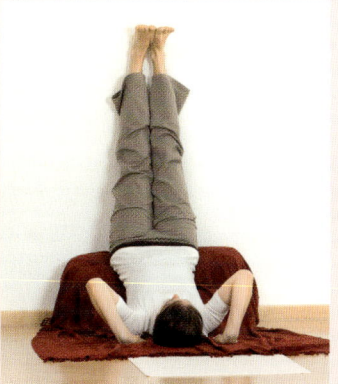 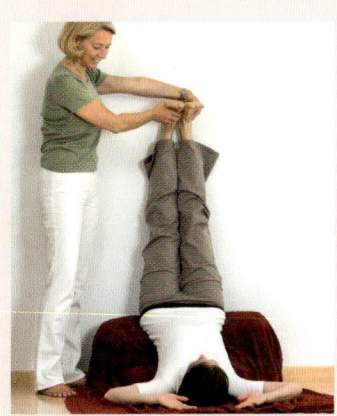

1. Legen Sie ein Sofakissen an eine Wand und breiten Sie darüber eine Decke aus. Setzen Sie sich mit dem Gesäß dicht an die Wand auf das Kissen und stützen Sie sich mit den Händen auf. Die Fingerspitzen zeigen zur Wand. Legen Sie nacheinander beide Beine mit leicht gebeugten Knien an die Wand.

2. Beugen Sie nun die Ellbogen und legen Sie den Oberkörper langsam nach hinten ab, bis Kopf und Schultern ganz auf der Decke liegen. Drücken Sie sich mit den Händen ab und schieben Sie das Gesäß dicht an die Wand. Die Beine bleiben geschlossen und gestreckt, die Füße berühren die Wand.

3. Kopf und Nacken bleiben am Boden. Drücken Sie die Schultern in den Boden und heben Sie den Brustkorb an. Legen Sie die Hände hinter dem Kopf ab, die Handflächen zeigen nach oben. Schließen Sie die Augen und atmen Sie dabei ruhig ein und aus. Halten Sie diese Position 4 bis 5 Minuten.

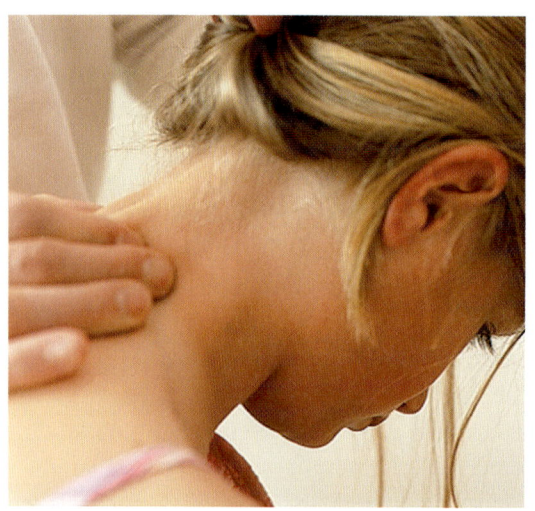

Blockaden an der Halswirbelsäule, eine der Ursachen von Migräne, sollten Sie nur mit sanften manuellen Techniken begegnen, etwa der Osteopathie.

Zur Vorbeugung von Migräne eignet sich zum Beispiel sehr gut eine Übung mit Wechselatmung aus dem **Yoga** (Pranayama, siehe Kasten auf Seite 169).

Einer der bekanntesten internationalen Yoga-Lehrer, der Inder B. K. S. Iyengar, empfiehlt zur Vorbeugung von Migräne und Kopfschmerzen die Übungen »Kopfstand«, »Kerze«, »Pflug« und »Toter Mann«. Wenn Sie noch ungeübt sind, sollten Sie sich von einem versierten Trainer oder einer Trainerin anleiten und korrigieren lassen. Auch sollten Sie Ihre Übungen vorher mit Ihrem behandelnden Arzt absprechen. Ich stelle Ihnen hier eine einfache Übung am Boden vor, die Sie, sofern es Ihre körperliche Verfassung erlaubt, selbst versuchen können (Beschreibung siehe Kasten auf Seite 171).

Die chinesische Heilgymnastik **Qigong** (siehe Seite 265) bewegt nach überlieferter Vorstellung die Lebensenergie und sorgt für deren gleichmäßige Verteilung. Damit wirkt sie dem entgegen, was traditionell als »obere Fülle«, also ein Ungleichgewicht der Kräfte, beschrieben wird. In alten Texten wird einzelnen Qigong-Übungen eine kopfschmerzlindernde Wirkung zugeschrieben: So lautet zum Beispiel die zehnte Übung aus einer klassischen Anleitung: «Dongfang Shuo nimmt seine Kappe ab und gibt sein Amt auf« – eine Aufforderung zum Stressabbau! In der genaueren Beschreibung heißt es dann: »Durch das Ergreifen des Windes und des Donners mit beiden Händen lassen sich insbesondere durch das Vorhandensein von Wind im Kopf (toufeng) hervorgerufene, dauerhafte Kopfschmerzen … heilen.«

Eine Studie an 100 Migräne- und Kopfschmerz-Patienten konnte zeigen, dass sich die Zahl der Schmerzattacken halbierte – nachdem die Betroffenen mehr als ein halbes Jahr lang (34 Wochen) mehrmals wöchentlich je 20 Minuten Qigong praktizierten.[4]

Qigong-Übungen erfordern, nur eine Sache zu einer Zeit zu tun, also Schritt für Schritt vorzugehen. Das wirkt dem Verhalten von Migräne-Patienten, alles gleichzeitig und fehlerlos in kürzester Zeit erledigen zu wollen, entgegen. Geduld und Gelassenheit, die bei regelmäßigem Qigong-Training gelernt werden, helfen, Warnsignale des Körpers frühzeitig wahrzunehmen. Die Bewegungen sind von außen betrachtet unspektakulär, führen aber bei voller Konzentration zu großer innerer Bewegung. Die komplexen Bewegungsabläufe hingegen sollten Sie am besten in der Gruppe und unter Anleitung einer Fachkraft lernen. Im Kasten auf Seite 146 finden Sie schon einmal einfache Übungen zum Ausprobieren und als »Appetizer«.

4: siehe Literatur Seite 275.

Progressive Muskelentspannung

Wer sich schlecht passiv entspannen kann und wem asiatische Meditationstechniken fremd sind, dem empfehle ich dieses Verfahren, das der amerikanische Arzt und Physiologe Edmund Jacobson (1888 bis 1983) entwickelte: Nach und nach spannen Sie einzelne Muskelgruppen an und lassen sie dann wieder los – eine sehr effektive Methode der Entspannung (siehe Seite 110), die man nach etwas Anleitung leicht selber lernen kann.

3. Bewegung

Bewegung beugt Migräne vor, zum Beispiel Ausdauersport wie Radfahren oder Nordic Walking, den Sie drei- bis fünfmal in der Woche etwa eine halbe Stunde ausüben sollten.

Leider sind viele Migräne-Patienten Bewegungsmuffel und halten sich beim Sport wohl aus Angst vor einem Anfall eher zurück. Finden Sie lieber heraus, welche Sportart Ihnen liegt, damit Sie langfristig dabeibleiben.

4. Ernährung

Der Einfluss der Ernährung auf Migräne wird kontrovers diskutiert. Immer wieder berichten mir Patienten, dass bestimmte Nahrungsmittel Anfälle auslösen oder aber verschlimmern. Solche Reaktionen sind aber individuell sehr unterschiedlich und können nicht verallgemeinert werden.[16]

Käse, Wein oder Schokolade können bei empfindlichen Personen Migräne auslösen. Verantwortlich dafür ist unter anderem das

---

Wasseranwendung

Gesichtsguss: Training des Trigeminus-Nervs

Legen Sie sich ein Handtuch um den Hals und halten Sie das Gesicht über Dusch- oder Badewanne, den Kopf leicht vorgestreckt. Führen Sie nun den Wasserstrahl mit Kneipp-Schlauch oder Brausekopf beginnend an der rechten Schläfe zur linken Schläfe und dann wieder auf die rechte Seite zurück. Fahren Sie mit dem Wasserstrahl auf der rechten Gesichtshälfte einmal auf und ab und wiederholen Sie dies dann auf der linken Seite.

Dann umkreisen Sie das Gesicht mit dem Wasserstrahl dreimal. Nach dem Guss tupfen Sie das Gesicht mit einem Handtuch leicht ab.

Vergessen Sie nicht, währenddessen langsam und ruhig durch den Mund ein- und auszuatmen.

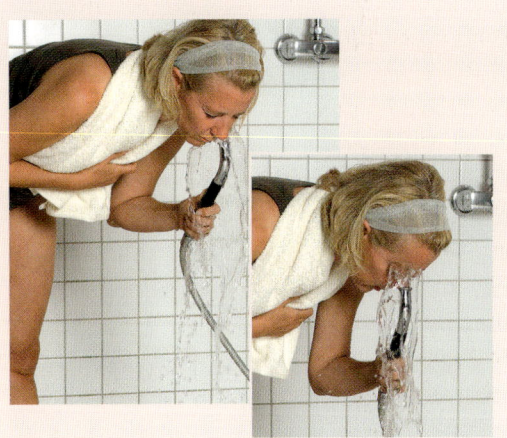

Am besten führen Sie die den Gesichtsguss mit dem original Kneipp-Duschkopf durch.

16: siehe Literatur Seite 275.

Was Sie noch mithilfe von Therapeuten tun können

Akupunktur

Studien zeigen, dass Akupunktur gegen Migräne hilft – sowohl akut als auch vorbeugend.[12] Das wurde an über tausend Patienten nachgewiesen. Aus diesem Grund empfehlen Migränespezialisten heute, die Akupunktur in die Migränebehandlung zu integrieren.[3, 8] Allerdings ist nicht sicher, ob dafür wirklich einzelne Punkte verantwortlich sind. Wenn die Schmerzpatienten an anderen Stellen, als es die Traditionelle Chinesische Medizin vorschreibt, behandelt wurden, kam es nämlich zu ähnlich guten Ergebnissen. Es empfiehlt sich eine Serie von zehn Behandlungen innerhalb von fünf bis zehn Wochen. (An welche Fachgesellschaft Sie sich wenden können, finden Sie auf Seite 258.)

Neuraltherapie

Wenn die Migräne zum ersten Mal nach einem ganz bestimmten Ereignis im Leben aufgetreten ist, einer Operation, einem Unfall oder der ersten Regelblutung, oder wenn Hormonschwankungen zu den Anfällen führen, kann die Neuraltherapie helfen (siehe Seite 243). Das zeigen langjährige Erfahrungen, auch an unserer Klinik – wissenschaftlich erklärbar sind diese Effekte bisher nicht. Dabei werden Narben und Nervengeflechte mit einem örtlichen Betäubungsmittel (Lokalanästhetikum) unterspritzt. Die Wirkungen sind unspezifisch, führen aber häufig zu überraschend guten Erfolgen.

Manuelle Therapie

Inwieweit Blockaden der Halswirbelsäule an der Entstehung einer Migräne beteiligt sein können und deren Behandlung durch einen Chirotherapeuten einen lindernden Effekt haben, wird kontrovers diskutiert.[2] Das Risiko von Nebenwirkungen ist jedenfalls hoch, wenn eine unsachgemäße Technik angewendet wird. Dann kann es zum Beispiel dazu kommen, dass halsversorgende Arterien durch den Eingriff beschädigt werden und so zu einem Schlaganfall führen.[6] Oft erfahren die Therapeuten gar nichts von den Nebenwirkungen, weil Beschwerden erst Tage nach der Manipulation eintreten können und die Patienten dann häufig ihre behandelnden Chirotherapeuten nicht informieren. Leider gibt es immer noch Vertreter der »Pack und Knack«-Methode, die mit viel Kraft zu Werke gehen, was die geschilderten Komplikationen nach sich ziehen kann.[6] Lassen Sie sich also nicht »auf die Schnelle« einrenken, sondern besprechen Sie das geplante Vorgehen sorgfältig mit dem Therapeuten. Ich empfehle meinen Patienten zur manuellen Behandlung die Alexander-Technik (siehe Seite 246) oder »sanfte« osteopathische Methoden.

Zahnärztliche Therapie

Kopfschmerzen können auch noch eine ganz andere Ursache haben, die erst seit Kurzem ins Blickfeld der Medizin gerückt ist: Es gibt Hinweise darauf, dass bei manchen Patienten mit chronischen Kopfschmerzen oder Migräne die Ursache in einer Fehlfunktion des Kiefergelenks (craniomandibuläre Dysfunktion) liegen könnte.[14] Das führt zu einer Verspannung der Kaumuskulatur. Solche Fehlstellungen können durch entsprechende Zahnkorrekturen (Schienen, Kronen) beseitigt werden.

2, 3, 6, 8, 12, 14: siehe Literatur Seite 275.

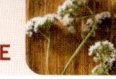

Histamin, eine Substanz, die im Körper als Botenstoff fungiert und von ihm selbst gebildet, aber auch aus der Nahrung zugeführt wird. Es spielt eine wichtige Rolle bei allergischen Reaktionen. Histamin entsteht vor allem bei Reifungsprozessen, auch aufgewärmte Nahrung enthält beachtliche Mengen davon (siehe Seite 159). Essen Sie deshalb möglichst frische Lebensmittel und machen Sie, wenn Sie feststellen, dass Sie empfindlich reagieren (Migränetagebuch!), einen Bogen um Salami, Fisch (vor allem geräucherten), Schalentiere, Sauerkraut, Spinat, Nüsse, Zitrusfrüchte, Ananas und Lakritze.

Auch Alkohol und Kaffee sollten reduziert werden, da sie das vegetative Nervensystem unnötig reizen und den Organismus längerfristig belasten. Darüber hinaus empfehle ich Ihnen die Umstellung auf mediterrane Vollwertkost (siehe Seite 252), da sie Ihren gesamten Organismus stärkt.

5. Wasseranwendungen

Wirkung: Wechselwarme Wasserbehandlungen führen zu Anpassungsprozessen des Körpers und härten im wahrsten Sinne das vegetative Nervensystem ab. Sie dämpfen Übererregung und sind deshalb auch bei Migräne zu empfehlen. Besonders geeignet sind auch kalte Gesichtsgüsse: Sie wirken auf den Trigeminus-Nerv und trainieren ihn, Reize besser zu verarbeiten. Manchmal sind sie auch wirksam zur Linderung bei einem beginnenden akuten Anfall.

Anwendung: Wenn Sie häufig Migräne haben, sollten Sie täglich einen Gesichtsguss machen (siehe Seite 173), zum Beispiel direkt im Anschluss an das morgendliche Duschen.

6. Heilpflanzen-Therapie

Wirkung: Zur Anfallsprophylaxe der Migräne hat sich Pestwurzwurzelstock (Petasites rhizoma) bewährt. In Studien konnte eine Reduktion der Anfallshäufigkeit um 50 Prozent gezeigt werden.

Anwendung: Es empfiehlt sich ein standardisiertes Fertigpräparat (z. B. Petadolex®-Kapseln: im ersten Monat der Behandlung 3-mal täglich 2 Kapseln einnehmen, vom zweiten bis sechsten Monat 2-mal täglich 2 Kapseln einnehmen.[9] Der Wirkungseintritt kann einige Wochen dauern.

Mein Tipp
Yoga auch für Männer

Männer haben oft Hemmungen, was Yoga angeht. Ich habe das nie verstanden – die Körperübungen ähneln oft denen, die man bei Kampfsportarten wie Taekwondo oder Kung Fu anwendet. Es geht um die Bündelung von Energien und um Standfestigkeit – nur dass man beim Yoga keinen Partner hat. Wenn Sie eine halbe Stunde Yoga machen, fühlen Sie sich hinterher stark und gelenkig und in Kombination mit Tiefenentspannung auch völlig ruhig. Ich mache zweimal wöchentlich eine Stunde Yoga mit einem Trainer und habe dabei Situationen erlebt, wo ich aus starkem Stress in einen völlig anderen Bewusstseinszustand versetzt wurde, mich plötzlich intensiv wohlfühlte. Noch ein Tipp: Versuchen Sie einmal eine Thai-Yoga-Massage. Das ist eine passive Yogaform, bei der Sie von einem Masseur durchbewegt werden und die sich ideal als Einstieg in Yoga eignet.

9: siehe Literatur Seite 275.

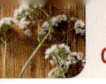
Rückenschmerzen

Rückenschmerzen – ist das denn eine Krankheit? Nicht im klassischen Sinne – bei vier von fünf Patienten ist die Ursache nämlich unbekannt. Trotzdem oder vielleicht gerade deshalb verschlingen Diagnostik und Therapie jährlich rund 10 bis 20 Milliarden Euro. 80 Prozent der Bevölkerung sind zumindest irgendwann in ihrem Leben von Rückenschmerzen betroffen.[1] Jeder zwölfte Patient klagt bei seinem Hausarzt darüber. Den Orthopäden sucht jeder dritte auf.

Zahlreiche Krankheitsbilder

Bei lediglich 10 Prozent der Rückenschmerz-Patienten lassen sich Veränderungen in der Wirbelsäule nachweisen, wobei das längst nicht immer bedeutet, dass diese auch schuld an den Symptomen sind. Manchmal brechen durch einen Unfall oder durch Osteoporose Wirbelkörper. Oder es wölbt sich eine der knorpeligen Scheiben, die als Stoßdämpfer zwischen den Wirbelkörpern liegen, durch Belastung oder Verschleiß vor (Protrusion). Der Wulst kann dann auf den Nerv drücken, der durch den Wirbelkanal läuft. Meist sind dabei die Nervenwurzeln betroffen, die zwischen den Wirbelkörpern austreten und einzelne Segmente des Körpers mit Reizleitungen versorgen (Spinalnerven). In diesem Fall treten Symptome wie Schmerz oder Taubheitsgefühle entlang der gesamten Nervenbahn auf, können also auch entfernt von der eigentlichen Ursache (radikulärer Schmerz) Beschwerden verursachen. In schweren Fällen kann es auch zu Lähmungen kommen.

Bei einem echten Bandscheibenvorfall (Prolaps) wölbt sich die Bandscheibe nicht nur vor. Vielmehr reißt ihr äußerer Faserring auch ein, sodass die gallertartige Innenmasse austreten kann. Meist wird sie dabei zwischen die Zwischenwirbellöcher und den Spinalkanal gepresst und reizt dort den Nerv. Weiterer Schmerz verursacht, wenn sich Wirbelgelenke im betroffenen Segment durch die veränderte Statik gegeneinander verschieben. Das setzt die sie umgebende Gelenkkapsel unter Druck. Außerdem verspannt sich die Rückenmuskulatur dadurch, was ebenfalls Schmerzen verursacht.

Meist hartnäckig: chronische Rückenschmerzen

Chronisch sind Rückenschmerzen, wenn sie länger als zwölf Wochen andauern, ihre Intensität und Ausprägung kann sich dabei verändern. Patienten mit Rückenschmerzen stellen deshalb die weitaus größte Gruppe unter den 600.000 chronisch Schmerzkranken in Deutschland dar.

Die Erfolgschancen einer Behandlung sind nicht allzu groß: Während kurzfristige, akut einsetzende Symptome meist auch ohne Therapie innerhalb von vier bis sechs Wochen verschwinden, halten sich viele chronische Rückenschmerzen trotz Behandlung hartnäckig: Nur jeder dritte Patient kehrt, wenn er länger als sechs Monate krankgeschrieben war, an seinen Arbeitsplatz zurück. Jeder zweite Kranke leidet nach einem Jahr immer noch oder immer mal wieder unter den

1: siehe Literatur Seite 275.

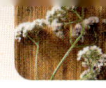

Symptomen. 70 Prozent der Beschwerden liegen in der Gegend der Lendenwirbelsäule, im Kreuz oder im Becken. Je länger sie bestehen bleiben, desto größer ist das Risiko, dass weitere Körperbereiche betroffen werden – von Schmerzen oder auch Taubheitsgefühlen. Nach Statistiken der Krankenkassen geht heute jede dritte Krankschreibung und jeder zweite vorzeitig gestellte Rentenantrag auf das Konto von Wirbelsäulenbeschwerden. Die Kosten durch Arbeitsausfall und Frühberentung sind enorm: Sie betragen jährlich 15 Milliarden Euro.

Die verschiedenen Therapieansätze

 ## *Konventionelle Behandlung*

Bei akuten Rückenschmerzen ohne Beteiligung der Nervenwurzeln verordnet der Arzt Schmerzmittel – zunächst meist Paracetamol, weil das nur geringe Nebenwirkungen hat. Später können auch nichtsteroidale Anti-rheumatika (NSAR) wie Acetylsalicylsäure, Diclofenac und Ibuprofen hinzukommen. Sie sollten maximal sechs Wochen genommen werden, weil sie den Magen-Darm-Trakt und die Nieren belasten. Eine Alternative sind die spezifischen COX-2-Hemmer, die man aber ebenfalls nicht länger als sechs Wochen einnehmen soll (siehe Kasten unten). Reicht die Wirkung dieser Substanzen nicht aus, werden sie nicht vertragen oder liegen schwerste akute Schmerzen vor, können auch Opioide eingesetzt werden.

Entscheidend ist die rechtzeitige und richtige Behandlung, damit sich kein »Schmerzgedächtnis« ausbildet. Wenn die Schmerzsignale zu lange anhalten, prägt sich das dem Großhirn ein, und selbst leichte Reize wie Berührung, Wärme oder Dehnung werden plötzlich als schmerzhaft empfunden.

Wenn eine Nervenwurzel eingeklemmt ist, wird entzündungshemmendes Kortison direkt an den eingeklemmten Nerv gespritzt. Operationen an der Wirbelsäule werden inzwischen weit kritischer gesehen als früher, weil sie häufig durch Narben neue Symptome

---

Die wichtigsten Schmerzmittel für den Rücken

● **Paracetamol** ist ein schmerzstillender und fiebersenkender Arzneistoff, der Hauptbestandteil vieler Schmerzmittel ist. Er wirkt bei leichten und mittelstarken Schmerzen.
● **Nichtsteroidale Antirheumatika** (NSAR) wie die Wirkstoffe Acetylsalicylsäure, Diclofenac und Ibuprofen sind Schmerzmittel, die bei leichten und mittleren Schmerzen wirksam sind, insbesondere, wenn diese durch eine Entzündung bedingt sind.

Medikamente mit diesen Wirkstoffen sollten maximal sechs Wochen genommen werden, weil sie den Magen-Darm-Trakt und die Nieren belasten.
● **Selektive COX-2-Hemmer** wirken auf ein Enzym, das zu Entzündungen beiträgt. Sie greifen die Magenschleimhaut etwas weniger an, müssen aber wegen ihrer gefäßschädigenden Nebenwirkung mit Vorsicht dosiert werden und sind nicht für Patienten mit Herzbeschwerden geeignet.

hervorrufen und die alten nicht lindern. Nur wenn eine Lähmung vorliegt oder die Funktion von Darm oder Blase gestört ist, muss rasch operiert werden. Ansonsten setzt die Schulmedizin auf konservative Strategien: Schmerztherapie und Krankengymnastik.

Naturheilkundlicher Ansatz

Bei Schmerzzuständen bedient sich die Naturheilkunde häufig der »ausleitenden Verfahren« – dazu zählen Heilfasten, Schröpfen und Blutegel-Therapie. Auch die Ordnungstherapie hat einen hohen Stellenwert. Da psychische und soziale Umstände eine Chronifizierung der Schmerzen begünstigen, ist es entscheidend, die Quellen der Unzufriedenheit der Patienten aufzuspüren. Probleme am Arbeitsplatz, Stress oder Einsamkeit nämlich spielen meist eine größere Rolle als körperliche Ursachen. Die Patienten müssen mobilisiert werden – psychisch wie physisch wieder handlungsfähig werden. Wenn sie ihre nervlichen Belastungen nicht reduzieren lernen und ihren Körper nicht nutzen und fordern, haben die Rückenschmerzen eine schlechte Prognose. Die angemessene Aktivierung der Schmerzpatienten, durch Sport oder Yoga, ist deshalb eine wichtige Strategie der Naturheilkunde, kombiniert mit Wärmebädern und Einreibungen sowie pflanzlichen Alternativen zu den Schmerzmitteln.

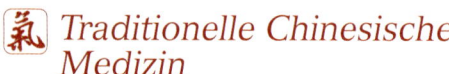 Traditionelle Chinesische Medizin

Auch aus Sicht der Traditionellen Chinesischen Medizin haben Rückenschmerzen vielfältige Ursachen. Wind, Kälte und Feuchtig-

keit sind einige der Übeltäter. Sie stören den Energiefluss durch die Leitbahnen. Ursache kann aber auch eine allgemeine »Qi-Schwäche« sein. Stechende Schmerzen gelten als Symptom einer Blut-Stagnation, eines Stauzustands. Chronische Symptome werden oft mit »Leere-Disharmonien« und Schwäche der »Niere« erklärt: Die Lendenwirbelsäule und die Kniegelenke zählen im chinesischen System zum Funktionskreis der »Niere«. Interessant ist, dass in Analogie zur westlichen Psychosomatik der Faktor »Angst« eine wichtige Rolle bei Rückenschmerzen spielen kann. Akupunktur wird sowohl bei akuten als auch chronischen Schmerzen eingesetzt, oft in Kombination mit chinesischen Arzneikräutern.

Mein Ansatz

Mein erster Rat an Sie lautet: Wenn der Rücken plötzlich schmerzt, behalten Sie die Nerven! 80 Prozent der Rückenschmerzen verschwinden innerhalb von sechs Wochen und zwar völlig unabhängig davon, ob und wie sie behandelt wurden.

Operationen nur als letztes Mittel

Lassen Sie sich vor allem nicht vorschnell operieren: Obwohl etwa 60 Prozent der Bevölkerung mindestens einmal jährlich unter Rückenproblemen leiden, ist der Grund nur bei 3 bis 5 Prozent ein echter Bandscheibenvorfall. Umgekehrt spüren viele Menschen, bei denen durch Zufall ein solcher entdeckt wird, überhaupt nichts davon. Trotz hochmoderner bildgebender Verfahren wie der

Kernspintomografie bleibt die Ursache der Rückenschmerzen bei 90 Prozent der Patienten unklar. Deshalb schätzen Experten auch, dass bei etwa 30 Prozent der Patienten, die sich wegen Kreuzschmerzen operieren lassen, die Ursachen ganz woanders liegen. Gleichzeitig haben diese Betroffenen ein hohes Risiko, durch die Eingriffe Narben davonzutragen, die neue Schmerzen verursachen, oder Infektionen zu bekommen.

Den Ursachen auf den Grund gehen

Eine Besserung chronischer Rückenschmerzen, zeigen Studien, lässt sich zumeist nicht auf eine bestimmte Therapie zurückführen. Medizinische Befunde haben kaum Einfluss auf die Heilungsprognose. Unzufriedenheit mit der Arbeitssituation ist dagegen der Hauptgrund, warum orthopädisch an sich unkomplizierte Rückenschmerzen oft chronisch werden. Meistens gehen dem depressive Stimmungen, Angst und ein geringes Selbstwertgefühl voraus. Und ob Sie sich irgendwann wieder arbeitsfähig fühlen, hängt mehr davon ab, ob Sie daran glauben und es wollen, als von Ihren Befunden.

Psychosoziale Faktoren spielen deshalb die vielleicht wichtigste Rolle in der Therapie. Seelische Probleme nämlich schwächen auch noch die Fähigkeit, mit Schmerz umzugehen, ihn zu bewältigen und an eine Besserung zu glauben, was die Symptomatik nur weiter verschlimmert. Mehr als Spritzen oder Krankengymnastik hilft dann, wenn der Hausarzt ein intensives Gespräch mit dem Kranken führt. Als besonders effektiv bei Rückenschmerzen haben sich deshalb Trainingsprogramme erwiesen, die abgesehen von der körperlichen Fitness auf eine Änderung der Einstellung und Gedanken abzielen (Göttinger Rückenschmerzprogramm, siehe Seite 187).[12] Sie nehmen dann leichter wahr, unter welchen Bedingungen die Schmerzen wiederkehren oder besonders stark sind. Und Sie üben Entspannungstechniken und Selbsthilfe-Strategien, mit denen Sie Schmerzspitzen abbauen können, zum Beispiel mithilfe von Akupressur oder Einreibungen. Mit diesen Behandlungsprogrammen lernen Sie also, Ihre eigenen Ressourcen im Umgang mit der Erkrankung besser einzuschätzen und einzusetzen. In der Gruppe durchgeführt, können solche Schulungen zudem soziales Lernen fördern – und auf diese Weise helfen sie vielleicht auch, zwischenmenschliche Probleme zu beseitigen, die Sie im Alltag »schultern« müssen.

Mein Tipp

Yoga als festes Ritual

Beginnen Sie schon morgens unter der Dusche mit einer Yoga-Übung. Sie können sich beispielsweise am Ende des Duschens langsam mit Ihrem Oberkörper ganz nach vorn beugen (sofern möglich) und den heißen Duschstrahl genau auf die schmerzhafte Stelle richten. Richten Sie sich nach 30 bis 60 Sekunden wieder ganz langsam, Wirbel für Wirbel auf.

Statt zu meditieren, was ich einige Jahre praktiziert habe, bin ich auf Yoga umgestiegen. Ich übe es zweimal pro Woche in der Gruppe oder im Einzelunterricht und möglichst an zwei bis drei Tagen pro Woche für mich allein. Wenn ich auf Reisen bin, nehme ich immer meine Yoga-Matte mit und übe im Hotelzimmer.

12: siehe Literatur Seite 275.

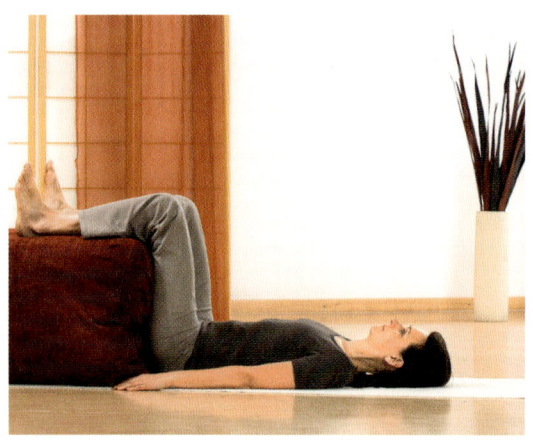

Entlastung der Bandscheiben: Die Stufenlagerung ist hilfreich bei akuten Schmerzen im Lendenbereich.

Schmerzen rasch lindern

Was den Körper angeht, so steht wie bei allen Schmerzerkrankungen an erster Stelle, möglichst rasch die Schmerzen zu lindern, um zu verhindern, dass die Symptome chronisch werden. Ergänzende Verfahren aus der Naturheilkunde können die Wirkung von Medikamenten unterstützen und die notwendige Dosis senken. Da Akupunktur besonders bei chronischen Rückenschmerzen wirkt, werden die Kosten dafür sogar von den Kassen übernommen, wenn die Therapie von einem Arzt durchgeführt wird.[6]

Bewegung ist wichtig

Das zweite große Ziel ist, dass Sie wieder mobil werden: Sie müssen möglichst schnell wieder in Ihren Alltag zurückkehren und sich dabei normal bewegen, ohne die Angst zu haben, damit etwas zu verschlimmern. Bewegung – nicht Schonung! – hilft gegen Rückenschmerzen; zahlreiche wissenschaftliche Studien konnten das immer wieder be-

legen (Ausnahme ist eine akute Entzündung oder ein Bandscheibenvorfall; bei beiden ist es dann nötig, die Wirbelsäule einige Zeit durch Ruhe zu entlasten).

Selbst wenn Sie bereits unter chronischen Schmerzen leiden, sollten Sie möglichst regelmäßig Sport treiben und dabei auch Ihre Rückenmuskulatur kräftigen. Das kann auch dabei helfen, den Anteil an Schmerzmedikamenten deutlich zu senken.

Behandlungen für zu Hause
Hilfe bei akuten Beschwerden

Vorsicht: Wenn Sie Taubheitsgefühle, anhaltendes Kribbeln in den Zehen oder Fingern oder gar eine Schwäche in bestimmten Muskeln verspüren, dann verlieren Sie bitte keine Zeit, sondern suchen Sie sofort einen Arzt auf!

Bei starken Schmerzen
● *Schmerzmittel*
Nehmen Sie Schmerzmittel, zum Beispiel Paracetamol (3-mal täglich 500 mg) oder nichtsteroidale Antirheumatika wie Ibuprofen (3-mal täglich 400 bis 800 mg), aber nicht länger als sechs Wochen, oder lassen Sie sich von Ihrem Arzt Diclofenac verschreiben (3-mal täglich 25 bis 50 mg).[13] Entscheidend ist, dass Sie mit den Schmerzmitteln nicht zu lange warten, um die Schmerzen nicht chronisch werden zu lassen. Nichtsteroidale Antirheumatika wie Diclofenac, die man ebenfalls nicht länger als sechs Wochen einnehmen sollte, sind nachweislich wirksam zur kurzzeitigen Schmerzreduktion bei akuten und chronischen Rückenschmerzen.

6, 13: Literatur siehe Seite 275, 276.

Vorsicht: Aufgrund der potenziellen Nebenwirkungen ist von einer Langzeitbehandlung mit nichtsteroidalen Antirheumatika abzuraten. Nach offiziellen Zahlen versterben in den USA jährlich über 16.000 Menschen an deren Nebenwirkungen.[15]

• Stufenlagerung

Ist die **Lendenwirbelsäule** betroffen, legen Sie sich flach auf den Rücken, ziehen Sie die Oberschenkel senkrecht an (90-Grad-Winkel) und legen Sie die Unterschenkel waagrecht auf ein hohes Polster aus mehreren Kissen (oder, wenn Sie auf dem Boden liegen, auf einen Hocker). Diese Stufenlagerung verringert den inneren Druck auf die Bandscheibe, entspannt die Gelenkkapseln, erweitert den Wirbelkanal und die Zwischenwirbellöcher und entlastet so optimal die Wirbelsäule.

• Gua-Sha-Massage

Diese Methode aus der chinesisches Medizin (Gua = Schaben oder Kratzen) entspannt reflektorisch die Muskeln des Rückens. Beim Schaben über den Rücken einschließlich des Nackens und der seitlichen Flanken werden

---

Nadelreizmatte

Gezielte Reize gegen Schmerzen

Im Handel finden Sie mehrere Nadelreizmatten, die nicht viel größer als ein DIN-A4-Blatt sind, und die sich bei akuten Rückenschmerzen sehr bewährt haben (z. B. Nadelreizmatte Zhencidian®). In der Kunststofffolie verankert sind Reihen von runden Scheiben, die mit harten, pyramidenförmigen Erhebungen bestückt sind. Der Gebrauch ist einfach.

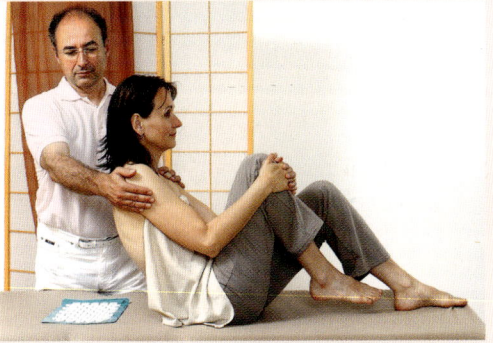

genau unter dem schmerzhaften Bereich der Wirbelsäule liegen. Während der ersten 2 bis 3 Minuten kann das unangenehm sein, denn die Haut wird durch den Druck gereizt. Dieses Gefühl wandelt sich aber rasch in ein angenehmes Wärmegefühl um. Bleiben Sie 20 bis 30 Minuten auf der Matte liegen.

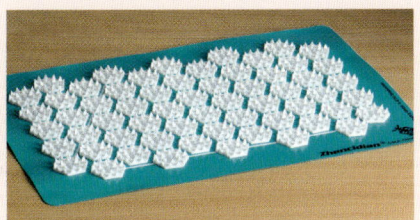

Bei Schmerzen im **unteren Rücken** setzen Sie sich auf einen Stuhl und stellen etwa 10 Minuten lang Ihre bloßen Füße auf die Scheiben. Anschließend legen Sie die Matte auf Ihr Bett und legen sich darauf (wichtig ist eine weiche Unterlage!). Die Matte sollte

Bei Schmerzen **im Nacken** verfahren Sie wie beschrieben, nur dass Sie anfangs Ihre Füße nicht auf die Matte stellen, sondern stattdessen Ihre Hände 10 Minuten auf die Matte legen.

15: siehe Literatur Seite 276.

große Meridiane (z.B. Blasen-, Dünndarm-, Gallenblasenmeridian) stimuliert. Die Wirkung hängt davon ab, wo der Schmerz seinen Ursprung hat – probieren Sie es einfach aus (siehe Seite 262)! Gua Sha verursacht einen leichten Druckreiz, manchmal auch einen kurzen, leichten Schmerz bei der Behandlung. Anschließend wärmt sich der Rücken angenehm durch. Die blauroten Male verschwinden nach zwei bis drei Tagen wieder.

• *Schröpfkopfmassage*
Statt Gua Sha können Sie sich auch eine Schröpfkopfmassage (siehe Seite 248) machen lassen, die ebenso leicht zu erlernen und vom Partner anzuwenden ist. Sie verbessert die Durchblutung, lockert die verspannte Muskulatur und führt auf diese Weise zu einer Schmerzlinderung.
Anwendung: Die Massage können Sie jeden zweiten Tag wiederholen.

Bei mittleren Schmerzen
Oft ist Wärme hilfreich, sofern es sich nicht um entzündliche Erkrankungen handelt.

• *Bäder mit Zusätzen*
Nehmen Sie ein **temperaturansteigendes Sitzbad**: Beginnen Sie in der Badewanne mit etwa 36 °C und erhöhen Sie die Temperatur schrittweise auf 40 °C. Bewährt haben sich dabei auch antirheumatisch und durchblutungsfördernd wirkende Badezusätze wie Arnika oder Heublumenextrakt, die Sie nach Packungsanleitung anwenden können.

• *Wärmesalben und -pflaster*
In der Apotheke erhalten Sie Wärmesalben oder ein »ABC-Pflaster« mit gefäßerweitern-

den Substanzen wie Capsaicin (aus Cayennepfeffer). Sie regen die Durchblutung der Haut an, entspannen und lindern nachweislich den Schmerz. Capsaicin reizt wärmeempfindliche Nervenrezeptoren, die dann einen Botenstoff, die Substanz P, ausschütten. Bei Patienten mit chronischem Rückenschmerz zeigte eine Behandlung sichtbaren Erfolg.[3] Ein Pflaster sollte aber nicht länger als zwei Tage am Rücken bleiben, damit sich die darunterliegende Haut nicht ablöst.

• *Kalter Lendenwickel*
Wirkung: Ähnlich wirkt eine umgekehrte Strategie: Ein kalter Lendenwickel regt den Körper an, Wärme zu entwickeln, und löst so Muskelverspannungen.
Anwendung: Der Lendenwickel wird ähnlich wie der Brustwickel angewendet (siehe Seite 235). Tränken Sie dazu ein ausreichend großes Leinentuch in kaltem Wasser und wringen Sie das Tuch gut aus. Legen Sie sich ins Bett oder auf eine Liege. Eine Hilfsperson wickelt das Leinentuch so um Ihren Körper, dass es vom unteren Rippenbereich bis zur Mitte des Oberschenkels reicht. Um das Leinentuch wird dann noch ein Baumwolltuch gewunden – achten Sie darauf, dass die Tücher möglichst faltenfrei sind und dass das Leinentuch nicht unter dem Baumwolltuch herausschaut. Um das Baumwolltuch kommt schließlich ein Wolltuch. Bleiben Sie so etwa 45 Minuten liegen und ruhen Sie nach der Anwendung noch eine halbe Stunde nach.

• *Kälteakku und Eisbeutel*
Wenn Wärme zu einer Verschlechterung Ihrer Symptome führt, sollte eine entzündliche Situation der Bandscheiben ausgeschlossen

3: siehe Literatur Seite 275.

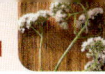

werden: In diesem Fall können Sie die betroffene Region mit einem **Kälteakku** oder einem Eisbeutel kühlen und sollten möglichst bald den Arzt aufsuchen.

● *Nadelreizmatte*

Sehr hilfreich bei Rückenschmerzen ist auch die Nadelreizmatte. Ihre Anwendung geht zurück auf die jahrtausendealten Medizinsysteme Asiens, dem Ayurveda Indiens und der Traditionellen Chinesischen Medizin.

Wirkung: Der Wirkmechanismus besteht darin, dass die schmerzenden Regionen zum einen besonders gut durchblutet werden und der ursprüngliche Schmerzreiz im Gehirn durch den neuen, geringeren Reiz »überschrieben« wird. Diskutiert wird auch die These, dass der Nadelreiz der oberfläch-

Akupressur

Soforthilfe bei akuten Rückenschmerzen

Massieren Sie bei akuten Rückenbeschwerden die Punkte Dickdarm 4, Blase 23, 40 und 60 jeweils mit dem Daumen. Den Punkt Leber 3 nehmen Sie zwischen Daumen und Zeigefinger in die Zange.

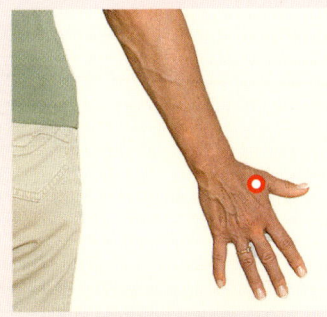

1. Der Akupressurpunkt **Dickdarm 4** liegt zwischen Daumen und Zeigefinger auf der höchsten Erhebung des Handrückenmuskels, wenn der Daumen fest am Zeigefinger anliegt.

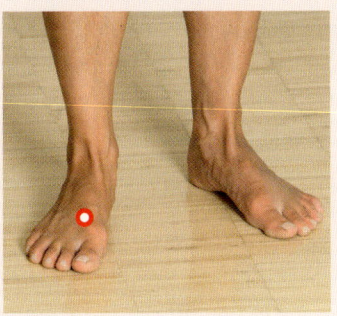

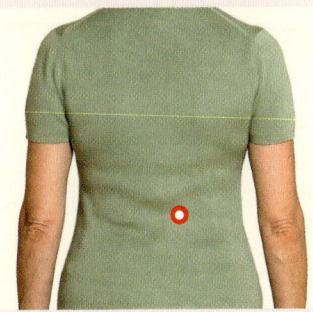

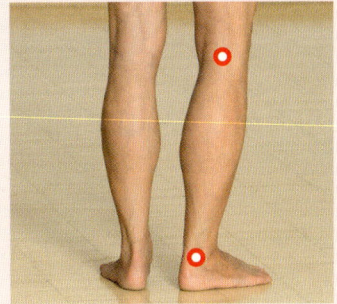

2. Der Punkt **Leber 3** befindet sich zwischen dem großen Zeh und dem zweiten Zeh, genau dort, wo die beiden Mittelfußknochen einen Winkel bilden.

3. Der **Blasenpunkt 23** liegt am Rücken etwa auf Höhe des Bauchnabels zwei Querfinger von der Mitte der Wirbelsäule entfernt, Sie finden ihn also auf Höhe der engsten Stelle der Taille.

4. **Blase 40** befindet sich in der Mitte der Kniekehle. **Blase 60** liegt in der Mitte zwischen der höchsten Erhebung des äußeren Fußknöchels und der Achillessehne.

lichen Hautschichten über bestimmte Reflexzonen (Head'sche Zonen) auf den darunterliegenden Herd des Rückenschmerzes wirkt.

Akupressur

Bei akuten Rückenschmerzen können Sie es auch mit einer Akupressur folgender Punkte versuchen: Dickdarm 4, Leber 3, Blase 23, 40 und 60. Über die Stimulation der Akupressur-

punkte und Meridiane erreicht man eine Schmerzlinderung, die allerdings nicht so intensiv ist wie bei der Akupunktur mit Nadeln.

Leichte Schmerzen

● *Bienenwachsauflage*

Ein sehr angenehmer lokaler Wärmeträger sind Bienenwachsauflagen. Diese Auflagen aus Wachs und Seide (erhältlich z. B. bei

---

Praxiswissen

Akuthilfe: Was Sie noch mithilfe von Therapeuten tun können

Osteopathie und Chirotherapie

Ein Arzt mit der Zusatzqualifikation für Osteopathie oder Chirotherapie kann eine Blockade von Wirbelgelenken beheben.[8] Chirotherapie ist allerdings weniger für den Nacken geeignet bzw. sollte dort nur von einem versierten Therapeuten durchgeführt werden, da bei dem Eingriff bei falscher Technik die halsversorgenden Arterien beschädigt werden können. Lockerungsmassagen oder eine Unterwasser-Druckstrahlmassage wirken schmerzlindernd. Bei ausstrahlenden Beschwerden kann auch ein Aushängen an einem Schlingentisch guttun. 80 Prozent der Patienten empfinden zudem Wärme (Infrarot, Heißluft, Fango) als angenehm.

Tuina-Massage

Wirksamer als die klassische europäische Massage bei Rückenschmerzen ist die chinesische Tuina-Massage.[4] Die Behandlung wird am bekleideten Körper ausgeführt. Der Therapeut stimuliert Punkte der Meridianbahnen mit Fingerkuppen, Handballen, Handflächen und dem Ellbogen. Die Haupttechniken sind Druck, Vibration, Bewegung auf dem

Gewebe und »greifendes Kneifen«. Außerdem werden die Gelenke mobilisiert. Jede Behandlung erfolgt in drei Phasen: Aktivierung, Intervention und Harmonisierung. Eine Massage dauert in der Regel rund 30 Minuten. Eine Tuina-Behandlung umfasst meistens etwa zehn Termine (bei Interesse fragen Sie am besten bei der Arbeitsgemeinschaft für Klassische Akupunktur und Traditionelle Chinesische Medizin oder einem TCM-Arzt nach, siehe Seite 258). Sie wird von speziell weitergebildeten Physiotherapeuten durchgeführt.

Neuraltherapie

Auch wenn wissenschaftliche Untersuchungen zur Neuraltherapie bei Rückenschmerzen nicht vorliegen, können Injektionen mit einem örtlichen Betäubungsmittel (Lokalanästhetikum) im akuten Stadium zu einer schnellen Besserung der Beschwerden führen. Die Injektionen werden im Bereich des Schmerzgebiets am Rücken gesetzt und an für den Therapeuten auffälligen Bindegewebszonen. Bei chronischen Rückenschmerzen sollte immer auch nach einem möglichen Störfeld gesucht werden.

4, 8: siehe Literatur Seite 275.

www.wachswerk.de) sind mehrfach verwendbar (siehe Kasten auf Seite 188). Anstelle des empfohlenen Salzsacks kann man auch eine Wärmflasche verwenden.

Langfristige Umstimmung

1. Achtsamkeit und Entspannung

Der Grundsatz bei jeder Schmerzkrankheit ist: Sie sind Ihren Symptomen nicht hilflos ausgeliefert, sondern können selbst Einfluss darauf nehmen (siehe auch Seite 78).

• Schmerztagebuch

Ein erster Schritt zu mehr Achtsamkeit ist ein Schmerztagebuch (siehe Seite 158). Lernen Sie zu verstehen, wie der Schmerz entsteht, wann er im Alltag auftritt, wie lange er anhält – und auch, was Ihren Rücken schließlich wieder entspannt.

• Stressabbau

Stress führt zu Muskelverspannungen und wirkt sich deshalb negativ auf Ihre Rückenschmerzen aus. Um diese Anspannung zu reduzieren, hat sich ein Verfahren als besonders erfolgreich erwiesen: die **»Mindfulness-Based Stress Reduction« (MBSR).** Sie wurde von dem US-Molekularbiologen und Stressforscher Jon Kabat-Zinn entwickelt. Die Technik basiert auf sogenannten Aufmerksamkeitsübungen, die ihren Ursprung in Yoga und Zen-Meditation haben.

Regelmäßige Meditationen führen dazu, dass Schmerz zwar noch erlebt wird, aber nicht mehr als dominant erfahren wird. Das ermöglicht den Patienten, wieder aktiv am Leben teilzunehmen, was gleichzeitig die Symptome reduziert. Selbst ältere Menschen können dieses Verfahren erlernen und dadurch wieder mobiler werden.[10] In den USA wird MBSR inzwischen an über 240 Kliniken und Gesundheitszentren durchgeführt. Bei Interesse finden Sie Kurse bzw. Ausbilder in Deutschland unter www.mbsr-verband.org/ausbilder_auswahl.php.

Viele Elemente dieser Technik können Sie aber auch selbst zu Hause erlernen: zum Beispiel den **Body Scan**, eine Konzentrationsübung, bei der Sie Stück für Stück in Gedanken Ihren Körper durchgehen und in ihn hineinzuspüren versuchen – angefangen vom kleinen Zeh bis zum Scheitel (siehe Seite 271). Wir empfehlen unseren Patienten zum Einstieg auch die Audio-CD von Jon Kabat-Zinn und Ulrike Kesper-Grossmann, »Die heilende Kraft der Achtsamkeit«.

Alle Entspannungsverfahren benötigen vor allem eines – regelmäßige Übung. Zu Beginn sollten Sie sich täglich eine halbe Stunde Zeit dafür nehmen, und Sie werden bald sehen, welche Fortschritte Sie machen werden. Nach etwa sechs Wochen haben sich die Techniken dann so weit im Gehirn eingeprägt, dass Sie sich schnell und ohne große Vorbereitung in jeder stressigen Alltagssituation entspannen können.

• Entspannung

Wer Probleme hat, ruhig zu liegen, weil das umgekehrt Unruhe auslöst oder zusätzliche Schmerzen bereitet, der kann, so belegen Studien, auch mit der **progressiven Muskelentspannung** nach Jacobson gute Erfolge erzielen[11] oder mit Verfahren der Imagination, die man auch im Sitzen durchführen kann. Beides kann leicht selbst erlernt werden.

10, 11: siehe Literatur Seite 275.

Anleitung benötigt **Qigong**, die sanfte Bewegungslehre aus China, die bei Rückenschmerzen aber auch vielen anderen Krankheiten zu empfehlen ist.

Yoga ermöglicht eine sehr gute Kombination zwischen Bewegung, richtigem Atem, Dehnung und Konzentration. Dass es bei chronischen Rückenschmerzen Gymnastik überlegen ist, zeigte unter anderem eine Studie aus den USA: Der positive Nutzen eines zwölfwöchigen Yoga-Trainings hielt mehrere Monate an.[14] Wir haben an unserer Klinik selbst eine Studie mit gestressten Frauen durchgeführt, die auch unter Rückenschmerzen litten: Nach einem dreimonatigen Kurs in Iyengar-Yoga (zweimal wöchentlich 90 Minuten) hatten sie im Vergleich zu einer Kontrollgruppe deutlich weniger Rückenschmerzen und konnten besser mit Stress umgehen.

2. Bewegung

Körperliche Aktivität wirkt nachweislich gegen chronische Rückenschmerzen. Studien zeigen, dass Bewegung nicht nur die Körperfunktionen verbessert, sondern auch die Psyche stärkt, indem sie den Botenstoffhaushalt im Körper verändert. Das führt zu einem Abbau von Angst und hilft Ihnen, die Kontrolle über Ihre Lebensumstände zurückzuerobern. Außerdem spüren Sie wieder, wie belastbar Sie im Alltag sind.[7]

● *Ausdauersport*

Testen Sie, welche **Sport-** oder **Bewegungsart** Ihnen guttut. Allgemein gilt: Eine Sportart, die zwar besonders rückenfreundlich ist, Ihnen aber keinen Spaß macht, ist weniger hilfreich als eine, die Sie mögen und deshalb

auch durchhalten. Wenn Sie eher übergewichtig und schwerfällig sind, könnten Sie mehr spazieren gehen, Nordic Walking ausprobieren, tanzen, schwimmen oder Fahrrad fahren. Bei Menschen, die stattdessen zu Überforderung und Überaktivität neigen, geht es zunächst vor allem darum, die eigenen Belastungsgrenzen wieder wahrzunehmen und zu respektieren.

Dass gerade sehr sportliche Menschen sich übernehmen, zeigte eine Untersuchung von Freizeitläufern, die von Forschern an der Sporthochschule in Köln in Kooperation mit der AOK durchgeführt wurde. In dieser Studie wurde bei 320 Freizeitläuferinnen und -läufern zwischen 11 und 85 Jahren untersucht, ob tatsächlich wie erwünscht Entspannung, Fitness und Fettabbau erreicht werden oder ob die Sportler Gefahr »laufen«, sich zu überlasten. Die zentrale Aussage der Studie lautet: Fast die Hälfte aller Freizeitläufer in Deutschland neigt dazu, sich zu überfordern – entgegen ihrem erklärten Ziel, gesundheitsbewusst zu trainieren. Für solche Menschen sind Bewegungslehren wie Qigong oder Taiji, welche die Achtsamkeit fördern, besonders heilsam.

● *Feldenkrais-Training*

Fehlbelastungen ist auch das Thema der **Feldenkrais-Methode** oder der Alexander-Technik, denen es darum geht, Bewegungsabläufe bewusst zu machen und Fehler dabei zu korrigieren (siehe Seite 247) .

● *Bewegung im Alltag*

Ganz besonders wichtig ist es, die Rückenmuskulatur zu kräftigen. Durch unseren Lebensstil wird sie nicht genügend gefordert

7, 14: siehe Literatur Seite 275, 276.

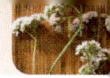

und wird so schwach, dass sie unser Skelett nicht mehr ausreichend halten kann. Belasten Sie Ihre Rückenmuskulatur in Maßen, aber ständig: Gehen Sie häufiger zu Fuß, nehmen Sie die Treppe statt des Fahrstuhls und das Fahrrad statt des Autos. Wenn Sie viel sitzen müssen, kaufen Sie sich einen Stuhl mit wippender Lehne. Verändern Sie häufig Ihre Position und stehen Sie öfter auf.

● **_Rücken-Aufbauprogramme_**
Wenn Sie oft Rückenschmerzen haben, empfehle ich Ihnen, ein gezieltes Aufbauprogramm bei einem Physiotherapeuten in An-

griff zu nehmen. Die dreidimensionale Bewegung im freien Raum, die dort praktiziert wird, ist viel effektiver und auch gesünder als das klassische Training an Geräten in sogenannten Rückenstudios. Eines der wirksamsten und intensivsten Trainingsprogramme ist das der Universität Göttingen, das ganz auf die jeweils individuellen Arbeits- und Alltagssituationen der Rücken-Patienten abgestimmt ist. Das Programm kombiniert Information und Angstvermeidung mit sogenanntem _work hardening_, hartem körperlichem Training, und wird seit über 15 Jahren wissenschaftlich begleitet.[12]

Yoga-Übung

Die Katze: für mehr Rückenbeweglichkeit

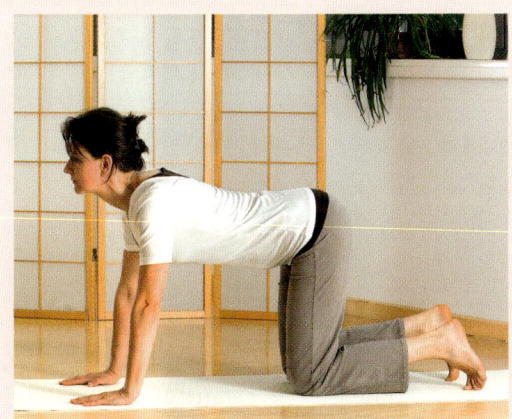

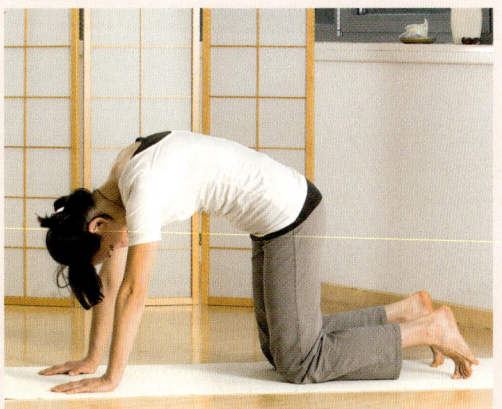

1. Begeben Sie sich in den Vierfüßlerstand: Die Hände sollen unter den Schultergelenken, die Knie unter den Hüftgelenken liegen. Halten Sie die Ellbogen gestreckt. Beim Einatmen heben Sie nun den Kopf nach oben, dabei biegt sich die Wirbelsäule nach unten, und der Bauch hängt durch.

2. Beim Ausatmen wölbt sich dann der Rücken nach oben und der Kopf hängt nach unten – wie bei einer Katze, die einen Buckel macht. Wiederholen Sie diesen Wechsel viermal. Diese Übung erwärmt den gesamten Rücken und fördert die Beweglichkeit der Wirbelsäule.

12: siehe Literatur Seite 275.

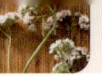
3. Heilpflanzen-Therapie

Bei milden bis mäßigen Schmerzen sind Phytopharmaka eine gute Alternative zu konventionellen Schmerzmitteln. Sie haben deutlich weniger Nebenwirkungen. Testen Sie Teufelskrallenwurzel-Extrakt (z. B. Doloteffin®, 3-mal täglich 2 Tabletten einnehmen), Weidenrindenextrakt (z. B. Assalix®, 2- bis 3-mal täglich 1 bis 2 Dragees nach den Mahlzeiten einnehmen) oder auch Phytodolor®-Tinktur, einen standardisierten Pflanzenauszug aus Eschenrinde, Zitterpappelrinde und -blättern sowie echtem Goldrutenkraut (3-mal täglich 20 Tropfen einnehmen). Alle genannten Präparate sind frei verkäuflich und werden von den Krankenkassen nicht erstattet.[2, 5]

4. Ernährung

Mit bewussterem Essen können Sie durchaus auch Einfluss auf Schmerzen nehmen: Vermindern Sie den Verzehr von tierischen Fetten, die vor allem in Fleisch und Wurst, aber auch in Eiern und Milchprodukten enthalten sind – das verringert den Anteil an Arachidonsäure in Ihrem Stoffwechsel: Dadurch wird die Bildung von sogenannten Eicosanoiden gebremst, Botenstoffen, die an Entzündungsreaktionen im Körper beteiligt sind und die Schmerzrezeptoren im Gewebe sensibilisieren. Gleichzeitig sollten Sie zwei- bis dreimal in der Woche fetten Seefisch (reich an Omega-3-Fettsäuren) essen, die anders als die genannten tierischen Fette Ent-

---

Packung

Bienenwachsauflage: Entspannung für den Rücken

Damit der Körper die Wärme gut aufnemen kann, soll er nur langsam erwärmt werden. Anstelle der hier beschriebenen Wärmflasche können Sie auch einen Salzsack verwenden (www.wachswerk.de).

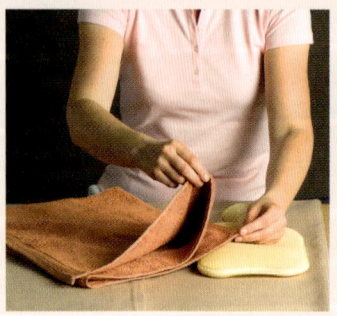

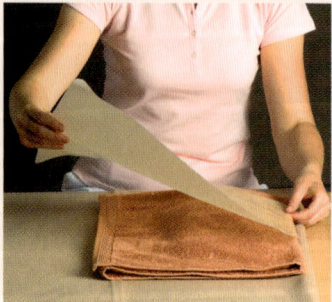

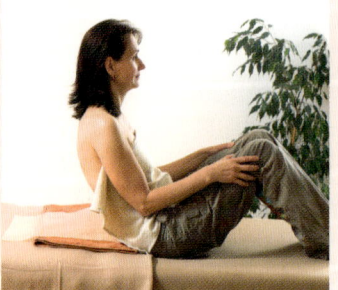

1. Breiten Sie auf der oberen Hälfte des Betts eine Wolldecke aus, darauf kommt eine Wärmflasche. Falten Sie nun ein Handtuch zweifach.

2. Das gefaltete Handtuch legen Sie möglichst glatt über die Wärmflasche, darauf kommt die Bienenwachsfolie.

3. Legen Sie sich nun 20 bis 30 Minuten mit dem schmerzenden Körperbereich direkt auf die Bienenwachsauflage.

2, 5: siehe Literatur Seite 275.

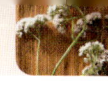
zündungen entgegenwirken. Stellen Sie zudem Ihre Ernährung auf **mediterrane Vollwertkost** um (siehe Seite 252). Und halten Sie Abstand von Nahrungsmitteln mit hohem glykämischem Index – das sind Lebensmittel, die sich rasch in Blutzucker umsetzen, wie etwa Weißmehlprodukte, Schokolade oder Alkohol. Sie fördern über eine Veränderung des Insulinhaushalts die Gewichtszunahme und erhöhen so das Risiko für Rückenschmerzen.

5. Heilfasten

Wirkung: Diese Form des vorübergehenden Nahrungsverzichts (siehe Seite 250) wirkt stimmungsaufhellend, reinigend und insgesamt entspannend.

Anwendung: Eine Heilfastenkur kann ein- bis zweimal im Jahr für jeweils ein bis zwei Wochen durchgeführt werden.

6. Elektrische Impulse

Die transkutane elektrische Nervenstimulation (TENS) ist eine Behandlungsmethode, bei der mithilfe eines Geräts elektrische Impulse erzeugt und durch die Haut auf das Nervensystem übertragen werden. Sie regen die körpereigenen, schmerzhemmenden Botenstoffsysteme an, sodass sich das überreizte Nervensystem wieder beruhigen kann. Nach einer Einweisung durch den Arzt können Sie die Behandlung bequem zu Hause durchführen.

Praxiswissen

Was Sie langfristig noch mithilfe von Therapeuten tun können

Akupunktur

Die Akupunktur ist bei chronischen Rückenbeschwerden nachweislich wirksamer als die schulmedizinische Leitlinien-gemäße Behandlung (Massage und Medikamente).[6] Deshalb wird die Behandlung auch von den Krankenkassen übernommen.

Blutegel

Die Behandlung mit Blutegeln zählt zu den ältesten medizinischen Therapien überhaupt. Es gibt Spekulationen, dass die Schlange um den Stab des Äskulap, Symbol der Ärzte und Apotheker, in Wirklichkeit einen Blutegel darstellt. Die Blutsauger lindern, so zeigt die Erfahrung, sowohl akute als auch chronische Schmerzen, auch wenn eine Wirkung

bei Rückenschmerzen bisher wissenschaftlich noch nicht bestätigt wurde. Die Wirkung ist wahrscheinlich auf die Kombination des Bissreizes, des Mikroaderlasses und der schmerzlindernden und entzündungshemmenden Inhaltsstoffe zurückzuführen, die der Blutegel in die Wunde abgibt. Die Blutegel werden speziell gezüchtet und dürfen aus hygienischen Gründen nur einmal verwendet werden. Die Behandlung wird von ausgewählten Ärzten oder Heilpraktikern durchgeführt, die einige Erfahrung auf diesem Gebiet gesammelt haben. In wenigen Fällen kann es zu allergischen Reaktionen oder zu Komplikationen wie größerem Blutverlust oder Infektionen kommen. Weitere Informationen finden Sie unter www.blutegel.de.

6: siehe Literatur Seite 275.

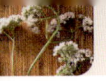

Fibromyalgie

Es sind überwiegend Frauen, die von dieser rätselhaften Krankheit betroffen sind, und viele davon haben eine lange Odyssee durch die verschiedensten Arztpraxen hinter sich. Erst seit 1990 besteht unter Medizinern weitgehende Einigkeit, dass diese Krankheit überhaupt existiert. Fibromyalgie (»Muskelfaserschmerz«) nämlich ist nicht leicht zu diagnostizieren. Sie entwickelt sich über viele Jahre und zeigt alle möglichen Symptome: nicht nur Schmerzen in allen Körperbereichen, sondern auch die verschiedensten Schwächeanzeichen wie Konzentrationsstörungen, Müdigkeit, Infektanfälligkeit und nervöse Herz- oder Magenbeschwerden.

Ein schleichender Prozess

Umgangssprachlich wird die Fibromyalgie oft »Weichteilrheumatismus« genannt, doch das ist irreführend, da sie nicht wie eine Rheumaerkrankung durch Entzündungsprozesse hervorgerufen wird. Die Krankheit, die meist zwischen dem 30. und 60. Lebensjahr auftritt, beginnt mit unspezifischen Beschwerden wie Schlafstörungen oder Mattigkeit. Dann treten oft Verspannungen im Lendenbereich oder Nacken auf, schließlich machen sich die Arme und Beine schmerzhaft bemerkbar. Heftige Schmerzattacken wechseln sich mit beschwerdearmen oder sogar beschwerdefreien Perioden ab. Normale Schmerzmedikamente helfen bei Fibromyalgie in der Regel nicht. Die betroffenen Patienten sind sehr stark in ihrer Lebensqualität eingeschränkt.

Aufwendige Diagnostikverfahren nötig

Diagnostiziert wird die Fibromyalgie – erst nachdem andere Krankheitsbilder ausgeschlossen wurden – über druckempfindliche Punkte am Körper sogenannte *tender points*, von denen 11 von 18 ansprechen müssen, um die Diagnose zu bestätigen. Röntgenbilder oder die üblichen Laborwerte zeigen bei der Fibromyalgie keinen eindeutigen pathologischen Befund. Erst komplizierte Messungen der Botenstoffe im Körper machen deutlich, dass bei diesen Patienten die Schmerzverarbeitung gestört ist: Sie sind empfindlicher als der Durchschnitt der Bevölkerung. Nicht wenige waren in der Kindheit traumatischen Erlebnissen wie Gewalt, emotionalem oder sexuellem Missbrauch ausgesetzt. Oft haben die Betroffenen ein geringes Selbstwertgefühl, sind depressiv und aggressionsgehemmt. Sie setzen sich unter Druck, sehnen sich nach Anerkennung und versuchen oft, durch Disziplin und körperliche Aktivität ihre Schmerzen zu beherrschen. Oft leiden Fibromyalgie-Patienten zugleich unter einem Reizdarm (siehe auch Seite 128).

Ursachen unbekannt

Die Krankheit tritt gehäuft in Familien auf, sodass auch genetische Faktoren diskutiert werden. Was jedoch Ursache oder Wirkung der Erkrankung ist, bleibt bei diesem komplexen Symptombild offen. 1,6 Millionen Menschen in Deutschland, so wird geschätzt, leiden unter Fibromyalgie. Bei einem Drittel der Patienten lassen die Beschwerden im Verlauf

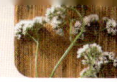

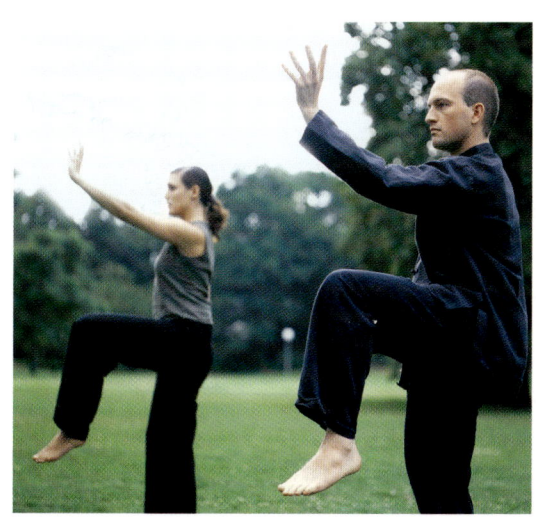

Gerade Fibromyalgie-Patienten hilft Entspannung durch die langsamen Bewegungen des Taiji.

von 10 bis 15 Jahren wieder nach. Bei den anderen bleiben sie bestehen, verlieren sich dann aber oft nach dem 60. Lebensjahr.

Die verschiedenen Therapieansätze

Konventionelle Behandlung

Weil herkömmliche Therapien gegen Fibromyalgie so wenig Erfolg versprechend sind, werden die Patienten oft in speziellen Zentren mit einer Kombination aus konventioneller Medizin und ergänzenden Verfahren (siehe folgende Seiten) behandelt. Die ansonsten übliche Trennung von internistischer und psychosomatischer Medizin sowie Naturheilkunde ist hier weniger deutlich.[6] Es gibt keine Medikamente, die speziell bei Fibromyalgie wirken. Gegen ihre vielfältigen Symptome werden stattdessen Arzneimittel verabreicht, die auch für andere Krankheiten verschrieben werden: Eindeutig positiv wirken sich Antidepressiva (z.B. Amitriptylin) auf die Krankheit aus, für eine andere Kategorie von Psychopharmaka, die Serotoninwiederaufnahmehemmer (z.B. Fluoxetin), gibt es einzelne positive Studienergebnisse, ihre Wirkung ist jedoch nicht ausreichend gesichert. Das mittelstarke Opioid Tramadol hat sich in einigen Fällen als wirksam erwiesen. Kortison, das bei Rheuma oft verwendet wird, hilft hier nicht.

Naturheilkundlicher Ansatz

Fibromyalgie-Patienten fühlen sich bei Stress und Belastungen wie ein ständig gespannter Bogen. An den besonders empfindlichen Stellen, ähnlich dem Übergang zwischen Holz und Sehne, also dort, wo die Muskeln am Knochen ansetzen, treten die typischen Schmerzen auf. Zur Therapie empfohlen werden trockene Wärme- oder Kältebehandlungen und andere physikalische Therapien wie Lymphdrainagen. Auch Bewegung ist wichtig, zum Beispiel Schwimmen. Besondere Erfolge hat ein von einem Physiotherapeuten angeleitetes Übungsprogramm an speziellen Geräten, das individuell dosiert wird, die sogenannte Medizinische Trainings-Therapie (MTT). Vielen Patienten hilft außerdem eine Ernährungsumstellung auf eine fleischarme Diät mit vielen Vitaminen, Omega-3-Fettsäuren und Mineralstoffen.

Meditation reduziert Angst und Depression, Stress und Schmerz – Gefühle, die bei der Fibromyalgie eine große Rolle spielen. Durch regelmäßiges Üben gelingt es, den Fokus der Aufmerksamkeit von den Schmerzen

6: siehe Literatur Seite 276.

zu lösen und das Bewusstsein für die gesamte gegenwärtige Wirklichkeit zu öffnen. Die Schmerzen werden vom Körper »getrennt«.

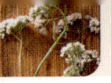 Traditionelle Chinesische Medizin

Die TCM rechnet die Fibromyalgie zu den sogenannten Bi-Syndromen, Erkrankungen des Bewegungsapparats. Im Zentrum der Diagnose steht häufig eine Störung des Funktionskreises »Leber« (Qi-Stagnation) bzw. eine »Blut-« und »Milz-Leere«. Lang bestehende emotionale Probleme können den Funktionskreis »Herz«, das den »Geist« mit einschließt, stören, was zu einem stärkeren Schmerzempfinden beitragen kann. Ursachen sind so unterschiedliche Faktoren wie aufgestauter Ärger und Frustration, Ernährungsfehler, körperliche oder geistige Überlastung, Bewegungsmangel, feuchtes Klima und feuchtes Raumklima oder starke menstruelle Blutungen. Die individuell unterschiedlich ausgerichteten Therapien können sowohl Akupunktur[1] und Kräuter wie auch spezielle Diätempfehlungen und die Gua-Sha-Massage umfassen. Besonders hilfreich sind die meditativen Bewegungsübungen aus Qigong und Taiji, die den Qi-Fluss wieder in Gang bringen sollen und zu einer seelisch-körperlichen Entspannung beitragen.

Mein Ansatz

Wenn Sie unter einer Fibromyalgie leiden, haben Sie vielleicht schon einen langen Leidensweg hinter sich. Viele Patienten ärgern sich darüber, dass sie von Ärzten belächelt werden, die die Symptome für Einbildung halten, obwohl die Schmerzen oft sehr stark sein können. Dahinter steckt oft auch Verzweiflung: Es ist nicht einfach für einen Arzt, wenn er kaum etwas gegen Ihre Symptome tun kann. Auch wenn mein erster Tipp etwas paradox ist: Suchen Sie sich einen Behandler, der Sie ernst nimmt und der es auch ertragen kann, wenn er nur wenig helfen kann.

Eigenverantwortung übernehmen

Denn wichtiger noch als Medikamente ist bei Fibromyalgie, dass Sie sich ein Stück Ihres Lebens zurückerobern, die Verantwortung für sich selbst akzeptieren. Nicht selten höre ich Sätze wie »Tun Sie mit mir, was Sie wollen, aber machen Sie mich gesund«. Doch kein Arzt kann Ihnen helfen, wenn Sie sich nicht erst selbst helfen!

»Selbstwirksamkeit« nannte das der amerikanisch-israelische Medizinsoziologe Aaron Antonovsky (1923 bis 1994), der das Konzept der »Salutogenese«, die Theorie der Entstehung von Gesundheit, entwickelte.

Das Entscheidende dabei ist, dass Sie sich nicht von Ihrer Krankheit beherrschen lassen. Fibromyalgie tut zwar weh und ist sehr unangenehm, aber sie ist kein Anzeichen von Entzündungen oder anderen zerstörerischen Prozessen, die Ihrem Organismus zusetzen. Sie brauchen also keine Angst davor zu haben, sondern können sich ganz darauf konzentrieren, herauszufinden, wie Sie Ihrem Körper und Ihrer Seele etwas Gutes tun können, was Sie entspannt und stärkt. Auch wenn es keine schnelle Heilung von Fibromyalgie gibt, so können Sie mittel- und langfristig die Symptome deutlich verbessern. Sie

1: siehe Literatur Seite 276.

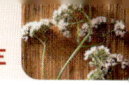

müssen allerdings bereit sein, Ihren Lebensstil entsprechend einzurichten und selbst wieder aktiv zu werden.

Selbstschädigende Gedanken stoppen

Für Fibromyalgie-Patienten ist ein richtiges Maß von Aktivität und Entspannung, von genügend Schlaf und gesundem Essen ganz besonders wichtig. Zu diesen Aspekten der klassischen Ordnungstherapie kommen die Techniken zur Stärkung der Selbsthilfe: Sie müssen Ihr eigenes heilsames Potenzial entdecken. Es gibt Techniken, die diesen Prozess unterstützen können, zum Beispiel die »kognitive Umstrukturierung«, eine Methode aus der Verhaltenstherapie. Studien zeigen, dass sie bei der Therapie hilft, weil sie selbstschädigende Gedanken zurückdrängt und Hilflosigkeit überwindet. Zu empfehlen sind auch alle Arten von Mind-Body-Verfahren, zum Beispiel die Achtsamkeitsmeditation, aber auch Yoga, Qigong oder Taiji. Körperliches Ausdauertraining und »Abhärtung« durch Kneipp'sche Güsse ergänzen die langfristige Umstimmungstherapie, deren Intensität Sie am besten schrittweise steigern. Wie eine sinnvolle langfristige Umstimmung aussieht, erfahren Sie auf den nächsten Seiten.

Werden Sie aktiv!

Investieren Sie täglich etwa eine Stunde in Ihr Wohlbefinden (30 Minuten Entspannung, 30 Minuten Bewegung). Die Erfahrungen an unserer Klinik haben gezeigt, dass dies den Schmerz der Patienten lindert und deren Lebensqualität steigert. Und noch ein Rat: Setzen Sie keine Hoffnung in teure Bioresonanz-Verfahren – sie haben langfristig keine Wirkung. Auch gegenüber wiederhol-

ten chirotherapeutischen Manipulationen oder gar speziellen Fibromyalgie-Operationen sollten Sie unbedingt zurückhaltend sein.

Behandlungen für zu Hause
Hilfe bei akuten Beschwerden

● *Wärme*

Wirkung: Wärme empfinden die meisten Fibromyalgie-Patienten als wohltuend. Sie lindert die Schmerzen und entspannt die Mus-

---

Mein Tipp

Berührung zulassen

Be-Handeln: Haben Sie schon darüber nachgedacht, dass in dieser Tätigkeit, die Sie so selbstverständlich von Ihrem Arzt erwarten, die Hand eine ganz wichtige Rolle spielt? Für viele Patienten bedeutet es eine große Erleichterung, wenn sie berührt oder bewegt werden. Manche Fibromyalgie-Patienten haben diese Chance nicht, ihnen wird schon der kleinste Hautkontakt zur Qual. Sie sind in ihrem schmerzenden Körper wie eingesperrt, verlieren den Kontakt zur Außenwelt, zum Beispiel zum Partner. Isolation aber verschlimmert die Symptome. Versuchen Sie deshalb, sich nicht in Ihren Schmerz zurückziehen. Vielen Patienten hilft es, wenn sie Rat bei einem Psychologen oder Psychotherapeuten suchen, die dem »Rühr mich nicht an«-Phänomen nachgehen. Ihre Psyche braucht genauso Aufmerksamkeit wie Ihr Körper, und viele seelischen Ursachen von Krankheiten verbergen sich so geschickt in unserem Inneren, dass wir sie allein nicht enttarnen können.

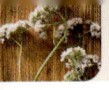

keln, die Dehnfähigkeit des Gewebes wird verbessert und die Regenerationsfähigkeit des Körpers gesteigert.

Anwendung: Sie können zum Beispiel ein warmes **Vollbad** nehmen (bei 38 bis 49 °C). Als Zusätze eignen sich entspannungsfördernde Kräuter wie Heublumen, Lavendel oder Melisse (am einfachsten sind Fertigpräparate). Optimale Badedauer sind 20 Minuten. Manche Patienten fühlen sich besser, wenn sie in die **Sauna** gehen. Sie können aber auch einen **Heublumensack** über Wasserdampf erwärmen (siehe Seite 133) und auf die schmerzende Körperregion auflegen, bis die Wärme nachlässt.

● Pflanzliche Arzneimittel

Es gibt einige pflanzliche Präparate, die eine gute schmerzlindernde Wirkung haben, aber nicht so ausgeprägte Nebenwirkungen wie konventionelle Schmerzmittel. Dazu zählen der Weidenrindenextrakt (z.B. Assalix®, 3-mal täglich 2 Tabletten einnehmen, oder das pflanzliche Kombinationspräparat Phytodolor®, das aus Goldrute, Esche und Zitterpappel hergestellt wird; 3-mal täglich 20 bis 30 Tropfen einnehmen).

Langfristige Umstimmung

1. Bewegung

● Taiji und Qigong

Durch die Kombination von meditativen Elementen, Entspannung und Aktivierung der Energieleitbahnen durch sanfte Bewegungen eignen sich Taiji und Qigong bei Fibromyalgie besonders, weil sie Störungen des Funktionskreises »Leber« beheben.

● Yoga

Yoga fördert die Beweglichkeit, die Fähigkeit zur Entspannung, und ein positives Körperempfinden. Es ist daher als Langzeit-Selbstbehandlung bei Fibromyalgie sehr zu empfehlen. Yoga wirkt positiv auf Nachtruhe, Stressempfinden, Depression und Angst.[4]

● Ausdauertraining

Aber auch ein Ausdauertraining kann zur deutlichen Reduktion der Schmerzen führen.[3] Für Walking, Ergometertraining und andere Sportarten wurde das nachgewiesen – die positiven Effekte ließen jedoch nach, wenn das Training unterbrochen wurde. Zu Beginn des Trainings können die Schmerzen auch zunehmen. Die Intensität sollte auf jeden Fall so gewählt werden, dass die Beschwerden sich im Rahmen halten.

2. Achtsamkeit und Entspannung

● Achtsamkeitsübungen

Wirkung: Durch regelmäßiges Üben kann es Ihnen mit der Zeit gelingen, den Fokus Ihrer Aufmerksamkeit von den Schmerzen zu lösen und Ihr Bewusstsein für die gesamte gegenwärtige Wirklichkeit zu öffnen. Wenn die Konzentration auf den Schmerz nachlässt, nimmt auch der Leidensdruck ab und das Interesse für das Leben außerhalb der Schmerzen wieder zu. Meditation lässt Ihre Schmerzen nicht verschwinden, aber deren Bedeutung für Ihr Leben nimmt mit der Zeit immer mehr ab – und damit auch deren gefühlte Intensität.[7]

Anwendung: Machen Sie täglich eine Meditationsübung, optimal sind etwa 20 Minuten: Konzentrieren Sie sich dabei ganz auf Ihren

3, 4, 7: siehe Literatur Seite 276.

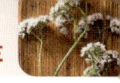

Atem oder einen Gegenstand (das kann z. B. ein Stein, ein Bild oder eine Blume sein) und lassen Sie Ihren Schmerz dann in sich aufsteigen. Zeigen Sie keine Verzweiflung oder Wut darüber, bewerten Sie ihn nicht als Ihren Feind, sondern bemühen Sie sich, ihn lediglich liebevoll als Teil Ihrer eigenen Realität anzunehmen. Spüren Sie ihn – und lassen Sie ihn dann ziehen.

● *Entspannungsverfahren*

Entspannungsverfahren, zeigen Studien, helfen dabei, Angst, Depression und Schlafstörungen zu mildern. Das einfachste dieser Verfahren ist die progressive Muskelrelaxation nach Jacobson (PMR, siehe Seite 110).

Zugleich ermöglicht es, mit den Übungen direkt an der schmerzhaft verspannten Muskulatur anzusetzen.

3. Heilfasten und Ernährung

Eine Woche Heilfasten (siehe Seite 250) ist ein guter Einstieg für die Reinigung des Körpers und die Verbesserung Ihres psychischen und physischen Wohlbefindens: Die Fastenkur erhöht die Entspannung und senkt die Schmerzen.[9] Außerdem erleichtert sie den Einstieg in die **mediterrane Vollwertkost**.

Diese sorgt über ihre wertvollen Inhaltsstoffe für einen gesteigerten Anteil an »Eicosanoiden«. Das sind Botenstoffe, die im Fett-

---

Yoga-Übung

Die Kriegerstellung: für Stärke und Ausdauer

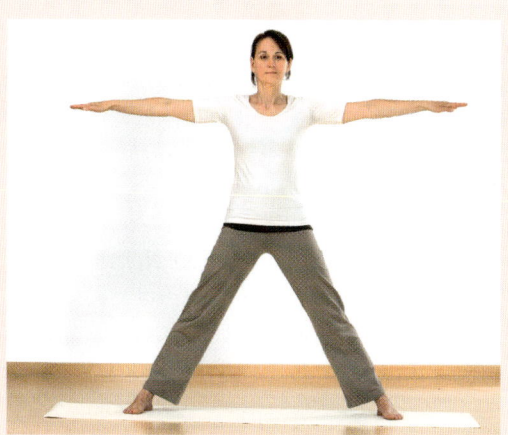

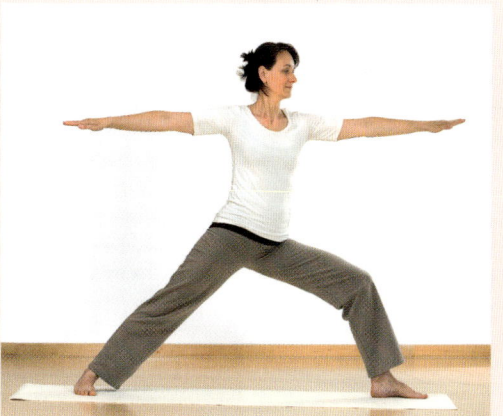

1. Stellen Sie sich mit weit gegrätschten Beinen hin, die Zehen zeigen nach vorn. Die Arme sind seitlich ausgestreckt, mit den Handflächen nach unten. Drehen Sie nun das linke Bein und den Fuß um 90 Grad nach links, der Kopf folgt der Bewegung.

2. Rechtes Bein und Arme bleiben in der Ausgangsposition, das Körpergewicht liegt auf der Ferse des noch gestreckten linken Beins. Atmen Sie aus und beugen Sie das linke Knie, bis der Oberschenkel etwa parallel zum Boden ist. Position 30 Sekunden halten.

9: siehe Literatur Seite 276.

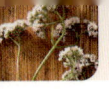
stoffwechsel und Immunsystem eine wichtige Rolle spielen und auf das zentrale Nervensystem positiv wirken. Außerdem vermeidet die Vollwertkost Zusatzstoffe wie Farben und Geschmacksverstärker. Die Schmerzintensität bei Patienten mit Fibromyalgie könnte Studien zufolge nämlich mit dem Verzehr von Glutamat oder künstlichen Süßstoffen zusammenhängen.[10] Vegetarische Kost scheint bei dieser Krankheit von Vorteil zu sein.[8]

4. Schröpfkopf- und Gua-Sha-Massage

Wirkung: Obwohl die Patienten oft schon leichten Druck als schmerzhaft empfinden, haben wir die Erfahrung gemacht, dass sie

von ausleitenden Verfahren wie Schröpfkopf- oder Gua-Sha-Massagen profitieren. Durch das Mobilisieren wird aus chinesischer Sicht die blockierte Energie (das Qi) wieder zum Fließen gebracht. Die anfängliche Empfindlichkeit des Bindegewebes nimmt nach jeder Anwendung etwas ab und der Schmerz verringert sich. Gleichzeitig erhöht sich die Beweglichkeit wieder.

Anwendung: Probieren Sie aus, welche dieser Methoden Ihnen guttut. Möglicherweise wird Sie die Berührung zunächst schmerzen. Fangen Sie deshalb unbedingt vorsichtig an. Durch die wiederholte Reizung bei der Massage verbessert sich die Empfindlichkeit. Sie können diese Massagen ein- bis zweimal wöchentlich anwenden.

Akupressur

Sanfter Druck gegen die Schmerzen

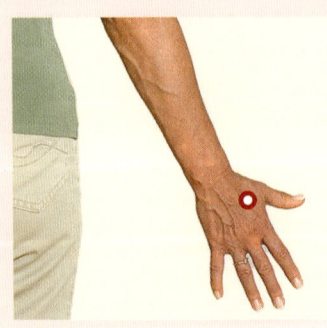

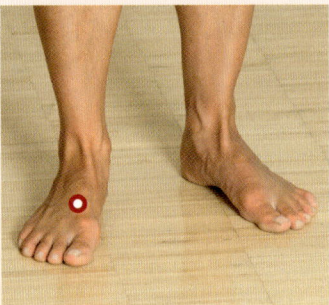

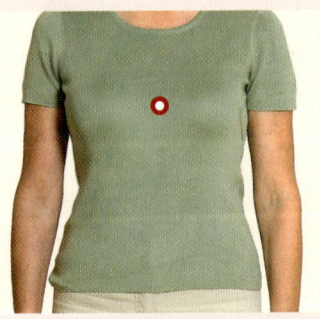

1. Der Punkt **Dickdarm 4** befindet sich zwischen Daumen und Zeigefinger auf der höchsten Erhebung des Handrückenmuskels, wenn der Daumen fest am Zeigefinger anliegt.

2. Der Punkt **Leber 3** befindet sich zwischen dem großen Zeh und dem zweiten Zeh, genau dort, wo die beiden Mittelfußknochen einen Winkel bilden.

3. Das **Konzeptionsgefäß 17** liegt in der Mitte des Brustbeins. Wenn Sie eine Linie von einer Brustwarze zur anderen ziehen würden, ist der Punkt dort, wo sich diese Linie mit dem Brustbein kreuzt. Vorsicht: Der Punkt ist oft sehr schmerzhaft; drücken Sie hier nur leicht.

8, 10: siehe Literatur Seite 276.

5. Akupressur

Wirkung: Die schmerzhaften Punkte bei der Fibromyalgie entsprechen den Akupunkturpunkten. Studien haben ergeben, dass die Akupunktur hier nachweislich hilft, für die Anwendung zu Hause eignet sich aber auch die sanftere Akupressur.

Anwendung: Führen Sie täglich eine Akupressur an den Punkten Dickdarm 4, Leber 3 und Konzeptionsgefäß 17 durch, pro Punkt eine halbe bis eine Minute. Fangen Sie aber vorsichtig an und drücken Sie – jeweils mit dem Daumen – nur so fest, wie Sie es als angenehm empfinden.

6. Wasseranwendungen

Wirkung: Fibromyalgie-Patienten frieren oder schwitzen leicht und sind wetterfühlig. Eine bessere Regulation der Körperfunktionen erzielen Kneipp'sche Verfahren, die den Organismus kräftigen und langfristig zu Entspannung führen.

Anwendung: Beginnen Sie mit kalten Waschungen und wechselwarmen Fußbädern, die Sie mindestens alle zwei Tage durchführen. Wenn Ihr Körper schneller wieder warm wird, können Sie die Reizstärke steigern und feucht-kalte Wickel (Brust oder Bauch) oder kalte Güsse versuchen (siehe Seiten 235, 239).

Praxiswissen

Was Sie noch mithilfe von Therapeuten tun können

Atemtherapie

Bei Patienten mit traumatischen Erfahrungen hat sich eine Atemtherapie als wertvoll herausgestellt. Der Atem ist eng mit der Persönlichkeit verknüpft. Menschen, die in Beziehungen aufgewachsen sind, in denen sie ihre Persönlichkeit nicht leben konnten, sind meist nicht in der Lage, tief durchzuatmen. Die Reflektorische Atemtherapie lockert die Atemmuskulatur und die an der Atmung beteiligten Skelettabschnitte wie Wirbelsäule und Rippengelenke. Die verstärkte Entfaltung der Lunge ermöglicht zugleich eine »Entfaltung der Seele«. Oft lösen sich durch die Therapie lange verschüttete Emotionen und Erinnerungen. Bei vielen Patienten beobachten wir, dass sie nicht nur besser Luft holen können, sondern sich auch mehr »bei sich« fühlen. Mit der Zeit lassen dadurch auch die Schmerzen nach.

Sole- oder Schwefelbäder

Diese physiotherapeutischen Anwendungen stimulieren im Körper das Hormon- und das Nervensystem. Die Bäder werden von vielen als äußerst wohltuend empfunden.

Kältekammern

Sie scheinen kurzfristig erfolgreich zu sein, Studien über eine langfristige Wirkung fehlen jedoch. Die Patienten müssen sich 2 bis 5 Minuten in einem 110 °C kalten Raum aufhalten.

Infrarot-Hyperthermie

Bei diesem Verfahren, das nur in einigen klinischen Zentren durchgeführt wird, wird die Körpertemperatur um 1 bis 2 Grad erhöht. Dieses künstliche Fieber wirkt nachweislich gegen Fibromyalgie.[2]

2: siehe Literatur Seite 276.

Häufiges Begleitsymptom

Was die Naturheilkunde gegen Depressionen tun kann

Depressionen zählen zu den häufigsten psychischen Störungen und die Zahl der Betroffenen nimmt zu: Die Weltgesundheitsbehörde (WHO) schätzt, dass dieses Gemütsleiden schon 2020 an der Spitze der Krankheitsbilder stehen wird, gleich hinter den Herz-Kreislauf-Leiden. Jeder fünfte bis sechste Patient sucht wegen einer leichten oder mittelschweren Depression seinen Hausarzt auf. Jeder 20. bis 50. durchläuft sogar eine schwere Verstimmung. Vier Millionen Deutsche erleben, so schätzt man, jährlich solche Phasen.

Schulmedizinisch werden Depressionen mit Psychotherapie und Medikamenten (z. B. trizyklische Antidepressiva, Serotoninwiederaufnahmehemmer) behandelt. Eine Kombination solcher Wirkstoffe mit einer Psychotherapie verbessert das Ergebnis.

Psychiatrische Medikamente haben zum Teil unangenehme Nebenwirkungen. Viele der Betroffenen suchen daher nach alternativen Therapiemöglichkeiten. Kräuter, Entspannung oder Methoden aus der TCM können bei leichten bis mittelschweren Formen hilfreich sein, die Symptome lindern oder die schulmedizinische Therapie unterstützen.[2] Das gilt vor allem für diejenigen Depressionen, die als Begleiterscheinung einer weiteren Erkrankung wie Fibromyalgie, Rheuma oder nach einem Herzinfarkt auftreten.

Zur Behandlung von Depressionen leichten bis mittleren Grades gibt es eine Reihe von naturheilkundlichen Therapien, deren Wirkung eindeutig nachgewiesen ist.[2] Dazu zählen die Heilpflanzen-Therapie, Massage und Aromatherapie sowie eine Reihe von Mind-Body-Verfahren. Auch mit gesunder Ernährung und ausreichend Bewegung bessert sich die Erkrankung erwiesenermaßen. Mitunter kann hier auch die Traditionelle Chinesische Medizin sinnvoll sein, auch wenn dies nicht durch Studien gestützt ist.

Schwere und chronische Depressionen dagegen, die nicht selten von Selbstmordgedanken begleitet werden, muss unbedingt ein psychiatrischer Facharzt behandeln. Gehen Sie also bitte nicht fahrlässig mit einer möglichen Depression um, experimentieren Sie nicht einfach mit alternativen Heilmethoden, sondern sprechen Sie in jedem Fall mit Ihrem Hausarzt, der Sie dann unter Umständen an einen Facharzt weitervermitteln wird.

Mind-Body-Verfahren

Wenn sie regelmäßig und diszipliniert praktiziert werden, haben Entspannungs- und Meditationsübungen (siehe Seite 270) den größten Effekt aller naturheilkundlichen Verfahren. Sie wirken direkt auf das Gehirn: Während bei depressiven Patienten die rechte Hirnhälfte überproportional beansprucht wird (negative Emotionen), verschieben Achtsamkeitsübungen diese Aktivität nach links und wirken auch auf viele andere Punkte im Gehirn ein, deren Funktion durch die Depression verändert ist. Auch für Yoga wurde dies eindeutig belegt.

Phytotherapie

Johanniskraut ist eines der Heilkräuter, das am genauesten wissenschaftlich untersucht wurde. Es hilft ganz eindeutig bei milden und mittelschweren depressiven Zuständen. Über 40 Studien zeigen, dass

2: siehe Literatur Seite 276.

die Wirkung ähnlich ist wie die von trizyklischen Antidepressiva und Serotoninwiederaufnahmehemmern, aber dass Johanniskraut deutlich weniger Nebenwirkungen mit sich bringt.[3] Empfohlen wird eine Tagesdosis von 900 Milligramm. In seltenen Fällen erhöht es aber die Lichtempfindlichkeit der Haut. Zudem darf es nicht in Verbindung mit Medikamenten genommen werden, die das Immunsystem unterdrücken, da das zu unerwünschten Nebenwirkungen führen kann.

Bewegung

Aktiv sein verbessert die Laune, das zeigen einige Studien.[1] Joggen zum Beispiel beeinflusst sehr viele Botenstoffe im Gehirn, unter anderem das »Wohlfühlhormon« Serotonin. Im Tierexperiment zeigte sich, dass körperliche Fitness die Bildung von nervlichen Verbindungszellen in der Mitte des Großhirns (im Hippokampus) um das Zwei- bis Dreifache erhöht. Das stärkt die Aktivität des Gehirns und das Denkvermögen. Es ermöglicht, neue Gedächtnisinhalte aufzubauen, eine Fähigkeit, die durch die Depression oft eingeschränkt ist.

Bewegung verbessert zudem die Wahrnehmung des eigenen Körpers und des Befindens. Sie hilft, wie Studien belegen, besonders gut bei Depressionen im Kinder- und Jugendalter. Aber auch bei einer nachgeburtlichen Depression oder einem Gefühlstief durch chronischen Schmerz lindert sie die Symptome.

Massage

Nicht nur Blutdruck und Puls, auch Angstsymptome und Depression werden durch Massagen positiv beeinflusst. Sie mindern die Folgen von Stress und verbessern den Schlaf. Die Massage sollte man für eine optimale Wirkung zweimal wöchentlich ausführen. Gute Erfahrungen haben wir auch mit der Tai-Yoga-Massage, eine Form des passiven Yogas verknüpft mit Elementen der chinesischen Akupressur.

Ernährung

Dass sich das Auftreten von Depressionen von Region zu Region stark unterscheidet, könnte mit den unterschiedlichen lokalen Essgewohnheiten zu tun haben. Einige Inhaltsstoffe der Nahrung nämlich wirken sich unmittelbar auf das Gehirn aus. Das zentrale Nervensystem benötigt unter anderem viele ungesättigte Fettsäuren. Einige, zum Beispiel die Omega-3-Fettsäuren, kann der Organismus nicht selbst herstellen. Sie müssen mit der Nahrung aufgenommen werden. Fehlen sie, kommt es zu Fehlern in der Signalübertragung und auch zu depressiven Zuständen. Bei depressiven Menschen wurden zum Beispiel besonders niedrige Spiegel an Omega-3-Fettsäuren im Serum gefunden.

Wird ihr Anteil dagegen – durch Nahrungsergänzungsmittel oder einen veränderten Speiseplan (siehe Seite 253) – erhöht, bessern sich Depressionen. Belegt sind Erfolge bei Depressionen vor der Menstruation, bei bipolaren (manisch-depressiven) Störungen und in oder nach einer Schwangerschaft.

Aromatherapie

Lavendel und Rosmarin beeinflussen den Kortisolspiegel positiv (siehe Seite 60). Das beruhigt das Nervensystem und wirkt dämpfend bei Angst und Depressionen.

1, 3: siehe Literatur Seite 276.

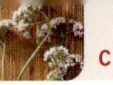
Gelenkrheuma

Quälende Gelenkschmerzen sind das Symptom des Gelenkrheumas (Polyarthritis), das auf entzündliche Prozesse zurückgeht. Ihr genauer Ursprung ist bisher noch ungeklärt. Man weiß jedoch, dass sie über das Immunsystem vermittelt werden und über eine Entzündung der Gelenkinnenhaut (Synovia) und die Aktivität knochenabbauender Zellen langfristig zur Zerstörung der Gelenke führen. Komplikationen der Erkrankung und Therapiefolgen können sogar die Lebenserwartung einschränken.

Meist auf beiden Seiten des Körpers

Typisch ist ein Krankheitsverlauf in Schüben, der nicht selten zuerst die Finger- und Handgelenke erfasst und mit der Zeit zu Fehlstellungen führt. Im Blut der Patienten lassen sich Entzündungszeichen feststellen, bei 80 Prozent der Betroffenen findet sich auch ein Rheumafaktor (ein Antikörper als Zeichen des Immunprozesses). Typische Symptome sind auch Morgensteifigkeit, die mindestens eine Stunde lang anhält, sowie Rheumaknoten und deformierte Gelenke. In der Regel sind die kleinen Gelenke (Hände und Füße) auf beiden Seiten des Körpers symmetrisch betroffen. Die Wahrscheinlichkeit, an Gelenkrheuma zu erkranken, steigt mit dem Alter. Die meisten Menschen erkranken zwischen dem 55. und 75. Lebensjahr, es existiert jedoch auch eine spezielle Form der jugendlichen (juvenilen) Arthritis. Frauen sind von dieser Autoimmunkrankheit dreimal häufiger betroffen als Männer.

Langfristige Folgen

15 Prozent der Patienten haben eine relativ gute und 10 Prozent eine sehr schlechte Prognose, da sich die Krankheit auf die Organe auswirkt und die Medikamente starke Nebenwirkungen haben. Der größte Teil der Patienten hat seine Krankheit allerdings mithilfe von Medikamenten halbwegs im Griff. Trotzdem ist die Sterblichkeitsrate bei Rheumakranken zweieinhalbmal höher als bei anderen Menschen im gleichen Alter.

In Deutschland leiden Schätzungen zufolge an die 800.000 unter chronischer Polyarthritis.

Die verschiedenen Therapieansätze

 Konventionelle Behandlung

Um die Zerstörung der Gelenke zu bremsen, ist es wichtig, die zerstörerischen Immunreaktionen, die gegen körpereigenes Gewebe gerichtet sind (Autoimmunprozess), möglichst früh festzustellen. Dazu werden die Beweglichkeit und spezifische Blutwerte untersucht sowie Röntgenaufnahmen der betroffenen Gelenke gemacht. Zur Therapie dienen entzündungshemmende Medikamente (nichtsteroidale Antirheumatika), Kortisonpräparate, das Immunsystem unterdrückende Mittel (Immunsuppressiva) und eine neue Gruppe der sogenannten Biologicals, in diesem Fall entzündungshemmende Substanzen. Wirkstoff und Dosis müssen dem

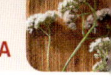

wechselnden Verlauf der Krankheit ständig angepasst werden, da es auch zu Nebenwirkungen kommen kann: Sie beeinflussen vor allem den Magen-Darm-Trakt, aber auch das Herz-Kreislauf-System und die Haut. Die Funktion von Leber und Nieren und das Blutbild müssen während einer rheumatischen Langzeittherapie ständig überwacht werden.

In besonders schweren Fällen werden Gelenke punktiert, wenn sich die durch das Rheuma verursachten Ergüsse nicht zurück-

bilden, sonst kann das Gelenk Schaden nehmen. Wenn immer wieder dasselbe Gelenk befallen wird und nicht auf andere Therapien anspricht, wird die Gelenkinnenhaut entfernt, um weitere Zerstörungen zu verhindern.

Lediglich im akuten Schub mit entzündeten, heißen und geschwollenen Gelenken sollen die Patienten Ruhe halten, vielleicht sogar im Bett liegen. Ansonsten aber empfiehlt es sich, so aktiv wie möglich zu bleiben, zum Beispiel täglich Übungen durchzuführen.

Die wichtigsten Wirkstoffe gegen Polyarthritis

Nichtsteroidale Antirheumatika

Diese entzündungshemmenden Schmerzmittel eignen sich zwar sehr gut zur Schmerzbekämpfung bei akuten Schüben, doch über einen langen Zeitraum eingenommen, verursachen sie häufig Geschwüre und Blutungen im Magen-Darm-Trakt. Außerdem können sie die Nierenfunktion und die Magenschleimhaut verändern.

Kortisonpräparate

Sie wirken entzündungshemmend und beeinflussen Reaktionen des Immunsystems, die für den Krankheitsprozess verantwortlich sind. Dadurch verlangsamt sich der Krankheitsprozess. Wenn Organe oder Blutgefäße durch das Rheuma beeinträchtigt werden, kann auf Kortison (Prednisolon) so lange nicht verzichtet werden, bis eine Basistherapie (siehe rechts) greift. Dann kann begonnen werden, die Dosis langsam (keinesfalls abrupt) zu reduzieren. Bei langfristiger Einnahme führt es zu Osteoporose, Wassereinlagerungen, Bluthochdruck, Trübung der Augenlinsen und Verschlechterung des Stoffwechsels bis hin zu Diabetes.

Bei akuten Schüben kann das Präparat auch direkt in das Gelenk gespritzt werden. Dadurch werden Nebenwirkungen auf die Organe vermieden. Allerdings können diese Injektionen nicht allzu häufig wiederholt werden, da sie sonst zu einer Arthrose führen. Auch besteht die Gefahr einer Infektion.

»Basistherapeutika«

Dazu gehören Langzeitmedikamente, deren genauer Wirkmechanismus oft nicht klar ist, die aber den zerstörerischen Immunprozess stoppen sollen. Meist wird dann Methotrexat verschrieben, da es das günstigste Verhältnis von Wirksamkeit zu unerwünschten Folgen hat. Allen Mitteln ist gemeinsam, dass das Blutbild und die Nieren- und Leberwerte regelmäßig kontrolliert werden müssen.

Biologicals (Zytokinantagonisten)

Diese Substanzgruppe soll körpereigene Botenstoffe (Zytokine) hemmen, die Entzündungen im Körper vermitteln. Sie dürfen nur eingesetzt werden, wenn andere Therapien nicht wirken (wegen ihres sehr hohen Preises und ihrer möglichen Nebenwirkungen).

Das ist wichtig, da sich die Gelenke sonst versteifen können. Die entzündeten Gelenke werden mit Eis gekühlt, die weiter entfernten verspannten Regionen mit Wärme (z. B. mit Fango) behandelt.

Viele Betroffene benötigen, insbesondere in der ersten Krankheitsphase, psychologische Unterstützung. Manche nehmen Antidepressiva, da diese die Schmerzwahrnehmung verringern können.

Naturheilkundlicher Ansatz

Am wichtigsten ist es bei dieser schweren chronischen Krankheit, die Ressourcen der Patienten zu wecken und sie zu befähigen, aktiv zu bleiben und mit ihren Schmerzen richtig umzugehen. Dafür gibt es in Anlehnung an die Ordnungstherapie moderne Selbsthilfeprogramme, die neben Schmerzmanagement auch gesunde Ernährung und Entspannung lehren. Zum Einsatz kommen zudem Ausdauer- und Krafttraining, Kälte- und Wärmebehandlungen, Kneipp'sche Wasseranwendungen sowie Behandlungen mit Heilpflanzen.

Traditionelle Chinesische Medizin

Arthritis gilt in der TCM als schmerzhaftes Blockaden-Syndrom (Gelenk-Bi-Syndrom). Nach dieser Vorstellung haben äußere Faktoren wie Wind, Kälte, Hitze oder Feuchtigkeit Muskeln und Knochen krank gemacht. Dann muss der Funktionskreis der »Niere«, der zuständig für das Skelett ist, gestärkt werden. Je nach individueller Diagnostik werden Gua-Sha-Massagen, aber auch Kräuter, Diä-ten und Qigong verordnet. Akupunktur lindert den Schmerz und bremst die Krankheit, obwohl für diese klinische Erfahrung eindeutige Studienergebnisse noch ausstehen.

Mein Ansatz

Viele Patienten mit Gelenkrheuma leiden sehr unter ihrer Krankheit: Weil sich ihre Symptome immer weiter verschlechtern und die Nebenwirkungen ihrer Medikamente groß sind, sehnen sie sich nach einem »sanften« Heilverfahren. Viele lehnen auch ihre Rheuma-Arzneien ab. Vor allem im Anfangsstadium der Krankheit muss jedoch versucht werden, diese mithilfe potenter schulmedizinischer Arzneimittel rasch in ihre Schranken zu weisen – denn die Gelenkzerstörungen können später nicht mehr rückgängig gemacht werden. »Sanfte« Verfahren können die schulmedizinische Therapie nicht ersetzen, aber sie helfen dabei, in Kombination mit dieser Lebensqualität zu verbessern. Häufig kann die Dosis der nebenwirkungsreichen Medikamente verringert werden, etwa durch die Kombination mit pflanzlichen Arzneimitteln (Phytodolor®, Teufelskrallen- und Brennnesselkonzentrate).

Die Selbstheilungskräfte wecken

Für absolut unerlässlich halte ich Selbsthilfe-Strategien, die Beschwerden lindern und zugleich eigene Ressourcen des Körpers aktivieren können. Besonders wichtig ist dabei ein sinnvoller Umgang mit Stress, der mittlerweile als wichtiger Risikofaktor für Gelenkrheuma betrachtet wird.[3]

3: siehe Literatur Seite 276.

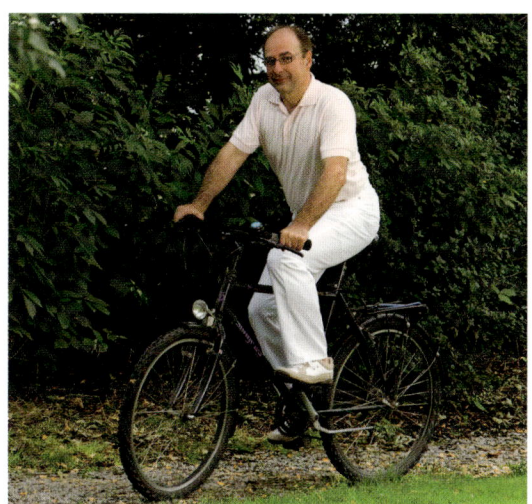

Ob Fahrradfahren, Walking oder Schwimmen: gerade Ausdauersport verbessert die Beschwerden.

Zum Beispiel kann ein Kurs zu »Mindfulness-Based Stress Reduction (MBSR)« hilfreich für Sie sein (siehe Seite 271).[11]

Eine gute Basis für die Therapie ist das Heilfasten, dessen positive Wirkung in mehreren Studien nachgewiesen wurde,[7, 8, 10] auch wenn das manche Rheumatologen immer noch bezweifeln. Empfehlen möchte ich Ihnen auch regelmäßiges Taiji. Es fördert Ihre Beweglichkeit, was gerade bei Gelenkrheuma entscheidend ist.[5] Bei Ihrer Ernährung ist es wichtig, dass Sie auf ausreichend Omega-3-Fettsäuren (in Meeresfisch) achten, die nachweisbar positive Effekte zeigen.[4] Sie können diese auch als Nahrungsergänzung aus der Apotheke einnehmen.

Die Wirkung der Akupunktur zur Behandlung der rheumatoiden Arthritis ist begrenzt.[2] Ich rate Ihnen davon ab, wenn Sie gleichzeitig Medikamente einnehmen, die das Immunsystem dämpfen, weil dann durch die Nadeln bei der Akupunktur das Infektionsrisiko steigt. Hilfreich ist die Akupunktur aber dann, wenn Sie gleichzeitig unter Fibromyalgie (siehe Seite 258) leiden.

Vorsicht: Einige Patienten entwickeln zusätzlich eine Begleit-Fibromyalgie (siehe Seite 190). Wenn sich Ihre Beschwerden trotz Therapien nicht verbessern, sprechen Sie Ihren Arzt auf diese Möglichkeit an.

Behandlungen für zu Hause
Hilfe bei akuten Beschwerden

Konstitutionstyp Hitze-Fülle

Wenn Sie eine »Hitze-Fülle-Konstitution« haben, also schnell ein rotes Gesicht bekommen, schnell zunehmen und oft schwitzen, dann wirkt Kälte bei Ihnen vermutlich wohltuend: Legen Sie auf die schmerzenden Gelenke lokale Kältepackungen in Form von Eisbeuteln, Quarkwickeln oder Retterspitzumschlägen (siehe Seiten 212 und 213) auf.

Konstitutionstyp Kälte-Leere

Viele Patienten mit rheumatischen Erkrankungen haben jedoch eher eine »Kälte-Leere-Konstitution«, das heißt einen Energiemangel, der sich in Kälteempfindlichkeit, Blässe, Schwäche und depressiver Stimmung äußert. Sie sollten mit Kälte vorsichtig sein. Probieren Sie es stattdessen mit Wärme aus Heublumen- oder Ingwersäckchen sowie Bienenwachsauflagen (siehe Seite 133 und 188), die vor allem verspannte Muskeln löst. Legen Sie die Wärmepackungen zunächst auf die Muskeln in der Umgebung des betroffenen Gelenks. Später können Sie versuchen, ob das Gelenk selbst gut auf Wärme anspricht.

2, 4, 5, 7, 8, 10, 11: siehe Literatur Seite 276.

Langfristige Umstimmung

1. Ernährung

Durch die entzündlichen Schübe kommt es zu einem ständigen oxidativen Stress. Das heißt, aggressive Sauerstoffverbindungen (freie Radikale) greifen Moleküle und Zellen unseres Körpers an. Er schützt sich davor mit einem eigenen Abwehrsystem, das die freien Radikale unschädlich macht. Dieses besteht unter anderem aus den körpereigenen Antioxidanzien Vitamin E, Betacarotin und Selen. Durch die Entzündungen geht der Vorrat an Antioxidanzien schneller zur Neige: Das erklärt auch, warum Rheumatiker erniedrigte Plasmaspiegel an wichtigen Antioxidanzien haben. Um die Vorräte aufzufüllen, müssen Sie viel Vitamin C (z. B. Obst, Paprika und Kohlsorten) und Vitamin E essen (z. B. Weizenkeime, Sonnenblumenöl und Nüsse, aber möglichst keine Paranüsse wegen der Aflatoxinbelastung). Bei Rheumatikern ist die Selenkonzentration in der Gelenkflüssigkeit deutlich niedriger als bei Gesunden. Am besten nimmt man es in Form von Selenit zu sich (z. B. Selenase®). Sprechen Sie mit Ihrem Arzt über ein ergänzendes Selenpräparat.

Weil auch die oxidative Kapazität erniedrigt ist, können sich im Organismus mehr Eicosanoide bilden. Das sind Stoffe, die den Entzündungsprozess fördern. Diesen Prozess können Sie umkehren, wenn Sie weniger Arachidonsäure aus Fleisch aufnehmen. Vegetarische Ernährung ist demnach günstig für Rheuma-Patienten. Omega-3-Fettsäuren wirken ebenfalls den Entzündungen entgegen; Sie finden sie in Meeresfisch oder manchen Pflanzenölen, wie Raps- und Walnussöl.

2. Heilfasten

Heilfasten unterstützt die Linderung der Symptome, wenn Sie ein »Hitze-Fülle-Typ« sind (siehe Seite 203). Dabei wird der in den Fettzellen produzierte Botenstoff Leptin reduziert. Das verlangsamt das Wachstum der für das Rheuma verantwortlichen Immunzellen.[8] Fasten wirkt außerdem Entzündungsvorgängen entgegen und lindert Schmerzen. Untersuchungen bestätigen die Wirksamkeit des Fastens mit anschließender Umstellung auf vegetarische Ernährung.[10]

Patienten mit einer »Leere-Kälte-Konstitution« sollten statt zu fasten lieber leicht verdauliche, wärmende vegetarische Vollwertkost essen (siehe Seite 252).

3. Bewegung

Bewegung stärkt nicht nur die Muskelkraft, sondern verbessert auch die Mobilität der Gelenke und die allgemeine Fitness. Außerdem verringert sie das Risiko von Osteoporose, verbessert die Stimmung und hilft noch dazu, schlank zu bleiben. Früher wurde Rheumatikern geraten, jede Belastung der Gelenke zu meiden. Heute aber weiß man, dass Sport die Prognose der Erkrankung nicht verschlechtert. Nur während akuter Schübe sollten Jogging, Abfahrtsski und Ballsportarten vermieden werden.

Bewegen Sie sich 20 Minuten täglich intensiv – tanzen Sie, machen Sie Krafttraining oder treiben Sie Ausdauersportarten wie Radfahren, Schwimmen oder Nordic Walking, je nachdem, was Ihnen liegt. Für das fortgeschrittene Krankheitsstadium eignet sich vor allem eine Bewegungstherapie im Wasser.

8, 10: siehe Literatur Seite 276.

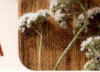

Yoga erfordert komplexe Bewegungsabläufe, welche die Gelenkfunktionen verbessern können und außerdem das seelisch-körperliche Wohlbefinden steigern. Aber auch Qigong und Feldenkrais wirken sich positiv aus. Probieren Sie es einfach aus, Studien dazu fehlen bisher allerdings.

4. Heilpflanzen-Therapie

● *Teufelskrallenwurzel*
Wirkung: Der Extrakt der Teufelskrallenwurzel hilft gegen Schmerzen des Bewegungsapparats durch seine entzündungshemmenden Wirkstoffe.

Akupressur

Fingerdruckmassage für die langfristige Therapie

Massieren Sie täglich jeweils 1/2 bis 1 Minute folgende Punkte mit sanftem Daumendruck (nicht im akuten Schub): Dickdarm 4, Niere 3, Gallenblase 34 und Magen 36. Stimulieren Sie zudem mit Daumen und Zeigefinger den Punkt Leber 3.

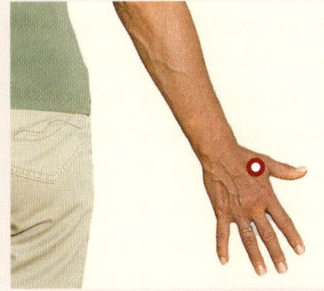

1. Der Punkt **Dickdarm 4** befindet sich zwischen Daumen und Zeigefinger auf der höchsten Erhebung des Handrückenmuskels, wenn der Daumen fest am Zeigefinger anliegt.

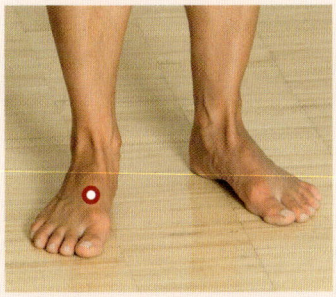

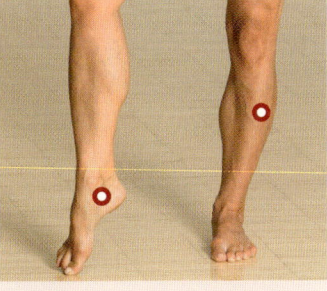

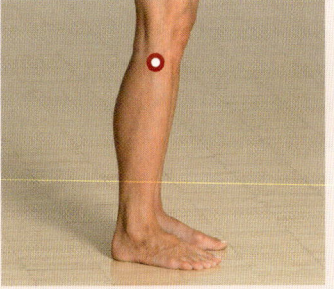

2. Der Punkt **Leber 3** befindet sich zwischen dem großen Zeh und dem zweiten Zeh, genau dort, wo die beiden Mittelfußknochen einen Winkel bilden.

3. **Niere 3** liegt an der Innenseite des Fußknöchels, in der Mitte zwischen der Achillessehne und der höchsten Erhebung des Fußknöchels. Den Punkt **Magen 36** finden Sie in Sitzposition: umfassen Sie mit Daumen und Zeigefinger Ihr Knie so, dass der Daumen hinten am Knie und der Mittelfinger an der

Außenseite des Schienbeins ist. Der Punkt liegt dann an der Spitze des Mittelfingers.

4. Den Punkt **Gallenblase 34** tasten Sie in Sitzposition bei rechtwinklig gebeugtem Knie. Er liegt an der knochigen Vertiefung unter der Kniescheibe, an der Beinaußenseite.

Anwendung: 3-mal täglich 400 bis 800 Milligramm einnehmen (z. B. 3-mal täglich 2 Tabletten Doloteffin®).

● *Zitterpappel, Esche und Goldrute*
Wirkung: Phytodolor® ist ein schmerzlinderndes Kombinationspräparat aus Zitterpappel, Esche und Goldrute, dessen Wirkung bei Polyarthritis belegt ist.[12]
Anwendung: 3- bis 4-mal täglich 20 bis 30 Tropfen einnehmen.

● *Brennnesselextrakt*
Wirkung: Brennnesselextrakt wird seit Jahrhunderten bei rheumatischen Beschwerden eingesetzt. Im Labor konnten seine antientzündlichen Effekte nachgewiesen werden.
Anwendung: Hier empfehlen sich ebenfalls Fertigpräparate (z. B. 2-mal täglich 2 Rheuma-HEK®-Kapseln oder 3-mal täglich 1 Hox alpha®-Kapsel einnehmen).

5. Probiotika-Therapie

Das Medikament Subreum® wird aus E.-coli-Bakterien hergestellt. Im Laborversuch hat es immunmodulierende Wirkungen gezeigt, und auch in der Praxis verringert es die langfristige Entzündungsbereitschaft.[14]
Anwendung: 1-mal täglich 1 Kapsel einnehmen. Die Anwendung muss über mehrere Monate durchgeführt werden, bevor eine deutliche Wirkung eintritt.

6. Gua-Sha- und Schröpfkopfmassage

Wirkung: Die Heilmassage Gua Sha (siehe Seite 262) lässt sich gut mit Akupunktur kombinieren und wirkt vor allem bei einem »Fülle-Zustand«. Auch wenn wissenschaftliche Belege noch fehlen, scheint Gua Sha wirkungsvoll Schmerzen zu verringern.

Entspannung
Trockenbürsten

Für das Trockenbürsten benötigen Sie eine Bürste mit Naturborsten und einen Massagehandschuh. Beginnen Sie jeweils mit der herzabgewandten Seite, also mit dem rechten Arm und dem rechten Bein. Massieren Sie die Arme ausgehend von den Händen mit sanftem Druck und kreisenden Bewegungen und wandern Sie mit der Bürste dann weiter Richtung

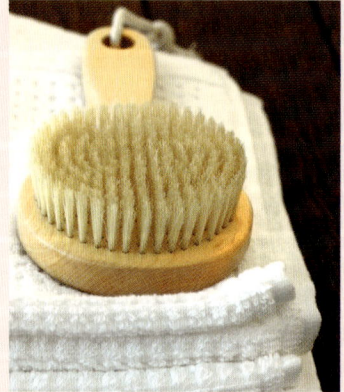

Körpermitte. Dann bürsten Sie die Beine, ausgehend von den Füßen. Anschließend bürsten Sie den Bauch mit kreisförmigen Bewegungen um den Nabel und gehen über zu Brust, Rücken und Gesäß. Nach dem Trockenbürsten ist es angenehm, sich mit einem pflegenden Massageöl einzureiben.

12, 14: siehe Literatur Seite 276.

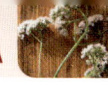

Zur Selbstanwendung (mit der Hilfe eines Partners) hat auch sich die Schröpfkopfmassage (siehe Seite 248) bewährt.

Anwendung: Diese Form der Massagen können Sie ein- bis zweimal wöchentlich durchführen, jedoch nicht im akuten Schub.

7. Akupressur

Wirkung: Vor allem bei Begleit-Fibromyalgie ist die entspannend wirkende Akupressur zu empfehlen (siehe Seite 205). Man sollte sie jedoch nicht im akuten Schub anwenden.

8. Wasseranwendungen

• *Kneipp'sche Wasseranwendungen*
Wirkung: Regelmäßiges »Kneippen« führt über die Aktivierung des vegetativen Nervensystems langfristig zur Entspannung.

Anwendung: Die Therapie, zum Beispiel eine kalte Waschung, ein feucht-kalter Wickel oder Wassertreten, sollte regelmäßig durchgeführt werden, zumindest alle zwei Tage. Wichtig ist, dass man die jeweilige Reizstärke so lange beibehält, bis ein Gewöhnungseffekt eingetreten ist, dann kann sie erhöht werden (siehe Seite 239 ff.). Morgendliches Trockenbürsten, Sonnenbäder und regelmäßiges körperliches Training ergänzen dies.

• *Balneotherapie*
Wirkung: Warme Vollbäder mit Zusätzen von Schwefel, Salz, Heublumen oder Fichtennadeln entkrampfen die Muskeln und verstärken die Durchblutung. Sie lindern Schmerzen und scheinen außerdem Entzündungsprozesse zu beeinflussen. Sie eignen sich sehr gut für Zeiten mit geringer entzündlicher Aktivität. Bei stärkerer Entzündung in akuten Schub sollte Wärme jedoch eher gemieden werden.

Anwendung: Baden Sie ein- bis maximal zweimal wöchentlich 20 bis 30 Minuten bei einer Temperatur von 35 bis 37 °C.

Mein Tipp
Wenn Fleisch, dann gutes

Möchten Sie auf Fleisch und Wurst nicht verzichten? Vegetarier haben seltener rheumatische Beschwerden, weil sie weniger Arachidonsäure aufnehmen, welche Gelenkentzündungen fördert. Auch wenn Sie nicht ganz auf diese Lebensmittel verzichten wollen, dann kaufen Sie am besten wirklich wertvolles Fleisch aus Biozucht. Biofleisch oder Wildfleisch haben ein weit besseres Verhältnis von Omega-3- zu -6-Fettsäuren, was sich positiv auf Entzündungen im Körper auswirkt (siehe Seite 253). Wenn das Tierfutter mit 5 Prozent Leinsamen (im Trockenfutter) angereichert wird, erhöht sich der Anteil an Omega-3-Fettsäuren sogar noch. Und noch ein Tipp: Versuchen Sie es doch mal mit vegetarischen Brotaufstrichen! Sie lassen sich leicht frisch herstellen, luftdicht abgeschlossen halten sie im Kühlschrank an die zehn Tage. Mein Favorit: italienische Petersilienpaste. 100 Gramm Pinienkerne leicht braun rösten und im Mörser fein mahlen. 2 Bund Petersilie von den Stielen befreien und mit zwei Knoblauchzehen ebenfalls fein hacken. Alles zusammen mit 3 EL geriebenem Parmesan und 2 bis 4 EL Olivenöl in einem Mörser vermischen und zu einer Paste verarbeiten. Mit etwas Zitronensaft, Meersalz und weißem Pfeffer abschmecken!

Was Sie noch mithilfe von Therapeuten tun können

Arthritis-Self-Management-Programm

Der Verlauf chronischer Krankheiten kann sich ganz wesentlich bessern, wenn die Fähigkeit zur Selbsthilfe unterstützt wird. Die amerikanische Stanford University hat deshalb eine Schulung für Arthritis-Patienten entwickelt – das Arthritis-Self-Management-Programm (ASMP). Die Patienten lernen den Umgang mit Schmerz, Müdigkeit und Isolation, sie üben ein angepasstes Körpertraining ein, erfahren etwas über den Umgang mit Medikamenten, über Ernährung und Problemlösung. Außerdem lernen sie, wieder richtig zu schlafen, und werden in Fragen der Kommunikation mit Familie, Freunden und Therapeuten beraten. In unserer Klinik in Essen bieten wir ein ähnliches Programm an: Wir vermitteln zusätzlich Spannungsregulation, um für ein ausgewogenes Verhältnis zwischen An- und Entspannung zu sorgen, Achtsamkeitstraining, richtigen Umgang mit Stress und Schmerz und bringen den Patienten Strategien für eine kognitive Neubewertung bei (siehe Seite 269).

Neuraltherapie

Störfelder wie Narben und chronische Entzündungen wirken sich nach den Grundsätzen der Neuraltherapie negativ auf den Organismus aus. Die Injektion lokaler Betäubungsmittel (z. B. Procain) in diese Areale kann die Gesamtregulation des Körpers positiv ändern (siehe Seite 243). Auch werden dadurch Hormondrüsen beeinflusst. Dies kann die Regulation des Organismus verbessern und Schmerzen lindern. Bei Polyarthritis werden Quaddeln rund um das Gelenk gesetzt. Vorher sollte eine Allergietestung auf Procain durchgeführt werden.

Kryo- und Wärmetherapie

Ein Teil der Rheumakliniken verfügt über Kältekammern, in denen Patienten wenige Minuten Temperaturen zwischen minus 60 und minus 110 °C ausgesetzt sind. In nichtakuten Stadien oder bei Vorliegen einer sekundären Fibromyalgie sind Ganzkörper-Wärmebehandlungen wohltuend, wie die Infrarot-Hyperthermie. Die Patienten müssen dafür jedoch eine stabile Konstitution haben.

Blutegel

Blutegel, die auch erfolgreich bei Kniegelenkarthrosen eingesetzt werden (siehe Seite 215), mildern chronisch-entzündliche Vorgänge im Bereich der Gelenke.[9] Vermutlich spielt dabei der Speichel der Blutegel eine Rolle, der schmerz- und entzündungslindernde Wirkstoffe enthält. Diese Therapie sollte aber nicht bei gleichzeitiger Einnahme von Medikamenten durchgeführt werden, die das Immunsystem unterdrücken. Das gilt auch für die Einnahme von Kortison in hohen Dosen. Das Infektionsrisiko ist dann zu groß.

Manuelle Therapie

Wählen Sie zunächst sorgfältig einen guten Physiotherapeuten oder Osteopathen aus. Vor dem Beginn einer manuellen Therapie sollten aktuelle Röntgenbilder angefertigt werden, um alle Instabilitäten und Schäden zu berücksichtigen. Manipulationen an der Halswirbelsäule sind bei Rheuma-Patienten verboten, es drohen schwerste Komplikationen. Auch wenn noch genauere Studien fehlen, so wird die sanfte Form der manuellen Therapie (Osteopathie) bei Polyarthritis empfohlen (nicht im akuten Schub).

9: siehe Literatur Seite 276.

Arthrose

Elf Millionen Menschen in Deutschland leiden unter Behinderungen, die durch Arthrose hervorgerufen werden – den schleichenden Abbau des Knorpelgewebes in den Gelenken. Auf den Verschleiß des Knorpels folgen später Veränderungen am Knochen: Es bilden sich Geröllzysten (mit Flüssigkeit gefüllte Vertiefungen) und neue Knochensubstanz am Rand des Gelenks, was zu weiteren Schmerzen führt.

Wie es dazu kommt, ist noch nicht bis ins Detail geklärt: Die verminderte Durchblutung der Gelenkkapsel, welche die Abbauprozesse auslöst, könnte durch Erbanlagen begünstigt sein. Aber auch Fehlhaltungen, Überlastungen (z. B. am Arbeitsplatz), Übergewicht, Unfälle oder Stoffwechselerkrankungen führen unter Umständen zu Arthrose.

Das Alter ist ein zentraler Risikofaktor für Arthrose, sodass die steigende Lebenserwartung die Zahl der Kranken in Zukunft deutlich weiter erhöhen wird: Arthrose wird zu einer der häufigsten Erkrankungen in den Industrieländern werden.

Eine Belastung der Krankenkassen

Schon jetzt aber kostet die Behandlung in Deutschland an die 8 Milliarden Euro pro Jahr. Die Versorgung der Kranken mit künstlichen Gelenken könnte bald an ihre finanziellen Grenzen stoßen. Es ist deshalb besonders wichtig, die Forschung zur Arthrose voranzutreiben und konservative (gelenkbewahrende) Behandlungs- sowie Präventionsprogramme zu entwickeln.

Die verschiedenen Therapieansätze

 Konventionelle Behandlung

Um den Arthroseschmerz zu lindern und die Gelenkbeweglichkeit so weit wie möglich zu erhalten, werden die Patienten zunächst orthopädisch behandelt. Ein Ziel dabei besteht auch darin, Fehlhaltungen zu beseitigen. Die betroffenen Gelenke werden entlastet, zum Beispiel durch manuelle Therapie, Gehhilfen und Schienen oder durch Gewichtsreduktion. Lokale Wärmeanwendungen und Bewegungsübungen verbessern außerdem die Durchblutung im Gelenk. Durch die Physiotherapie soll nicht nur die Gelenkbeweglichkeit verbessert werden (z. B. durch Bewegungsbäder), sondern darüber hinaus sollen auch verkürzte Muskelgruppen gedehnt, Verspannungen gelöst und schlaffe Muskeln trainiert werden. Das entlastet den gesamten Bewegungsapparat und verringert Schmerzen.

Gegen die Schmerzen verschreibt der Arzt außerdem nichtsteroidale Antirheumatika (siehe Seite 201), die aber wegen der vielen möglichen Nebenwirkungen nicht langfristig eingenommen werden sollten. Oft sind reine Schmerzmittel, wie etwa Paracetamol (z. B. ben-u-ron®) ausreichend. Für die Wirksamkeit sogenannter Chondroprotektiva, Medikamente, die den Gelenkknorpel schützen sollen, gibt es positive Studienansätze. Kortison wird manchmal bei akuten, entzündlichen Beschwerden (der sogenannten aktivierten Arthrose) direkt in das geschwollene Gelenk injiziert. In schmerzende Kniegelenke gespritzt wird oft Hyaluronsäure, ein wichtiger Bestandteil der Gelenkflüssigkeit. Sie scheint die Gelenkbeweglichkeit zu erhöhen. Studien zur langfristigen Wirksamkeit fehlen hier jedoch noch. Salben verstärken lokal die Durchblutung und erwärmen die umgebende Muskulatur und das Bindegewebe.

Wenn Hüft- oder Kniegelenk stark geschädigt sind, können sie chirurgisch durch eine Prothese ersetzt werden. Bei kleineren Gelenken, für die es diese Möglichkeit nicht gibt, ist mitunter die gezielte Versteifung einzelner Gelenke eine Alternative, um wieder schmerzfrei zu werden. Manchmal werden auch Absprengungen des Gelenkknorpels, die in seinem Inneren Schmerzen verursachen, durch eine Spiegelung (Arthroskopie) entfernt. Noch im Experimentierstadium ist die Verpflanzung von Knorpelgewebe: Dazu werden körpereigene Zellen entnommen und im Labor vermehrt *(tissue engineering)* und wieder übertragen. Momentan wird dieses Verfahren nur bei jüngeren Patienten nach Unfallschäden angewendet.

Naturheilkundlicher Ansatz

Die Naturheilkunde sieht die häufigsten Ursachen der Arthrose in Fehlbelastungen – infolge von Übergewicht, einseitiger Belastung oder mangelnder körperlicher Aktivität. Am wichtigsten ist es deshalb, die Ressourcen der Patienten zu wecken und sie zu befähigen, aktiv zu bleiben und mit ihren Schmerzen richtig umzugehen. Dabei helfen sowohl die Ordnungstherapie und eine gesündere

Ernährung als auch ausreichend Bewegung mit Kräftigung der Muskulatur und pflanzliche Schmerzmittel. Besondere Erfolge bei Arthrose verzeichnet die jahrtausendealte Therapie mit Blutegeln.

Traditionelle Chinesische Medizin

Arthrose gilt in der TCM wie auch die rheumatische Arthritis (siehe Seite 200) als »Gelenk-Bi-Syndrom«, als schmerzhaftes Blockaden-Syndrom: Sie wird über die Stärkung des Funktionskreises der »Niere« behandelt. Diesem wird eine übergeordnete Rolle in der Gesunderhaltung von Knochen und Gelenken zugeschrieben. Akupunktur, chinesische Kräutertherapie und eine »nierenstärkende« Ernährung werden gegen das Gelenkleiden eingesetzt. Qigong, Tuina- und Gua-Sha-Massagen bekämpfen Schmerzen, eingeschränkte Bewegung und Depression, die bei älteren Menschen bei Arthrose aufgrund des eingeschränkten Bewegungsradius häufig auftritt.

Mein Ansatz

Die Arthrose-Therapie hängt im Wesentlichen davon ab, wo die Beschwerden auftreten. Am häufigsten sind die Abbauprozesse an der Hüfte, am Knie und am Daumen. Einige Grundprinzipien gelten jedoch immer: Besonders wichtig ist es, das Körpergewicht zu reduzieren. Jedes Kilogramm mehr bedeutet eine zusätzliche Belastung von bis zu 6 Kilogramm auf das Kniegelenk! Achten Sie deshalb unbedingt auf die Ernährung.

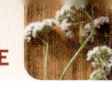

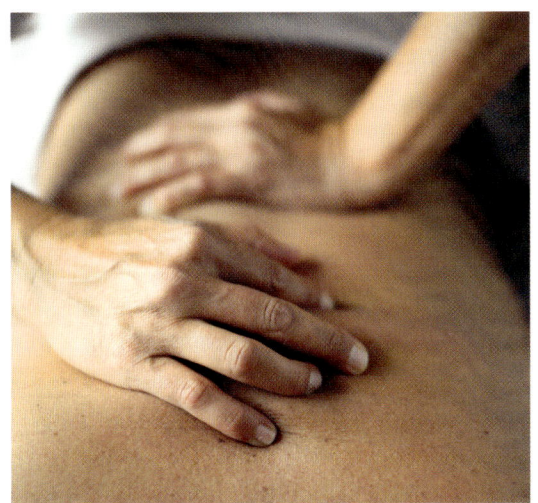

In den entzündungsfreien Phasen ist eine manuelle Therapie sinnvoll, zum Beispiel die Osteopathie.

Stellen Sie Ihre Ernährung um

Eine gesunde Kost trägt über die in Pflanzen enthaltenen entzündungshemmenden Radikalfänger zudem dazu bei, dass Reizzustände im Körper verringert werden. Wenn Sie Ihren Konsum an tierischen Fetten reduzieren, nehmen Sie deutlich weniger Arachidonsäure auf, die Entzündungen im Körper überhaupt erst möglich macht. Ein sehr guter Einstieg in eine Ernährungsumstellung ist das Heilfasten. Allein der Nahrungsverzicht, beobachten wir an unseren Patienten, führt zu einer raschen Schmerzlinderung, die durch eine anschließende Umstellung auf die mediterrane Vollwertkost häufig beibehalten wird.

Keine Angst vor Bewegung

Der zweite wichtige Punkt der Behandlung ist ausreichende Bewegung. Viele Patienten schonen sich, weil sie entweder Schmerzen haben oder Angst davor. Das aber führt über die Jahre zu einer Fehlhaltung, die einzelne Muskelgruppen schwächt, andere überlastet, was wiederum Schmerzen verursacht. Ausdauersport und gezieltes Muskeltraining fördern hingegen die Durchblutung. Auch Kraft und Beweglichkeit nehmen zu, die Patienten können wieder mehr unternehmen, was ihre Stimmung verbessert und sich wiederum positiv auf ihr Schmerzempfinden auswirkt.

Wie bei allen Schmerzkrankheiten ist es auch bei Arthrose hilfreich, eine Entspannungstechnik zu lernen, um die Wahrnehmung der Symptome zu verändern.

Was noch hilft

In unserer Klinik kombinieren wir Krankengymnastik mit aktiven Bewegungstherapien wie Walking. Wir versuchen mit pflanzlichen Medikamenten, die Dosis der Schmerzmittel zu reduzieren, und ergänzen diese Strategie mit Akupunktur, Blutegel- und Neuraltherapie sowie physikalischen Anwendungen.

Behandlungen für zu Hause
Hilfe bei akuten Beschwerden

• *Kombinationspräparat*

Phytodolor®, ein Kombinationspräparat aus Zitterpappel, Esche und Goldrute, lindert akute Schmerzen.[2] 3- bis 4-mal täglich 20 bis 30 Tropfen einnehmen.

• *Bockshornkleeauflage*

Ein gutes Mittel für alle Arthroseformen sind Wickel mit Bockshornklee. Dieses Gewürz können Sie als Pulver in Gewürzläden bekommen. Die Auflagen entfalten eine wohltuende Wärme und lindern so Schmerzen.

2: siehe Literatur Seite 276.

Anwendung: Verrühren Sie 5 EL Bockshornkleepulver mit etwas warmem Wasser zu einem Brei und streichen Sie diesen auf ein Tuch (siehe Seite 234). Dieses legen Sie dann mit der unbestrichenen Seite auf das betroffene Gelenk und decken es mit einem weiteren, sauberen Baumwolltuch ab. Darauf kommt dann noch eine Wärmflasche. Sie sollten mit der Bockshornkleeauflage mindestens eine halbe Stunde liegen bleiben, können den Wickel aber auch, wenn er Ihnen angenehm ist, über Nacht tragen.

Für den Hitze-Fülle-Typ

- *Eisbeutel und Eismassage*

Wenn Sie (nach chinesischer Medizinsicht) eine »Hitze-Fülle-Konstitution« haben, also schnell ein rotes Gesicht entwickeln, leicht zunehmen und oft schwitzen, lindern **Eisbeutel** Ihre Schmerzen. Bewährt gegen die Schmerzen durch Entzündungen, insbesondere bei Kniegelenkarthrose, hat sich auch eine **Eismassage** (siehe Kasten unten).

- *Quarkwickel*

Eine Alternative zu den Eisbeuteln oder der Eismassage sind Quarkwickel, die man sogar bei Hüftarthrose in Seitlage anwenden kann.
Wirkung: Sie entziehen dem Gelenk die Hitze und wirken entzündungshemmend.
Anwendung: Lassen Sie je nach betroffenem Körperbereich 100 bis 250 Gramm Magerquark in einem Sieb abtropfen und streichen Sie die Masse anschließend auf ein Baumwoll- oder Leinentuch. Dieses legen Sie dann, mit dem Quark nach außen (vom Kör-

---

Kältebehandlung

Eismassagen bei akuten Beschwerden

Die Eismassage hilft bei allen Formen von Arthrosebeschwerden, insbesondere aber bei Kniegelenkarthrose. Sie verbessert die Gelenkfunktion und stärkt die Muskelkraft. Sie benötigen dafür lediglich eine Handvoll Eis, 1 TL Salz sowie einen Waschhandschuh.
Die Eismassage wird nur so lange an der Gelenkregion ausgeführt, bis eine leichte Rötung der Haut auftritt. Danach wird die betroffene Körperstelle mit leichtem Druck 12-mal ausgestrichen.

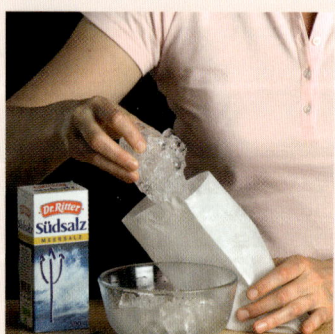

1. Mischen Sie zunächst das Salz unter das Eis und füllen dann beides in einen Waschhandschuh. Verknoten Sie anschließend den Waschhandschuh fest.

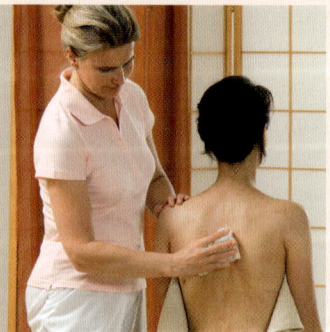

2. Eine Hilfsperson fasst den Waschhandschuh nun so, dass er leicht über die Haut gleiten kann. Er wird nun ähnlich einem Rollgleiten über die schmerzende Stelle geführt.

per weg), auf das Gelenk. Darüber kommt noch ein zweites, sauberes Tuch. Sobald die Masse warm geworden ist, spätestens jedoch nach 20 Minuten, entfernen Sie den Wickel.

● *Retterspitzumschläge*

Eine weitere Möglichkeit, um zu kühlen, sind Umschläge mit Retterspitz® äußerlich (siehe Kasten unten). Das ist eine Kräutertinktur, die Sie in der Apotheke erhalten und die unter anderem aus Rosmarinöl, Arnikatinktur, Zitronensäure und -öl sowie denaturiertem Hühnerei besteht.

Für den Leere-Kälte-Typ

Wenn Sie dagegen eine »Leere-Kälte-Konstitution« aufweisen, das heißt einen Energiemangel, der sich in Blässe, Schwäche, Käl-

teempfindlichkeit und depressiver Stimmung äußert, sollten Sie mit Kälte lieber vorsichtig sein. Dann helfen Ihnen eher Wärmeauflagen (Heublumen- und Ingwersack oder Bienenwachsauflagen, siehe Seiten 133 und 188).

Langfristige Umstimmung

1. Ernährung und Heilfasten

Freie Radikale spielen bei Gelenkschäden wie der Arthrose eine große Rolle. Umso wichtiger ist es, dem Körper Antioxidanzien wie Vitamin C und E sowie spezielle Fettsäuren zuzuführen, die für das Knorpelwachstum sowie Reparaturprozesse benötigt werden. Fisch-, Avocado- und Sojaöle liefern wertvolle Substanzen dafür. Die **mediterrane**

Auflage

Retterspitzauflage für den Hitze-Fülle-Typ

Retterspitz ist nach Aspirin das zweitälteste Arzneimittel, das es in Apotheken gibt. Besonders seine äußerliche Anwendung als Wickel hat sich bis heute bei schmerzenden Gelenken bewährt.
Für die Anwendung benötigen Sie lediglich die Arznei Retterspitz® äußerlich, ein sauberes Geschirrtuch und eine Bandage.

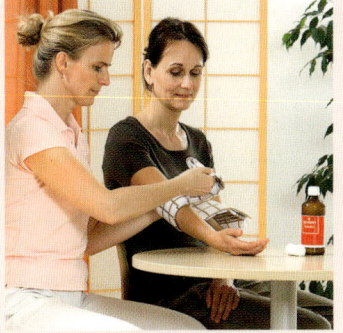

1. Feuchten Sie das Geschirrtuch mit Retterspitz nach Packungsanleitung an. Eine Hilfsperson legt das Geschirrtuch dann direkt auf das schmerzende Gelenk.

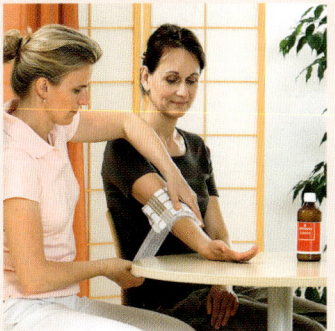

2. Das Tuch können Sie mit einer Bandage fixieren. Nach 20 Minuten entfernen Sie den Wickel oder wiederholen die Anwendung, bis Sie Besserung verspüren.

Vollwertkost (siehe Seite 252) enthält alle für die Bekämpfung der Arthrose notwendigen Bausteine. Zusätzlich kann Glukosaminsulfat als Nahrungsergänzungsmittel eingenommen werden (z.B. Dona-200-S®, 3-mal täglich 2 Tabletten). Diese Substanz scheint zu einer Besserung der Arthrose beizutragen.

Heilfasten kann die Schmerzen reduzieren. Wissenschaftliche Nachweise der Wirksamkeit bei Arthrose liegen bisher nicht vor, viele Erfahrungen, die wir auch an unserer Klinik gewonnen haben, sprechen jedoch dafür. Aber Vorsicht: Heilfasten kann eine Osteoporose verstärken. Sprechen Sie sich in diesem Fall mit Ihrem Hausarzt ab.

2. Bewegung

Krankengymnastik hilft Ihnen, die Muskulatur und die Sehnen im Bereich der Gelenke zu stärken, die häufig Schmerzen bereiten. Daneben ist aber auch ein allgemeines Ausdauertraining wichtig, denn es heißt nicht ohne Grund: »Wer rastet, der rostet.« Sie dürfen und sollen Ihre Gelenke ruhig – mäßig – belasten. Das schadet nicht, sondern fördert den Stoffwechsel in den betroffenen Regionen. Übergewicht wird verringert, depressive Stimmungen verschwinden. Außerdem beugen Sie damit einer Osteoporose vor, welche die Gelenke zusätzlich schädigen würde. Bewegen Sie sich also, so viel Sie können. Suchen Sie sich eine **Sportart** aus, die Ihnen Spaß macht und für Sie ohne Probleme durchführbar ist. Das kann Radfahren, Walking oder Langlauf sein. Lassen Ihre Gelenkprobleme diese Bewegungsarten nicht zu, probieren Sie es mit Schwimmen oder Wassergymnastik. Der Auftrieb durch das Wasser entlastet die Gelenke. Vermeiden sollten Sie verschleißfördernde Sportarten wie Ballsport oder Jogging.[6, 7]

Oft schleichen sich durch den Ursprungsschmerz Bewegungsmuster ein, die zu einer weiteren Fehlbelastung und neuen Schmerzen führen. Komplexe Bewegungstherapien wie **Yoga**, Qigong oder **Feldenkrais** oder auch die Alexander-Technik wirken dem entgegen. Sie bieten eine Möglichkeit, gestörte Gelenkfunktionen wieder in physiologische Bewegungsabläufe zu integrieren. Vielversprechende Ergebnisse bei Patienten mit Kniegelenkarthrose zeigt auch **Taiji**.[3]

3. Balneotherapie

Wirkung: Warme Vollbäder, mit Zusätzen von Schwefel, Sole, Heublumen und Fichtennadeln, entkrampfen die Muskeln und verstärken die Durchblutung.

Anwendung: Baden Sie zweimal wöchentlich 20 bis 30 Minuten bei 36 bis 39°C.

Vorsicht: Warme Vollbäder sind nicht für das akute Stadium geeignet, wenn das Gelenk geschwollen und überwärmt ist.

4. Heilpflanzen-Therapie

Wirkung: Die Teufelskrallenwurzel (Harpagophytum procumbens) hilft bei Arthrosebeschwerden dank ihrer entzündungshemmenden Eigenschaften.[2, 8]

Anwendung: 3-mal täglich 400 bis 800 Milligramm getrockenen Teufelskrallenwurzel-Extrakt einnehmen (z.B. Doloteffin®).

Vorsicht: Dieses Präparat sollten Sie bis zu drei Monate hintereinander einnehmen, um mit einer Wirkung rechnen zu können.

2, 3, 6, 7, 8: siehe Literatur Seite 276.

Praxiswissen

Was Sie noch mithilfe von Therapeuten tun können

Blutegel-Therapie

Blutegel werden seit Jahrtausenden in der Medizin eingesetzt. Wenn sich die Egel an der Haut der Gelenke ansaugen, sondern sie Speichel ab, welcher mehr als zwanzig verschiedene schmerzlindernde und andere Heilsubstanzen enthält. Der genaue Wirkmechanismus ist noch nicht bekannt.

Blutegel lindern jedoch Schmerzen und verbessern auch die Beweglichkeit deutlich. Mehrere Studien zeigen, dass bei 80 Prozent der Patienten die Schmerzen der Kniearthrose deutlich besser werden: Bei zwei von drei Patienten hält die Wirkung einer einmaligen Behandlung an: bei der Kniegelenkarthrose etwa 3 Monate, und bei zweimaliger Anwendung innerhalb eines Monats hält sie sogar deutlich länger.[1, 4] Danach kann die Behandlung wiederholt werden. Wirksam sind Blutegel außerdem bei der Daumengelenkarthrose (Rhizarthrose).[5] Als Nebenwirkung können Allergien auf Inhaltsstoffe des Blutegelspeichels und eine verzögerte Blutung auftreten, was meist aber erst nach mehrmaliger Anwendung der Fall ist.

Neuraltherapie

Störfelder wie Narben und chronische Entzündungen wirken sich nach den Grundsätzen der Neuraltherapie negativ auf den Organismus aus. Die Injektion von Lokalanästhetika (z. B. Procain) in diese Areale kann die Gesamtregulation des Körpers verändern. Bei Arthrose werden außerdem Injektionen rund um das betroffene Gelenk gesetzt und unter Umständen auch das Gelenk selbst behandelt. Ferner werden die schmerzhafte Muskulatur und die Sehnenansätze behandelt, was in diesem Bereich die Schmerzen lindert und dadurch die Beweglichkeit verbessert. Auch wenn die Wirkung der Neuraltherapie wissenschaftlich nicht nachgewiesen ist, spricht die klinische Erfahrung für diese Therapie.

Akupunktur

Nadelung hilft erwiesenermaßen bei Kniearthrosen, sodass die Akupunktur mittlerweile von den Krankenkassen erstattet wird.[9]

Für eine Behandlung der Schulter liegen noch keine ausreichenden Daten vor. Meiner Meinung nach ist eine Akupunkturbehandlung jedoch bei den meisten Arthroseformen hilfreich.

Manuelle Therapie

Die Mobilisierung von Gelenken und der sie bewegenden Muskulatur ist immer sinnvoll, wenn sie nicht gerade akut entzündet sind. Schwache Muskeln sollten trainiert, verkürzte Muskelgruppen gedehnt werden. Die manuelle Therapie sollte nicht nur das betroffene Gelenk behandeln, sondern den ganzen Körper.

Physikalische Therapie

Als wirksame schmerzlindernde Verfahren aus der physikalischen Medizin können verschiedene Formen der Elektrotherapie wie Stangerbäder, Zellenbäder oder TENS angewendet werden, auch therapeutischer Ultraschall. Diese Verfahren führen zu einer Tiefenerwärmung, erhöhen die Durchblutung der Gelenke, Sehnen und Muskeln und verringern den Schmerz.

Moorpackungen tragen in vielen Fällen zu einer länger andauernden Schmerzlinderung bei.

1, 4, 5, 9: siehe Literatur Seite 276.

Allergien

Jede zweite Frau und jeder dritte Mann entwickeln in Deutschland im Laufe ihres Lebens eine Allergie. Jedes vierte Kind ist davon betroffen. Jeder fünfte Bürger reagiert überempfindlich auf Insektenstiche und jeder zwanzigste auf irgendeine andere Substanz in seiner Umwelt.

Die Zahl der Allergiker hat sich in den vergangenen drei Jahrzehnten in Europa fast verdreifacht, und Experten prognostizieren, dass im Jahr 2010 jeder Zweite zu dieser Gruppe gehören wird. Schon heute schätzt man den volkswirtschaftlichen Schaden auf mindestens 100 Milliarden Euro jährlich.[15]

Was der Körper sich merkt

Allergische Erkrankungen beginnen immer mit einer Sensibilisierung: Eine bestimmte Substanz, zum Beispiel ein Pollenkorn, wird eingeatmet, landet auf der Haut oder wird als Teil des Honigs verschluckt. Die Bronchien, die Haut, der Darm – all diejenigen Oberflächen des Körpers, die in Kontakt mit der Außenwelt kommen, enthalten Zellen, die darauf spezialisiert sind, körperfremde Eindringlinge zu identifizieren und abzuwehren. Unter anderem schulen sie spezielle Wächterzellen darauf, sich die chemische Information der bis dahin unbekannten Substanz genau einzuprägen. Hat man dann später wieder einmal Kontakt mit der betreffenden Substanz, weiß das Immunsystem bereits, dass der Stoff entweder keine Gefahr bedeutet oder aber sofort die körpereigene Abwehr alarmiert werden muss.

Außer Kontrolle: das Immunsystem

Warum dieser Schutzmechanismus scheinbar harmlose Substanzen plötzlich als »Allergene« erkennt und dadurch dem Körper schadet, ist bis heute nicht geklärt. Das Immunsystem reagiert darauf, indem es spezielle Abwehrstoffe und -zellen bildet, die zu Hautausschlägen, Kontaktekzemen oder Schwellungen und Verkrampfungen der Atemwege (siehe Asthma, Seite 90) führen. Man unterscheidet dabei verschiedene Typen von Reaktionen, je nachdem wann sie auftreten und wie sie im Körper vermittelt werden. Besonders häufig ist die Typ-I-Reaktion: Auf das Allergen reagiert der Körper mit bestimmten Erkennungsstoffen, sogenannten Antikörpern, in diesem Fall Immunglobulin E (IgE). Daraufhin schütten andere Abwehrzellen, die Mastzellen, innerhalb kürzester Zeit (wenige bis etwa 30 Minuten) eine Fülle von Botenstoffen aus. Diese führen unter anderem dazu, dass sich Quaddeln auf der Haut bilden oder Gefäße erweitern. Das ruft weitere Entzündungszellen auf den Plan: Heuschnupfen zum Beispiel entsteht auf diese Weise.

● **Heuschnupfen** (allergische Rhinitis) wird hauptsächlich von den Pollen windbestäubender Pflanzen ausgelöst, von Gräsern, Bäumen und Kräutern. Neben dieser Allergie, die abhängig von der Blühperiode auftritt, gibt es ganzjährige Reaktionen auf Hausstaubmilben, Schimmelpilze, Tierhaare und anderes. Dann juckt und läuft die Nase, die Schleimhäute schwellen an, die Augen tränen und

15: siehe Literatur Seite 277.

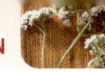

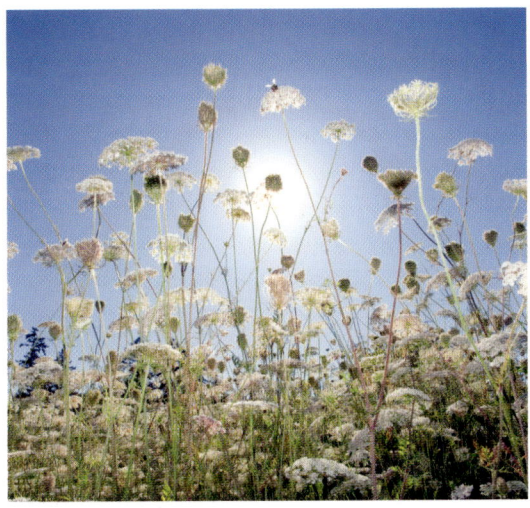

Vor allem die Pollen von Gräsern und Kräutern lösen neben den einiger Bäume Heuschnupfen aus.

die Betroffenen müssen oft niesen (perenniale allergische Rhinitis). Asthmatiker leiden häufig (40 bis 50 Prozent) zusätzlich an einer allergischen Rhinitis.

● **Nahrungsmittelallergien** spielen sich vor allem im Verdauungstrakt ab. Die Basis dafür wird oft schon in den ersten Lebensmonaten gelegt. Bei Kindern, die nicht gestillt werden, sondern Kuhmilch erhalten, kann das dazu führen, dass das noch unreife Immunsystem deren Proteine als gefährlich einschätzt und Antikörper dagegen entwickelt. Viele Heuschnupfengeplagte reagieren zusätzlich auf Nahrungsmittel, die ähnliche Molekülstrukturen haben wie die Pollen, die sie nicht vertragen. Man bezeichnet das als »Kreuzallergien«. Wer auf Latex allergisch reagiert, toleriert oft auch keine Tomaten oder Kartoffeln. Hausstaubmilbenallergiker können häufig keine Schalentiere essen. Und Allergiker, die auf Vogelfedern ansprechen, vertragen nicht selten auch keine Eier. Die möglichen Beschwerden bei Nahrungsmittelallergien sind vielfältig und reichen von Hautrötungen über Durchfall und Erbrechen bis hin zu Kopfschmerzen oder Atemnot.

● **Atopische Dermatitis** nennt man eine entzündliche Reaktion der Haut, die umgangssprachlich oft als »Ekzem« oder auch als »Neurodermitis« bezeichnet wird. Sie kann sowohl durch Allergene wie Pollen oder Nahrungsmittel hervorgerufen werden als auch durch unspezifische Auslöser – wenn die Haut zum Beispiel durch Wolle gereizt, durch falsche Reinigung angegriffen oder durch starkes Schwitzen belastet wird. Auch Infekte, Hormonumstellungen, extreme Wetterlagen oder psychischer Stress können die Haut röten. Die Neurodermitis kann bereits im Säuglingsalter anfangen (ab dem 3. Lebensmonat). Die Symptome und ihre Ausprägung verändern sich jedoch mit den Jahren und reichen von nässenden Ekzemen über Krustenbildung, Rötung und starkem Juckreiz bis zu Schuppung.

● **Insektengift-Allergien** verlaufen stets sehr schnell und können sogar tödlich ausgehen. Vor allem Honigbienen und Wespen sind die Auslöser dieser allergischen Reaktion.

Wie der Arzt eine Allergie feststellt
Je nach Art der Allergie kann sie unterschiedlich nachgewiesen werden: Zum Beispiel werden Reizstoffe nach einem bestimmten Schema auf die Haut aufgetragen (Prick-Test). Führt das zu keinem eindeutigen Ergebnis, wird im Blut nach allergenspezifischen IgE-Antikörpern gefahndet (Radio-

Allergo-Sorbens-Test). Ergänzt werden solche Verfahren durch zusätzliche Provokationstests, zum Beispiel durch eine Reizung der Nasenschleimhaut.

Bei Nahrungsmittelallergien gibt es spezielle Ausschlussverfahren, um die Auslöser einzukreisen. Aufbauend auf einer reizarmen Basisdiät (erlaubt sind: geschälter Reis, Lamm und Pute, Blumenkohl, Brokkoli und Gurke, milchfreie Margarine und raffiniertes Pflanzenöl, Mineralwasser sowie schwarzer Tee), werden unter ärztlicher Anleitung stufenweise bestimmte Nahrungsmittelgruppen zugelassen und mögliche Beschwerden anschließend protokolliert.

Die verschiedenen Therapieansätze

Konventionelle Behandlung

Den Allergenen aus dem Weg gehen (Allergenkarenz), das ist der erste Schritt jeder Therapie bei Allergien. Das bedeutet zum Beispiel, den Lebensraum für Hausstaubmilben so klein wie möglich zu halten oder Haustiere abzuschaffen.

Antihistaminika, aber auch einige andere Arzneien wie Kortison sind Medikamente, die die überschießende Reaktion des Immunsystems eindämmen und auf diese Weise die Beschwerden lindern.

Bei Heuschnupfen

Bei dieser Form der Allergie kann versucht werden, mit abgeschwächten Reizstoffen dem Immunsystem beizubringen, diese Substanzen nicht mehr als feindlich zu erachten (Desensibilisierung). Diese sehr konsequent durchzuführende Therapie zeigt gute Erfolge bei Birken-, Gräser- und Beifußpollen sowie bei Hausstaubmilben. Sie dauert jedoch drei bis fünf Jahre.

Bei Dermatitis

Hier werden pflegende Wirkstoffe eingesetzt, die den schützenden Säuremantel der Haut wiederherstellen und sie rückfetten. Antihistaminika dämpfen zusätzlich den Juckreiz. Bestrahlung mit den UV-B-Strahlen des Sonnenlichts (Phototherapie) und das Baden in Solelösungen sind weitere erfolgreiche Therapien. Häufig werden bei stärkeren Beschwerden Salben angewendet, die Kortison enthalten. Sie führen zum raschen Abheilen der betroffenen Partien. Sobald die Salbe jedoch abgesetzt wird, kehren die Beschwerden oft in noch stärkerer Form zurück. Erst kurz auf dem Markt sind Salben mit den Wirkstoffen Tacrolimus und Pimecrolimus, die das Immunsystem unterdrücken, aber weniger Nebenwirkungen auslösen sollen als kortisonhaltige Salben.

Bei Insektenstichen

Zur Abwehr der lebensbedrohenden Reaktionen auf Insektenstiche gibt es **Notfallsets**, welche die Betroffenen immer bei sich tragen sollten: Sie enthalten ein Antihistaminikum, ein Kortisonpräparat und eine Spritze mit Adrenalin. Ein Teil der Überempfindlichen kann sich einer Desensibilisierung unterziehen, bei der der Patient die Substanz in geringer Dosierung gespritzt bekommt, auf die er allergisch reagiert. Das muss anfangs klinisch überwacht werden und dauert insgesamt mehrere Jahre, hat aber sehr oft Erfolg.

Naturheilkundlicher Ansatz

Ein naturferner Lebensstil und übertriebene Hygiene sind nach Ansicht der Naturheilkunde wichtige Risikofaktoren für Allergien. Wenn Säuglinge und Kleinkinder in einer möglichst »sauberen«, also keimarmen Umwelt aufwachsen, wird das Immunsystem für seine Aufgabe nicht richtig geschult und ist beim Erwachsenen dann nicht in der Lage, vernünftig zu reagieren. Studien zeigen auch, dass Landkinder, die im Kontakt mit Tieren und Erde sind, seltener Allergien entwickeln. Auch Stillen schützt davor.

Die Naturheilkunde empfiehlt deshalb unter anderem, bei Kleinkindern fiebersenkende Mittel und Antibiotika nicht vorschnell einzusetzen, da das Immunsystem die Auseinandersetzung mit den Krankheitserregern braucht, um zu lernen. Auch Desinfektionsmittel im Haushalt, die oft in der Werbung angepriesen werden, sollten auf ein Minimum reduziert werden. Durch gezielte Reize reguliert die Naturheilkunde außerdem das Immunsystem und das vegetative Nervensystem (z. B. durch Güsse), um so die überschießende Immunreaktion abzuschwächen.

Traditionelle Chinesische Medizin

Allergische Erkrankungen werden hauptsächlich dem Funktionskreis »Lunge/Dickdarm« zugeordnet. Das weist darauf hin, welch wichtige Rolle dem Verdauungstrakt bei allergischen Reaktionen zugemessen wird.[6] So gilt auch in der TCM Fehlernährung als eine der Ursachen für feuchte Hitze im Dickdarm, die juckende Hautausschläge

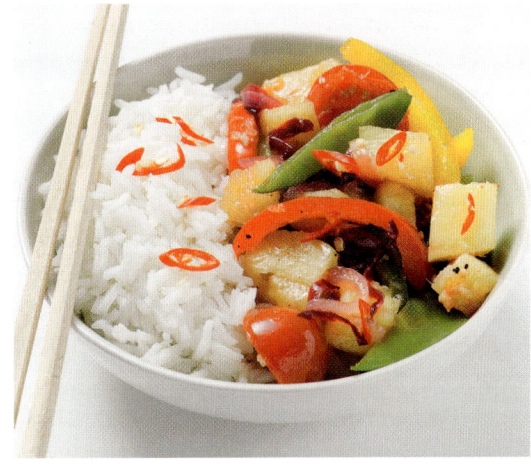

Essen Sie so naturbelassen wie möglich. Am besten ist es, Sie kochen selbst. So können Sie Farb-, Hilfs- und Aromastoffen aus dem Weg gehen.

oder allergische Atembeschwerden verschlimmern kann. Therapeutisch muss dann die »Lunge« gestärkt werden.

Heuschnupfen (»Bi Yuan«) wird unter anderem auf eine gestörte Flüssigkeitsabsonderung der Nasenschleimhaut (blockierte Nasenatmung) zurückgeführt. Diese entsteht nach chinesischer Vorstellung durch äußere Witterungseinflüsse wie eine Kombination von Wind und Hitze oder Wind und Kälte. Der äußere Wind befällt die Nase und die Augen. Er äußert sich zum Beispiel durch Niesen und Augenjucken. Hilfreich zur Linderung der Symptome sind hier vor allem die Akupunktur und die chinesische Kräutertherapie. Wichtig ist auch die Ernährung (siehe Seite 254): Bei der Auswahl der Nahrungsmittel sollte zusätzlich darauf geachtet werden, den Funktionskreis »Milz« zu stärken. Die Milz hat nach der Vorstellung der TCM eine entscheidende Rolle für das Immunsystem, da sie im Körper für den Stoffwechsel

6: siehe Literatur Seite 277.

allgemein und außerdem für das Erkennen, Bewerten und Weiterverarbeiten von Fremdstoffen zuständig ist.

Mein Ansatz

Allergiker suchen oft Hilfe bei Naturheilkundlern oder TCM-Therapeuten, da sie das Gefühl haben, dass die konventionellen Methoden nicht reichen, um ihre komplexen Symptome zu lindern. Jeder dritte Patient tut das, und insgesamt geben Betroffene in Deutschland die enorme Summe von 900 Millionen Euro jährlich für Zusatzbehandlungen aus.

Nicht geprüfte Diagnoseverfahren
Naturheilkundliche Heilverfahren können zwar helfen, Beschwerden zu lindern und den Organismus zu kräftigen. Die Basis aller Therapien aber ist und bleibt, die jeweiligen Allergene zu meiden. Leider werden gerade in der Naturheilkunde häufig Diagnoseverfahren angewendet, die nicht ausreichend evaluiert sind, das heißt, ihre Ergebnisse sind nicht nachprüfbar. Dazu zählen zum Beispiel die Elektroakupunktur nach Voll, Bioresonanzverfahren und die Kinesiologie. Deren Diagnosen führen häufig zu einer Fülle von fraglich »positiven« Ergebnissen. Daraufhin wird zum Beispiel Nahrungsmittelallergikern empfohlen, sehr viele verschiedene Lebensmittel zu meiden. Meistens ist dieser sehr restriktive Umgang mit Nahrung gar nicht nötig. Er kann sogar zu Mangelerscheinungen an Mineralstoffen und Vitaminen führen. Und er schürt Ängste, die ihrerseits wieder allergische Reaktionen verstärken.

Oft gar keine Nahrungsmittelallergie
Ähnliches kann auch pasieren, wenn Nahrungsmittelallergien mit einem sogenannten Prick-Test diagnostiziert werden. Oft zeigt dieser Test nämlich nur eine Sensibilisierung, das heißt eine immunologische Reaktion auf eine bestimmte Substanz. Eine echte Allergie liegt aber erst vor, wenn auch ein klinisches Symptom wie zum Beispiel ein Ausschlag auftritt. Bevor Sie sich auf spezialisierte Diäten oder Therapien einlassen, sollten Sie sich deshalb auf jeden Fall einer etablierten, konventionellen Allergietestung bei einem Facharzt (Allergologen) unterziehen.

Die Rolle der Psyche
Unser Immunsystem wird stark von psychischen Faktoren beeinflusst, es wird »konditioniert«. Besonders bei allergischen Erkrankungen ist eine psychische Stabilisierung sehr wichtig. Das können Sie zum Beispiel mit Ordnungstherapie erreichen (siehe Seite 222), oder indem Sie Entspannungstechniken lernen, durch mehr Achtsamkeit im Alltag und, wenn ungelöste Konflikte eine Rolle spielen, auch durch Psychotherapie. Man weiß heute, dass die Botenstoffe der Körperabwehr in ständigem Wechselspiel mit denen des vegetativen Nervensystems und der Psyche stehen – wissenschaftlich erforscht als »Psycho-Neuro-Immunologie«.

Was eine Darmsanierung bewirkt
Schließlich ist, zur Vorbeugung und langfristigen Abschwächung allergischer Reaktionen, eine gesunde Darmflora unerlässlich. Das fängt bereits beim Stillen an. Durch die Muttermilch erhält das Kind nicht nur eine seinen Erfordernissen angepasste optimale

Nahrung. Das Stillen sorgt auch dafür, dass Keime von der Haut der Mutter in den Dickdarm gelangen und dort das Immunsystem schulen. Wir tragen bis zu 100-mal mehr Bakterien im Darm, als wir Körperzellen besitzen. Und eine unzureichende oder gar falsche Darmbesiedlung mit Bakterien zieht Störungen des Immunsystems nach sich, wie sich bei Dermatitis-Patienten in Studien nachweisen ließ.[6] Deshalb spielt eine richtige Ernährung bei Allergien oder auch die Behandlung mit probiotischen Bakterien eine wichtige Rolle – und zwar selbst dann, wenn es nicht um Überempfindlichkeiten gegenüber Nahrungsmitteln geht.

Behandlungen für zu Hause
Hilfe bei akuten Beschwerden

Bei Insektenstichen

Vorsicht: Falls eine Allergie auf Bienen- oder Wespengift vorliegt, müssen natürlich sofort die Medikamente des **Notfallsets** zum Einsatz kommen (siehe Seite 218). Rufen Sie in diesem Fall sofort den **Notarzt**.

● Schmerzlindernd wirkt eine halbe **Zwiebel**, die aufgelegt und mit einem Pflaster oder Verband fixiert wird. Wohltuend sind auch die frisch zerdrückten Blätter des **Spitzwegerichs** (der oft am Wegrand gedeiht).

● Ein empfehlenswertes Präparat aus der **anthroposophischen** Medizin ist der Extrakt aus **Brennnessel** und **Arnika** (Combudoron®), den man als Gel auf die Einstichstelle auftragen kann. Er verringert die Schwellung, wirkt schmerz- und juckreizlindernd und dämmt die lokale Entzündung ein.

Bei Dermatitis

● Bei akutem Juckreiz empfehle ich Ihnen zwei **homöopathische Präparate**: Dolichos D6 (aus der Juckbohne), alle 5 Minuten unter der Zunge zergehen lassen, etwa eine Stun-

---

Mein Tipp
Selbst kochen

Moderne Lebensmittel haben viele Prozesse durchlaufen, bis sie als scheinbar »leichte« oder »gesunde« Fertignahrung auf unserem Tisch auftauchen. Dabei kommt eine Fülle von Hilfsstoffen zum Einsatz. Meiner Meinung nach hängt die wachsende Zahl von Allergien auch ganz zentral mit unserem Essen zusammen. Es scheint mir nur logisch, dass die chemische Wirkung von Substanzen auch in unserem Organismus zum Tragen kommt und so unseren Stoffwechsel beeinflussen kann. Mein Tipp deshalb: Essen Sie so naturbelassen wie möglich. Ich selbst bereite, so oft ich kann, mediterran-asiatische Gerichte nach alten und neuen Rezepten zu. Dabei koche ich am liebsten Gemüsegerichte mit Kräutern und Gewürzen im elektrischen Wok. Ich verwende gerne Oliven- oder Rapsöl, wegen des guten Geschmacks und der besonderen Fettsäuren. Wenn Sie selbst kochen, können Sie wertvolle Inhaltsstoffe auswählen und Farb-, Hilfs- und Aromastoffen aus dem Weg gehen. Dabei sollten Sie natürlich nur Lebensmittel verwenden, auf die Sie nicht allergisch reagieren. Probieren Sie einmal vier Wochen lang, keinerlei Fertigprodukte zu essen. Es gibt Hinweise darauf, dass dies Einfluss auf das Nervengerüst des Körpers hat (inbesondere eine Omega-3-Fettsäure-reiche Kost) und die Fähigkeit verbessert, auf Belastungen zu reagieren.

6: siehe Literatur Seite 277.

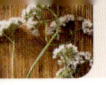

de lang. Hat dieses Mittel keine ausreichende Wirkung, nehmen Sie in derselben Dosierung Acidum formicicum D6 (Ameisensäure). Sowohl die Juckbohne als auch die Ameisensäure helfen in ihrer potenzierten Form bei juckenden und schmerzhaften Hautausschlägen. Häufig bringen sie Linderung, auch wenn wissenschaftliche Nachweise bisher nicht vorliegen.

● Probieren Sie zusätzlich aus, ob Ihnen **kaltes Wasser** hilft. Durch die Kühlung ziehen sich die Gefäße zusammen, sodass die Beschwerden gelindert werden.

● Den Juckreiz stillen kann man mit den Wirkstoffen des **Ballonrebenkrauts** (z. B. Halicar®, 3-mal täglich oder nach Bedarf häufiger dünn auftragen).

● Bei nässenden Ekzemen helfen der Extrakt der Bittersüßpflanze (z. B. Cefabene®), der als Salbe auf die betroffenen Stellen aufgetragen wird. Der Extrakt der **Bittersüßpflanze** hat sich seit Jahrhunderten in der Volksmedizin unter anderem bei Hautausschlägen bewährt und wird auch bei Neurodermitis, Schuppenflechte und Ekzemen empfohlen.

● Ist die Haut wund und neigt sie zu Blutungen, ist die Zaubernuss, **Hamamelis**, das pflanzenheilkundliche Mittel der Wahl (z. B. Hametum®, 3-mal täglich oder nach Bedarf häufiger dünn auftragen).

● Für den alltäglichen Gebrauch, vor allem bei Schuppenbildung, eignet sich die harnstoffhaltige Remederm®-Creme (2- bis 3-mal täglich auftragen). Der **Harnstoff** wirkt der Schuppenbildung entgegen und lindert die Entzündung der Haut.

● Eine neue Salbe auf der Basis von **Korianderöl**, mit einer nachweislich antientzündlichen Wirkung ist Coritop®.[10]

Bei Heuschnupfen

Wenn die Nase juckt oder Sie unter Niesanfällen leiden, sollten Sie eine **Nasenspülung** mit Salzlösung machen: Lösen Sie dazu 4 bis 5 Gramm Kochsalz in einem halben Liter körperwarmem Wasser, ziehen Sie dies zweimal täglich mit der Nase auf und blasen Sie die Salzlösung anschließend wieder aus. Einfacher ist der Umgang mit einer Nasendusche (aus der Apotheke). Die Nasenspülung vertreibt nicht nur Erreger von der Schleimhaut, sondern beruhigt auch das Immunsystem.

Langfristige Umstimmung

1. Achtsamkeit und Entspannung

Da die Psyche eine große Rolle bei allergischen Reaktionen spielt, kann die Ordnungstherapie viel bewirken: Zu einem effektiven »Allergie-Management« zählen ausreichend Schlaf, der richtige Umgang mit Stressfaktoren und eine gesunde Ernährung. Das ist nicht nur wichtig, um eine Achtsamkeit für belastende Reize zu entwickeln, sondern auch, um Angst und Depressionen zu begegnen. Sehr hilfreich ist dabei, wenn Sie eine Entspannungstechnik lernen – egal ob das Yoga, Qigong, Taiji, die Muskelentspannung nach Jacobson, autogenes Training oder Meditation ist (siehe Seiten 110 und 256 ff.).

2. Wasseranwendungen

Wirkung: Regelmäßige Güsse und Wickel helfen dabei, das Immunsystem zu beruhigen. Es reagiert dann weniger intensiv auf allergene Reize. Auch wenn dieser Zusammenhang nicht wissenschaftlich erwie-

10: siehe Literatur Seite 277.

sen ist, so stärken die Kneipp'schen Verfahren doch die körperliche Verfassung. Sie verringern die Anfälligkeit gegenüber Infekten und Stress und tragen zur Entspannung bei. Sie wirken unspezifisch auf den gesamten Organismus und können deshalb je nach individueller Konstitution bei Dermatitis und gegen Heuschnupfen angewendet werden.

Anwendung:

Speziell zu empfehlen sind:

• **Kalte Gesichtsgüsse** (siehe Seite 173) bei allergischer Rhinitis (Heuschnupfen);

• **Feucht-kalte Bauchwickel** (siehe Seite 235) bei Nahrungsmittelallergie:

• **Bäder mit Zusätzen** bei atopischer Dermatitis: Probieren Sie aus, was Ihnen guttut. Vielen Patienten helfen Bäder mit Salz aus dem Toten Meer, Schwefel oder Nachtkerzenöl.

3. Ernährung

Vermeiden Sie jede zusätzliche, potenziell allergene Belastung durch Zusatzstoffe in der Nahrung (z.B. Konservierungsmittel). Essen Sie keine Transfettsäuren, wie sie in gehärteten Fetten in Fertigprodukten vorkommen. Bei Kindern scheinen sie Allergien und auch Asthma zu fördern.[14] Zu empfehlen sind dagegen möglichst naturbelassene Lebensmittel (außer denjenigen, auf die Sie allergisch reagieren). **Vollwerternährung** wirkt sich positiv auf die Darmflora aus und ist reich an Antioxidanzien, die Entzündungsreaktionen entgegenwirken. Omega-3-Fettsäuren aus fettem Seefisch, Raps- und Walnussöl (sofern Sie nicht darauf allergisch sind) scheinen die Allergiebereitschaft zu senken.

Akupressur

Linderung der Heuschnupfensymptome

Wenn Sie unter Heuschnupfen leiden, können Sie es mit folgender Akupressur versuchen: Massieren Sie mit sanftem Druck der Zeigefingerkuppe oder des Daumens täglich jeweils 1/2 bis 1 Minute die Punkte Dickdarm 4 und Dickdarm 20, bei juckender Nase durchaus auch häufiger.

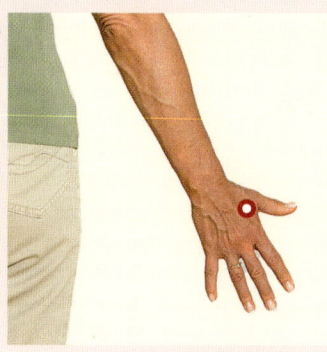

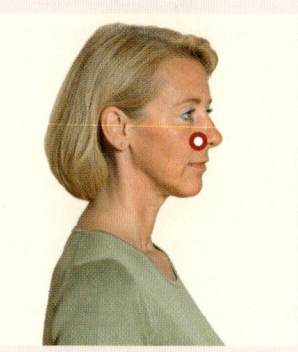

1. Der Punkt **Dickdarm 4** liegt zwischen Daumen und Zeigefinger auf der höchsten Erhebung des Handrückenmuskels, wenn der Daumen fest am Zeigefinger anliegt.

2. Der Punkt **Dickdarm 20** liegt seitlich des Nasenflügels, dort, wo die Nase am breitesten ist. Er wirkt bei Nasenverstopfung, Schnupfen und zur Gesichtsmuskelentspannung.

14: siehe Literatur Seite 277.

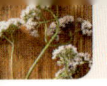

Hinweis: Wenn Sie Beschwerden wie etwa Krämpfe oder Durchfall haben und kein Nahrungsmittel als Allergen identifiziert wurde, könnten Sie möglicherweise unter einem Reizdarm leiden (siehe Seite 128).

4. Heilfasten

Wirkung: Diese Form des Nahrungsverzichts (siehe Seite 250) bietet nicht nur einen idealen Einstieg in eine Ernährungsumstellung. Fasten hilft auch, die Darmflora zu regenerieren und auf diese Weise das Immunsystem zu stärken. Aus diesem Grund wird Heilfasten gern als Basistherapie der Neurodermitis eingesetzt.

Anwendung: Abhängig von der Konstitution kann bis zu zweimal jährlich eine Woche lang gefastet werden (siehe Seite 250).

5. Probiotika-Therapie

Milchsäurebakterien (Laktobazillen) kommen nicht nur in fermentierten Lebensmitteln (z. B. Joghurt, sauer vergorene Gemüse, Sauerkraut) vor. Sie werden auch Nahrungsmitteln gezielt zugesetzt (probiotische Joghurts) oder sind als Medikament zu kaufen (z. B. Omniflora®). Auch wenn nicht genau erwiesen ist, was sie im Körper bewirken, so zeigt zum Beispiel eine finnische Studie über den Einsatz von Probiotika bei Kindern, dass ihr Risiko für eine allergische Erkrankung wie Neurodermitis sinkt, wenn sie während der ersten vier Lebensjahre prophylaktisch Probiotika erhalten.[6] Auch für eine spezielle Art von Escherichia coli (Mutaflor®) konnten im Laborversuch antiallergene Effekte festgestellt werden.

Hinweis: Lebensmittelhersteller werben mit vielen probiotischen Produkten, zum Beispiel Joghurts. Oft enthalten sie aber Zusatzstoffe und Zucker. Außerdem ist der Anteil der Keime nicht standardisiert. Empfehlenswert ist dagegen der Brottrunk® von Kanne, ein zusatzstofffreies Getränk aus milchsauer vergorenem Brot, das eine hohe Konzentration an Milchsäurebakterien aufweist.

6. Bewegung

Regelmäßige körperliche Aktivität ist grundlegend bei der Behandlung aller chronischen Krankheiten, auch von Allergien und Asthma, wie Studien zeigen.[9] Optimal wären 20 bis 30 Minuten täglich. Suchen Sie sich eine Bewegungsform aus, die Ihnen Spaß macht. Durch das Training kommt es zu einem besseren Lebensgefühl und einer wachsenden Fitness. Sie werden seltener krank und fühlen sich auch psychisch wohler.

7. Akupressur

Wirkung: Es gibt vielversprechende Studien, was den Einsatz von Akupunktur bei Heuschnupfen betrifft.[1] Vielleicht lindert bereits eine Akupressur, die anders als die Akupunktur auch für die Behandlung zu Hause geeignet ist, die Symptome (siehe Seite 223).

8. Heilpflanzen-Therapie

• *Pestwurzpräparat*

Wirkung: Gegen allergische Rhinitis hilft Pestwurz (Petasites hybridus), der ähnliche Wirkung wie ein Antihistamin hat, ohne gleichzeitig zu ermüden.[2, 11]

1, 2, 6, 9, 11: siehe Literatur Seite 276, 277.

Anwendung: Es empfiehlt sich ein Fertigpräparat aus der Apotheke (z. B. Tesalin®, 2-mal täglich 1 Tablette). Das Medikament ist seit 2003 in der Schweiz erhältlich (in Deutschland bisher noch nicht zugelassen).

9. Homöopathie

• *Galphimia glauca (Thyrallus glauca)*

Die Wirksamkeit bei Heuschnupfen konnte in einer sogenannten Meta-Analyse, welche die Gesamtsicht der zur Verfügung stehenden wissenschaftlichen Untersuchungen bewertet, gezeigt werden.[7]

Anwendung: Prophylaktisch 6 Wochen vor der kritischen Pollenflugphase: 1-mal täglich 5 Tropfen oder Globuli D12 einnehmen; bei akuten Beschwerden bis zu 4-mal täglich 5 Tropfen oder Globuli D4 oder C4 einnehmen.

• *Blütenpollenmischung C30*

Belegt ist auch die Wirkung einer Pollenmischung (z. B. als **Pollens** C30/Pollantium C30, 3-mal 5 Globuli in 24 Stunden einnehmen).[5]

Praxiswissen

Was Sie noch mithilfe von Therapeuten tun können

Lichttherapie (Heliotherapie)

Die Bestrahlung mit UV-(B-)Licht wirkt »immunmodulierend«, sie verändert die Abwehrkräfte auf unspezifische Weise und eignet sich zur Behandlung aller Arten von Allergien. Der amerikanische Forscher Jon Kabat-Zinn konnte zeigen, dass die Schuppenflechte bei Betroffenen deutlich schneller abheilte, wenn diese eine Lichtbehandlung in Kombination mit einer Achtsamkeitsmeditation durchführten (über eine Kassette).[3] Wir empfehlen das auch Neurodermitis-Patienten.

Eigenbluttherapie

Bei dieser Form der Immuntherapie wird den Patienten Eigenblut entnommen und wieder in den Muskel gespritzt. Dieser Vorgang wird zwei- bis dreimal pro Woche mit steigender Dosierung wiederholt. Obwohl wissenschaftliche Nachweise für die Wirkung fehlen, machen viele Allergiker gute Erfahrungen mit dieser Art der Behandlung.

Neuraltherapie

Als chronische Entzündungsherde werden bei Heuschnupfen unter anderem die Nasennebenhöhlen behandelt und Nervengeflechte angespritzt, die für die Regulation der Schleimhäute zuständig sind. Wissenschaftliche Untersuchungen liegen zu dieser Therapie für die Erkrankungen des allergischen Formenkreises nicht vor (siehe Seite 243).

Chinesische Kräutertherapie

Es gibt Hinweise, dass sie erfolgreich ist bei der Behandlung der Neurodermitis[17] und des Heuschnupfens (in Kombination mit Akupunktur).[1, 12, 16]

Solebäder

Beachtlichen Erfolg haben bei Neurodermitis Solebäder mit anschließender UV-B-Bestrahlung. Eine solche Behandlung machen Physiotherapeuten in dermatologischen Krankenhäusern und Rehabilitationseinrichtungen.

1, 3, 5, 7, 12, 16, 17: siehe Literatur Seite 276, 277.

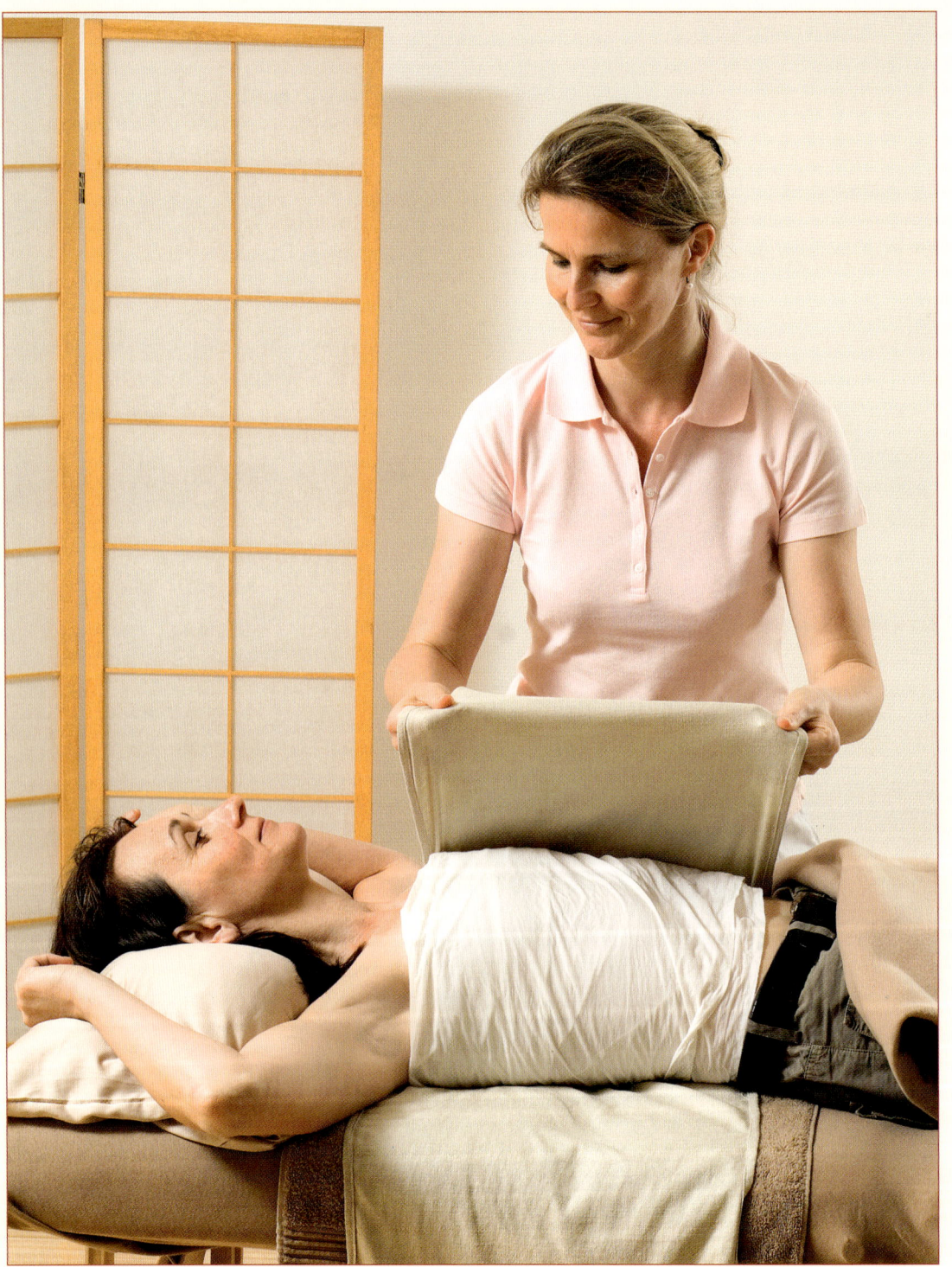

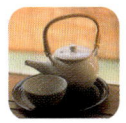

Die Methoden:
wie sie wirken und wie man sie anwendet

Viele Naturheilverfahren können Sie allein oder mithilfe einer anderen Person zu Hause durchführen. Auf den folgenden Seiten finden Sie dafür leicht verständliche Anleitungen sowie hilfreiche Erklärungen zu den unterschiedlichen Wirkmodellen. Sie erfahren auch, in welchen Fällen es sich lohnen würde, sich zusätzliche Unterstützung von Therapeuten zu holen.

Naturheilkunde

Naturheilkunde bezeichnet ein Spektrum verschiedener Methoden, die die körpereigenen Fähigkeiten zur Selbstheilung mithilfe natürlicher Mittel wie Sonne, Licht und Luft, aber auch Bewegung und Ruhe, Nahrung und Temperaturreizen anregen. Ein wichtiger Pionier ist der Arzt Christoph Wilhelm Hufeland (1762 bis 1836), der auch Goethe und Schiller behandelte, Leibarzt des preußischen Königs war und das Journal der »practischen Arzneykunde« herausgab. Er plädierte für sanfte Behandlungen, im Gegensatz zur damals üblichen Medizin, die mit drastischen Mitteln wie häufigem Aderlass so manchen Patienten das Leben kostete. Mit seinen Vorstellungen von Diätetik (Lehre von der gesunden Lebensordnung) und physikalischen Therapien hat er bis heute großen Einfluss auf die Naturheilkunde.

Die Methoden der Naturheilkunde

Klassische Naturheilverfahren sind Wasseranwendungen, Ordnungstherapie (ausgewogene Lebensführung im Einklang mit den Rhythmen des Körpers und der Natur) Bewegung, Ernährung und Heilpflanzen-Therapie. Im weiteren Sinne werden auch ausleitende Verfahren (z. B. Blutegel-Therapie) und traditionelle Heilverfahren, wie Ayurveda und die chinesische Medizin dazugezählt.

Frühe Wurzeln in der Antike

Bereits Hippokrates (ca. 460 bis 370 v. Chr.), einer der Begründer der europäischen Medizin, sah in den Kräften der Natur die eigentliche Arznei, der Arzt war nur Behandler. Im ersten nachchristlichen Jahrhundert verfasste der römische Militärarzt Dioskurides die »Materia medica«, ein Werk, das 600 Kräuter und 1000 weitere natürliche Heilmittel aufführte. Im Mittelalter war der Orden der Benediktiner Wegbereiter für die Weiterverbreitung medizinischen Wissens, das zu einem großen Teil auf der Heilwirkung von Kräutern des Klostergartens beruhte. Hildegard von Bingen (1089 bis 1179) integrierte Pflanzen aus der Volksmedizin in diesen Kanon.

Die Behandlung mit Heilpflanzen

Die Basis der traditionellen Heilpflanzen-Behandlungen war die Signaturenlehre. Man ging davon aus, dass Gott durch Zeichen, Formen und Farben in der Natur festgelegt hatte, was auf welche Weise wirken soll. Die Johanniskrautblüten zum Beispiel wurden wegen ihrer leuchtend goldgelben Farbe als Symbol für die Sonne angesehen, auch weil sie an sonnigen Hängen etwa zur Zeit der Sommersonnwende blühen. Aus solchen Intuitionen heraus entstand die Vorstellung, mit dieser Pflanze »Licht in das Dunkel« bringen zu können. Tatsächlich hilft Johanniskraut gegen leichte bis mittlere Depressionen, wie neuere Untersuchungen ergeben haben. Später suchte die moderne Pharmakologie bekannte Volksrezepte nach einzelnen chemischen Wirkstoffen ab und synthetisierte diese. Das war oft billiger, als die natürlichen Rohstoffe zu verwenden. So entstand zum Beispiel aus der Weidenrinde das Aspirin.

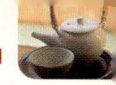

1976 wurde dann nach dem Schock der Missbildungen durch das Schlafmittel Contergan ein Arzneimittelgesetz verabschiedet, das den Nachweis der Qualität, Wirksamkeit und Unbedenklichkeit jedes Medikaments verlangte und mit seinen hohen und kostspieligen Anforderungen viele pflanzliche Substanzen vom Markt verdrängte (Seite 52).

Wasseranwendungen und -kuren

Wie schon in der Antike spielte neben den Heilpflanzen immer auch das Wasser eine große Rolle: Vinzenz Prießnitz (1799 bis 1851) kombinierte Bäder und Umschläge mit aktiver und passiver Bewegungstherapie sowie einfacher Mischkost. Sein Zeitgenosse und Freund Johann Schroth (1798 bis 1856) verband die Wasseranwendungen mit Fasten. Sebastian Kneipps (1821 bis 1897) Wasserkuren wurden in ganz Europa bekannt.

Naturheilkunde als Reformbewegung

Parallel dazu änderte sich durch die Erkenntnisse der Zellularpathologie, der Bakteriologie und des Darwinismus das Körperverständnis. Natur- und Geisteswissenschaften trennten sich. An die Stelle ganzheitlicher Betrachtungsweisen trat ein immer stärker spezialisiertes und naturwissenschaftlich orientiertes Fachwissen. Als Gegenbewegung wie auch als Reaktion auf die Folgen der Industrialisierung wurde die Naturheilkunde Ende des 19. Jahrhunderts zum Teil einer populären gesellschaftlichen Reformbewegung mit Gesundheitsvereinen, Freikörperkultur und Turngruppen. Populärmedizinische Zeitschriften wie »Der Naturarzt« oder die sehr populäre »Gartenlaube« erreichten in dieser Zeit riesige Auflagen.

Im Jahr 1892 eröffnete eine »Freie Hochschule für Naturheilkunde« in Berlin unter gemeinsamer Leitung von Ärzten und Heilpraktikern. Heiler aller möglichen Richtungen organisierten sich in Verbänden, zum Beispiel dem «Verein Deutscher Magnetopathen«, die Bevölkerung trat Vereinen bei. Der »Biochemische Bund Deutschland« zählte 1930 geschätzte 180.000 Mitglieder, der »Verein für naturgemäße Lebens- und Heilweisen« (Prießnitz-Bund) 120.000, der »Kneipp-Bund« 48.000. Im Faschismus wurde die Ausbildung der Heilberufe vereinheitlicht und 1939 ein Heilpraktikergesetz erlassen, das noch heute gültig ist.

Heilpraktiker und Naturärzte heute

Heute arbeiten in Deutschland an die 20.000 Heilpraktiker, davon allerdings lediglich ein Drittel in Vollzeitpraxen. Sie haben den Kanon ihrer Therapien deutlich erweitert und bieten auch viele Verfahren an, deren Wirkung nicht bewiesen und deshalb umstritten ist, zum Beispiel die Chelat-, Bachblüten-, Eigenblut- oder Rolfing-Therapie. In Österreich sind Heilberufe heute ausschließlich Ärzten vorbehalten.

In der klassischen Medizinerausbildung in Deutschland sind Naturheilverfahren seit der neuen ärztlichen Approbationsordnung aus dem Jahr 2003 Teil eines verpflichtenden Lehrplans für Medizinstudenten. Die ärztliche Approbationsordnung (ÄAppO) sieht einen gemeinsamen Unterricht von Rehabilitation, physikalischer Medizin sowie Naturheilverfahren vor. Durch Weiterbildung können Ärzte jedoch die Zusatzbezeichnung »Akupunktur«, »Homöopathie« oder »Naturheilverfahren« erwerben.

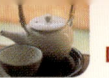

Heilpflanzen-Therapie

Seit jeher spielen Pflanzen im menschlichen Leben eine große Rolle: Sie nähren uns, sie produzieren den für uns lebenswichtigen Sauerstoff, und viele von ihnen besitzen Heilkraft. Die ersten schriftlichen Zeugnisse der Nutzung von Heilkräutern stammen aus dem 16. vorchristlichen Jahrhundert von einem altägyptischen Papyrus. In unseren Breiten

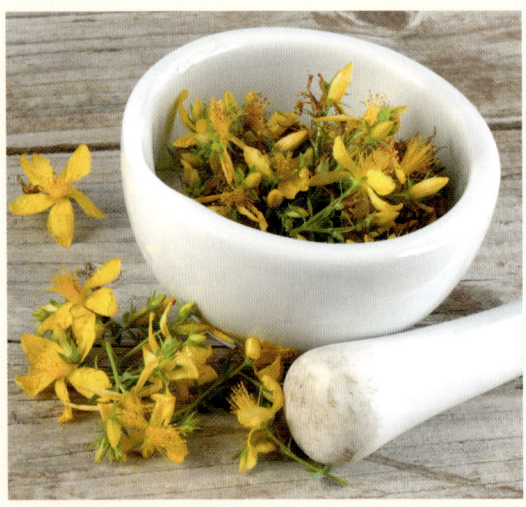

Johanniskraut ist seit Jahrhunderten ein wirksames pflanzliches Mittel gegen leichte Depressionen.

gilt die Klostermedizin als Wegbereiter der Kräuterheilkunde, wie sie vom frühen Mittelalter bis ins 15. Jahrhundert in abendländischer Tradition gelehrt wurde. Das Heilen mit Pflanzen wich dann jedoch einige Zeit aus dem Bewusstsein der Menschen und fand erst im 20. Jahrhundert wieder eine solide Basis. Es bildeten sich im letzten Jahrhundert zwei Schulen heraus: die wissenschaftliche Phytotherapie, auch rationale Phytothe-

rapie genannt, deren Interesse vor allem auf der pharmakologischen Nachweisbarkeit der Inhaltsstoffe und deren Wirksamkeit liegt, und die Erfahrungsheilkunde, die ihr Wissen aus traditionellen Anwendungen von Heilpflanzen bezieht. Gerade die wissenschaftliche Phytotherapie gewinnt in der heutigen Zeit immer größere Bedeutung. Ihr geht es auch darum, Klarheit über Nebenwirkungen und Wechselwirkungen mit herkömmlichen Medikamenten zu gewinnen.

Wie wirken Heilpflanzen?

Bei vielen Pflanzen weiß man seit Jahrtausenden, dass sie wirken. Wie sie wirken, ist aber erst seit relativ kurzer Zeit durch Untersuchungen einzelner Inhaltsstoffe für einige Heilpflanzen belegt. Häufig entfalten die Heilpflanzen ihre Wirkung als Vielstoffgemische: Zwar definiert oft ein bestimmter Inhaltsstoff, wofür sie im Krankheitsfall genutzt werden, doch die Pflanze oder Teile von ihr wirken in ihrer Ganzheit. Zu den wichtigen Wirkstoffgruppen, die untersucht wurden, zählen zum Beispiel die Bitterstoffe, ätherische Öle, Gerbstoffe, Saponine oder Quellstoffe.

Anwendungsgebiete

Die Phytotherapie besitzt heute einen hohen Stellenwert in der Behandlung von leichteren Erkrankungen, etwa bei Nasen-Rachen- und Atemwegsinfektionen, bei Störungen des Magen-Darm-Trakts oder bei Entzündungen der ableitenden Harnwege. Auch Herz-Kreislauf-Erkrankungen sowie Prostatabeschwerden gehören in das Wirkungsspektrum von

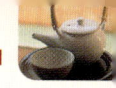

Heilpflanzen. Studien haben eine besondere Wirksamkeit nachgewiesen bei folgenden chronischen Krankheiten:

- Baldrian gegen Schlafstörungen,
- Pestwurz zur Vorbeugung von Migräne,
- Weißdorn gegen Herzinsuffizienz,
- Johanniskraut bei leichten Depressionen,
- Flohsamen zur Vorbeugung vor akuten Phasen der Colitis ulcerosa,
- Preiselbeeren gegen Harnwegsinfekte,
- Sägepalme gegen Prostatabeschwerden,
- Umckaloabo bei Bronchitis,
- Ginkgo biloba bei Demenz.

Wie wendet man Heilpflanzen an?

Pflanzliche Präparate können Sie in Form von Salben, Tinkturen, Tabletten, Säften oder Pulver erhalten. Um eine optimale Wirkung zu haben, nehmen die Hersteller der Phytotherapeutika die Teile der Pflanzen, von denen man weiß, wie sie wirken: zum Beispiel nur die Blüten der Kamille; die Blätter der Brennnessel; die Wurzeln des Baldrians; die Samen des Bockshornklees; und die Rinde der Weide.

Teezubereitungen können Sie leicht zu Hause ausführen, wenn Sie Folgendes beherzigen:

- **Aufguss:** Dazu übergießt man in der Regel 1 bis 2 TL getrocknete Pflanzenteile mit 1 Tasse kochend heißem Wasser und lässt diesen Tee 10 Minuten zugedeckt ziehen. Danach seiht man ihn ab.
- **Abkochung:** Harte Pflanzenteile, wie Wurzeln, Stängel oder Früchte, muss man richtig kochen, bevor die Inhaltsstoffe herausgelöst werden. Dazu nimmt man 1 bis 2 Pflanzenteile, schneidet sie bei Bedarf klein und übergießt sie mit 1 Tasse kaltem Wasser. Diese Mischung kocht man je nach Rezeptur einige Minuten und seiht sie dann ab.

- **Kaltwasserauszug:** Vor allem Pflanzen mit hitzeempfindlichen Inhaltsstoffen oder schleimhaltige Pflanzen wie der Eibisch benötigen einen mehrstündigen Auszug im kalten Wasser, um ihre Inhaltsstoffe zu entwickeln. Nachdem man die Pflanzenteile abgeseiht hat, wird der Sud nur leicht erwärmt, bevor man ihn trinkt.

Das grüne Rezept

Um die Unbedenklichkeit von Pflanzenstoffen zu systematisieren und gesetzlich festzuhalten, formierte sich 1976 ein Expertengremium namens Kommission E, das etwa 600 der gebräuchlichsten Heilpflanzen kritisch untersuchte und bisherige Studien und Erfahrungen sondierte. Schlagartig fiel etwa ein Drittel der Heilpflanzen aus dem Katalog wegen zu geringer Wirksamkeit oder zu hohen Nebenwirkungen, die anderen durften zur Therapie genutzt werden. Dieses System soll auf den europäischen Raum von der europäischen Dachorganisation nationaler Fachgesellschaften für Phytotherapie (ESCOP) ausgeweitet werden. Das Gesundheitsmodernisierungsgesetz aus dem Jahr 2004 hält nur noch vier Phytotherapeutika für bestimmte Indikationen für verschreibungsfähig: Ginkgo bei Demenz, Johanniskraut bei leichten bis mittelschweren Depressionen, Flohsamenschalen bei Colitis ulcerosa und Mistel in der Palliativtherapie bei Krebserkrankungen. Alle anderen Heilpflanzen, die in der erfahrungsheilkundlichen Anwendung seit Jahrhunderten gute Wirksamkeit bewiesen, können seither nur noch auf einem sogenannten grünen Rezept vom Arzt verschrieben werden, das von der Krankenkasse nicht mehr übernommen wird.

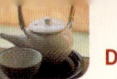

Wasseranwendungen

Schon in den ältesten Kulturen hat man mit der Heilkraft des Wassers versucht, Krankheiten vorzubeugen und sie zu behandeln. Die moderne Wassertherapie, wie sie heute in Kliniken und Kuren angewendet wird, wurde von dem Naturheiler Vincent Prießnitz (1799 bis 1851) und dem Wörishofener Pfarrer Sebastian Kneipp (1821 bis 1897) entwickelt. Sie umfasst: Waschungen, Abreibungen, Güsse, Wickel, Ganzkörperpackungen, Bäder und Teilbäder. Je nach Konstitution und Beschwerdebild des Patienten wird eine Variante ausgewählt, die von kleinstem Reiz, wie den Waschungen, bis hin zu starkem Reiz bei Ganzkörperpackungen reichen kann. Viele Anwendungen können gut zu Hause durchgeführt werden.

Wasser wirkt auf die Temperaturrezeptoren in der Haut. Diese Nervenzellen senden über komplexe hormonelle und nervale Wege Botschaften an die Blutgefäße, die zu einer Veränderung der Durchblutung führen. Wie der Körper reagiert, ist abhängig vom Reiz, das heißt von der Temperatur und der Dauer der Einwirkung (siehe unten und Seite 239): Auf einen kurzen Kältereiz zum Beispiel wie beim Schenkelguss wird die Haut anschließend stärker durchblutet.

Wickel

Wickel, Auflagen oder Packungen sind altbewährte Hausmittel, die entweder nur über den Kälte- oder Wärmereiz oder auch durch die Substanz wirken, die ihnen zugesetzt wurde. Sie werden mit feuchten und/oder trockenen Tüchern ausgeführt. Wickel entziehen Wärme, wie beispielsweise Wadenwickel bei Fieber, oder sie führen sie zu, wie bei einem Leibwickel. Als große Packung wirken sie sogar schweißtreibend.

Wirkung

Kalte Wickel entziehen dem Körper zuerst Wärme, sodass sich die Gefäße verengen. Der Körper arbeitet jedoch gegen diesen Reiz, und nach kurzer Zeit weiten sich die Blutgefäße wieder und führen zu Wärme.

Auch die inneren Organe werden durch die Temperaturreize der Haut über nervale Reflexbögen erreicht und positiv beeinflusst. Die erhöhte Durchblutung und verbesserte Stoffwechselaktivität des Gehirns wirken außerdem harmonisierend auf Nervensystem und Psyche. Ein besonders positives Ergebnis der Wasseranwendungen ist eine gewisse Stärkung des Immunsystems, also die »Abhärtung des Körpers«, zum Beispiel als Vorbeugung gegen Erkältungskrankheiten. Ausreichende wissenschaftliche Untersuchungen dazu liegen allerdings noch nicht vor. Diese reflektorische Wirkung von Wickeln und Auflagen kann durch Zusätze, zum Beispiel Kamille, Kümmel oder Zitrone, noch verstärkt werden.

Anwendungsgebiete

Wickel und Auflagen wirken sowohl bei leichten Befindlichkeitsstörungen als auch zur Unterstützung bei Erkrankungen, wie einer fieberhaften Erkältung. Sie dienen der Schmerzlinderung, wirken Unruhezuständen entgegen und verstärken die Abwehr des Körpers. Außerdem lockern sie Verspannungen und sind schweißtreibend.

Was sollten Sie beachten?

Beachten Sie auf jeden Fall, dass der Körper (vor allem auch die Füße) beim Anlegen eines Wickels warm sind und dass der Raum gut durchwärmt ist. Das feuchte Innentuch soll immer gut ausgewrungen sein und am Patienten faltenfrei und möglichst stramm gewickelt werden. Darüber kommt ein Zwischentuch, das immer etwas größer als das Innentuch sein soll. Das ist wichtig, da die Feuchtigkeit sonst verdampft. Als dritte Lage

verwendet man in der Regel ein dickeres Woll- oder Baumwolltuch. Während der Anwendung empfiehlt es sich, sich zu entspannen und auf jede Art von Ablenkung zu verzichten. Wichtig ist auch, eine halbe Stunde nachzuruhen, damit die Körperreaktion langsam abklingen kann.

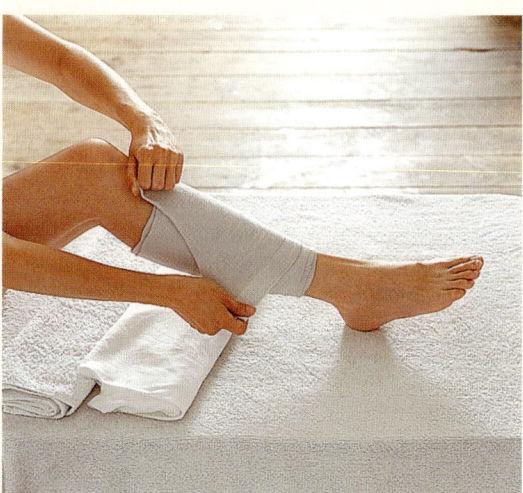

Feucht-kalte Wickel um die Unterschenkel wirken oft schneller als fiebersenkende Medikamente.

Auf einen Blick

In diesem Buch haben wir Ihnen die wichtigsten Wasseranwendungen, die man zu Hause gut ausführen kann, zusammengestellt. Spezielle Anwendungen, die vor allem bei bestimmten Beschwerden helfen, finden Sie den einzelnen Krankheitsbildern zugeordnet:

Wickel und Auflagen

- Bienenwachsauflage (siehe Seite 188)
- Bockshornkleeauflage (siehe Seite 234)
- Brustwickel, feucht-kalt (siehe Seite 235)
- Heiße Rolle (siehe Seite 236)
- Kohlwickel (siehe Seite 237)
- Leibauflage (siehe Seite 143)
- Quarkwickel (siehe Seite 212)
- Retterspitzauflage (siehe Seite 213)
- Senfmehlauflage (siehe Seite 238)

Güsse und Bäder

- Armbad, temperaturansteigend (Seite 106)
- Armguss, kalt (siehe Seite 239)
- Armwechselbad (siehe Seite 240)
- Gesichtsguss, kalt (siehe Seite 173)
- Leibwaschung (siehe Seite 240)
- Senfmehlfußbad (siehe Seite 153)
- Wechselschenkelguss (siehe Seite 241)

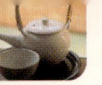

Bockshornkleeauflage

Der Bockshornklee spielte schon im Altertum in China, Indien und im Mittelmeerraum als Arzneipflanze eine große Rolle. Seit dem frühen Mittelalter bauten Benediktinermönche ihn auch nördlich der Alpen in ihren Klostergärten an. Vor allem seinen Samen (erhältlich in Apotheken) wurde eine große Heilkraft zugesprochen. Anerkannt ist heute die innere Anwendung der Samen bei Appetitlosigkeit. Wendet man die pulverisierten Samen äußerlich als Breiauflage an, wirken sie vor allem bei lokalen Hautinfektionen. In Kliniken macht man außerdem gute Erfahrungen mit Bockshornkleeauflagen bei Gelenkschmerzen, die durch eine Arthrose bedingt sind. Allerdings sollte die Auflage nicht bei einer akuten Gelenkentzündung angewendet werden.

Anwendung

Dieser Wickel besteht aus zwei Lagen, einem trockenen Geschirrhandtuch, auf das die Bockshornkleemasse aufgestrichen wird, und einem Baumwolltuch zur Fixierung und Abdeckung. Darüber kommt eine Wärmflasche. Wie viel Bockshornkleepulver Sie brauchen, hängt von der Größe desjenigen Gelenks ab, auf das der Wickel gelegt werden soll. Am Anfang muss man daher etwas mit der Menge experimentieren. Prüfen Sie vor dem Auflegen, ob die Temperatur der Auflage angenehm ist. Der Wickel sollte mindestens eine halbe Stunde liegen bleiben, bis zu zwei Stunden sind aber durchaus möglich, falls das angenehm ist.

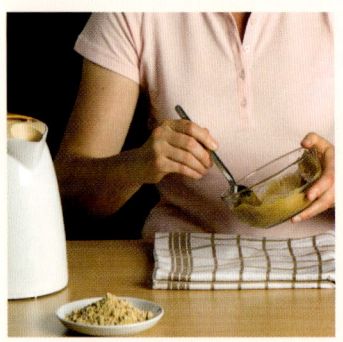

1. Falten Sie ein Geschirrhandtuch 2-mal. Verrühren Sie dann 5 gestrichene EL gemahlene Bockshornkleesamen mit heißem Wasser zu einer streichfähigen Paste.

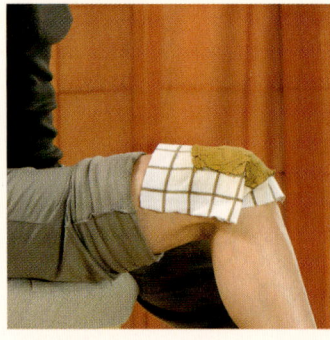

2. Streichen Sie die Paste etwa 0,5 cm dick auf das Geschirrtuch und legen Sie diese warme Auflage auf das schmerzende Gelenk, die Paste zeigt dabei nach oben.

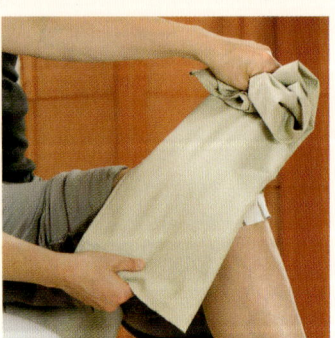

3. Jetzt wird die warme Auflage mit einem Baumwolltuch fixiert: Legen Sie das Tuch auf die Auflage und umwickeln Sie das Gelenk so, dass sie nicht verrutscht.

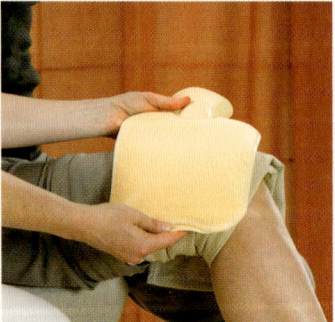

4. Zur besseren Wärmeentwicklung legen Sie noch eine Wärmflasche auf die Auflage. Bleiben Sie so lange entspannt sitzen, wie es angenehm warm ist.

Brustwickel (feucht-kalt)

Der Brustwickel reicht vom unteren Rippenbogen bis unter die Achsel. Durch den kalten Reiz reagiert der Körper auf die kurze Abkühlungsphase mit einer stärkeren Durchblutung im Brustraum. Innerhalb von Minuten kommt es dadurch zur Erwärmung und einem angenehmen Entspannungsgefühl. Der feucht-kalte Brustwickel wirkt somit reflektorisch auf alle Organe, die zu dieser Körperregion gehören: Er ist ideal für die Behandlung einer Bronchitis und wirkt unterstützend bei Asthma und Fibromyalgie. Bei einer Bronchitis kann man ihn sogar täglich anwenden. Bei Rippenbrüchen beziehungsweise bei einer Entzündung der Nerven des Rippenfells kann er schmerzlindernd wirken und sollte 2- bis 3-mal pro Woche unterstützend angelegt werden. Auch bei stabilen Herzerkrankungen oder Bluthochdruck kann er – die medikamentöse Therapie begleitend – eingesetzt werden. Nach dem gleichen Prinzip wie der Brustwickel wird auch ein Bauchwickel angelegt. Beide können auch mit Zusätzen, wie zum Beispiel ätherischen Ölen, verstärkt werden.

Anwendung

Sie brauchen für den Wickel ein Innentuch (etwa 25 cm x 120 cm), ein größeres baumwollenes Zwischentuch und ein Handtuch oder ein Wolltuch für die Außenlage. In eine Schüssel füllen Sie etwa 15 °C kaltes Wasser. Tauchen Sie das Innentuch so ein, dass es triefend nass wird und wringen es aus (Bild 1). Am besten, Sie legen die Tücher dann in der Reihenfolge »Außentuch, Zwischentuch, Innentuch« zuerst auf das Bett und umwickeln den Patienten dann so, wie in Bild 2 bis 3 beschrieben. Danach wird der Patient mit seiner Bettdecke eng zugedeckt. Lassen Sie den Wickel etwa 45 bis 75 Minuten wirken. Achten Sie dabei darauf, dass der Patient nie fröstelt. Nach der Anwendung sollte man auf jeden Fall noch eine halbe Stunde ruhen.

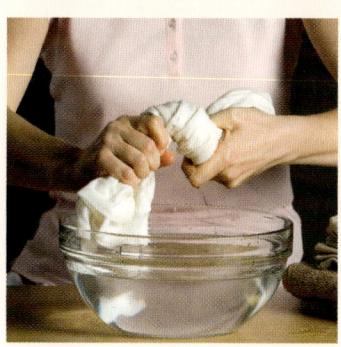

1. Wringen Sie das Innentuch so fest wie möglich aus. Das Tuch sollte nur noch feucht sein, sonst entzieht es bei der Anwendung dem Körper zu viel Wärme.

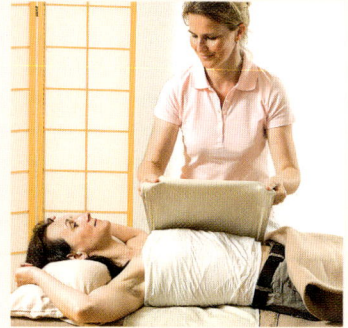

2. Umhüllen Sie mit dem feuchten Tuch die Brust, schlagen Sie es am Rücken übereinander. Danach legen Sie das Zwischentuch um, beide sollten faltenfrei sitzen.

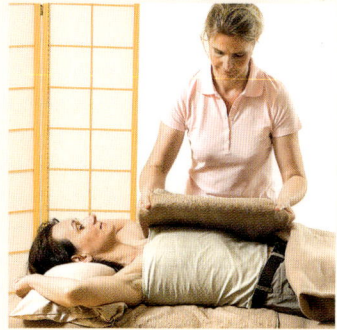

3. Nun legen Sie als dritte Lage das bereitgelegte wollene Tuch oder ein Handtuch über die beiden ersten. Auch die letzte Schicht sollte eng anliegen.

Heiße Rolle

Dieser ebenfalls seit Langem als Hausmittel bewährte Wickel besteht in seiner klassischen Form aus einem trichterförmig zusammengerollten Handtuch, das man – je nach Temperaturempfinden des Patienten – mit heißem oder warmem Wasser beträufelt. Mit dieser Rolle wird der Patient dann vorsichtig abgetupft. Lässt die Temperatur dann langsam nach, rollt man das Handtuch ab und betupft den Patienten mit dem noch warmen Teil der Rolle, der abgekühlte Bereich wird als Gegenrolle wieder aufgewickelt. Die Behandlung wiederholt man so lange, bis das ganze Handtuch abgewickelt ist.

Anwendung

In unserer Klinik haben wir diese klassische Form der heißen Rolle etwas abgewandelt, damit Sie zu Hause leichter ausgeführt werden kann, ohne dass man dazu eine zweite Person benötigt, und zudem die Gefahr einer Verbrennung verringert wird. Sie brauchen lediglich einen Wasserkocher, ein mittelgroßes Frotteehandtuch und eine Wärmflasche. Anstelle der Wärmflasche können Sie auch ein Körnerkissen verwenden. Legen Sie die heiße Rolle wie in Bild 1 bis 3 beschrieben an. Handtuch und Wärmflasche (bzw. Körnerkissen) können Sie so lange liegen lassen, wie es als angenehm empfunden wird.

Wirkung

Da die Wärme bei diesem Wickel nur langsam abgegeben wird, kann sie vom Körper besonders gut aufgenommen werden. Auf diese Weise wirkt die heiße Rolle entspannend und entkrampfend auf Muskeln und Bindegewebe, sie lindert Gelenkschmerzen und wirkt insgesamt durchblutungsfördernd und zudem schleimlösend.

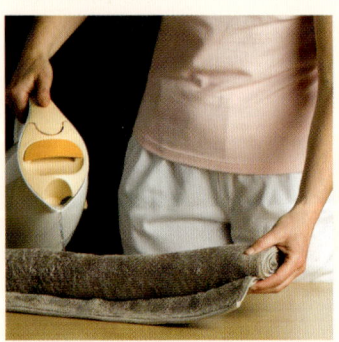 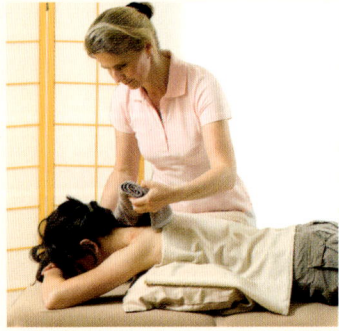 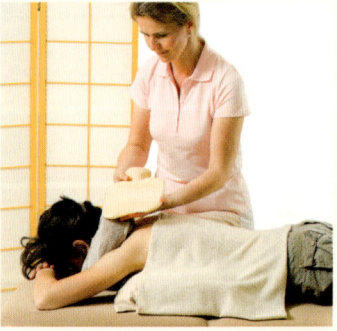

1. Legen Sie das Frotteehandtuch doppelt zusammen und rollen es dann eng ein. Träufeln Sie nun auf diese Rolle kochend heißes Wasser (das Tuch keinesfalls tränken!). Lassen Sie die Rolle etwas abkühlen.

2. Legen Sie die Rolle so vorsichtig auf die schmerzende Stelle, z. B. den Nacken auf, dass es nicht zu Verbrennungen durch das heiße Wasser kommen kann. Den restlichen Körper halten Sie mit einer Decke warm.

3. Wenn sich die Rolle abkühlt, können Sie wieder Wärme zuführen, indem Sie noch eine Wärmflasche darauflegen. Achten Sie auch hier unbedingt darauf, dass es nicht zu Verbrennungen an den Auflagestellen kommt.

Kohlwickel

Die Heilkraft des Kohls wurde schon im Mittelalter genutzt. Die Naturheilkunde setzt den Kohl auch heute noch vielfach aufgrund seines großen Wirkungsspektrums ein, das vor allem auf die schwefelhaltigen Inhaltsstoffe (Senfölglykoside) zurückgeht. Die Wirkungen reichen von antibakteriell bis zu antioxidativ. Außerdem hat er schmerzlindernde, kühlende und beruhigende Eigenschaften. Als Saftkur dient er weiterhin der unterstützenden Behandlung von saurem Aufstoßen. Äußerlich angewendet, ist er hilfreich bei schmerzhaften Gelenken infolge Gicht, Arthrose oder Rheuma. Durch seine kühlende und schmerzlindernde Wirkung verspricht er auch Besserung bei Insektenstichen und leichten Verbrennungen.

Anwendung

Für diese Art von Wickeln wird der Wirkstoff direkt auf die erkrankten Körperstellen gelegt. Am besten geeignet sind Weißkohl oder Wirsing mit großen saftigen Blättern. Kaufen Sie den Kohl dafür möglichst aus biologischem Anbau. Er sollte immer frisch sein, wenn Sie ihn verwenden, und bei Zimmertemperatur gelagert worden sein.

Für die Anwendung des Kohlwickels benötigen Sie einen Weißkohl oder Wirsing, ein Messer, ein Nudelholz, ein Holzbrett und eine elastische Binde. Legen Sie den Wickel dann wie in Bild 1 bis 3 beschrieben an. Damit möglichst viel Saft austritt, ritzen Sie die Blätter vor dem Auswalzen mit einem Messer noch mehrfach an.

Den Wickel können Sie bis zu 12 Stunden, aber mindestens 1 Stunde einwirken lassen. Sobald sich die Blätter braun verfärben und unangenehm riechen, sollten Sie ihn erneuern. Wiederholen Sie die Anwendung ein- bis zweimal täglich. Bei schmerzenden Gelenken haben sich Wickel über Nacht bewährt, die Sie am besten etwa zwei Wochen hintereinander anlegen.

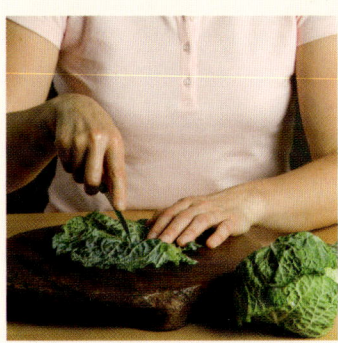

1. Nachdem Sie die äußeren Blätter des Kohls gewaschen haben, schneiden Sie mit einem scharfen Messer die dicken, hervorstehenden Blattachsen heraus.

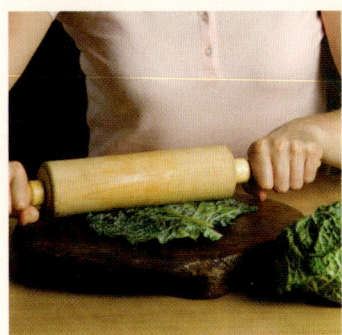

2. Walzen Sie jetzt mit einem Nudelholz oder mit einer Flasche die Blätter so flach, dass die Blattrippen aufbrechen und der Saft austreten kann.

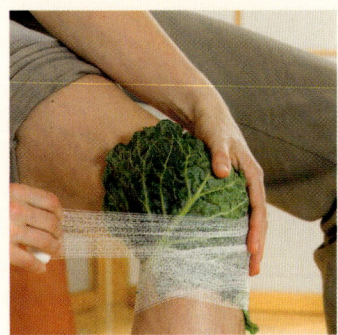

3. Legen Sie 2 bis 3 Blätter auf das schmerzende Gelenk und fixieren Sie sie mit einer elastischen Binde so, dass kleine Bewegungen noch möglich sind.

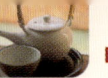
Senfmehlauflage

Der schwarze Senf enthält ein Öl, das durch Zerkleinern und Anrühren mit heißem Wasser austritt. Äußerlich angewendet, regt es die lokale Durchblutung sehr an, wirkt aber auch stark hautreizend. Die gemahlenen Senfsamen setzt man beispielsweise bei Bronchitis und Stirnhöhlenentzündungen ein, aber auch bei Asthma und Rückenschmerzen. Nicht geeignet sind die Senfmehlauflagen bei geschwächten Patienten oder Allergie und bei Hauterkrankungen im Anwendungsgebiet.

Anwendung

Sie brauchen für die Auflage einen Wasserkocher, ein Schüsselchen, ein Geschirrhandtuch und ein Baumwolltuch

Die Menge der verwendeten Paste ist abhängig davon, für welchen Körperbereich Sie den Wickel anwenden. Anfangs müssen Sie ein wenig probieren. Bei Erkältungskrankheiten, Asthma und Rückenschmerzen folgen Sie der Anleitung von Bild 1 bis 3.

Bei Stirn- / Kieferhöhlenentzündung

Bestreichen Sie eine Kompresse mit der Paste und decken Sie den Stirn- oder Kieferhöhlenbereich mit Vaseline ab. Schließen Sie bei der Anwendung die Augen und bedecken Sie diese wegen der abdampfenden ätherischen Öle mit kleinen Kompressen. Von einer Hilfsperson wird die Kompresse mit der Stoffseite auf die Haut gelegt.

Wichtig: Bei Senfmehlanwendungen ist große Vorsicht geboten. Auf keinen Fall darf der Senf mit Schleimhäuten (v. a. Augen) in Kontakt kommen. Die Anwendungsdauer liegt wegen der Verbrennungsgefahr im Bereich von Sekunden (Stirnhöhle) bis wenigen Minuten. Wenn die Auflage gut vertragen wird, kann sie im Rücken- und Brustbereich auch länger einwirken (bis zu 30 Minuten). Beenden Sie die Anwendung jedoch sofort, wenn Sie einen Juckreiz oder ein Brenngefühl auf der Haut verspüren.

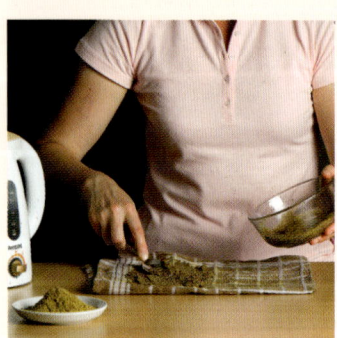

1. Verrühren Sie ca. 4 EL gemahlene Senfsamen mit 1 Glas heißem Wasser. Streichen Sie die Paste von der Mitte aus auf eine Hälfte des Geschirrtuchs.

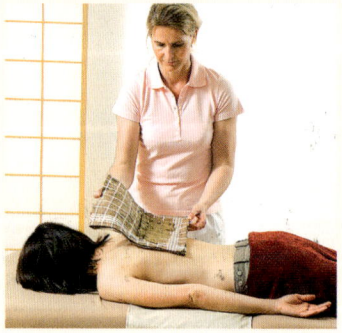

2. Das Tuch wird nun so auf die betroffene Körperstelle gelegt, dass die Seite mit der Paste vom Körper abgewendet ist (nie auf die Haut!). Dann das Tuch falten.

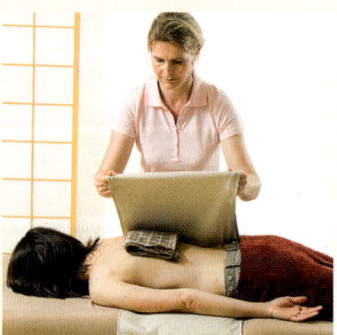

3. Den Körperbereich decken Sie mit einem weiteren Baumwolltuch nun vorsichtig zu und lassen den Wickel dann mehrere Minuten einwirken.

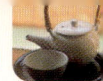

Güsse und Bäder

Je nach Konstitution und Erkrankung nutzt man für Güsse und Bäder alle möglichen Wassertemperaturen: kaltes, temperiertes, warmes, heißes, wechselndes sowie temperaturansteigendes Wasser.

Güsse haben eine höhere Reizwirkung als Wickel, da bei ihnen die Temperatur nicht langsam ausgeglichen wird, sondern die Haut sich durch das fließende Wasser unmittelbar an die jeweilige Temperatur annähert: Bei einem warmen Guss kommt es bereits während der Anwendung zu verstärkter Durchblutung. Bei kaltem Wasser ist die verstärkte Durchblutung eine Folge der Körperreaktion auf die Auskühlung (siehe Seite 232). Die Haut rötet sich dabei deutlich. Zusätzlich empfangen spezielle Rezeptoren unter der Haut den mechanischen Reiz durch Veränderungen des Wasserdrucks.

Um Güsse zu Hause auszuführen, hat sich der original Kneipp-Duschkopf bewährt, den Sie auf Ihren Duschschlauch aufschrauben können (zu beziehen unter der Bezeichnung Aktiva 8, bei www.niefuend.com). Sie können auch einfach an Ihrem Duschschlauch den Brausenkopf entfernen.

Armguss (kalt)

Dieser kalte Guss wirkt kreislaufanregend und erfrischend – und Sie brauchen sogar nur 3 Minuten dafür. Bei regelmäßiger Anwendung trainieren Sie das Gefäßsystem – es lernt, flexibel auf die kalten Temperaturreize zu reagieren. Das härtet nicht nur ab, sondern wirkt auch beruhigend und nervenstärkend. Der kalte Armguss ist anzuwenden bei Erschöpfung, nervlicher Anspannung, bei nervösem Herzjagen und Bluthochdruck. Auf den Armguss verzichten sollten Sie bei ernsten organischen Herzerkrankungen. Auch bei Asthma bronchiale oder wenn man fröstelt, ist er nicht das Mittel der Wahl.

Den Guss führen Sie am besten über die Badewanne gebeugt aus. Wiederholen Sie die Beschreibungen von Bild 1 und 2 je einmal. Danach nur das Wasser abstreifen und sich wieder anziehen. Anschließend sollten Sie mindestens eine halbe Stunde ruhen.

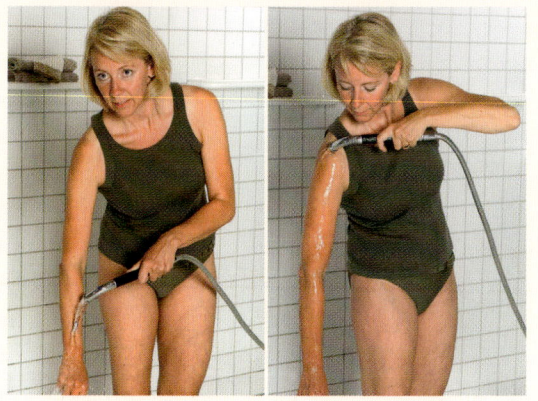

1. Halten Sie den Wasserschlauch in etwa 10 bis 15 cm Abstand an die rechte Hand. Beginnen Sie dort an der Außenseite des Arms mit dem Guss und führen Sie ihn dann hoch bis zur Schulter.

2. An der Schulter beschreiben Sie einige Kreise, danach begießen Sie die Innenseite des Arms (bis zu den Handflächen und Fingern). Wechseln Sie dann zum linken Arm.

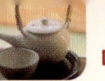

Armwechselbad

Das Armwechselbad ist ein gutes Mittel zur kurzfristigen Kreislaufanregung. Regelmäßig angewendet, trainiert es die Gefäße und lindert daher die Symptome des niedrigen Blutdrucks und der Durchblutungsstörungen in

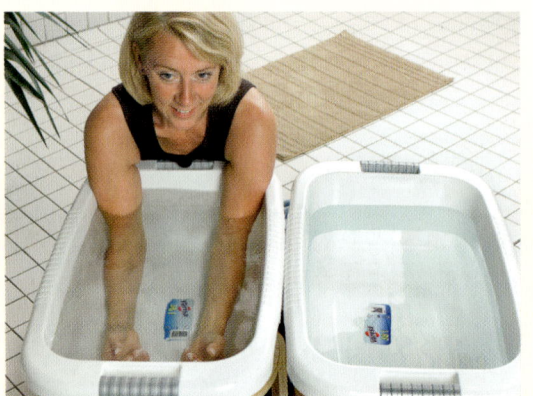

1. Setzen Sie sich bequem hin und tauchen Sie zuerst die Arme bis zur Mitte der Oberarme 5 Minuten ins warme Wasser ein. Danach wechseln Sie 10 Sekunden ins kalte Wasser. Einmal wiederholen.

Armen und Beinen. Auch leichter Bluthochdruck kann mit dem Armwechselbad gut behandelt werden. Beim Wechselbad sollte der Warmanteil so lange dauern, bis Sie ein Gefühl der Durchwärmung haben und eine leicht diffuse Hautrötung auftritt. Das Wasser sollte auf keinen Fall zu heiß sein, damit es nicht zu Verbrennungen kommt. Das warme Wasser sollte idealerweise 36 bis 38°C warm sein, das kalte höchstens 18°C. Für das Wechselbad nehmen Sie zu Hause am besten Ihr Waschbecken und eine Armbadewanne oder zwei Armbadewannen. Nach der Anwendung sollten Sie sich bewegen oder Bettruhe halten. Geeignete Zusätze für das Warmbad sind: Rosmarin bei Kreislaufstörungen, Fichte bei Arthrosen und Heublumen bei rheumatischen Erkrankungen.

Leibwaschung

Dieses Kneipp'sche Verfahren hat sich seit Langem bewährt. Die Leibwaschung wirkt entkrampfend und beruhigend auf das Nervensystem. Sie löst Blähungen und fördert außerdem den Schlaf.
Tauchen Sie dazu einen Waschlappen in kaltes Wasser und wringen Sie ihn gut aus. Dann beginnen Sie an der Armaußenseite vom rechten Handgelenk, den Waschlappen zügig bis zur Schulter zu ziehen. Fahren Sie an der Arminnenseite zurück zum Handgelenk. Danach streichen Sie an der Innenseite wieder

bis zu den Achseln hoch. Tauchen Sie den Waschlappen erneut ins Wasser und wiederholen Sie die Waschung am linken Arm. Waschen Sie nun die Oberkörper-Vorderseite und danach den Rücken. Anschließend die Haut nicht abtrocknen, sondern nur mit den Händen abstreifen. Nach der Anwendung sollten Sie in vorgewärmten Handtüchern mindestens eine halbe Stunde ruhen.
Zu Beginn sollte das Wasser nicht kälter als 18 bis 20°C sein. Bei häufigerer Anwendung können Sie die Temperatur weiter senken.

Wechselschenkelguss

Dieser Guss setzt einen besonders starken Reiz, da die Ausdehnung der behandelten Fläche recht groß ist. Man verstärkt bei dieser Wasseranwendung das Gefäßtraining an den Extremitäten und nutzt die Wirkung bei Beinvenenleiden mit Krampfadern und bei leichten arteriellen Durchblutungsstörungen. Außerdem stimuliert der Guss bei regelmäßi-ger Anwendung auch das Immunsystem und führt zur Abhärtung. Da er das vegetative Nervensystem beruhigt, ist dieser Guss auch eine schlaffördernde Hilfe.

Bei Wechselgüssen wechselt man zweimal zwischen warmem und kaltem Wasser. Das warme Wasser sollte 36 bis 38°C warm sein, das kalte höchstens 18°C. Beginnen Sie stets mit dem warmen Wasser und schließen Sie mit kaltem Wasser ab. Güsse am Unterkörper beendet man mit der Behandlung der Fußsohlen. Falls Sie nicht sicher stehen können, stellen Sie einen Hocker in die Badewanne oder die Dusche und setzen Sie sich darauf. Nach dem Guss streifen Sie das restliche Wasser ab und trocknen nur die Zehenzwischenräume wegen der Fußpilzgefahr gut ab. Um wieder richtig warm zu werden, sollten Sie nach dem Wechselschenkelguss entweder ins Bett zur Nachruhe oder Wollsocken anziehen und leichte Übungen machen.

Wichtig: Sie sollten nie mit den Füßen im kalten Wasser stehen. Wenn Sie die Güsse in der Badewanne ausführen, sollten Sie sich einen kleinen Lattenrost aus Holz, den es in vielen Baumärkten oder Möbelgeschäften gibt, in die Wanne legen.

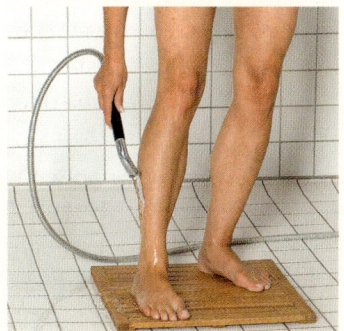

1. Stellen Sie sich bequem hin und richten Sie den warmen Wasserstrahl auf die Außenseite des rechten Fußrückens.

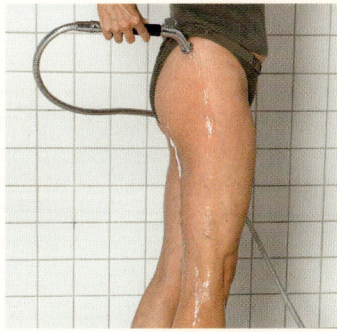

2. Führen Sie den Wasserstrahl an der Beinaußenseite bis zur Leiste. Dort beschreiben Sie mit dem Strahl ein paar kleine Kreise.

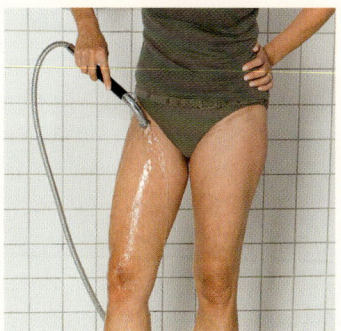

3. Führen Sie den Strahl an der Beininnenseite bis zum Fuß zurück. Wiederholen Sie dies mit dem linken Bein. Dann mit kaltem Wasser zum rechten Bein wechseln.

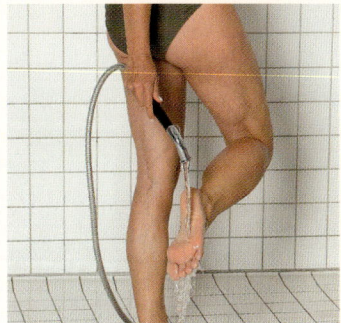

4. Nachdem Sie den Warm-kalt-Turnus zweimal hintereinander ausgeführt haben, umspülen Sie zum Schluss die Fußsohlen mit dem kalten Wasserstrahl.

Homöopathie

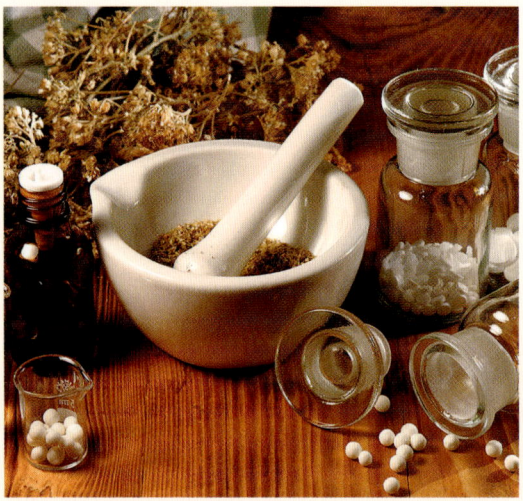

Globuli sind winzige Kügelchen aus Milchzucker, in denen ein potenzierter Wirkstoff steckt.

Die Homöopathie (griech. *homoios* = ähnlich, *pathos* = Leiden) ist ein eigenständiges Therapiesystem, das von dem deutschen Arzt Samuel Hahnemann (1755 bis 1843) enwickelt wurde. Charakteristisch für die Homöopathie ist die gezielte Arzneimittelwahl mithilfe der Ähnlichkeitsregel: Der Kranke erhält Arzneimittel, die am Gesunden Symptome hervorrufen, die den Symptomen, die es zu heilen gilt, möglichst ähnlich sind. Hat ein Patient zum Beispiel einen Schnupfen, bei dem die Augen tränen und ein wässriges, wund machendes Nasensekret entsteht, erhält er Zwiebel als homöopathisches Mittel (Allium cepa), weil sie bei einem Gesunden genau diese Symptome hervorruft.

In der Regel wird nur ein homöopathisches Einzelmittel eingenommen. Das ausgewählte Mittel bekommt der Patient in möglichst nied-riger Dosis, das heißt in besonders zubereiteter, potenzierter Form. Dies bedeutet, dass die Arzneisubstanz schrittweise mit Wasser oder Alkohol verschüttelt oder mit Milchzucker verrieben wird. Bei einer C-Potenz ist die Ausgangssubstanz im Verhältnis 1:100 verdünnt und verschüttelt worden. Häufig sind auch Q- (1:50.000) und D-Potenzen (1:10).

Wirkung

Es existieren wenig methodisch gute Studien, die eindeutige wissenschaftliche Belege zur Wirkung der Homöopathie liefern. Die Vertreter der Homöopathie gehen davon aus, dass homöopathische Arzneimittel aller Voraussicht nach die körpereigenen Funktionen und damit die Selbstheilungskräfte anregen.

Anwendung

Die Wahl des homöopathischen Mittels erfolgt in der klassischen Homöopathie aufgrund der Gesamtheit aller Krankheitssymptome sowie der Persönlichkeitsmerkmale des Patienten, die in einer ausführlichen Erstanamnese erfolgen. Um eine homöopathische Behandlung sachgemäß durchzuführen, sind umfangreiche Kenntnisse erforderlich.

Was sollten Sie beachten?

Die Wahl des homöopathischen Mittels war korrekt, wenn sich die Beschwerden nach Gabe des Mittels bessern oder es zu einer sogenannten Erstverschlimmerung kommt. Sie ist aus Sicht der Homöopathie ein gutes Zeichen, da sie meist auf eine anschließende Besserung hindeutet.

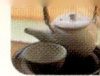

Neuraltherapie

Die Neuraltherapie nach Huneke ist eine Reiz-, Regulations- und Umstimmungstherapie mithilfe von Injektionen (mit den Wirkstoffen Procain und Lidocain). Entstanden ist die Methode ursprünglich aufgrund eines Irrtums. Ferdinand Huneke verabreichte 1925 seiner Schwester während eines Migräneanfalls den Wirkstoff Procain intravenös, der damals für intravenöse Injektionen nicht zugelassen war. Noch während der Injektion klangen die Schmerzen ab. Das veranlasste Ferndinand Huneke und seinen Bruder Walter zu weiteren Untersuchungen der Injektionen mit dieser Substanz.

Wirkung

Heute besteht die Neuraltherapie aus drei Behandlungsansätzen:

● **Lokale Therapie:** Hier wird das Betäubungsmittel direkt in die schmerzhafte Stelle injiziert, um die Schmerzimpulse kurzfristig auszuschalten oder dauerhaft zu löschen.

● **Segmenttherapie:** Dabei wird davon ausgegangen, dass es Nervenverbindungen zwischen der Haut und den Organen gibt. Jeder Körperabschnitt wird einer sogenannten Head'schen Zone, das heißt einem bestimmten Hautareal, zugeordnet. Ist die Haut in einer bestimmten Zone sehr empfindlich, kann daraus unter Umständen auf eine Erkrankung des damit verbundenen Organs geschlossen werden.

● **Störfeldtheorie:** Sie beruht auf der Annahme, dass krankhafte Prozesse, Verletzungen und Narben in einem Organ Einfluss auf andere Organe haben können. Die ursächliche Stelle wird als Störfeld bezeichnet. Offenbar kann der Körper derartige Störfelder für einen kurzen Zeitraum ausgleichen. So beobachtete Huneke, dass die Infiltration einer Unterschenkelnarbe schlagartig den Schmerz in der Schulter verschwinden ließ. Es ist möglich, die Therapien einzeln oder kombiniert anzuwenden.

Anwendungsgebiete

Obwohl es hierzu noch keine wissenschaftlichen Bestätigungen gibt, führen wir die Methode unter anderem begleitend durch bei unterschiedlichen Formen von akuten und chronischen Schmerzen (z. B. Migräne, Spannungskopfschmerzen und Rückenschmerzen), Rheuma, Arthrose und Allergien.

Gegenanzeigen

Nicht geeignet ist die Methode bei einer Gerinnungsstörung oder bei einer gleichzeitigen Behandlung mit gerinnungshemmenden Medikamenten, bei schweren Formen von Herzschwäche, krankhafter Muskelschwäche, Leberfunktionsstörungen sowie Allergien gegen Procain. Vor der Anwendung sollte in jedem Fall ein Allergietest auf Procain durchgeführt werden.

Was sollten Sie beachten?

Weitere Informationen sowie Kontakte zu Therapeuten erhalten Sie am besten über die »Internationale medizinische Gesellschaft für Neuraltherapie nach Huneke, Regulationstherapie e.V.«, Tel. 07441-918580, www.neuraltherapie-huneke.de.

Manuelle Techniken

Die manuelle Medizin ist wahrscheinlich so alt wie die Menschheit selbst. Schon die frühen Ägypter behandelten Krankheiten mit den Händen. Zur manuellen Medizin zählen unter anderem die Osteopathie und die Chirotherapie (siehe Seite 245).

Osteopathie

Die Osteopathie wurde in den 70er-Jahren des 19. Jahrhunderts in Amerika begründet. Andrew Taylor Still begann nach dem Tod von dreien seiner vier Kinder bei einer Meningitis-Epidemie nach alternativen Behandlungsmöglichkeiten zu suchen. Im Gegensatz zur Chirotherapie, wo die Behandlung der Gelenke und der Wirbelsäule im Mittelpunkt stehen, soll nach Stills Vorstellung mit der Osteopathie auf das gesamte Organsystem eingewirkt werden. Das Hauptaugenmerk der Methode liegt neben der Korrektur der gestörten Gelenkfunktionen auf Problemen der Weichteilstrukturen (die das Nerven- und Gefäßsystem und die Organe betreffen).

Wirkung

Die Osteopathie geht unter anderem von folgenden Grundprinzipien aus:
- dass der Therapeut durch einen oder mehrere gezielte »Bewegungsstöße« den Weg zur Eigenregulation des Organismus anbietet;
- dass es ein Ziel ist, den Gewebefluss zu optimieren, da die Versorgung über Venen, Arterien, Kapillaren und Lymphgefäße den Stoffwechsel des Zielgewebes beeinflusst. Obwohl für die Osteopathie bis heute keine ausreichenden Untersuchungen vorliegen, haben wir positive Erfahrungen damit.

Anwendungsgebiete

Die Osteopathie hat sich bewährt bei chronischen Schmerzen des Bewegungsapparats, inbesondere Rückenschmerzen, aber auch funktionellen Bauch- und Herzbeschwerden sowie Kopfschmerzen.

Gegenanzeigen

Zur Therapie von lebensbedrohlichen Krankheiten ist die Osteopathie nicht geeignet.

Anwendung

Die Osteopathie überträgt dem Patienten Eigenverantwortung für seinen Körper. Deshalb gibt der Therapeut dem Patienten oft Übungen für zu Hause an die Hand. Da diese eine lange Tradition in vielen Medizinkulturen haben, kann der Osteopath auch Elemente aus der Physiotherapie, der indischen oder chinesischen Medizin einfließen lassen.

An wen können Sie sich wenden?

Der Begriff »Osteopathie« ist in Deutschland nicht geschützt. So darf sich jeder Osteopath nennen, gleich welche Qualifikation er hat. Am sichersten ist es, sich einen Therapeuten über den Verband der Osteopathen Deutschland (VOD) zu suchen: Tel. 0611-9103661 www.osteopathie.de.

Chirotherapie

Diese manuelle Technik geht auf den Amerikaner Daniel David Palmer und seinen Sohn Barlett Joshua Palmer (1881 bis 1961) zurück. Sie waren der Ansicht, dass Veränderungen an der Wirbelsäule die Funktion der Nerven beeinflussen und so Krankheiten verursachen. Die Chirotherapie wird angewendet bei sogenannten Blockierungen (Schmerzen, Bewegungseinschränkung und Muskelverspannungen), die zu Beschwerden führen.

Wirkung

In der Chirotherapie gibt es drei Behandlungstechniken. Zu den Weichteiltechniken gehört zum Beispiel das Ausüben von Druck oder die Quer- und Längsdehnung eines Muskels. Die Mobilisation ist eine wiederholende Technik, die nach und nach zu einer Auflösung der Blockierung führt. Die Manipulation erfolgt meist einmalig, impulsartig, mit geringer Kraft und hoher Geschwindigkeit. Sie kann unter Umständen durch eine einmalige Intervention die Blockierung lösen, ist aber auch komplikationsreicher.

Anwendungsgebiete

Die Chirotherapie wird im Wesentlichen angewendet bei Problemen an der Wirbelsäule, an Gelenken und an den Bändern.

Gegenanzeigen

Vor allem die Manipulationstechnik ist nicht empfehlenswert bei rheumatoider Arthritis, schweren Formen der Osteoporose, Blutgerinnungsstörungen, akuten Gelenkinfektionen und akuten Bandscheibenvorfällen.

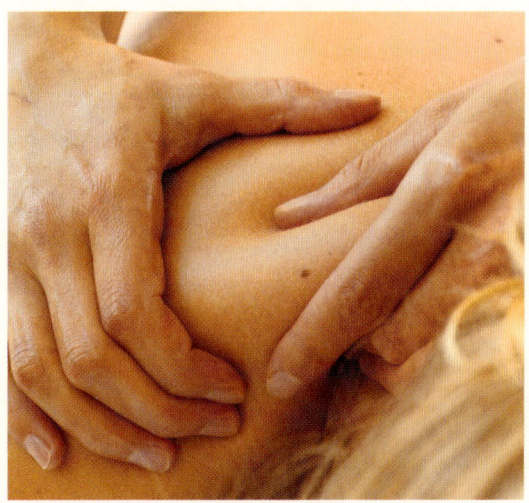

Verhärtungen im Bindegewebe stören den Stofftransport der Zellen und müssen deshalb gelöst werden.

Anwendung

Art und Ausmaß der Beschwerden bestimmen darüber, mit welcher therapeutischen Technik behandelt wird. So muss der Chirotherapeut vor der Behandlung feststellen, in welche Richtung er manipulieren darf. Er erspürt so die »freie Richtung«, bei der sich die Schmerzen bessern.

Was sollten Sie beachten?

Auch die Bezeichnng »Chiropraktiker« ist in Deutschland nicht geschützt. Die Methode sollte an der Halswirbelsäule nur nach strenger Indikationsstellung von erfahrenen Chirotherapeuten durchgeführt werden, da es (selten) zu Schäden an den gehirnversorgenden Arterien kommen kann. Information erhalten Sie von der Deutschen Gesellschaft für Manuelle Medizin (DGMM): www.dgmm.de.

Alexander-Technik

Diese Methode führt durch die bessere Körperhaltung zur Auflösung unerwünschter Muskelspannungen, die sich im Lauf der Jahre durch falsches Stehen, Gehen oder Sitzen im Körper etabliert haben. Darüber hinaus werden Prinzipien erlernt, um mit bestimmten psychischen Mustern richtig umgehen zu können: Wer zum Beispiel aus Unsicherheit und Angst ständig die Schultern hochzieht, klagt häufig über Verspannungen im Nackenbereich. Mit der Alexander-Technik können die Nackenschmerzen aufgelöst werden. Darüber hinaus kann der Übende durch die neue und gesündere Haltung ein stärkeres Selbstbewusstsein erlangen. Der australische Schauspieler Frederick Matthias Alexander (1869 bis 1955) entwickelte die Methode, indem er versuchte, seine Stimme, die er durch eine ruckartige Bewegung verloren hatte, mittels der Korrektur von Bewegungsmustern wiederzubekommen.

Wirkung

Schlechte Körperhaltung und falsch angewöhnte Bewegungsabläufe können laut der Alexander-Technik das körperliche und seelische Gleichgewicht stören und gelten somit als Auslöser vieler Beschwerden. Besondere Aufmerksamkeit wird deshalb auf eine harmonische Körperhaltung sowie auf harmonische Bewegungsabläufe gelegt. Beispielsweise ziehen viele Menschen das Kinn zu sehr an, wodurch die Wirbelsäule verkürzt und der Brustkorb verengt wird. Die Achse Kopf-Nacken-Wirbelsäule ist damit besonders häufig angespannt und verkrampft.

Obwohl aussagekräftige wissenschaftliche Studien bisher nicht vorliegen, haben wir gute Erfahrungen mit der Methode.

Anwendungsgebiete

Haltungsschäden, insbesondere im Kopf-Hals-Rücken-Bereich, und daraus entstehende gesundheitliche Folgen gehören zu den wichtigsten Anwendungsgebieten. Ferner zeigt die Methode Erfolge bei der Bewältigung stressbedingter Beschwerden, wenn es dem Schüler gelingt, die Lerninhalte der Körperarbeit zu verinnerlichen. Dafür sind in der in der Regel 20 bis 30 Sitzungen notwendig.

Gegenanzeigen

Es sind keine bekannt.

Anwendung

Meist beschränken sich die ersten Unterrichtsstunden darauf, dem Schüler die Methode in alltäglichen Situationen wie Sitzen, Stehen und Liegen zu vermitteln. Der Schüler soll in der Lage sein, die Technik in allen Situationen seines Lebens anzuwenden. Eine einfache Übung können Sie selbst ausprobieren: Ziehen Sie Ihre Schuhe aus und stellen Sie sich vor einen Spiegel. Versuchen Sie dabei, Ihr Gewicht gleichmäßig auf beide Füße zu verteilen. Bleiben Sie so 3 bis 4 Minuten stehen und nehmen Sie Ihren Körper dabei bewusst wahr. Dann heben Sie ein Bein vom Boden und schließen die Augen. Falls Sie das Gleichgewicht verlieren, beobachten Sie, wie Ihr Körper reagiert. Verspannen Sie sich? Ziehen Sie den Kopf zurück?

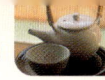

An wen können Sie sich wenden?

Die Alexander-Technik lernt man von einem erprobten Lehrer und erfolgt in der Regel im Einzelunterricht. Informationen sowie quali- fizierte Lehrer können Sie auf der Homepage der G.L.A.T. – Gesellschaft der Lehrer/innen der F.M. Alexander-Technik e.V. finden: www.alexander-technik.org.

Feldenkrais

Angeregt durch eigene Knieschmerzen, begann der Physiker Moshe Feldenkrais (1904 bis 1984) über die Zusammenhänge zwischen Bewegungsmechanik, Neurophysiologie und Psychologie zu forschen. Die Methode soll es dem Übenden ermöglichen, seine Bewegungsmuster zu erweitern.

Wirkung

Feldenkrais ist keine Therapie, sondern als organisches Lernen zu verstehen: so, wie es bei jedem Säugling und Kleinkind im ersten Lebensjahr geschieht. Die Methode richtet sich an alle, die, unabhängig von Alter und Krankheit, auf der Suche nach Entwicklung und Verbesserung ihrer Leistungsfähigkeit sind. Im Bereich der Motorik geht es um das Erkennen der individuellen Bewegungsabläufe: Wie hebe ich meinen Arm? Welchen Körperteil bewege ich zuerst? Wie viel Kraft brauche ich dazu? Wie reagieren andere Körperteile und die Atmung darauf? Über sensomotorische Rückkopplung werden durch das bewusste Wahrnehmen der Bewegung Körperbild und Umwelt erfahren und verändert. Die Methode erleichtert es außerdem, die Bewegung der jeweiligen Bewegungsabsicht anzugleichen. Feldenkrais geht davon aus, dass man erst das Potenzial des Gehirns ausnutzt, wenn man eine Handlung auf fünf bis sechs verschiedene Arten ausführen kann. Feldenkrais sagt dazu (sinngemäß): »Erst wenn ich weiß, was ich mache, kann ich machen, was ich will.«

Anwendungsgebiete

Die Feldenkrais-Methode hat sich bewährt bei schmerzhaften Erkrankungen des Bewegungsapparats, insbesondere bei Rückenschmerzen, multipler Sklerose, zerebraler Kinderlähmung sowie Schlaganfall.

Gegenanzeigen

Es sind keine bekannt.

Anwendung

Die Methode basiert auf zwei Hauptaspekten: der Gruppenarbeit, die das Ziel »Bewusstheit durch Bewegung« hat, und der Einzelarbeit. Letztere ist eine nonverbale Kommunikation zwischen Lehrer und Schüler, bei der der Lehrer mit den Händen Bewegungen im und am Körper des Schülers hervorruft.

An wen können Sie sich wenden?

Für weitere Informationen können Sie sich an den Feldenkrais-Verband Deutschland e.V. unter www.feldenkrais.de wenden.

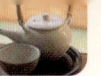

Schröpfkopfmassage

Diese Therapie vereint zwei Techniken: das (trockene) Schröpfen, bei dem mithilfe eines Schröpfkopfes ein Unterdruck erzeugt wird, um Schadstoffe über die Haut auszuleiten, und das Massieren.

Wirkung

Der Effekt ist schnell spürbar und zumeist sehr angenehm. Die Schöpfkopfmassage erzeugt einen Sog auf die Haut und führt so sowohl zu einer vermehrten Durchblutung als auch zu einer Aktivierung des Lymphsystems in der behandelten Körperregion. Dadurch kommt es zu einer Muskelentspannung.

Anwendungsgebiete

Die Schröpfkopfmassage eignet sich unter anderem bei Verspannungen im Nacken oder der Schultern, bei Rücken- und Kopfschmerzen, Rheuma, Fibromyalgie sowie Migräne.

Gegenanzeigen

Bei Hautekzemen, Sonnenbrand oder Muttermalen ist von einer Schröpfkopfmassage im betroffenen Bereich abzusehen.

Anwendung

Grundsätzlich kann diese Massageform an allen ausreichend weichen Körperregionen durchgeführt werden. Vor der Behandlung sollte ein Hautöl aufgetragen werden, damit der Schröpfkopf über die Haut gleiten kann. Nun wird der Schröpfkopf auf der Haut in langen Zügen hin und her bewegt. Die Massage wird so lange durchgeführt, bis eine vermehrte Durchblutung der Haut sichtbar ist, erkennbar an der Rötung (im Rückenbereich nach etwa 5 Minuten). Die Massage sollte nur leicht ziehen. Die Rötung der Haut mit kleinen Einblutungen ist erwünscht und verschwindet nach zwei, drei Tagen wieder.

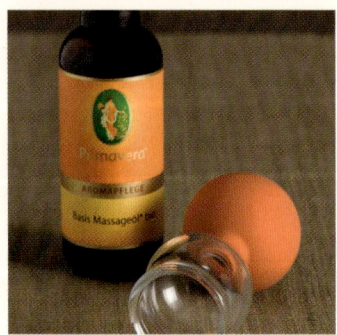

1. Sie benötigen ein Massage- oder Hautöl, das Sie als angenehm empfinden, und einen Schröpfkopf mit einem aufgesetzten Gummiball für das Vakuum (z. B. aus der Apotheke).

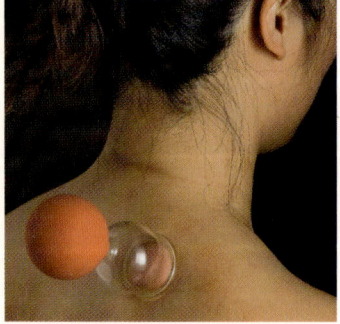

2. Pressen Sie den Gummiball zusammen, drücken Sie das Glas neben der Wirbelsäule auf den Rücken und lassen Sie dann den Ball langsam los. So saugt sich das Glas am Rücken fest.

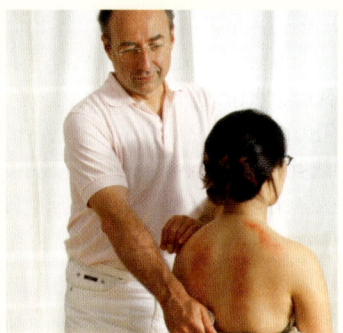

3. Ziehen Sie das Schröpfglas mit einer streichenden Bewegung entlang der Wirbelsäule bis zum Becken. Dann massieren Sie die Zwischenrippenmuskulatur auf beiden Seiten in Richtung Arme.

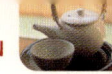

Einlauf

Als Einlauf, einem wichtigen ausleitenden Verfahren in der Naturheilkunde, wird das Einleiten einer Flüssigkeit über den After in den Darm bezeichnet.

Wirkung

Mastdarm und Dickdarm werden durch den Einlauf gespült. Durch die Flüssigkeit, die über den After in den Darm geleitet wird, weitet sich der Darm so stark, dass es nach 5 bis 20 Minuten zum Stuhlgang kommt.

Anwendungsgebiete

Einläufe werden insbesondere angewendet als Abhilfe bei Verstopfung, beim Fasten und für spezielle Untersuchungen (z. B. Darmspiegelung). Traditionell setzt die Naturheilkunde sie unter anderem bei Kopfschmerzen, Migräne und akuten Infekten ein.

Gegenanzeigen

Ein Einlauf darf nicht durchgeführt werden bei einer Darmperforation, bei akuten Baucherkrankungen, wie einer Blinddarmentzündung, sowie nach einer Bauchoperation. Keinesfalls sollten Sie einen Einlauf bei Blutungen im Darmtrakt, Erbrechen oder akuten Bauchschmerzen anwenden.

Anwendung

Für diese Darmspülung brauchen Sie einen Irrigator, der die Flüssigkeit aufnimmt und mit einem verschließbaren Schlauch und einem Darmrohr versehen ist. Die optimale Temperatur der Flüssigkeit liegt bei 25 bis 33 °C. Nehmen Sie sich für die Anwendung Zeit und bereiten Sie alles in Ruhe vor: Breiten Sie auf der Liegefläche eine wasserdichte Unterlage und ein Handtuch aus. Das Darmrohr fetten Sie etwas mit Vaseline ein, damit es leichter in den Darm gleiten kann. Den Hahn des Irrigatorgefäßes schließen Sie. Legen Sie sich mit dem Irrigator neben sich auf die linke Seite und führen Sie das gut gefettete Rohr langsam ein. Dann schließen Sie das Darmrohr an, heben das Irrigatorgefäß (eventuell durch eine zweite Person) an und lassen etwas Wasser davon in eine Schüssel fließen, damit die Luft aus dem Schlauch entweicht. Führen Sie das gefettete Darmrohr vorsichtig und ohne Druck ein, bis Sie einen leichten Widerstand spüren. Nun öffnen Sie den Hahn des Schlauches und lassen die Flüssigkeit langsam in Ihren Darm rinnen. Atmen Sie dabei entspannt durch und massieren Sie Ihren Bauch sanft. Wenn Sie ein Druckgefühl spüren, reduzieren Sie die Fließgeschwindigkeit. Sobald die Flüssigkeit im Darm ist, legen Sie sich langsam auf den Rücken und drehen sich dann zur rechten Seite. Jetzt können Sie auch aufstehen. Versuchen Sie, die Flüssigkeit 15 bis 20 Minuten im Darm zu behalten, bevor Sie die Toilette aufsuchen. Der Darm wird sich nun abrupt entleeren, eventuell auch mehrmals. Gönnen Sie sich danach mindestens eine halbe Stunde Ruhe.

Was sollten Sie beachten?

Ein Einlauf erfordert etwas Übung. Bevor Sie ihn das erste Mal machen, lassen Sie sich am besten die genaue Handhabung noch einmal von einer Krankenschwester erklären.

Heilfasten

In allen großen Weltreligionen spielt das Fasten seit Tausenden von Jahren eine große Rolle. In der deutschen Naturheilkunde wird das Heilfasten, der freiwillige Verzicht auf feste Nahrung für einen begrenzten Zeitraum, auch heute noch regelmäßig praktiziert. Dabei handelt es sich nicht um einen kompletten Nahrungsverzicht wie bei einer sogenannten Nulldiät. In der Regel nimmt der Fastende rund 300 Kilokalorien in Form von Suppen oder Fruchtsäften zu sich und trinkt mindestens 3 Liter einer kalorienlosen Flüssigkeit (Tee oder Wasser).

Das bewusste Entsagen der Nahrung verspricht paradoxerweise hohen Gewinn: mehr Energie, Ausdauer, Konzentration, spirituelle Erfahrung, Reinigung von Körper und Geist. Dabei müssen es nicht unbedingt die 40 Tage sein, die Moses auf dem Berg Sinai fastete, bevor er Gottes Wort in Empfang nehmen durfte. Für das therapeutische Heilfasten genügen in der Regel schon sieben Fastentage, bei weiterhin guter Leistungsfähigkeit und ohne, dass sich ein ernsthaftes Hungergefühl bemerkbar macht.

Grundsätzlich ist das Fasten als Therapie für Kranke vom Fasten für Gesunde zu unterscheiden: Heilfasten wird nach strengen Regeln ausgeführt. Empfehlenswert sind beispielsweise das Fasten nach Otto Buchinger (siehe Seite 251) oder nach F. X. Mayr (Milch-Brötchen-Diät). Beim sogenannten Molke-Fasten werden am Tag neben 1 Liter Molke und einem kleinen Glas Obstsaft mindestens 3 Liter kohlensäure- und natriumarmes Wasser oder Früchtetee zu sich genommen.

Wirkung

Beim Heilfasten bezieht der Körper seine Energie hauptsächlich aus eigenen Reserven. Zuerst geschieht dies, indem er die Glykogenvorräte in der Leber aufbraucht. Das Glykogen ist ein Kohlenhydratspeicher, der Zuckervorräte für Notfälle bereithält. Sobald diese Vorräte aufgebraucht sind (nach etwa 24 Stunden), beginnt der Körper, auf die nächste Stufe der Vorräte zurückzugreifen: Das sind als »Hauptbrennstoff« Fette und in sehr geringem Umfang Eiweiße. In aufwendigen biochemischen Prozessen wandelt die Leber sie in lebensnotwendige Energie um. Auch die Botenstoffe des Körpers passen sich der Umstellung an: Vermutlich aufgrund einer vermehrten Bereitstellung des Glückshormons Serotonin im Gehirn steigt ab dem dritten Fastentag bei etwa zwei Drittel aller Fastenden deutlich die Stimmung. Manche bezeichnen diesen Zustand als »High«. Möglicherweise sind diese besonderen Anpassungen der Botenstoffe und ihre Wirkungen auf das Nervensystem und das Gehirn auch für die oft lang anhaltende Motivation zur Lebensstilveränderung mit verantwortlich.

Anwendungsgebiete

Wissenschaftliche Untersuchungen der letzten Jahre lassen eine neue Bewertung des Heilfastens zu. Nachgewiesen ist seine Wirkung demnach lediglich für die rheumatoide Arthritis, vermutlich aufgrund einer Hemmung von Immunzellen. Wir haben jedoch bei einer Reihe anderer Beschwerden überaus positive Erfolge mit dem Fasten erzielt:

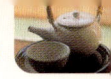

So kann es der Startschuss für einen modifizierten Lebensstil sein, der notwendig ist bei Bluthochdruck oder bei dem metabolischen Syndrom. In Spezialkliniken ist man mit dem Fasten auch erfolgreich bei der Behandlung von Migräne, chronischem Spannungskopfschmerz und Schmerzen des Bewegungsapparats, Rheuma und Fibromyalgie. Häufig gilt das Fasten zudem als Basis einer naturheilkundlichen Schmerztherapie.

Gegenanzeigen

Gegen den bewussten Nahrungsverzicht sprechen Krankheiten wie eine Ess-Störung (z. B. Magersucht oder Bulimie), schwere psychische Krankheiten, Krebs, Schilddrüsenerkrankungen oder eine Leber- und Niereninsuffizienz. Auch während der Schwangerschaft und Stillzeit sollte man nicht fasten.

Das Buchinger-Heilfasten

An unserer Klinik praktizieren wir vor allem das Heilfasten nach Buchinger. Diese Form des Fastens eignet sich gut für Gesunde zum selbstständigen Fasten ohne Therapeuten. Neben etwa 3 Liter Kräutertee und Wasser sind heiße Gemüsebrühen, Obst- und Gemüsesäfte erlaubt. Sie sollen über den Tag verteilt nicht mehr als 300 Kilokalorien haben.

Bei einer Erkrankung sollten Sie allerdings nur in einer Klinik oder unter ärztlicher Kontrolle fasten, da unter anderem die Medikamentendosis angepasst werden muss und eventuell auch Medikamente vorübergehend abgesetzt werden müssen. Problematisch sind insbesondere wassertreibende beziehungsweise blutdrucksenkende Medikamente und solche, die die Gerinnung hemmen (z. B. Marcumar) und den Blutzucker senken

Der Fastenplan nach Otto Buchinger

Gesunde können nach folgendem Fastenplan vorgehen: Die Kur beginnt mit einem Entlastungstag, an dem man nur Leichtes isst oder einen Obsttag einlegt. An diesem Tag geht es auch darum, sich innerlich auf eine Woche ohne Nahrung einzustellen. Der erste richtige Fastentag beginnt mit einer Darmentleerung, die für den Körper das Startsignal ist, sich von Aufnahme auf Ausscheiden umzuschalten. Die Darmreinigung ist während des Fastens jeden zweiten Tag notwendig, Fastengeübte greifen dabei gern auf den bewährten Einlauf zurück (siehe Seite 249). In den nächsten Tagen ist ein intensiver Körper- und oft auch Mundgeruch bemerkbar, da viele Stoffe über die Haut und die Mundschleimhaut ausgeschieden werden.

Kleine Krisen, die während des Fastens auftreten, sind »normal«, und man sollte ihnen möglichst entspannt begegnen: Ein Glas Wasser vertreibt den Hunger, auch die tägliche Bewegung oder eine leichte Kneipp'sche Wasseranwendung bringen den Kreislauf wieder in Schwung.

Die Fastenwoche für Gesunde wird am 6. Tag mit einem Aufbautag beendet, an dem es zum Beispiel einen frischen oder gedünsteten Apfel gibt. Der Körper beginnt, stufenweise vom Fasten zum Essen umzuschalten. Während der Fastenwoche ist körperlich und seelisch viel geschehen, auch die Geschmacksnerven haben sich verfeinert. Deshalb sollte man jetzt jede kleine Mahlzeit ausgiebig genießen und zelebrieren.

Der Aufbau nach dem Fasten ist extrem wichtig und sollte nach Plan erfolgen. Es besteht sonst die Gefahr von Heißhungerattacken, die Ihrem Körper schaden.

Ernährung

Schon Hippokrates sagte: »Eure Nahrungs-mittel sollen eure Heilmittel und eure Heil-mittel sollen eure Nahrungsmittel sein.« In den letzten Jahrzehnten haben sich leider be-sonders in den Industrieländern die Ernäh-rungsgewohnheiten zunehmend verschlech-tert. Wir essen zu viel, zu salzig, zu süß und zu fett. Die Folge: Immer mehr Menschen leiden an den sogenannten großen Zivilisations-krankheiten wie Herz-Kreislauf-Erkrankun-gen, Diabetes, Übergewicht und Krebs. In der Naturheilkunde wird die Ernährung nicht nur als präventive Maßnahme zur Vermeidung von Krankheiten angesehen, sondern gezielt zur Therapie eingesetzt. Letz-teres ist zum Beispiel in der Traditionellen Chinesischen Medizin seit Jahrtausenden üblich. Eine naturheilkundliche Ernährungs-therapie besinnt sich auf traditionell bewähr-te Ernährungsformen, aber beachtet auch, dass sie praktikabel ist. Die veränderten Ess-gewohnheiten können nur fest etabliert wer-den, wenn sie auf Dauer in den Alltag des Pa-tienten integrierbar sind.

DASH-Ernährung

Dies ist eine spezielle Form der Kost für Patienten mit Bluthochdruck (siehe Seite 110). Amerikanische Forscher untersuchten in der sogenannten DASH-Studie (Dietary Approaches to Stop Hypertension) bei knapp 500 Bluthochdruck-Patienten, wie die Ernäh-rung den Blutdruck beeinflusst. Die Teilneh-mer nahmen reichlich Frischgemüse und Obst sowie fettreduzierte Milchprodukte zu

sich und reduzierten den Fleischanteil in ih-rer Ernährung. Das Ergebnis der Studie: Die hohen Blutdruckwerte sanken. Gleich-zeitig verringerten sich auch andere Risiko-faktoren für Herz-Kreislauf-Erkrankungen wie beispielsweise die Blutfettwerte oder das Körpergewicht.

Mediterrane Vollwerternährung

Nach derzeitigen Studien gelten die traditio-nelle mediterrane Ernährung und die Voll-wertkost als die gesündesten Ernährungsfor-men zur Vorbeugung und unterstützenden Behandlung der meisten chronischen Krank-heiten. Da beide Formen sich in weiten Bereichen ähneln und sich geschmacklich gut ergänzen, empfehlen wir eine Synthese aus beiden. Eine Vollwerternährung, ganz gleich aus welcher Region, bedeutet, die Le-bensmittel sollen sowohl gesund als auch so-zial und ökologisch verträglich angebaut oder hergestellt worden sein. Grundsätzlich haben frische, regionale Bio-Produkte den Vorrang vor industriell hergestellten Produk-ten, die mit viel Zucker, Salz und künstlichen Zusatzstoffen versehen sind. Die traditionel-le mediterrane Ernährung besteht aus viel Obst, Gemüse, Olivenöl und fettem Seefisch (z. B. Lachs, Hering, Thunfisch, Makrelen, Sardinen), aber wenig Fleisch. Dies wirkt sich positiv aus auf eine koronare Herzkrank-heit, auf Bluthochdruck, Diabetes und Adi-positas. Im Folgenden stelle ich Ihnen die wichtigsten Elemente der mediterranen Voll-werternährung vor.

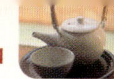

Fette und Fettqualität

In der Vollwerternährung liegt neben der Menge des verzehrten Fettes, die in ihrer Gesamtmenge reduziert sein soll, ein besonderes Augenmerk auf der Zusammensetzung der Fette. Allgemein wird unterschieden in:

- gesättigte Fettsäuren, die überwiegend in tierischen Lebensmitteln vorkommen und
- einfach und mehrfach ungesättigte Fettsäuren, die vor allem in Pflanzenölen und -fetten enthalten sind.

Gesättigte Fettsäuren wirken sich negativ auf den Fettstoffwechsel aus, da sie einen Anstieg der Blutfette bewirken und somit unter anderem das Risiko eines Herzinfarkts erhöhen. Im Zusammenhang mit dem Fettverzehr wird immer wieder das Cholesterin erwähnt. Hierzu sei kurz angemerkt, dass es dabei nicht um das Gesamtcholesterin, sondern um das Verhältnis von »gutem Cholesterin« (HDL) zu »schlechtem Cholesterin« (LDL) geht.

Hochwertige, einfach **ungesättigte Fettsäuren** (in Olivenöl) und mehrfach gesättigte Fettsäuren (in Raps-, Walnuss-, Leinöl) beeinflussen die Blutfette auf positive Weise. Optimal für den täglichen Bedarf an Fetten sind 30 bis 35 Prozent, wovon jedoch nur 5 Prozent aus gesättigten Fettsäuren bestehen sollten. Versuchen Sie deshalb auch möglichst versteckte Fette in Wurst oder Fast Food zu meiden. Bei den ungesättigten Fettsäuren ist darüber hinaus der Anteil der verzehrten Omega-3-Fettsäuren und Omega-6-Fettsäuren von Bedeutung. Optimal ist ein Verhältnis von Omega-6- zu Omega-3-Fettsäuren von 5:1. Zwei Fischmahlzeiten pro Woche und die ausschließliche Verwendung von Raps-, Oliven-, Walnuss- und Leinöl stellen eine gute Fettsäurebalance her. Um den

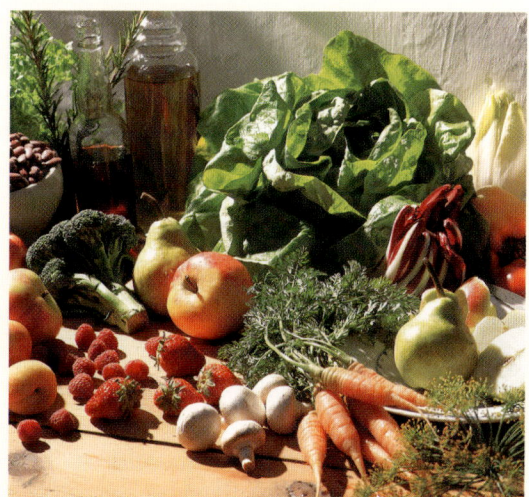

Gemüse und Obst enthalten nicht nur Vitamine, sondern gesunde Farb- und Abwehrstoffe.

Anteil an Omega-3-Fettsäuren im Fleisch zu erhöhen, besteht die Möglichkeit, das Tierfutter mit 5 Prozent Leinsamen (im Trockenfutter) anzureichern. Bei Teilnehmern einer Studie erhöhte sich der Omega-3-Fettsäurespiegel im Blut dadurch um das Dreifache. Sprechen Sie Ihren Bio-Bauern darauf an. Auch Wildfleisch enthält einen hohen Anteil an Omega-3-Fettsäuren.

Neben den gesättigten und ungesättigten Fettsauren gibt es noch sogenannte **Transfettsäuren**, die besonders in industriell produzierter Nahrung zu finden sind (z.B. Kartoffelchips, Kekse), wo sie durch Härtung von Pflanzenöl entstehen. Nach wissenschaftlichen Erkenntnissen erhöht der Verzehr von Transfettsäuren den Gehalt von LDL-Cholesterin im Blut. Diese gelten als Mitverursacher der koronaren Herzkrankheit oder eines Herzinfarkts. Außerdem wirken sich Transfettsäuren negativ auf eine bestehende Asthma-Erkrankung aus (siehe Seite 88).

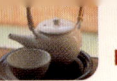

Kohlenhydrate und Ballaststoffe

Kohlenhydrathaltige Lebensmittel wie Brot oder Nudeln liefern nur dann alle wichtigen Vitamine, Mineral- und Ballaststoffe, wenn das Getreide mit Randschichten und Keim verarbeitet wurde (Vollkorn). Vollkornprodukte haben zudem einen niedrigen glykämischen Index. Dies bedeutet, dass sie vom Körper nur langsam abgebaut werden. Demzufolge steigt bei Vollkornprodukten der Blutzuckerspiegel nicht so stark an, und es dauert länger, bis der Blutzuckerspiegel sinkt und man wieder Hunger bekommt. Bei vollständig ausgemahlenem Weißmehl dagegen werden die Kohlenhydrate schnell umgewandelt. Der Blutzucker und dadurch der Insulinspiegel steigen rasch an, und man muss schneller wieder etwas essen. Ballaststoffe, die auch reichhaltig in Obst und Gemüse zu finden sind, sättigen gut, fördern eine geregelte Verdauung und bilden den Nährboden für eine gesunde Darmflora. Außerdem binden und scheiden sie Gift- und Schadstoffe aus und beeinflussen den Fettstoffwechsel positiv. Insbesondere kommt im Vollwertgetreide das Vitamin Folsäure vor, das wichtig für die Herzgesundheit und für die Entwicklung des ungeborenen Kindes ist.

Tipps und Regeln

Das sollten Sie beherzigen, um sich gesund nach der mediterranen Vollwertkost zu ernähren:

- Essen Sie fünfmal täglich Obst und Gemüse.
- Bevorzugen Sie Vollkornprodukte.
- Nehmen Sie mehr Omega-3-Fettsäuren zu sich: Raps-, Walnuss- und Leinöl.
- Essen Sie zweimal pro Woche Fisch (Lachs, Hering, Thunfisch, Makrele, Sardine)
- Ersetzen Sie Fleisch durch eiweißreiche Hülsenfrüchte und Nüsse.
- Wenn Sie nicht auf Fleisch verzichten möchten, dann schlagen Sie Ihrem Ökobauern vor, seine Rinder mit 5 Prozent Leinsamen im Trockenfutter zu ernähren.
- Streichen Sie Wurst von Ihrem Speiseplan.
- Würzen Sie lieber mit Kräutern und nur sparsam mit Salz (Norm in Deutschland sind ca. 12 bis 15 Gramm, salzarm ca. 6 Gramm, der Körper benötigt 2 bis 3 Gramm pro Tag).
- Trinken Sie täglich rund 2 Liter Wasser, ungesüßten Tee oder stark verdünnte Saftschorlen.

Eiweiß

Ein wichtiger Grundsatz der mediterranen Vollwerternährung ist es, möglichst wenig Fleisch zu essen, um den Fettanteil zu verringern. Leider liegt der Fleischkonsum in den westlichen Industrieländern und in Südafrika jedoch zwei- bis dreimal über der von der Deutschen Gesellschaft für Ernährung empfohlenen Menge von 0,8 bis 1 Gramm pro Kilo Körpergewicht am Tag. Interessanterweise haben Japaner, die sehr wenig Fleisch essen (rund 30 Prozent der durchschnittlichen Menge eines Europäers) eine deutlich höhere Lebenserwartung als die Bewohner westlicher Industrieländer. Als Richtlinie gilt: ein- bis zweimal Fleisch und ein bis zwei Eier die Woche. Neben Seefischen (siehe Seite 253) liefern auch Hülsenfrüchte wie Bohnen, Kichererbsen oder Linsen wertvolles Eiweiß. Sie enthalten außerdem B-Vitamine, Folsäure und Eisen sowie lösliche Ballaststoffe, die eine gesunde Darmflora unterstützen.

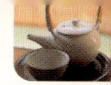

Obst und Gemüse

Vielen Studien zufolge gelten Obst und Gemüse als besonders gesundheitsfördernd. Sie enthalten neben Vitaminen und Mineralstoffen auch sekundäre Pflanzenstoffe. Letztere sind zum Beispiel als Carotinoide (Farbstoffe) in dunkelgrünem Gemüse oder in rotem und gelbem Obst enthalten. Sekundäre Pflanzenstoffe haben ein vielfältiges Wirkungsspektrum und wirken erwiesenermaßen Krebs und Herz-Kreislauf-Erkrankungen entgegen. Besonders die schwefelhaltigen sekundären Pflanzenstoffe, wie sie in Senf, Zwiebeln und Knoblauch vorhanden sind, sind der Gesundheit sehr zuträglich. Sie wirken antibakteriell, antikanzerogen und antioxidativ. Idealerweise sollten täglich fünf Portionen Obst und Gemüse gegessen werden.

TCM-Ernährungslehre

Bei dieser Ernährungsform (siehe Seite 257) handelt es sich um eine Kombination von Kräutern und Nahrungsmitteln des täglichen Gebrauchs. Ihre Ursprünge lassen sich in China bis etwa 1000 v. Chr. zurückverfolgen. Die TCM-Ernährungslehre wird in drei Bereichen eingesetzt: zum Aufbau der Gesundheit, zur Prävention von Krankheiten und zur Behandlung von Krankheiten.

Historisch gesehen, unterteilt die chinesische Ernährungslehre die Lebensmittel nach ihrem Geschmack (süß, sauer, bitter, scharf, zusammenziehend und neutral) und nach ihren Temperaturqualitäten (kalt, kühl, heiß, warm und neutral). Dabei wird traditionell jedem Geschmack eine bestimmte Wirkung auf ein Organsystem zugeschrieben. Hierbei ist zu beachten, dass die Organe nach der Traditionellen Chinesischen Medizin nicht den anatomischen Organen der westlichen Medizin entsprechen, sondern auch psychologische und energetische Vorstellungen beinhalten. Nach der chinesischen Ernährungslehre sollte der Hauptbestandteil der Nahrung aus Vollkorngetreide und leicht erhitztem Gemüse bestehen. Fleisch, Rohkost, Salate und Obst bilden mit rund 10 Prozent nur einen sehr kleinen Teil der Gesamtnahrung. Zudem ist die Ernährung reich an Hülsenfrüchten und Gemüse (siehe www.purpur-kueche.de). Sojaprodukte nehmen als traditionelles Nahrungsmittel in Asien einen besonderen Stellenwert ein. Die bekanntesten sind Tofu und Sojasauce. Hinzu kommen ein wenig Obst, Fisch und Nüsse. Die verwendeten Lebensmittel sollten frisch sein und nur kurz angebraten oder gedünstet werden, damit sie noch möglichst viel »Qi« (Energie) enthalten (siehe Seite 256).

Gegessen werden sollte regelmäßig und in Ruhe, ohne Stress und Hektik. Das bestätigt auch eine alte, heute noch in China bekannte Volksweisheit, die lautet: »Chi fan, qi fen bao« (sich nur zu 70 Prozent satt essen). Mehrere Studien haben gezeigt, dass die Verringerung der Nahrungszufuhr um 30 Prozent die Lebenserwartung deutlich erhöht.

Zu den Grundlagen der TCM-Ernährungslehre liegen keine wissenschaftlichen Untersuchungen vor. Dennoch haben wir mit dieser Ernährungsform gute Erfahrung bei Reizdarm-Patienten sowie bei Patienten mit Laktose- und Fruktose-Intoleranz gemacht. Das geht nicht zuletzt darauf zurück, dass die TCM-Ernährungslehre wenig Milchprodukte einsetzt und Obst und Gemüse nur in gedünsteter Form empfiehlt.

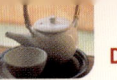

Traditionelle Chinesische Medizin

Die Traditionelle Chinesische Medizin (TCM) umfasst Teile der überlieferten Heilverfahren des antiken China. Bereits in der Zeit von 200 bis 100 v. Chr. entstand eines der bis heute wichtigsten Grundlagenwerke der chinesischen Medizin, das »Huang Di Nei Jing Su Wen« (Klassiker des Inneren des Gelben Kaisers). In der Song-Dynastie (960 bis 1279) erreichte die Entwicklung dieses Medizinsystems seinen Höhepunkt, das bis in die späte Kaiserzeit (bis 1911) in weitgehend unveränderter Form Anwendung fand. Zur Zeit der Republik verlor es dann mehr und mehr an Bedeutung (1912 bis 1949). Mitte des 20. Jahrhunderts belebte es Staatsführer Mao Tsetung im Rahmen seiner »Barfußmedizin« neu, da er eine einfache und kostengünstige medizinische Versorgung der Landbevölkerung sicherstellen wollte. Der Begriff »Traditionelle Medizin« ist eine Wortschöpfung aus den 50er-Jahren. Durch den Besuch des amerikanischen Präsidenten Richard Nixon 1972 in China wurde die TCM schließlich zum »Exportschlager« der Volksrepublik.

Das Krankheitsverständnis in der TCM

Der theoretische Überbau der chinesischen Medizin ist kein homogenes und in sich geschlossenes System. Sie ist das Ergebnis jahrhundertelanger Beobachtungen und naturalistischer Beschreibungen der Symptome und Bedingungen von Krankheit und Gesundheit. Gleichzeitig enthält die chinesische Medizin auch Systematisierungen und Erklärungsmodelle, die historisch aus politischen oder philosophischen Motiven (beispielsweise einem Wechsel der kaiserlichen Dynastien, einer Staatsneuordnung oder der Ablösung des vorherrschenden Glaubenssystems) herrühren und nur in Teilen empirisch belegt werden können. Eine quellenkritische Betrachtung der TCM ist erst im Entstehen. Im heutigen China werden einzelne der traditionellen Verfahren integrativ mit naturwissenschaftlich orientierter Medizin kombiniert.

Während die westliche Medizin körperliche Veränderungen wie biochemische Merkmale (Laborbefunde) oder morphologische Befunde (z. B. ein Geschwür) diagnostisch ermittelt und gezielt behandelt, folgt die TCM einem anderen Krankheitsverständnis: Sie bezeichnet mit bildhaften Begriffen Disharmonien des körperlich-seelischen Gleichgewichts, die sie mit dem Gleichnis des gestörten Fließens oder der Blockade des »Qi« beschreibt. Im Westen wird dieser Begriff oft als »Energie« übersetzt. Es gibt aber kein körperliches Korrelat für das Qi, es ist ein Bild für eine Summe von Phänomenen.

Das Lösen von Stagnationen

Die TCM nutzt eine spezielle Puls- und Zungendiagnostik. Die Behandlung erfolgt wie im Westen allopathisch, das heißt mit entgegengesetzten Kräften: Während die Schulmedizin zum Beispiel muskuläre Verspannungen an sogenannen Triggerpunkten auflöst und Entzündungen bremst, bezeichnet die TCM ganz ähnliche Vorgänge als Auflösung von Stagnation oder Kühlen von Hitze.

Die Wirkungen auf die Organsysteme

Die Behandlung mit Heilkräutern, aber auch Mineralien und tierischen Bestandteilen ist die eigentliche, im Westen weniger bekannte Domäne der TCM. Nach ihren Vorstellungen wirken diese Mittel durch ihre Geschmacksart (süß, salzig, sauer, bitter, scharf, zusammenziehend und neutral) und ihre Funktion (hebend, senkend, absteigend, hervortretend). Manche haben spezielle Auswirkungen auf Organsysteme wie das der »Leber«, die mit den westlichen nicht deckungsgleich sind. Die Therapie muss ständig an das sich wandelnde Beschwerdebild angepasst werden und kann nur von einem erfahrenen Therapeuten festgelegt werden.

Die fünf Phasen

Die naturphilosophische Grundlage sind der Taoismus und seine Vorstellung der ineinander verschlungenen Gegensätze (Yin und Yang) sowie der Fünf-Phasen-Lehre: Aus der Erkenntnis, dass aus Wasser Holz wird (ein Baum wächst), daraus Feuer entsteht, das wiederum zu Erde wird (Asche), die ihrerseits Metalle birgt, entwickelten sich zum Beispiel Parallelen der Organ-Bezüge: Die Niere wirkt auf die Leber, diese beeinflusst den Dünndarm, jener die Milz usw. Ähnliche Assoziationsketten gelten auch für seelische Befindlichkeiten (Angst, Wut, Freude, Grübeln, Trauer) und empfohlene Nahrungsmittel.

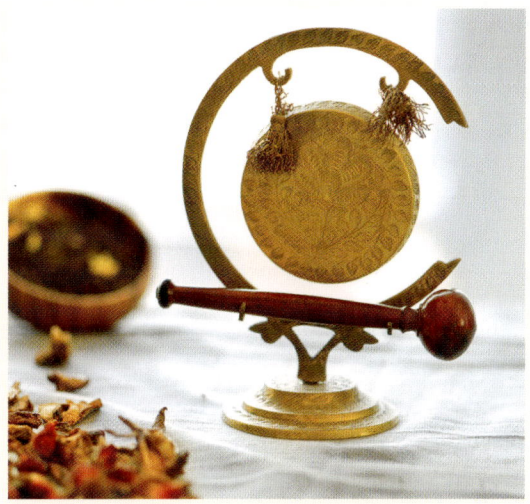

Yin und Yang müssen im Gleichklang sein.

Heilen durch Nahrung

Die chinesische Ernährungslehre ist ein wichtiger Teil der Volksmedizin und nicht mit dem identisch, was im Westen als gesundes Essen verstanden wird. Sie kombiniert Lebensmittel mit Heilkräutern je nach Geschmack (siehe oben) und beabsichtigter Wirkung im menschlichen Körper – ob diese kalt, kühl, heiß, warm oder neutral sein soll.

Die Wirksamkeit

Während es erste wissenschaftliche Hinweise für eine Wirksamkeit der chinesischen Kräutermedizin bei chronischen Leberentzündungen, Reizdarm, Periodenbeschwerden, Malaria und zur Unterstützung der Chemotherapie gibt, fehlen noch Studien zur Wirkung der Ernährungslehre. Einzelne Studien versuchen die Effekte zu interpretieren: Zum Beispiel könnte die Empfehlung gegen Fieber (Hühnersuppe) mit dem hohen Zinkgehalt der ausgekochten Knochen zusammenhängen, der das Immunsystem stärkt.

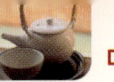

Akupunktur

Die Akupunktur ist eine traditionelle chinesische Heilmethode, die auf eine mehrtausendjährige Geschichte zurückblicken kann. Sie basiert auf konfuzianischen und taoistischen Prinzipien, die zum Beispiel die Yin- und Yang-Lehre oder die Theorie der fünf Elemente beinhalten (siehe Seite 257). Ursprünglich wurde sie mit spitzen Steinen praktiziert, später wendete man Nadeln an. Im Westen erhielt die Akupunktur ihren Durchbruch durch einen Bericht des Journalisten James Restonder, der sich 1972 anlässlich des bevorstehenden Besuchs des US-Präsidenten Richard Nixon in China aufhielt und nach einer akuten Blinddarmentzündung von einem Akupunkteur behandelt wurde.

Im Chinesischen heißt Akupunktur »Zhenjiu« (Stechen und Brennen), da auch brennende Kräuterpäckchen auf die Nadeln gesteckt

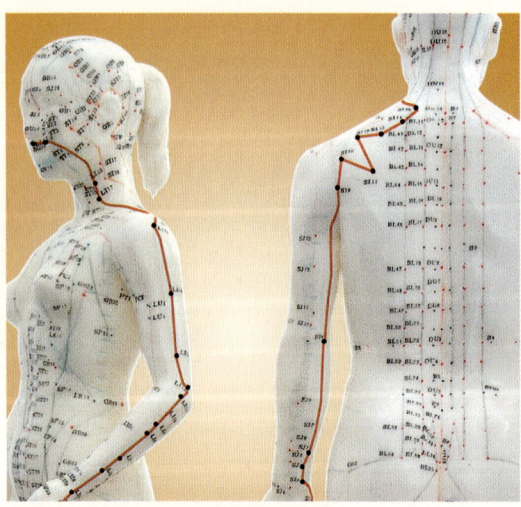

Auf den Meridianen, den Leitbahnen des Qi, liegen die traditionellen Akupunkturpunkte.

werden können (Moxibustion). Die Ohrakupunktur ist kein Teil der chinesischen Lehre, sondern wurde 1954 von dem französischen Arzt Paul Nogier entwickelt.

Nach chinesischer Lehre ist der Mensch gesund, wenn seine Lebensenergie (Qi) frei in einem Netz von Leitbahnen im Körper fließen kann und so die Gegensätze von Yin und Yang sich die Waage halten können. Die Leitbahnen stehen in Verbindung mit Organsystemen. Ist das Qi blockiert, kommt es zu Disbalancen und Krankheiten.

Wirkung

Wie die Akupunktur genau funktioniert, ist noch nicht vollständig erforscht. Während man bisher davon ausging, dass es spezifische Akupunkturpunkte gibt, deren Spannungswiderstand anders ist als die Umgebung, sprechen jüngere Untersuchungen eher dafür, dass das Nadeln an sich das Nervensystem stimuliert und Selbstheilungsvorgänge in Gang bringt.

Doch obwohl die Wirkungsweise noch unklar ist, zeigt die Praxis sehr gute Erfahrungen. Besonders in der Schmerztherapie gehört sie mittlerweile zum Standard in vielen Kliniken und wird dabei auch von den Krankenkassen anerkannt.

Anwendungsgebiete

Studien aus den letzten 20 Jahren zeigen eine therapeutische Wirksamkeit der Akupunktur bei verschiedenen Arten von Kopfschmerzen wie Spannungskopfschmerzen und Migräne. Das andere klassische Gebiet der Akupunktur

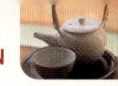

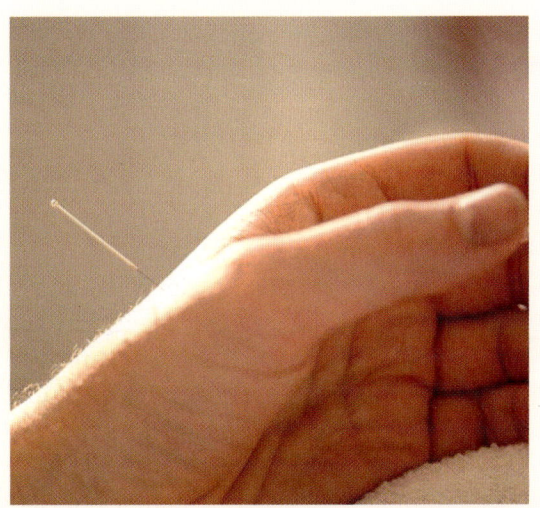

Statt feiner Stahlnadeln verwendeten die Chinesen früher spitze Steine, mit denen sie die Haut reizten. Heute kennt man 1000 Akupunkturpunkte.

sind Erkrankungen des Bewegungsapparats, zum Beispiel Arthrose im Knie sowie chronisch unspezifische Rückenschmerzen. Gute Erfahrungen haben wir auch bei chronisch entzündlichen Darmerkrankungen gemacht.

Gegenanzeigen

Die Akupunktur ist nicht geeignet bei lebensgefährlichen Krankheiten (wie z. B. Herz-Kreislauf-Kollaps). Schmerzen unbekannter Ursache müssen zunächst abgeklärt werden.

Anwendung

In den historischen Schriften und bis in die 50er-Jahre wurden 361 Punkte beschrieben. Danach hat sich die Anzahl aufgrund zusätzlich gefundener Mikro-Akupunktur-Systeme auf über 1000 Punkte erweitert. Der Therapeut löst mithilfe verschiedener Verfahren einen Reiz aus: Meistens sticht er ge-

zielt eine Nadel in den Punkt. Den Reiz kann er noch mit heißen Beifußkegeln verstärken (Moxibustion). Die feinen und sterilen Nadeln werden gerade oder schräg gestochen und manchmal auch gedreht oder auf und ab bewegt, um den Reiz zu intensivieren. Sie bleiben zwischen 20 und 30 Minuten im Körper der Patienten. Bei chronischen Krankheiten sind in der Regel zehn bis zwanzig Behandlungen notwendig, die ein- bis zweimal pro Woche erfolgen.

Was Sie noch beachten sollten

Vor der Behandlung sollte unbedingt eine konventionell-medizinische Diagnose gestellt werden, um zu verhindern, dass durch die Nadelung eine schwerwiegende Erkrankung verschleiert oder eine besser wirkende Therapie verzögert wird.

Gute Akupunkteure finden

Gehört ein Therapeut einer Fachgesellschaft an, spricht dies für die Qualitätssicherung und Kontrolle seiner Ausbildung und seiner Behandlung. Vorsicht ist geboten bei Therapeuten, die eine Heilung in jedem Fall versprechen.

Akupunktur-Fachgesellschaften:
Deutsche Ärztegesellschaft für Akupunktur e.V. (DÄGFA), Tel. 089-71005-0, www.daegfa.de; Deutsche Akupunkturgesellschaft Düsseldorf, Tel. 0211-369099, www.akupunktur-aktuell.de; Deutsche Gesellschaft für Akupunktur und Neuraltherapie, Tel. 036651-55075, www.dgfan.de; Arbeitsgemeinschaft für klassische Akupunktur und Traditionelle Chinesische Medizin e.V., Tel. 08651-690919, www.agtcm.de.

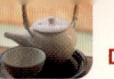

Akupressur

Noch älter als die Akupunktur ist die auch als Fingerdruckmassage bezeichnete Akupressur. In China ist sie weit verbreitet und ein wichtiger Bestandteil der Volksmedizin. Wie bei der Akupunktur werden auch hier sensible oder besonders schmerzhafte Punkte (sogenannte Ashi-Punkte) auf den Meridianen stimuliert, allerdings bei diesem Verfahren mit zartem bis kräftigem Fingerdruck. Der große Vorteil dieser sanfteren Variante der Akupunktur ist, dass sie ganz ohne Geräte auskommt. Dadurch kann der Laie sie auch bei sich selbst und bei anderen anwenden, sofern er Kenntnisse über die entsprechenden Punkte auf den Meridianen hat.

Wirkung

Nach chinesischer Vorstellung löst Massieren, Reiben oder Drücken sensibler Punkte oder Areale auf den Leitbahnen Energieblockaden und bewirkt dadurch eine Harmonisierung von Ungleichgewichten im Körper. Das Wirkprinzip ist insofern ähnlich wie bei der Akupunktur, die Wirkung jedoch nicht so tiefgehend wie die der Nadeltherapie.

Anwendungsgebiete

Akupressur eignet sich gut bei allen Schmerzen, die durch Druck und Wärme besser werden. Daher kommt sie als Therapie bei Krankheiten des Bewegungsapparats zum Einsatz, beispielsweise bei Muskelverhärtungen. Zusammenfassende Studien zeigten, dass die Akupressur zur Behandlung von Rückenschmerzen sogar wirksamer als westliche Massageformen ist. Man kann sie mit anderen Massageformen kombinieren, so bei Gesichts- und Zahnschmerzen, bei Spannungskopfschmerzen oder bei Rückenschmerzen.

Gegenanzeigen

Nach einer Behandlung kann ein Gefühl wie bei einem Muskelkater auftreten. Zudem kann es zu leichteren Blutergüssen kommen. Daher sollten Patienten mit Diabetes mellitus, mit erhöhter Blutungsgefahr (z.B. infolge blutverdünnender Medikamente) und speziellen Gefäßleiden nicht mit Akupressur behandelt werden. Auch eine fortgeschrittene Osteoporose sollte ausgeschlossen werden. Besondere Umsicht erfordern Hautareale mit Rötungen, Schwellungen oder Wunden.

Anwendung

Wird die Akupressur durch einen Therapeuten ausgeführt, liegt der Patient auf einer Massageliege oder auf dem Boden. Der Therapeut benutzt seine Finger, manchmal auch den Ellbogen, um entsprechenden Druck auf die schmerzhaften Punkte auszuüben. Die Behandlung, die zwischen einer halben und einer Stunde dauert, sollte jedoch maximal leichte Schmerzen auslösen.

Was sollten Sie beachten?

Für die Selbstbehandlung mit Akupressur eignen sich nur einige Punkte, die im Buch beschrieben sind. Der ausgeübte Druck sollte keine Schmerzen verursachen. Zur Durchführung von Partnermassagen empfiehlt es sich, vorher einen entsprechenden Kurs bei fachkundigen Lehrern zu absolvieren.

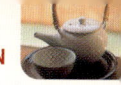

Tuina-Massage

»Tui« bedeutet »schieben, drücken« und »na« heißt so viel wie »greifen, ziehen«. Tuina beinhaltet eine Kombination aus ganz unterschiedlichen Massagetechniken, manueller Therapie und Akupressur. Von der westlichen Massage unterscheidet sie sich durch ihre Grifftechniken, von denen rund 300 verschiedene bekannt sind. Im Gegensatz zur Akupressur, wo nur einzelne Punkte gedrückt werden, ist eine Tuina-Behandlung wesentlich komplexer und individueller.

Wirkung

Nach Vorstellung der Traditionellen Chinesischen Medizin wird durch die Tuina-Massage eine Lösung von Energieblockaden erreicht. Das Massieren, Reiben, Kneifen und Kneten lockert das Gewebe, wodurch die Durchblutung angeregt wird. Es entsteht eine entspannende Wärme. Eine besondere Technik der Tuina-Massage ist die Druckmassage von Akupunkturpunkten (Akupressur, siehe Seite 260). Die Tuina-Behandlung wird nicht von allen Patienten als angenehm empfunden, doch ist die Wirkung in vielen Fällen bemerkenswert. Wissenschaftlich ist die Wirksamkeit der Tuina-Massage bis jetzt nur wenig belegt.

Anwendungsgebiete

Vor allem Patienten mit Schmerzerkrankungen (akut und chronisch) berichten bereits nach wenigen Behandlungen über verblüffende Besserungen (insbesondere Rückenschmerzen). In ihrer klassischen Form wird die Tuina-Massage bei degenerativen Gelenkerkrankungen, bei Muskel- und bei Bänderzerrungen angewendet. Aber auch bei psychosomatischen Erkrankungen wie etwa Schlaflosigkeit kommt sie zum Einsatz.

Gegenanzeigen

Bei Hauterkrankungen sollte die Tuina-Massage nicht angewendet werde. Außerdem ist sie nicht geeignet, wenn gerinnungshemmende Medikamente eingenommen werden.

Anwendung

Der Therapeut deckt entweder den zu behandelnde Körperbereich mit einem dünnen Baumwolltuch ab, durch das er hindurch arbeitet, um Hautirritationen infolge der meist kräftigen Massagetechnik zu vermeiden, oder er behandelt durch die Kleidung.
Je nach den Erfordernissen der Krankheit und des Patienten kommen spezielle Techniken zum Einsatz: Pressen von schmerzhaften Punkten mit der ganzen Hand, dem Handballen, dem Ellbogen oder einzelnen Fingern, Schlagbewegungen mit den Handkanten oder langsames Streichen mit den Fingern entlang der Meridiane.

An wen können Sie sich wenden?

Da es gelegentlich zu Blutergüssen und selten zu Verletzungen der Gefäße, Nerven oder Muskeln kommen kann, sollten Sie sich einen erfahrenen Tuina-Therapeuten zu suchen. Scheuen Sie sich nicht, den Behandler nach seiner Ausbildung zu fragen. Weitere Informationen erhalten Sie zum Beispiel bei der Internationalen Gesellschaft für Chinesische Medizin (Tel. 089-38888031, www.tcm.edu).

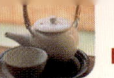

Gua-Sha-Massage

Bei dieser 2000 Jahre alten, in ganz Asien verbreiteten Behandlungstechnik schabt man mit abgerundeten Instrumenten mehrfach über einen Bereich der Haut, bis dieser sich deutlich verfärbt. In den meisten Ländern benutzt man dazu eine Kupfermünze (daher auch die Bezeichnung »Münzmassage«), es kommen aber auch andere Materialien zum Einsatz: In China wurden und werden hierzu beispielsweise Porzellanlöffel verwendet, die sich durch ihre abgerundete Form gut eignen. Ebenso werden Horn, Knochen und Bambus und sogar Deckel von Gläsern benutzt. »Gua« bedeutet »reiben« und »Sha« bezeichnet einen hirseähnlichen Hautausschlag, der einer Blockade von Energie (Blut-Stase) an der Hautoberfläche entspricht. Massiert wird so lange, bis kleinste Hauteinblutungen (Petechien) entstehen, die nach zwei bis drei Tagen abgeheilt sind. Nicht zuletzt wegen der Hautblutungen gehört die Gua-Sha-Massage wie der Aderlass, das Schröpfen, Einläufe oder das Fasten zu den »ausleitenden Verfahren«. Nach traditioneller Vorstellung befreien sie den Körper von Schadstoffen.

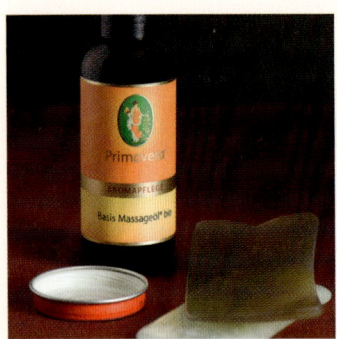

1. Für die Gua-Sha-Massage benötigen Sie ein Hautöl, den Deckel eines Babybreiglases oder einen abgerundeten Schaber.

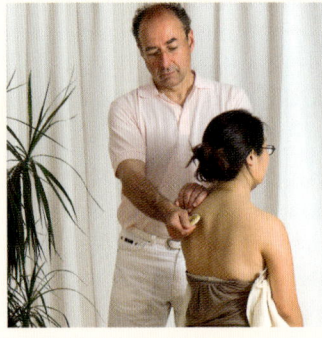

2. Nach Auftragen des Öls streichen Sie mit dem Deckel ca. 1,5 Daumenbreit seitlich der Wirbelsäule von oben nach unten.

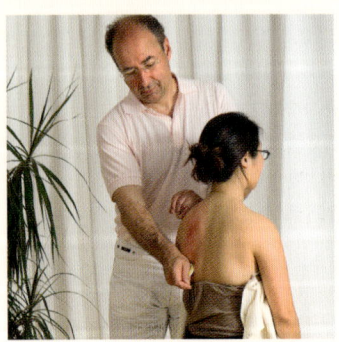

3. Danach folgen Sie derselben Strichrichtung zweimal versetzt um je weitere 1,5 Daumenbreiten seitlich des ersten Strichs (ebenfalls mit deutlichem Druck).

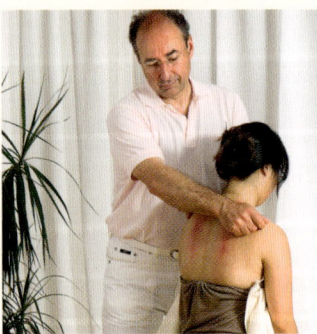

4. Streichen Sie dann mit dem Deckel vom Nacken bis zur Schulter und abschließend seitlich von der Schulter hoch zur Nackenmuskulatur.

Wirkung

In der frühen Ming-Dynastie (1368 bis 1644) erklärte man sich die Wirkung folgendermaßen: »Das Körperinnere steht mit der Körperoberfläche in Verbindung. Die krank machenden Faktoren werden sich daher abwärts bewegen, wenn man sie nach unten

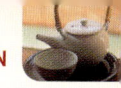

streicht. Eine Aufwärtsbewegung der Giftstoffe ist ungünstig und unnatürlich. Eine Abwärtsbewegung ist natürlich. Die Krankheit wird geheilt, wenn es gelingt, den unnatürlichen (ungünstigen) Prozess in einen natürlichen umzuwandeln.«

Wissenschaftliche Studien zur Gua-Sha-Massage liegen bisher nur vereinzelt vor. Bisher konnte gezeigt werden, dass Gua Sha die Durchblutung an der Hautoberfläche kurzzeitig um das Sechsfache ansteigen lässt. Darüber hinaus lenkt die Massage in der Körperwahrnehmung die Aufmerksamkeit von den Schmerzen ab und »überschreibt« die Schmerzreize durch eigene. Über komplexe Nervenverschaltungen mit Wirkung von der Haut auf die Eingeweide ist auch eine Verbindung zu den inneren Organen möglich.

Anwendungsgebiete

Bei einer beginnenden Migräne hat sich gezeigt, dass eine Gua-Sha-Behandlung häufig zu einer deutlichen Besserung bis hin zum völligen Verschwinden der Beschwerden führt. Dies sind Erfahrungswerte aus unserer Klinik, die an einer Vielzahl von Patienten gesammelt wurden, sodass diese Form der Massage bei uns inzwischen zur Standardtherapie bei der Behandlung von akuten Migräneanfällen gehört. Außerdem haben bisherige Beobachtungen an unserer Klinik gezeigt, dass die Gua-Sha-Methode aussichtsreiche Therapieergebnisse bei Spannungskopfschmerz, und Nackenschmerzen aufweist. Empfohlen wird sie auch bei Muskelverspannungen und Rückenschmerzen. Gute Erfahrungen mit der Methode haben wir zudem bei der Behandlung einer akuten Bronchitis und der Fibromyalgie gemacht.

Gegenanzeigen

Dagegen sollte eine Gua-Sha-Massage nicht bei verletzten Hautarealen vorgenommen werden, bei noch vorhandenen Hautblutungen (Petechien) sowie erhöhter Blutungsgefahr, also auch nicht, wenn blutverdünnende Medikamente eingenommen werden. Auch bei Diabetes mellitus und Gefäßleiden (chronisch entzündliche Venenerkrankungen oder Gefäßverschluss) muss auf eine Gua-Sha-Behandlung im betroffenen Bereich verzichtet werden. Keinesfalls darf der Bauch von Schwangeren behandelt werden.

Anwendung

Vor der Behandlung werden die entsprechenden Hautareale mit Öl oder Vaseline eingerieben. Dann folgen von oben nach unten sowie zur Seite gerichtete streichende Bewegungen mit einem abgerundeten Instrument und deutlichem Druck (siehe Bild 1 bis 4). Die Gua-Sha-Massage führt zu starken Rötungen und blauen Flecken, die erwünscht sind.

Was sollten Sie beachten?

Die Gua-Sha-Massage ist leicht zu Hause zusammen mit einem Partner auszuführen. Da die Schmerzwahrnehmung bei jedem unterschiedlich ist, ist es wichtig, dass der Patient vor der Behandlung gebeten wird, Bescheid zu sagen, sobald die Behandlungsintensität zu stark wird. Erfahrene Gua-Sha-Therapeuten sowie weitere Informationen finden Sie ansonsten bei der Internationalen Gesellschaft für Chinesische Medizin (Tel. 089 38888031, www.tcm.edu) oder der Arbeitsgemeinschaft für Klassische Akupunktur und Traditionelle Chinesische Medizin e.V. (Tel. 08651 690919, www.agtcm.de).

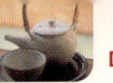

Chinesische Heilkräuter

Die ältesten überlieferten Schriften, die die chinesische Heilkräuter-Therapie beschreiben, stammen aus einer Grabanlage bei Changsha von 168 v. Chr. Bis heute setzt man dazu eine Kombination aus Heilkräutern, Mineralien oder tierischen Bestandteilen ein, die auf das individuelle Beschwerdebild des Patienten abgestimmt sind. Seit einigen Jahren konzentrieren sich pharmazeutische Unternehmen weltweit auf die systematische Untersuchung chinesischer Kräuter, um so neue Substanzen für Pharmaka zu finden.

Wirkung

Wie in der Ernährungslehre der TCM werden auch in der Arzneimittellehre die verschriebenen Bestandteile nach Geschmack, den dynamischen Aktionen im Körper und den Temperatureigenschaften klassifiziert

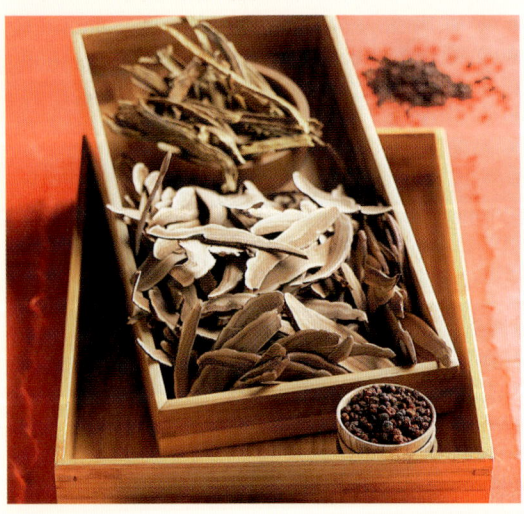

Ernährung gilt in China als Medizin und die Heilkräuter werden oft wie Gewürze verwendet.

und verordnet. Insgesamt bestimmen diese Eigenschaften, auf welche Weise die Arzneimittelreaktionen im Körper ablaufen und wie sie sich auf die Organsysteme auswirken.

Anwendungsgebiete

Einzelne Studien zeigen unter anderem Hinweise auf eine Wirksamkeit bei chronischer Leberentzündung, Menstruationsbeschwerden, Reizdarm, Malaria und zur Unterstützung der Chemotherapie. Gute Erfolge weist auch die Behandlung von Alzheimer durch Ginkgo biloba (Yinxing Ye) auf.

Gegenanzeigen

Nicht empfehlenswert sind chinesische Heilkräuter bei Unverträglichkeit der Inhaltsstoffe eines Arzneimittels, in der Schwangerschaft und Stillzeit und für Kinder. Vorsichtig sollten Sie mit der gleichzeitigen Einnahme von Medikamenten sein (z. B. bei Marcumar).

Anwendung

Bei den verschriebenen Arzneien handelt es sich meist um sogenannte Dekokte (wässriger Auszug aus Pflanzenteilen durch Kochen), Teezubereitungen, die ein meist 30-minütiges Auskochen der Kräuter erfordern.

An wen können Sie sich wenden?

Die TCM-Kräuter-Therapie sollte immer durch einen erfahrenen TCM-Therapeuten erfolgen. Hilfe bei der Suche eines qualifizierten Therapeuten erhalten Sie bei der Internationalen Gesellschaft für Chinesische Medizin (Tel.: 089-38888031, www.tcm.edu).

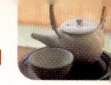

Qigong

Diese Bewegungsform gehört zu den fünf Säulen der TCM und bedeutet so viel wie »Arbeit am Qi«. Nach traditioneller Vorstellung des Qigong besteht das Ziel darin, das Qi des Körpers nach innen zu richten und dort eventuelle Disharmonien auszugleichen. Die Bedeutung des Qigong lässt sich bis 200 v. Chr nachweisen. Im Medizinklassiker »Huang Di Nei Jing Su Wen« (»Des Gelben Kaisers Klassiker des Inneren – elementare Fragen«, 200 bis 100 v. Chr.) führt der legendäre Kaiser Huangdi ein fiktives Gespräch mit seinem Leibarzt, in dem sich der Kaiser über die geringe Lebenskraft der Menschen »von heute« beklagt. Die Kraft lasse schon im Alter von fünfzig Jahren nach, obwohl die Menschen früher ohne Kraftverlust hundert Jahre gelebt haben sollen. Der Arzt führte dies auf die unangemessene, unbedachte und verschwenderische Lebensweise zurück, die von Leidenschaft und Erregung getrieben sei. Er empfahl eine ganzheitliche Lebensweise, zu der auch die Kontrolle des Qi durch Ruhe und Konzentration gehört.

Wirkung

In der allgemeinen Prävention, der Therapie, der Stärkung von Körper und Geist sowie der Vorbeugung des vorzeitigen Alterns spielt Qigong eine wichtige Rolle. Mithilfe der »3 Mittel« (Körperhaltung, Atmung, Vorstellungskraft) und der »2 Wege« (Übungen in Bewegung, Übungen in Ruhe) werden die Selbstheilungskräfte aktiviert. Mittlerweile gibt es positive Hinweise auf Qigong bei der Therapie einiger chronischer Krankheiten.

Anwendungsgebiete

Qigong wird häufig nicht in Bezug auf bestimmte Krankheitsbilder verordnet, sondern zielt auf die Förderung individueller Selbstheilungsprozesse. Hinweise für eine positive Wirkung liegen für Schmerzkrankheiten, für stressbedingte Erkrankungen wie Fibromyalgie, Asthma, Bluthochdruck und Asthma bronchiale sowie für wiederkehrende Stürze bei älteren Menschen vor.

Gegenanzeigen

Zurückhaltung ist bei gravierenden psychisches Erkrankungen geboten.

Anwendung

Qigong ist besonders für all jene geeignet, die Probleme damit haben, sich in Ruhe zu entspannen. Mittels langsamer, konzentriert und leicht angespannt ausgeführter Bewegungen sowie stiller Meditation soll der Übende Ausgeglichenheit, Gesundheit und Wohlbefinden erlangen. Am besten übt man unter der Leitung eines qualifizierten Lehrers. Einfache Übungen, wie die in diesem Buch gezeigten, kann man auch eigenständig ausführen.

Was sollten Sie beachten?

Wichtig ist, dass Sie die Übungen dem jeweiligen körperlichen Zustand anpassen, einige können Sie zum Beispiel auch im Sitzen ausführen. Die gesetzlichen Krankenkassen erstatten einmal im Jahr einen Teil der Kosten für einen qualifizierten Qigong-Kurs. Informationen über Kurse findet man unter: www.qigong-yangsheng.de.

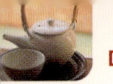

Taiji

Taiji ist eine über 4000 Jahre alte Kampftechnik, die Körper und Geist trainiert, Krankheiten heilt und somit der Lebensverlängerung dient. Dennoch geht es hierbei nicht darum, seine Kräfte zu messen. Im Gegenteil, im Taiji wird auf einen harten Angriff nicht mit gleicher Kraft reagiert, sondern es wird versucht, durch Sanftheit und Nachgeben das Harte zu überwinden.

Wirkung

Zahlreiche wissenschaftliche Untersuchungen haben gezeigt, dass sich Taiji bei regelmäßiger Übung positiv auf die Gesundheit auswirkt. Wer langjährige Taiji-Erfahrung hat, ist seltener von Verformungen der Wirbelsäule betroffen. Durch die typischen Bewegungen des Taiji werden die Gelenke und die umliegenden Muskeln optimal trainiert

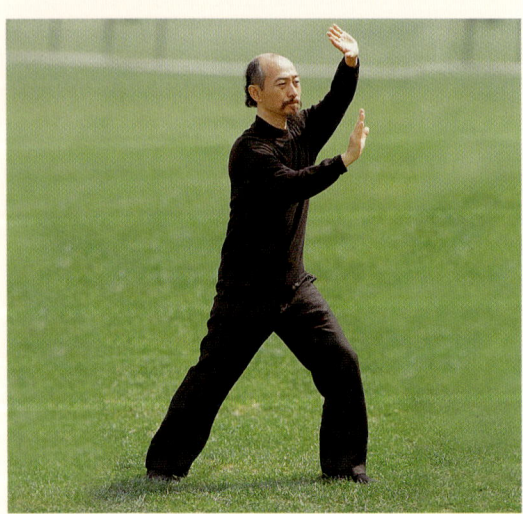

Taiji besteht aus festgelegten Bewegungsmustern, die sich zu Bildern zusammensetzen lassen.

und ihr Stoffwechsel angeregt. Darüber hinaus lernt man, gelassen zu sein und die Bewegungen mit voller Aufmerksamkeit auszuführen. Außerdem wirkt sich die besondere Körperhaltung auf die Atmung aus.

Anwendungsgebiete

Taiji ist besonders für all jene geeignet, die Probleme damit haben, sich in Ruhe zu entspannen, und dafür eher Bewegung suchen. Es reduziert nachweislich die Sturzhäufigkeit und Schlafstörungen älterer Menschen und ist hilfreich bei Rheuma, Kniegelenkarthrose und Asthma. Zudem reduziert es Bluthochdruck und unterstützt die Behandlung bei koronarer Herzkrankheit und Fibromyalgie.

Gegenanzeigen

Schwere psychische Erkrankungen.

Anwendung

Es empfiehlt sich, die Bewegungen zunächst in Kursen zu lernen (z. B. an Volkshochschulen), die zum Teil auch von den Krankenkassen erstattet werden. Sehen Sie sich den Kurs vorher in einer Probestunde an.

Was sollten Sie beachten?

Laut alter Schriften heißt es, dass dem Übenden schon 20 Minuten am Tag die Gelassenheit eines Weisen, die Kraft eines Holzfällers und die Geschmeidigkeit eines Kindes bringen. Ausschlaggebend ist regelmäßiges, tägliches Üben. Dabei ist es nicht wichtig, die Übungen schnell zu beherrschen, sondern die Abläufe korrekt auszuführen.

Yoga

Diese etwa 8000 Jahre alte indische Lehre umfasst komplementäre geistige und körperliche Übungen, die das harmonische Zusammenwirken von Körper und Geist unterstützen sollen. Yoga ist nicht mit Gymnastik gleichzusetzen und geht deutlich über rein physiologische Aspekte hinaus.

Wirkung

Stress spielt bei Erkrankungen des Herz-Kreislauf-Systems eine entscheidende Rolle. Yoga kann in diesem Fall sowohl präventiv als auch therapeutisch deutliche Erfolge vorweisen. Auch die Lungenfunktion kann durch die Asanas und Pranayamas beeinflusst werden. Die Dehnungen während der Asanas können im Magen-Darm-Trakt zu Reaktionen der Darmmuskulatur führen, wodurch die Darmmotorik angeregt wird. Physiologisch soll Yoga auch bei der Harmonisierung des Hormonhaushalts wirken. Die Asanas fördern die Beweglichkeit und trainieren und dehnen die Muskulatur. Zudem wirkt Yoga auf das Nervensystem und beeinflusst die Psyche positiv.

Anwendungsgebiete

Yoga ist sinnvoll bei allen durch Stress hervorgerufenen Erkrankungen. Positive Hinweise für seine Wirksamkeit liegen unter anderem vor für chronische Rückenschmerzen, leichte und mittelschwere Depression, Angststörungen, Fibromyalgie und Reizdarmsyndrom. Als begleitende Therapie ist es hilfreich bei arteriellem Bluthochdruck, koronarer Herzkrankheit und Asthma.

Gegenanzeigen

Lediglich bei schweren psychischen Erkrankungen und fortgeschrittener Osteoporose wird von Meditation abgeraten.

Anwendung

Yoga versucht das Gleichgewicht von Körper und Geist vor allem durch körperliche Übungen (Asanas), Atemübungen (Pranayama) und durch Meditation (Dhyana) zu erreichen. Am häufigsten zur Erhaltung der Gesundheit angewendet wird das Hatha-Yoga.

Was sollten Sie beachten?

Anfänger sollten sich mit den Übungen nicht überfordern. Informationen über qualifizierten Yoga-Unterricht erhalten Sie über den Berufsverband der Yogalehrenden in Deutschland e.V.: www.yoga.de.

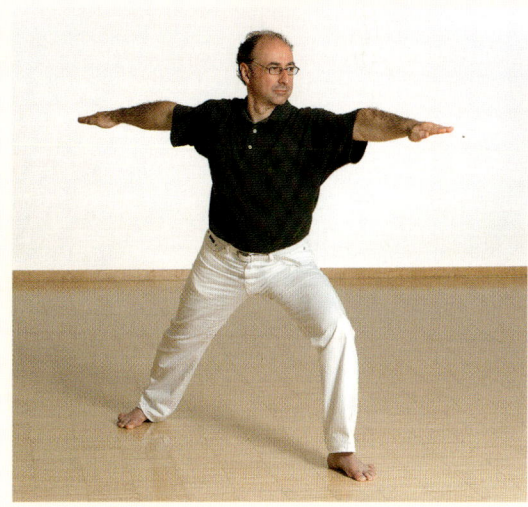

Im antiken Indien diente Yoga der Stärkung der Männer für den Kampf.

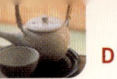

Mind-Body-Medizin

Die Mind-Body-Medizin (MBM) greift auf das ganzheitliche Körperverständnis antiker Gesundheitslehren zurück und erweitert sie um die Erkenntnisse moderner Medizin. Im Zentrum steht eine Lebensordnung, die sich an den natürlichen Rhythmen des Körpers wie der Umwelt orientiert und als »Ordnungstherapie« auch Bestandteil der Naturheilkunde ist. Zentraler Ausgangspunkt ist außerdem die Salutogenese, ein Forschungsansatz, der nicht nach den Ursachen von Krankheit, sondern nach den Quellen der Gesundheit fragt und dabei auf die individuellen Ressourcen des Patienten setzt. Diese will die Mind-Body-Medizin durch Information, Training und Motivation stärken. Ihr Ziel ist, die Betroffenen zu befähigen, kompetent und nachhaltig schonend mit ihrem Körper und ihrer Psyche umzugehen.

Mit Stress umgehen lernen

Entstanden ist die Mind-Body-Medizin aus der Stressforschung. Diese zeigt, dass es bei einer akuten Stressreaktion zur Freisetzung von Adrenalin, Noradrenalin und Kortisol kommt, die evolutionär entstanden ist, um in bedrohlichen Lebenslagen ein »Kämpfen oder Fliehen« zu ermöglichen. Dazu werden die Herz- und Atemfrequenz erhöht, der Blutdruck nach oben getrieben, die Muskeln angespannt und der Stoffwechsel verlangsamt. Wenn die Belastung vorbei ist, sollte es eigentlich zu einer »Entspannungsreaktion« kommen: Die Werte pegeln sich rasch wieder auf ihrem Ausgangsniveau ein.

In der modernen Gesellschaft werden die Stressauslöser jedoch kaum noch mit »Kämpfen oder Fliehen« beantwortet. Die Entspannungsreaktion bleibt häufig aus. Andauernde Belastungen führen deshalb dazu, dass Stress chronisch wird und die natürliche Fähigkeit der Anpassung an Umweltreize verloren geht. Die ständige Überreizung des Nervensystems stört das komplexe Botenstoff-System des Organismus, was negative Auswirkungen auf den Hormonhaushalt, die Immunabwehr und die Psyche hat. Auf diese Weise ist Stress als wichtiger Kofaktor an den meisten Zivilisationskrankheiten beteiligt.

Die Mind-Body-Medizin versucht nun umgekehrt, das Zusammenspiel von Körper, Geist, Psyche und Verhalten positiv zu beeinflussen, um Stress zu reduzieren oder seine Wirkung auf den Menschen zumindest abzumildern. Dazu setzt sie Konzentrations- und Entspannungstechniken ein wie das autogene Training, die progressive Muskelrelaxation sowie die asiatischen Bewegungstherapien Yoga, Qigong und Taiji.

Die Schule der Achtsamkeit

Den Rahmen bilden unter anderem ein Stressbewältigungsprogramm auf der Basis von mentalem Training, das in den USA von dem Kardiologen Herbert Benson und dem Stressforscher Jon Kabat-Zinn entwickelt wurde. Als Yoga-Experte wollte Kabat-Zinn die heilsamen Wirkungen östlicher Meditation auch denjenigen Menschen zugute kommen lassen, die kein Interesse an Spiritualität

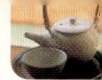
hatten. Daraus wurde ein »Mindfulness-Based Stress Reduction Program«, in dessen Mittelpunkt die Schulung von »Achtsamkeit« steht, also der bewussten Aufmerksamkeit auf das Sein in diesem Moment. Sie soll nicht nur bei der Meditation, sondern auch in alltäglichen Situationen die Haltung der Patienten bestimmen.

Neue Gedankenmuster lernen

Aus der Verhaltensforschung kommt die »Kognitive Umstrukturierung«, die auf eine bewusst durchgeführte Abschwächung selbstschädigender Gedanken zielt. Die Patienten sollen die Muster ihrer Wahrnehmung erkennen (zum Beispiel »Katastrophisierung« oder »Selbstzweifel«) und dann lernen, diese mit der Realität zu vergleichen und entsprechend zu relativieren.

Langfristige Lebensstilveränderung

Diese mentalen oder auch spirituellen Aspekte werden ergänzt durch die Motivation zu regelmäßigem Ausdauertraining wie Walken, Fahrradfahren, Schwimmen oder Joggen. Um diese Bewegung besser in den Alltag zu integrieren, kann sie auch aufgesplittet werden (zum Beispiel in dreimal täglich 10 Minuten). Wichtig ist auch eine gesunde Ernährung mit viel Obst und Gemüse, die nicht mehr als zweimal wöchentlich Fleisch enthält und stattdessen den Anteil an fettem Seefisch (z. B. Lachs, Hering) mit seinen gesunden Omega-3-Fettsäuren erhöht. Die Mind-Body-Medizin will auch jenseits einer begrenzten Therapiezeit, in der sie erlernt wird, wirken und vor allem langfristige Veränderungen des Lebensstils erzielen. Sie versucht, über eine verinnerlichte Zustimmung (Adhärenz) ein dauerhaft verbessertes Gesundheitsverhalten zu erreichen. Zudem sollen die schützenden und die heilenden Kräfte des Menschen nachhaltig gestärkt werden. Um das zu erreichen, sollen die Betroffenen voneinander lernen, eigene Alltagserfahrungen einzubringen und körperlich zu erfahren, dass sie die Symptome ihrer Krankheit selbst positiv beeinflussen können (siehe auch Seite 77).

Ganz wichtig: soziale Unterstützung

Mind-Body-Verfahren werden am besten in der Gruppe erlernt, da viele Studien zeigen, dass soziale Unterstützung das Risiko für Krankheiten senkt, die psychische Verfassung bessert, motiviert und anregt. Sie stärkt ein positives Selbstbild, das dem Einzelnen die Gewissheit vermittelt, sich selbst und die eigenen Lebensbedingungen steuern und gestalten zu können.

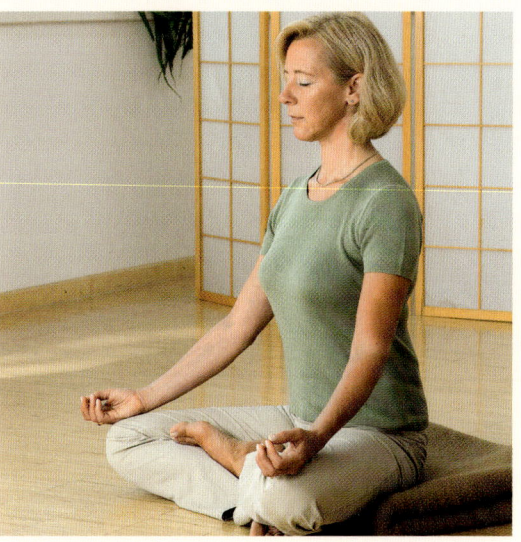

Regelmäßige Meditation stärkt die Selbstheilungskräfte des Körpers und hilft bei vielen Krankheiten.

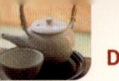

Entspannungsverfahren

Ein wichtiger Schritt aus der dauerhaften Überreizung ist die Entspannung. Dabei ist es wichtig, egal für welche Methode des Spannungsausgleichs Sie sich entscheiden, dass Sie hierfür täglich 20 bis 45 Minuten in Ihren Alltag einbauen und regelmäßig üben. Nach 8 bis 10 Wochen werden Sie ein ausdrückliches Bedürfnis danach haben, weil sich dieses Verhalten nach dieser Zeit im Gehirn »festgeschrieben« hat und Entspannung zu einem Bestandteil Ihres Lebens geworden ist.

Meditationsübung

Durch eine Meditation lernen Sie, sich nicht mehr von Ihren Gedanken in Besitz nehmen zu lassen und Spannungen loszulassen. Nehmen Sie sich dafür einen ruhigen Moment, setzen Sie sich an einen ruhigen Platz, an dem Sie nicht gestört werden, und probieren Sie die folgende Übung einfach aus: Suchen Sie sich ein Objekt, zum Beispiel ein Bild, einen Stein oder eine Kerze, und legen Sie dieses vor sich hin. Halten Sie nun inne und lassen Sie sich darauf ein: Setzen Sie sich aufrecht hin. Versuchen Sie Verspannungen zu lösen, wo auch immer diese sich im Körper befinden. Legen Sie Ihre Hände bequem ab, wie es Ihnen gerade angenehm ist. Nun schließen Sie die Augen für eine, vielleicht zwei Minuten und nehmen Sie wahr, was mit Ihren Gedanken geschieht. Halten Sie die Gedanken nicht fest, sondern lassen Sie sie wie Wolken weiterziehen. Fragen Sie sich anschließend: Wohin hat sich mein Geist bewegt? Waren es angenehme oder problematische Gedanken? War ich angespannt dabei oder entspannt?

Das ist durchaus keine einfache Übung und bei vielen zieht, sobald sie die Augen schließen, eine »Affenherde« durch die Gedanken, manche werden auch unruhig oder empfinden Angst. Durch längere Übung bessert sich das meist. Oft hilft es auch, vor der Meditation Yoga zu praktizieren, um sich leichter entspannen zu können.

Visualisierungsübung

Wenn wir lernen, unsere Vorstellung zu leiten, können wir damit positive Ergebnisse erzielen. Folgende Übung kann sich für einen Schmerz-Patienten als sehr heilsam erweisen, ist aber auch für Sie hilfreich, um im Alltag Stress abzubauen: Setzen Sie sich entspannt auf einen Stuhl, schließen Sie die Augen und lassen Sie sich folgenden Text vorlesen: »Sie sitzen auf einem Stuhl in einer bequemen Haltung. Ihre Arme liegen in Ihrem Schoß, Ihre Augen sind geschlossen. Jetzt konzentrieren Sie sich ganz auf Ihren Schmerz. Sie stellen ihn sich als rote Kugel vor. Über Ihre Nervenfasern fließt die schmerzvolle Energie in der Mitte Ihres Leibes zusammen und sammelt sich dort in einer gleißend-roten Kugel. Nun fangen Sie an, den Schmerz auszuatmen. Wenn Sie einatmen, drehen Sie die Kugel in Ihrer Mitte. Wenn Sie ausatmen, nimmt die kühle Luft jedes Mal einen Teil der Schmerzenergie mit. Vor Ihrem inneren Auge sehen Sie, wie die Kugel langsam immer kleiner wird.« Beobachten Sie, ob und wie sich Ihr Schmerz verändert. Üben Sie täglich und nehmen Sie wahr, was passiert. Manche greifen gern auf

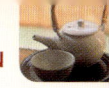

die Vorstellung angenehmer Naturszenen zurück, um sich zu entspannen, oder sie reisen in ihrer Vorstellung an einen Ort der Ruhe und Kraft. Das Beste ist, Sie versuchen es mit einer Anleitung durch eine entsprechende CD.

Entspannung durch Bewegung

Neben denjenigen, die sich gut durch Meditation oder autogenes Training entspannen können, gibt es aber auch Menschen, die zur Entspannung mehr Bewegung brauchen. Hier eignen sich Methoden wie Yoga, Qigong, Taiji oder die progressive Muskelentspannung (siehe Seiten 110 und 265 ff.). Ausgehend von der Tatsache, dass angespannte Muskeln zu den zentralen Stresssymptomen gehören, wird nach einer bewussten Muskelanspannung eine Muskelentspannung gelernt. Der Vorteil bei der progressiven Muskelentspannung ist, dass Sie bewusst den Unterschied zwischen Anspannung und Entspannung wahrnehmen lernen.

Body-Scan

Eine weitere Methode zur Stressbewältigung stellt die Mindfulness-Based Stress Reduction (MBSR) dar. Sie stammt aus den USA und wird mittlerweile in Deutschland von einigen Therapeuten in Kursen zumeist in einer Gruppe angeboten. Das Programm basiert auf der Idee der »Achtsamkeit« (siehe Seite 268). Bei Interesse können Sie sich an den MBSR-Verband wenden: www.mbsr-verband.org, Tel. 030-79701104 .
Eine einfachere Übung, die Sie auch allein zu Hause machen können, ist der sogenannte Body-Scan. Achten Sie dabei darauf, dass Ihre Gedanken nicht abschweifen und Sie Ihre Konzentration ganz dem betreffenden

Körperteil widmen. Legen Sie sich auf eine feste Unterlage, am besten mit einer Decke auf den Boden. Die Anweisungen lauten dann: »Sie liegen auf dem Rücken in einer für Sie entspannten Position. Die Füße fallen entspannt zur Seite, Ihre Hände liegen neben Ihren Hüften. Entspannen Sie sich und lassen Sie sich schwer in Ihre Unterlage sinken. Jetzt konzentrieren Sie sich ganz auf den kleinen Zeh Ihres linken Fußes. Spüren Sie ihn, so gut Sie das können, seinen Nagel, seine

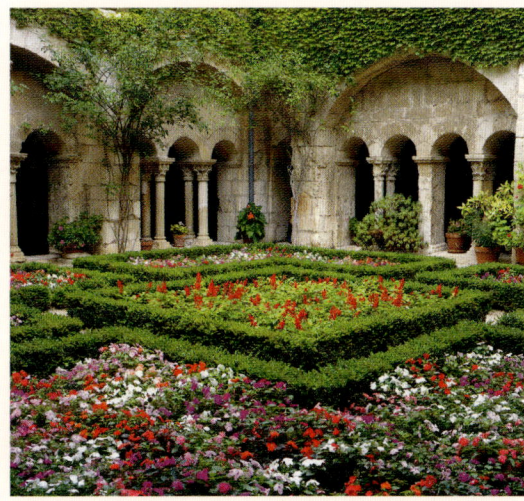

Klösterliche Ruhe ist eine der Möglichkeiten, sich eine Auszeit zu nehmen, um neue Kraft zu schöpfen.

Oberfläche, seine Unterseite. Spüren Sie auch den Zwischenraum zu seinem Nachbarn. Jetzt kommt der nächste Zeh dran. Konzentrieren Sie sich darauf. Lassen Sie Ihre Gedanken dann nach und nach durch den gesamten Körper wandern.«
Leichter ist es, wenn Sie die Anweisungen auf einer CD hören, zum Beispiel »Die heilende Kraft der Achtsamkeit« von Jon Kabat-Zinn und Ulrike Kesper-Grossmann.

Danksagung

Das Wissen in diesem Buch ist, da mit der Integrativen Medizin Neuland betreten wird, notwendigerweise mit Mut zur Lücke und gewiss nicht frei von Fehlern erarbeitet worden. Dass es entstehen konnte, ist nicht zuletzt vielen Menschen zu verdanken, die in unterschiedlicher Art und Weise daran mitgewirkt haben. Dabei möchte ich zuerst meine Patienten nennen, die meine Sinne für das Wesentliche geschärft und mich zu diesem Buch inspiriert haben.

Außerdem gilt mein Dank meinen Mitarbeitern und Wegbegleitern, die mit mir während der vergangenen 10 Jahre das in Deutschland neue Konzept der Integrativen Medizin entstehen und mich an ihrem Wissen und ihrer Begeisterung teilhaben ließen. Neben vielen anderen, gilt mein besonderer Dank Frau Dr. Anna Paul, Leiterin der Abteilung für Mind/Body Medizin, und meinen Oberärzten, PD Dr. Andreas Michalsen (leitender OA), Dr. Thomas Rampp, Dr. Felix Jonto Saha, PD Dr. Jost Langhorst und Dr. Ulrich Deuse (ehemaliger OA).

Zu Dank verpflichtet bin ich auch denjenigen, die mir Gesprächspartner waren oder das Manuskript ganz oder in Teilen vorab gelesen haben: Das waren neben den oben genannten Frau Dr. Astrid Gendolla (Kopfschmerz/Migräne), Prof. Wolfgang Grotz (Hypertonie), Prof. Jörn Elsner (Allergie), PD Dr. Hans-Joachim Kullmann und Dr. Michael Sarrach (Asthma), PD Dr. Benno Brinkhaus und Frau Prof. Dr. Claudia Witt (Homöopathie). Folgenden Mitarbeitern danke ich für Korrekturen der Texte: Frau Katja Schubert und Herrn Otto Langels (Anwendungen naturheilkundlicher Verfahren), Frau Christiane Pithan, Ökotrophologin, (Ernährung), und Dr. Nils Altner (Mind/Body Medizin). Mein besonderer Dank gilt meiner Forschungsleiterin Frau PD Dr. Frauke Musial (Psycho-Physiologin) für wegweisende Diskussionen zu den neurophysiologischen Grundlagen naturheilkundlicher Therapien im Rahmen der Integrativen Medizin und Frau Barbara Kirschbaum, b.ac. (England), die aufgrund ihres herausragenden Wissens über die Chinesische Medizin mir ein wichtiger Diskussionspartner war. Herrn Paul Rothenfußer danke ich für die visionären Gespräche, die nicht ohne Wirkung blieben. Herrn Horst Defren danke ich dafür, dass er von Anfang an das Konzept der Integrativen Medizin geglaubt und den Rahmen dafür geschaffen hat. Mein ganz besonderer Dank gilt Frau Dr. Petra Thorbrietz, die es immer wieder geschafft hat, aus »meinen wissenschaftlichen Abhandlungen« ein für Laien verständliches Buch zu machen.

Weiterführende Literatur

Allgemeines

1. Angell M.: Der Pharma-Bluff. Imprint der Random House Publishing Group, Kom-Part Verlagsgesellschaft mbH & Ca.KG, Bonn/Bad Homburg 2005

2. Damasio A.R.: Der Spinoza-Effekt. Wie Gefühle unser Leben bestimmen. List Verlag, München 2003

3. Dobos G. J. et al. (Hrsg.): Chronische Erkrankungen integrativ. Elsevier Urban & Fischer Verlag, München 2006

4. Eisenberg D. M. et al.: Unconventional medicine in the United States. Prevalence, costs, and patterns of use. N Engl J Med. 1993 Jan 28; 328(4):246–52.

5. Ezzo J., Bausell B., Moerman D. E., Berman B., Hadhazy V.: Reviewing the reviews. How strong is the evidence? How clear are the conclusions? Int J Technol Assess Health Care. 2001 Fall; 17(4):457–66.

6. Hoffman J. W. et al.: Reduced sympathetic nervous system responsivity associated with the relaxation response. Science. 1982 Jan 8; 215(4529):190–2.

7. Jänig W.: Grundlagen von Reflextherapien. In: Bühring M., Kremer F. H. (eds): Naturheilverfahren und unkonventionelle Medizinische Richtungen. Springer-Verlag, Berlin, 2005, S. 1–104.

8. Kneipp S.: Meine Wasserkur / So sollt ihr leben: Die weltberühmten Ratgeber in einem Band (Gebundene Ausgabe). Haug Sachbuch, Stuttgart 2002.

9. Michalsen A., Knoblauch N. T., Lehmann N., Grossman P., Kerkhoff G., Wilhelm F. H., Moebus S., Konstantinides S., Binder L., Heusch G., Siffert W., Budde T., Dobos G. J.: Effects of lifestyle modification on the progression of coronary atherosclerosis, autonomic function, and angina--role of GNB3 C825T polymorphism. Am Heart J. 2006 Apr; 151(4):870-7.

10. Ornish D. et al.: Changes in prostate gene expression in men undergoing an intensive nutrition and lifestyle intervention. Proc Natl Acad Sci U S A. 2008 Jun 17;105(24): 8369-74. Epub 2008 Jun 16.

11. Selhub E.: The Love Response: Your Prescription to Transform Fear, Anger and Anxiety into Vibrant Health and Well-being. Ballantine Books/ Random House Publishing Group 2009

12. Servan-Schreiber D.: Die Neue Medizin der Emotionen: Stress, Angst, Depression:Gesund werden ohne Medikamente. Antje Kunstmann Verlag, München 2004.

13. Stavemann H. H.: Im Gefühlsdschungel. Emotionale Krisen verstehen uns Bewältigen.Beltz PVU, Weinheim 2001.

14. Thaker P. H.:Chronic stress promotes tumor growth and angiogenesis in a mouse model of ovarian carcinoma. Nat Med. 2006 Aug; 12(8):939–44.

Asthma

1. Holloway E., Ram FS.: Breathing exercises for asthma. Cochrane Database Syst Rev. 2004;(1):CD001277.

2. Huntley A. et al.: Relaxation therapies for asthma: a systematic review. Thorax 2002 Feb; 57(2):127–31.

3. Jose V. M.et al.: Study of association between use of complementary and alternative medicine and non-compliance with modern medicine in patients presenting to the emergency department. J Postgrad Med. 2007 Apr-Jun; 53(2):96–101.

4. Kilpeläinen M. K. et al.: Stressful life events promote the manifestation of asthma and atopic diseases. Clin Exp Allergy. 2002 Feb; 32(2):256–63.

5. Manocha R. et al.: Sahaja yoga in the management of moderate to severe asthma: a randomised controlled trial. Thorax. 2002 Feb; 57(2):110–5.

6. McCarney R. W. et al.: An overview of two Cochrane systematic reviews of complementary treatments for chronic asthma: acupuncture and homeopathy. Respir Med. 2004 Aug; 98(8):687–96.

7. Milam J. et al.: Parental stress and childhood wheeze in a prospective cohort study. J Asthma 2008 May; 45(4):319–23.

8. Miyamoto S.: Osaka Maternal and Child Health Study Group.Fat and fish intake and asthma in Japanese women: baseline data from the Osaka Maternal and Child Health Study. Int J Tuberc Lung Dis. 2007 Jan; 11(1):103–9.

9. Nagarathna R., Nagendra H. R.: Yoga for bronchial asthma: a controlled study. Br Med J. 1985 Oct 19; 291(6502):1077–9.

10. Nickel C. et al.: Effect of progressive muscle relaxation in adolescent female bronchial asthma patients: a randomized, double-blind, controlled study. J Psychosom Res. 2005 Dec; 59(6):393–8.

11. Ram F. S. et al.: Physical training for asthma. Cochrane Database Syst Rev. 2005 Oct; 19(4):CD001116.

11a Reuther I, Aldridge D.: Qigong Yangsheng as a complementary therapy in the management of asthma: a single-case appraisal. J Altern Complement Med. 1998 Summer; 4(2):173–83.

12. Salam M. T. et al.: Maternal fish consumption during pregnancy and risk of early childhood asthma. J Asthma. 2005 Jul-Aug; 42(6):513–8.

13. Singh B. B. et al.: Herbal treatments of asthma: a systematic review. J Asthma. 2007 Nov; 44(9):685–98.

14. Taylor P E. et al.: Links between pollen, atopy and the asthma epidemic. Int Arch Allergy Immunol. 2007; 144(2):162–70. Epub 2007 May 29.

15. Vig R. S. et al.: The role of stress in asthma: insight from studies on the effect of acute and chronic stressors in models of airway inflammation. Ann N Y Acad Sci. 2006 Nov; 1088:65–77.

16. Weiland S. K. et al.: Intake of trans fatty acids and prevalence of childhood asthma and allergies in Europe. ISAAC Steering Committee. Lancet. 1999 Jun 12; 353(9169):2040.

17. Wright R.J.: Alternative modalities for asthma that reduce stress and modify mood states: evidence for underlying psychobiologic mechanisms. Ann Allergy Asthma Immunol. 2004 Aug; 93(2 Suppl 1):S18–23.

Bluthochdruck

1. Anderson J. W. et al.: Blood Pressure Response to Transcendental Meditation: A Meta-analysis. Am J Hypertens. 2008 Mar; 21(3):310–6.

2. Appel L. J. et al.: OmniHeart Collaborative Research Group. Effects of protein, monounsaturated fat, and carbohydrate intake on blood pressure and serum lipids: results of the OmniHeart randomized trial. JAMA. 2005 Nov 16; 294(19):2455–64.

3. Appel L. J. et al.: Writing Group of the PREMIER Collaborative Research Group. Effects of comprehensive lifestyle modification on blood pressure control: main results of the PREMIER clinical trial. JAMA. 2003 Apr 23–30; 289(16):2083–93.

4. Deutsche Hochdruckliga e.V., Deutsche Hypertonie Gesellschaft: Leitlinien zur Behandlung der arteriellen Hypertonie: www.uni-duesseldorf.de/awmf/ll/046-001.htm

5. Flachskampf F. A. et al.: Randomized trial of acupuncture to lower blood pressure. Circulation. 2007 Jun 19; 115(24):3121–9.

6. Hayashi T. et al.: Walking to work and the risk for hypertension in men: the Osaka Health Survey. Intern Med. 1999 Jul 6; 131(1):21–6.

7. Hoffman J. W., et al.: Reduced sympathetic nervous system responsivity associated with the relaxation response. Science. 1982 Jan 8; 215(4529):190–2

8. Lee M. S. et al.: Qigong for hypertension: a systematic review of randomized clinical trials. J Hypertens. 2007 Aug; 25(8):1525–32. Review.

9. Pittler M. H., Ernst E.: Clinical effectiveness of garlic (Allium sativum). Mol Nutr Food Res. 2007 Nov; 51(11):1382–5.

10. Sacks F. M. et al.: DASH-Sodium Collaborative Research Group. Effects on blood pressure of reduced dietary sodium and the Dietary Approaches to Stop Hypertension (DASH) diet. DASH-Sodium Collaborative Research Group. N Engl J Med. 2001 Jan 4; 344(1):3–10.

11. Whelton S. P. et al.: Effect of aerobic exercise on blood pressure: a meta-analysis of randomized, controlled trials. Ann Intern Med. 2002 Apr 2; 136(7):493–503.

12. Yeh G. Y. et al.: The effect of tai chi exercise on blood pressure: a systematic review. Prev Cardiol. 2008 Spring; 11(2):82–9.

13. Yoshizawa K. et al.: Mercury and the risk of coronary heart disease in men. N Engl J Med. 2002 Nov 28; 347(22):1755–60.

Koronare Herzkrankheit

1. Bernardi L. et al.: Effect of rosary prayer and yoga mantras on autonomic cardiovascular rhythms: comparative study. BMJ. 2001 Dec 22-29; 323(7327):1446–9.

2. Blumenthal J. A. et al.: Stress management and exercise training in cardiac patients with myocardial ischemia. Effects on prognosis and evaluation of mechanisms. Arch Intern Med. 1997 Oct 27; 157(19):2213–23.

3. Cunnane St. C., Thomson L. U.: Flexseed in human nutrition Champaign: AOCS Press, Champaign, Illinois, 1995.

4. de Lorgeril M. et al.: Mediterranean diet, traditional risk factors, and the rate of cardiovascular complications after myocardial infarction: final report of the Lyon Diet Heart Study. Circulation. 1999 Feb 16; 99(6):779–85.

5. Dickens C. et al.: New onset depression following myocardial infarction predicts cardiac mortality. Psychosom Med. 2008 May; 70(4):450–5.

6. Dimsdale J. E. : Psychological stress and cardiovascular disease. J Am Coll Cardiol. 2008 Apr 1; 51(13):1237–46.

7. Fields J.Z. et al.: Effect of a multimodality natural medicine program on carotid atherosclerosis in older subjects: a pilot trial of Maharishi Vedic Medicine. Am J Cardiol. 2002 Apr 15; 89(8):952–8.

8. Goldfinger T. M.: Beyond the French paradox: the impact of moderate beverage alcohol and wine consumption in the prevention of cardiovascular disease. Cardiol Clin. 2003 Aug; 21(3):449–57.

9. Gordon N. F. et al.: Effectiveness of therapeutic lifestyle changes in patients with hypertension, hyperlipidemia, and/or hyperglycemia. Am J Cardiol. 2004 Dec 15; 94(12):1558–61.

10. Hambrecht R. et al.: Effect of exercise on coronary endothelial function in patients with coronary artery disease. N Engl J Med. 2000 Feb 17; 342(7):454–60.

11. Holloszy J. O.: Mortality rate and longevity of food-restricted exercising male rats: a reevaluation. J. Appl Physiol. 1997 Feb; 82(2):399–403.

12. Holubarsch C. J. et al.: Survival and prognosis: investigation of Crataegus extract WS 1442 in congestive heart failure (SPICE)-rationale, study design and study protocol. Eur J Heart Fail. 2000 Dec; 2(4):431–7.

13. Knowler W. C. et al.: Diabetes Prevention Program Research Group. Reduction in the incidence of type 2 diabetes with lifestyle intervention or metformin. N Engl J Med. 2002 Feb 7; 346(6):393–403.

14. Medalie J. H., Goldbourt U.: Angina pectoris among 10,000 men. II: Psychosocial and other riskfactors as evidenced by a multivariate analysis of a five year incidence study. Am J Med. 1976 May 31; 60(6):910–21.

15. Michalsen A., Grossman P., Lehmann N., Knoblauch N. T., Paul A., Moebus S., Budde T., Dobos G. J.: Psychological and quality-of-life outcomes from a comprehensive stress reduction and lifestyle program in patients with coronary artery disease: results of a randomized trial. Psychother Psychosom. 2005; 74(6):344–52.

16. Michalsen A., Knoblauch N. T., Lehmann N., Grossman P., Kerkhoff G., Wilhelm F. H., Moebus S., Konstantinides S., Binder L., Heusch G., Siffert W., Budde T., Dobos G. J.: Effects of lifestyle modification on the progression of coronary atherosclerosis, autonomic function, and angina –the role of GNB3 C825T polymorphism. Am Heart J. 2006 Apr; 151(4):870–7.

17. Michalsen A., Lehmann N., Pithan C., Knoblauch N.T., Moebus S., Kannenberg F., Binder L., Budde T., Dobos G. J.: Mediterranean diet has no effect on markers of inflammation and metabolic risk factors in patients with coronary artery disease. Eur J Clin Nutr. 2006 Apr; 60(4):478–85.

18. Michalsen A., Lüdtke R., Bühring M., Spahn G., Langhorst J., Dobos G. J.: Thermal hydrotherapy improves quality of life and hemodynamic function in patients with chronic heart failure. Am Heart J. 2003 Oct; 146(4):728–33.

19. Michalsen A., Richarz B., Reichardt H., Spahn G., Konietzko N., Dobos G.J.: Smoking cessation for hospital staff. A controlled intervention study. Dtsch Med Wochenschr. 2002 Aug 23; 127(34-35):1742–7.

20. Miller J. J. et al.: Three-year follow-up and clinical implications of a mindfulness meditation-based stress reduction intervention in the treatment of anxiety disorders. Gen Hosp Psychiatry. 1995 May; 17(3):192–200.

21. Naska A. et al.: Siesta in healthy adults and coronary mortality in the general population. Arch Intern Med. 2007 Feb 12; 167(3):296–301.

22. Ornish D. et al.: Can lifestyle changes reverse coronary heart disease? The Lifestyle Heart Trial. Lancet. 1990 Jul 21; 336(8708):129–33.

23. Pittler M. H. et al.: Hawthorn extract for treating chronic heart failure. Cochrane Database of Systematic Reviews 2008, Issue 1. Art.

24. Simopoulos A. P., Salem N.: Jrn-3 fatty acids in eggs from range-fed Greek chickens. N Engl J Med. 1989 Nov 16; 321(20):1412.

25. Stampfer M. J. et al.: Primary prevention of coronary heart disease in women through diet and lifestyle. N Engl J Med. 2000 Jul 6; 343(1):16–22.

26. Tolstrup J., Grønbaek M.: Alcohol and atherosclerosis: recent insights. Curr Atheroscler Rep. 2007 Aug; 9(2):116–24.

27. Tuomilehto J. et al.: Finnish Diabetes Prevention Study Group. Prevention of type 2 diabetes mellitus by changes in lifestyle among subjects with impaired glucose tolerance. N Engl J Med. 2001 May 3; 344(18):1343-50.

28. Wilbert-Lampen U. et al.: Cardiovascular events during World Cup soccer. N Engl J Med. 2008 Jan 31; 358(5):475–83.

29. Willich S. N. et al.: PIN Study Group. Cardiac risk factors, medication, and recurrent clinical events after acute coronary disease; a prospective cohort study. Eur Heart J. 2001 Feb; 22(4):307–13.

30. Yusuf S. et al.: INTERHEART Study Investigators. Effect of potentially modifiable risk factors associated with myocardial infarction in 52 countries (the INTERHEART study): case-control study. Lancet. 2004 Sep 11–17; 364(9438):937–52.

Reizdarm

1. Bensoussan A. et al.: Treatment of irritable bowel syndrome with Chinese herbal medicine: a randomized controlled trial. JAMA. 1998 Nov 11; 280(18):1585–9.

2. Daley A. J.et al.: The Effects of Exercise upon Symptoms and Quality of Life in Patients Diagnosed with Irritable Bowel Syndrome: A Randomised Controlled Trial. Int J Sports Med. 2008 May 6.

3. Grigoleit H. G., Grigoleit P.: Peppermint oil in irritable bowel syndrome. Phytomedicine. 2005 Aug; 12(8):601–6.

4. Keefer L., Blanchard E. B.: The effects of relaxation response meditation on the symptoms of irritable bowel syndrome: results of a controlled treatment study. Behav Res Ther. 2001 Jul; 39(7):801–11.

5. Kuttner L. et al.: A randomized trial of yoga for adolescents with irritable bowel syndrome. Pain Res Manag. 2006 Winter; 11(4):217–23.

6. Liu J. P. et al.: Herbal medicines for treatment of irritable bowel syndrome. Cochrane Database Syst Rev. 2006 Jan 25; (1):CD004116.

7. Motivala S. J. et al.: Tai Chi Chih acutely decreases sympathetic nervous system activity in older adults, in: J Gerontol A Biol Sci Med Sci, 2006 Nov; 61(11): 1177–80.

8. Nikfar S. et al.: Efficacy of Probiotics in Irritable Bowel Syndrome: A Meta-Analysis of Randomized, Controlled Trials. Dis Colon Rectum. 2008 May 9.

9. Rösch W. et al.: Phytotherapy for functional dyspepsia: a review of the clinical evidence for the herbal preparation STW 5. Phytomedicine. 2006; 13 Suppl 5:114–21.

10. Schneider A. et al.: Acupuncture treatment in gastrointestinal diseases: a systematic review. World J Gastroenterol. 2007 Jul 7; 13(25):3417–24.

11. van der Veek P .P. et al.: A Clinical trial: short- and long-term benefit of relaxation training for irritable bowel syndrome. Aliment Pharmacol Ther. 2007 Sep 15; 26(6):943–52.

12. Vergnolle N.: Postinflammatory visceral sensitivity and pain mechanisms. Neurogastroenterol Motil. 2008 May; 20 Suppl 1:73–80.

13. Villoria A. et al.: Physical activity and intestinal gas clearance in patients with bloating. Am J Gastroenterol. 2006 Nov; 101(11):2552–7.

14. Webb A. N. et al.: Hypnotherapy for treatment of irritable bowel syndrome. Cochrane Database Syst Rev. 2007 Oct 17; (4):CD005110.

15. Wilhelm S. M. et al.: Effectiveness of probiotics in the treatment of irritable bowel syndrome. Pharmacotherapy. 2008 Apr; 28(4):496–505.

Entzündliche Darmerkrankungen

1. Anton P. A.: Stress and mind-body impact on the course of inflammatory bowel diseases. Semin Gastrointest Dis. 1999 Jan; 10(1):14–9.

2. Böhm S. K., Kruis W.: Probiotics: do they help to control intestinal inflammation? Ann N Y Acad Sci. 2006 Aug; 1072:339–50. Review.

3. Carroll D., Seers K.: Relaxation for the relief of chronic pain: a systematic review. J Adv Nurs. 1998 Mar; 27(3):476–87.

4. Elsenbruch S., Langhorst J., Popkirowa K., Müller T., Luedtke R., Franken U., Paul A., Spahn G., Michalsen A., Janssen O. E., Schedlowski M., Dobos G. J.: Effects of mind-body therapy on quality of life and neuroendocrine and cellular immune functions in patients with ulcerative colitis. Psychother Psychosom. 2005; 74(5):277–87.

5. Fernández-Bañares F et al.: Randomized clinical trial of Plantago ovata seeds (dietary fiber) as compared with mesalamine in maintaining remission in ulcerative colitis. Spanish Group for the Study of Crohn's Disease and Ulcerative Colitis (GETEC-CU). Am J Gastroenterol. 1999 Feb; 94(2):427–33.

6. Joos S. et al.: Acupuncture and moxibustion in the treatment of active Crohn's disease: a randomized controlled study. Digestion. 2004; 69(3):131–9.

7. Joos S. et al.: Acupuncture and moxibustion in the treatment of ulcerative colitis: a randomized controlled study. Scand J Gastroenterol. 2006 Sep; 41(9):1056–63.

8. Katz S.: Mind the Gap: an unmet need for new therapy in IBD. J Clin Gastroenterol. 2007 Oct; 41(9):799–809.

9. Kruis W. et al.: Maintaining remission of ulcerative colitis with the probiotic Escherichia coli Nissle 1917 is as effective as with standard mesalazine. Gut. 2004 Nov; 53(11):1617–23.

10. Langhorst J., Anthonisen I. B., Steder-Neukamm U., Lüdtke R., Spahn G, Michalsen A., Dobos G. J.: Amount of systemic steroid medication is a strong predictor for the use of complementary and alternative medicine in patients with inflammatory bowel disease: results from a German national survey. Inflamm Bowel Dis. 2005 Mar;11(3):287–95.

11. Langhorst J., Anthonisen I. B., Steder-Neukamm U., Lüdtke R., Spahn G., Michalsen A., Dobos G. J.: Patterns of complementary and alternative medicine (CAM) use in patients with inflammatory bowel disease: perceived stress is a potential indicator for CAM use. Complement Ther Med. 2007 Mar; 15(1):30–7.

12. Mallon P. et al.: Probiotics for induction of remission in ulcerative colitis. Cochrane Database Syst Rev. 2007 Oct 17; (4):CD005573

13. Mussell M. et al.: Reducing psychological distress in patients with inflammatory bowel disease by cognitive-behavioural treatment: exploratory study of effectiveness. Scand J Gastroenterol. 2003 Jul; 38(7):755–62.

14. Ng V. et al.: Exercise and Crohn's disease: speculations on potential benefits. Can J Gastroenterol. 2006 Oct; 20(10):657–60.

15. Schwickert M., Müller H., Rampp T., Dobos J. G: Informed consent in complementary and alternative medicine. Dtsch Med Wochenschr. 2006 May 5; 131(18):1047–9.

16. Tang, J.-L. et al.: Review of randomised controlled clinical trials of traditional Chinese medicine. BMJ 1999 (319): 160–161.

17. Turner D. et al.: Omega 3 fatty acids (fish oil) for maintenance of remission in Crohn's disease. Cochrane Database Syst Rev. 2007 Apr 18; (2):CD006320.

Kopfschmerz

1. Abbott R. B. et al.: A Randomized Controlled Trial of Tai Chi for Tension Headaches. Evid Based Complement Alternat Med. 2007 Mar; 4(1):107–113.

2. Anderson R. E., Seniscal C.: A comparison of selected osteopathic treatment and relaxation for tension-type headaches. Headache. 2006 Sep;46(8):1273–80.

3. Endres H. G. et al.: Acupuncture for tension-type headache: a multicentre, sham-controlled, patient-and observer-blinded, randomised trial. J Headache Pain. 2007 Oct; 8(5):306–14.

4. Göbel H. et al.: Effectiveness of Oleum menthae piperitae and paracetamol in therapy of headache of the tension type. Nervenarzt. 1996 Aug; 67(8):672–81.

5. Hufnagel A. et al.: Stroke following chiropractic manipulation of the cervical spine. J Neurol. 1999 Aug; 246(8):683–8.

6. Maintz L. et al.: Die verschiedenen Gesichter der Histaminintoleranz: Konsequenzen für die Praxis. Histamine Intolerance in Clinical Practice. Dtsch Arztebl 2006; 103(51–52): A-3477 / B-3027 / C-2903

7. Melchart D. et al.: Acupuncture in Patients with Tension Type Headache - A Randomized Trial. BMJ 2005; 331:376–82.

8. Michalsen A., Grossman P., Acil A., Langhorst J., Lüdtke R., Esch T., Stefano G. B., Dobos, G. J.: Rapid stress reduction and anxiolysis among distressed women as a consequence of a three-month intensive yoga program. Med Sci Monit. 2005 Dec; 11(12):CR555–561.

9. Perozzo P. et al.: Anger and emotional distress in patients with migraine and tension-type headache. J Headache Pain. 2005 Oct; 6(5): 392–9.

10. Shevel E.: Craniomandibular muscles, intraoral orthoses and migraine. Expert Rev Neurother. 2005 May; 5(3):371–7. Review.

11. Sierpina V. et al.: Mind-body therapies for headache. Am Fam Physician. 2007 Nov 15; 76(10):1523–4.

12. Torelli P. et al.: Psychiatric comorbidity and headache: clinical and therapeutical aspects. Neurol Sci. 2006 May; 27 Suppl 2:S73–6.

Migräne

1. Blau J. N. et al.: Water-deprivation headache: a new headache with two variants. Headache. 2004 Jan;44(1):79-83

2. Bronfort G. et al.: Non-invasive physical treatments for chronic/recurrent headache. Cochrane Database Syst Rev. 2004; (3):CD001878

3. Diener H. C.et al.: GERAC Migraine Study Group. Efficacy of acupuncture for the prophylaxis of migraine: a multicentre randomised controlled clinical trial. Lancet Neurol. 2006 Apr; 5(4):310-6.

4. Friedrichs E. et al.: Qigong Yangsheng-Übungen als Begleittherapie bei Migräne und Spannungskopfschmerz – Ergebnisse einer multizentrischen prospektiven Pilotstudie. Deutsche Zeitschrift für Akupunktur (DZA) Jahrgang 46, Heft 4, 12-2003, 6–17.

5. Göbel H. et al.: Effectiveness of Oleum menthae piperitae and paracetamol in therapy of headache of the tension type. Nervenarzt. 1996 Aug; 67(8):672–81.

6. Hufnagel A. et al.: Stroke following chiropractic manipulation of the cervical spine. J Neurol. 1999 Aug; 246(8):683–8.

7. Jordt S. E.et al.: Mustard oils and cannabinoids excite sensory nerve fibres through the TRP channel ANKTM1. Nature 2004; 427(6971):260–265.

8. Linde K. et al.: Acupuncture for Patients with Migraine - A Randomized Controlled Trial. JAMA 2005; 293(17):2118–2125.

9. Lipton R. B. et al.: Petasites hybridus root (butterbur) is an effective preventive treatment for migraine. Neurology. 2004 Dec 28; 63(12):2240–4.

10. Lord G. M. et al.: Leptin modulates the T-cell immune response and reverses starvation-induced immunosuppression. Nature. 1998 Aug 27; 394(6696): 897–901.

11. Maizels M., Geiger A. M.: Intranasal lidocaine for migraine: a randomized trial and open-label follow-up. Headache. 1999 Sep; 39(8):543–51.

12. Melchart D. et al.: Acupuncture versus placebo versus sumatriptan for early treatment of migraine attacks: a randomized controlled trial. J Intern Med. 2003 Feb; 253(2):181–8.

13. Michalsen A., Kuhlmann M. K., Lüdtke R., Bäcker M., Langhorst J., Dobos G. J.: Prolonged fasting in patients with chronic pain syndromes leads to late mood-enhancement not related to weight loss and fasting-induced leptin depletion. Nutr Neurosci. 2006 Oct-Dec; 9(5-6):195–200.

14. Shevel E.: Craniomandibular muscles, intraoral orthoses and migraine. Expert Rev Neurother. 2005 May;5(3):371–7. Review

15. Sierpina V. et al.: Mind-body therapies for headache. Am Fam Physician. 2007 Nov 15; 76(10):1523–4.

16. Wöber C. et al.: Trigger factors of migraine and tension-type headache: experience and knowledge of the patients. J Headache Pain 2006 Sep; 7(4):188–95.

17. Zhou D. et al.: Serotonin transporters in the rat frontal cortex: lack of circadian rhythmicity but down-regulation by food restriction. J Neurochem. 1996 Aug; 67(2):656–61.

Rückenschmerzen

1. Andersson G. B.: Epidemiological features of chronic low-back pain. Lancet. 1999 Aug 14; 254(9178):581–5. Review.

2. Chrubasik J. E. et al.: Evidence of effectiveness of herbal antiinflammatory drugs in the treatment of painful osteoarthritis and chronic low back pain. Phytother Res. 2007 Jul; 21(7):675–83.

3. Frerick H. et al.: Topical treatment of chronic low back pain with a capsicum plaster. Pain. 2003 Nov; 106(1–2):59–64.

4. Furlan A. D. et al.: Massage for low back pain. Cochrane Database Syst Rev. 2002; (2):CD001929.

5. Gagnier J. J. et al.: Herbal medicine for low back pain: a Cochrane review. Spine. 2007 Jan 1; 32(1):82–92.

6. Haake M. et al.: German Acupuncture Trials (GERAC) for chronic low back pain: randomized, multicenter, blinded, parallel-group trial with 3 groups. Arch Intern Med. 2007 Sep 24; 167(17):1892–8. Erratum in: Arch Intern Med. 2007 Oct 22; 167(19):2072.

7. Hayden J. A. et al.: Exercise therapy for treatment of non-specific low back pain. Cochrane Database Syst Rev. 2005 Jul 20; (3):CD000335.

8. Licciardone J. C. et al.: Osteopathic manipulative treatment for low back pain: a systematic review and meta-analysis of randomized controlled trials. BMC Musculoskelet Disord. 2005 Aug 4; 6:43.

9. Malmivaara A. et al..: The treatment of acute low back pain-bed rest, exercises, or ordinary activity? N Engl J Med. 1995 Feb 9; 332(6):351–5.

10. Morone N. E. et al.: Mindfulness meditation for the treatment of chronic low back pain in older adults: a randomized controlled pilot study. Pain. 2008 Feb; 134(3):310–9.

11. Ostelo R. W.et al.: Behavioural treatment for chronic low-back pain. Cochrane Database Syst Rev. 2005 Jan 25; (1): CD002014. Review.

12. Pfingsten M., Hildebrandt J.: Treatment of chronic low back pain through intensive activation – an assessment of 10 years. Anasthesiol Intensivmed Notfallmed Schmerzther. 2001 Sep; 36(9):580–9.

13. Roelofs P. D. et al.: Non-steroidal anti-inflammatory drugs for low back pain. Cochrane Database Syst Rev. 2008 Jan 23; (1):CD000396.

14. Sherman K. J. et al.: Comparing yoga, exercise, and a self-care book for chronic low back pain: a randomized, controlled trial. Ann Intern Med. 2005 Dec 20; 143(12):849–56.

15. Wolfe M. M. et al.: Gastrointestinal toxicity of nonsteroidal antiinflammatory drugs. N Engl J Med. 1999 Jun 17; 340(24): 1888-99.s

Fibromyalgie

1. Berman B. M. et al.: Is acupuncture effective in the treatment of fibromyalgia? J Fam Pract. 1999 Mar; 48(3):213–8.

2. Brockow T. et al.: A randomized controlled trial on the effectiveness of mild water-filtered near infrared whole-body hyperthermia as an adjunct to a standard multimodal rehabilitation in the treatment of fibromyalgia. Clin J Pain. 2007 Jan; 23(1):67–75.

3. Busch A. J. et al.: Exercise for Fibromyalgia: A Systematic Review. J Rheumatol. 2008 May 1.

4. da Silva G. D. et al.: Effects of yoga and the addition of Tui Na in patients with fibromyalgia. J Altern Complement Med. 2007 Dec; 13(10):1107–13.

5. Field T. et al.: Fibromyalgia pain and substance P decrease and sleep improves after massage therapy. J Clin Rheumatol. 2002 Apr; 8(2):72–6.

6. Goldenberg D. L. et al.: Management of fibromyalgia syndrome. JAMA. 2004 Nov 17; 292(19):2388–95

7. Grossman P. et al.: Mindfulness training as an intervention for fibromyalgia: evidence of postintervention and 3-year follow-up benefits in well-being. Psychother Psychosom. 2007; 76(4):226–33.

8. Kaartinen K. et al.: Vegan diet alleviates fibromyalgia symptoms. Scand J Rheumatol. 2000; 29(5):308–13.

9. Michalsen A., Riegert M., Lüdtke R., Bäcker M., Langhorst J., Schwickert M., Dobos G. J.: Mediterranean diet or extended fasting's influence on changing the intestinal microflora, immunoglobulin A secretion and clinical outcome in patients with rheumatoid arthritis and fibromyalgia: an observational study. BMC Complement Altern Med. 2005 Dec 22; 5:22.

10. Smith J. D. et al.: Relief of fibromyalgia symptoms following discontinuation of dietary excitotoxins. Ann Pharmacother. 2001 Jun; 35(6):702–6.

Depressionen

1. Hoffman M. D., Hoffman D. R.: Does aerobic exercise improve pain perception and mood? A review of the evidence related to healthy and chronic pain subjects. Curr Pain Headache Rep. 2007 Apr; 11(2):93–7.

2. Pilkington K. et al.: Complementary medicine for depression. Expert Rev Neurother. 2006 Nov; 6(11):1741-51. Review.

3. Roeder C. et al.: 2004 Meta-analysis of effectivness and tolerability of treatment of mild to moderate depression wtih St. Johns Wort, Fortschritte Neuro. Psychiatr, 2004, 72,6,330-43

Rheuma

1. Andereya S. et al.: Assessment of leech therapy for knee osteoarthritis: a randomized study. Acta Orthop. 2008 Apr; 79(2):235–43.

2. Berman B. M.et al.: The evidence for acupuncture as a treatment for rheumatologic conditions. Rheum Dis Clin North Am. 2000 Feb; 26(1):103–15,

3. Cutolo M., Straub R. H.: Stress as a risk factor in the pathogenesis of rheumatoid arthritis. Neuroimmunomodulation. 2006; 13(5–6):277-82.

4. Goldberg R. J., Katz J.: A meta-analysis of the analgetic effects of omega-3 polyunsaturated fatty acid supplementation for inflammatory joint pain. Pain. 2007 May; 129(1-2):210–23.

5. Han A. et al.: Tai chi for treating rheumatoid arthritis. Cochrane Database Syst Rev. 2004; (3):CD004849.

6. Hatakka K. et al.: Effects of probiotic therapy on the activity and activation of mild rheumatoid arthritis-a pilot study. Scand J Rheumatol. 2003; 32(4):211–5.

7. Kjeldsen-Kragh J. et al.: Controlled trial of fasting and one-year vegetarian diet in rheumatoid arthritis. Lancet. 1991 Oct 12; 338(8772):899–902.

8. Lord G. M.et al.: Leptin modulates the T-cell immune response and reverses starvation-induced immunosuppression. Nature. 1998 Aug 27; 394(6696):897–901.

9. Michalsen A., Klotz S., Lüdtke R., Moebus S., Spahn G., Dobos G. J.: Effectiveness of leech therapy in osteoarthritis of the knee: a randomized, controlled trial. Ann Intern Med. 2003 Nov 4; 139(9):724–30.

10. Müller H. et al.: Fasting followed by vegetarian diet in patients with rheumatoid arthritis: a systematic review. Scand J Rheumatol. 2001; 30(1):1–10. Review.

11. Pradhan E. K. et al.: Effect of Mindfulness-Based Stress Reduction in rheumatoid arthritis patients. Arthritis Rheum. 2007 Oct 15; 57(7):1134–42.

12. Soeken K. L.: Selected CAM therapies for arthritis-related pain: the evidence from systematic reviews., Clin J Pain. 2004 Jan-Feb; 20(1):13–8.

13. Tien C. H. et al.: Acupuncture-associated Listeria monocytogenes arthritis in a patient with rheumatoid arthritis. Joint Bone Spine. 2008 May 1.

14. Toussirot E. et al.: Bacterial extract (OM-89) specific and non specific immuno-modulation in rheumatoid arthritis patients. Autoimmunity. 2006 Jun;39(4): 299-306.

Arthrose

1. Andereya S. et al.: Assessment of leech therapy for knee osteoarthritis: a randomized study. Acta Orthop. 2008 Apr; 79(2):235–43.

2. Chrubasik J. E. et al.: Evidence of effectiveness of herbal antiinflammatory drugs in the treatment of painful osteoarthritis and chronic low back pain. Phytother Res. 2007 Jul; 21(7):675–83.

3. Lee M. S. et al.: Tai chi for osteoarthritis: a systematic review. Clin Rheumatol. 2008 Feb; 27(2):211–8.

4. Michalsen A., Klotz S., Lüdtke R., Moebus S., Spahn G., Dobos G. J.: Effectiveness of leech therapy in osteoarthritis of the knee: a randomized, controlled trial. Ann Intern Med. 2003 Nov 4; 139(9):724–30.

5. Michalsen A., Lüdtke R., Cesur O., Afra D., Musial F., Baecker M., Fink M., Dobos G. J.: Effectiveness of leech therapy in women with symptomatic arthrosis of the first carpometacarpal joint: A randomized controlled trial. Pain. 2008 Apr 11.

6. Roddy E. et al.: Evidence-based recommendations for the role of exercise in the management of osteoarthritis of the hip or knee-the MOVE consensus. Rheumatology (Oxford). 2005 Jan; 44(1):67–73.

7. Roddy E. et al.: Aerobic walking or strengthening exercise for osteoarthritis of the knee? A systematic review. Ann Rheum Dis. 2005 Apr; 64(4):544–8.

8. Warnock M. et al.: Effectiveness and safety of Devil's Claw tablets in patients with general rheumatic disorders. Phytother Res. 2007 Dec; 21(12):1228–33.

9. Witt C. et al.: Acupuncture in patients with osteoarthritis of the knee: a randomised trial. Lancet. 2005 Jul 9-15; 366(9480):136–43.

Allergien

1. Brinkhaus B. et al.: Acupuncture and Chinese herbal medicine in the treatment of patients with seasonal allergic rhinitis: a randomized-controlled clinical trial. Allergy. 2004 Sep; 59(9):953–60.

2. Guo R. et al.: Herbal medicines for the treatment of allergic rhinitis: a systematic review. Ann Allergy Asthma Immunol. 2007 Dec; 99(6):483–95.

3. Kabat-Zinn J. et al.: Influence of a mindfulness meditation-based stress reduction intervention on rates of skin clearing in patients with moderate to severe psoriasis undergoing phototherapy (UVB) and photochemotherapy (PUVA). Psychosom Med. 1998 Sep-Oct; 60(5):625–32.

4. Kaptchuk T. J.: The placebo effect in alternative medicine: can the performance of a healing ritual have clinical significance? Ann Intern Med. 2002 Jun 4; 136(11):817–25.

5. Kim L. S. et al.: Treatment of seasonal allergic rhinitis using homeopathic preparation of common allergens in the southwest region of the US: a randomized, controlled clinical trial. Ann Pharmacother. 2005 Apr; 39(4):617–24.

6. Lee J. et al.: Meta-analysis of clinical trials of probiotics for prevention and treatment of pediatric atopic dermatitis. J Allergy Clin Immunol. 2008 Jan; 121(1):116–121.

7. Lüdtke R., Wiesenauer M.: A meta-analysis of homeopathic treatment of pollinosis with Galphimia glauca. Wien Med Wochenschr. 1997; 147(14):323–7.

8. Moore E. et al.: Nurse-led clinics reduce severity of childhood atopic eczema: a review of the literature. Br J Dermatol. 2006 Dec; 155(6):1242–8

9. Ram F .S. et al.: Physical training for asthma. Cochrane Database Syst Rev. 2005 Oct 19; (4):CD001116.

10. Reuter J. et al.: Anti-inflammatory potential of a lipolotion containing coriander oil in the ultraviolet erythema test. J Dtsch Dermatol Ges. 2008 Mar 26.

11. Schapowal A.: Petasites Study Group. Randomised controlled trial of butterbur and cetirizine for treating seasonal allergic rhinitis. BMJ. 2002 Jan 19; 324(7330):144–6.

12. Singh B. B. et al.: Herbal treatments of asthma: a systematic review. J Asthma. 2007 Nov; 44(9):685–98

13. Taylor P. E. et al.: Links between pollen, atopy and the asthma epidemic. Int Arch Allergy Immunol. 2007; 144(2):162–70.

14. Weiland S. K. et al.: Intake of trans fatty acids and prevalence of childhood asthma and allergies in Europe. ISAAC Steering Committee. Lancet. 1999 Jun 12; 353(9169):2040.

15. www.stern.de/allergie/ueberblick/:Volkskrankheit-Allergie-Was-Ursachen-Was/585236.html

16. Xue C.C. et al.: Does acupuncture or Chinese herbal medicine have a role in the treatment of allergic rhinitis? Curr Opin Allergy Clin Immunol. 2006 Jun; 6(3):175–9. Review.

17. Zhang W. et al.: Chinese herbal medicine for atopic eczema. Cochrane Database Syst Rev. 2005 Apr 18; (2):CD002291.

Register:

Wichtige Adressen

Informationen über naturheilkundliche Methoden

Wer ein besonderes Interesse an naturheilkundlichen Verfahren hat, kann sich an die Karl und Veronica Carstens-Stiftung und den Förderverein »Natur und Medizin« e.V. wenden. Die Carstens-Stiftung setzt sich für die wissenschaftliche Erforschung der Komplementärmedizin ein.
Der Verein »Natur und Medizin« berät Patienten bei allen Fragen rund um Naturheilkunde und Homöopathie.

Kontakt und weitere Informationen:

Carstens-Stiftung
Am Deimelsberg 36
45276 Essen
Tel. 0201-56305-0
E-Mail: info@carstens-stiftung.de
Internet: www.carstens-stiftung.de

Natur und Medizin e.V.
Am Deimelsberg 36
45276 Essen
Tel. 0201-56305-70
E-Mail: info@naturundmedizin.de
Internet: www.naturundmedizin.de

Kliniken für Integrative Medizin

Kliniken Essen Mitte, Standort:
Knappschafts-Krankenhaus
Innere V, Naturheilkunde und
Integrative Medizin
Stiftungsprofessur für Naturheilkunde
und Integrative Medizin der
Alfried Krupp von Bohlen und
Halbach-Stiftung
Universität Duisburg-Essen
Prof. Dr. med. Gustav J. Dobos
Am Deimelsberg 34a
45276 Essen
Tel.: 0201-174 25008
E-Mail:
g.dobos@kliniken-essen-mitte.de
Internet:
www.uni-duisburg-essen.de/naturheil-
kunde/de/naturheilkunde/index.php
www.kliniken-essen-mitte.de/

Klinik Blankenstein
Abteilung für Naturheilkunde
Im Vogelsang 5–11
45527 Hattingen
(Chefarzt: PD Dr. med. A.-M. Beer)
www.klinik-blankenstein.de/

Krankenhaus für Naturheilweisen
Sanatoriumsplatz 2
81545 München
(Chefarzt: Dr. med. Benno Ostermayr)
www.krankenhaus-naturheilweisen.de

Waldhausklinik Deuringen
Sandbergstr. 47–49
86391 Stadtbergen
(Leitender Arzt: Dr. med. Walter Manz)
www.waldhausklinik.de

Immanuel-Krankenhaus
Abteilung für Naturheilkunde
Königstraße 63
14109 Berlin
(Ärztl. Leitung: Dr. med Rainer Stange)
www.immanuel.de/einrichtungen/berlin-
wannsee

Hufeland-Klinik
Abteilung Naturheilkunde
Taunusallee 5
56130 Bad Ems
(Chefarzt: PD Dr. med. Rainer Brenke)
www.hufeland-klinik.com

Knappschafts-Krankenhaus Püttlingen
Deutsche Klinik für Naturheilkunde und
Präventivmedizin
In der Humes 35
66346 Püttlingen
(Chefarzt: Prof. Dr. med. M. Stimpel)
www.dknp.de

Bildnachweis

Akg-images: 23, 29, 31 (m., r.), 71, 75; Bildarchiv preußischer Kulturbesitz (bpk): 28, 30, 31 (l.), 50; Corbis: 97; Doc Stock: 206; Dr. Kai-Uwe Nielsen: 91, 101, 233, 265; Getty Images: 9–19 (Vignette), 211, 217, 257, 257; Jana Liebenstein: 4 (1. u. 2. v. o., u.), 5 (1. u. 2. v. o., u.), 8, 88, 94, 96, 98, 99, 104, 106, 110, 111, 123, 133, 135, 139, 143, 146, 147, 153, 155, 156, 169, 171, 173, 180, 181, 183, 187, 188, 195, 196, 203, 205, 212, 213, 223, 234–241, 248, 262, 267, 269; Mauritius: 4 (2. v. u.), 21–81 (Vignette), 82-87 (Vignette), 125, 163, 191, 242, 245, 257, 258, 264, 271, 227–271 (Vignette); Stockfood/FoodPhotography Eising: 118, 122; Stockfood: 5 (2. v. u.), 98–225 (Vignette)109, 121, 129, 167, 219, 230, 253; Tom Pflaum: 6, 25, 35, 37, 41, 45, 53, 55, 63, 65.

HINWEIS